医疗设备
使用质量检测技术指南

Technical Guidelines for Use Quality Testing
of Medical Equipment

下 册

国家卫生健康委医院管理研究所 组织编写

马丽平 谢松城 主编

化学工业出版社

·北京·

《医疗设备使用质量检测技术指南》编委会

主　审：彭明辰

主　编：马丽平　谢松城

副主编：郑　煋　夏慧琳　路鹤晴　牛延涛　汪　佶

编　委（以姓氏笔画为序）：

沈乐忱　浙江大学医学院附属妇产科医院
张　龙　河南省人民医院
张乔冶　浙江省人民医院
陈　杰　西门子医疗系统有限公司
陈宏文　南方医科大学南方医院
茅维嘉　杭州市西溪医院
金　伟　无锡市人民医院
金　雯　杭州市职业病防治院
金　磊　新疆医科大学附属肿瘤医院
郑　伟　河南驼人医疗器械集团有限公司
郑　焜　浙江大学医学院附属儿童医院
郑沅水（美）　广州泰和肿瘤医院
郑彩仙　浙江大学医学院附属儿童医院
郑蕴欣　上海市第六人民医院
钟晓茹　深圳市人民医院
姜瑞瑶　上海市第六人民医院
娄海芳　浙江省中医院
贺光琳　杭州海康慧影科技有限公司
夏慧琳　内蒙古自治区人民医院
顾晓晨　温州医科大学附属眼视光医院
钱雷鸣　杭州市红十字会医院
徐晓峰　温州市中医院
高　辉　通用电气医疗系统贸易发展（上海）有限公司
郭云剑　国家卫生健康委医院管理研究所
姬　慧　杭州市中医院
黄天海　浙江大学医学院附属第二医院
常省委　河南驼人医疗器械集团有限公司
崔飞易　南方医科大学南方医院
崔笑颜　福禄克测试仪器（上海）有限公司
章浩伟　上海理工大学健康科学与工程学院
董　硕　首都医科大学宣武医院
谢松城　浙江医院
楼晓敏　杭州市红十字会医院
赖建军　浙江医院
虞　成　杭州市第一人民医院
路鹤晴　上海市第一妇婴保健院
蔡　剑　深圳迈瑞生物医疗电子股份有限公司

目录

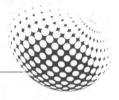

上册简明目录

本册目录

484 ▶ 第七章　医用内窥镜设备使用质量检测技术

第六章

放射治疗设备使用质量检测技术

放射治疗设备是利用不同能量的放射线，包括 X 射线、高能电子线、γ 射线、质子线、中子线及其他粒子射线等，来治疗肿瘤的一类医疗设备。

放射治疗设备，按射线产生方式分为人工加速治疗设备和放射性核素治疗设备。按照射方式可分为体外远距离照射治疗机、体内近距离照射治疗机。其中，外照射治疗机包括医用电子加速器、质子重离子治疗设备、医用 X 射线治疗设备（如 X 射线深部治疗机）、伽玛射束远距离治疗机（如钴-60 治疗机、伽玛刀）。内照射治疗机包括伽玛（γ）射线后装机、铱-192 后装治疗机和中子后装机等。立体定向放射治疗设备包括伽玛射束远距离治疗机（伽玛刀）、X 射线立体定向放射治疗系统（如射波刀 cyber knife）等。

放射治疗设备的配套设备包括放射治疗模拟系统、射线束扫描测量系统、呼吸门控系统、放射治疗激光定位系统、放射治疗患者用固定装置、施源器等。

放射治疗软件包括放射治疗计划系统（treatment planning system，TPS）、肿瘤信息系统（oncology information system，OIS），以及其他放射治疗辅助软件等医用或相关非医用软件。

基于放疗设备的使用普遍性和技术进展，本章将围绕医用电子加速器、伽玛（γ）射束立体定向放射治疗系统、医用重离子治疗系统及内照射治疗机介绍检测技术。

■ 第一节　医用电子直线加速器使用质量检测技术

医用电子加速器有医用电子直线加速器（linear accelerator，Linac）、医用电子感应加速器、医用电子回旋加速器。其中医用电子直线加速器是临床应用最普遍的放疗设备，射线类型为 X 射线和电子线。本节讨论医用电子直线加速器的使用质量检测相关内容。

一、医用电子直线加速器的分类、基本原理与最新技术进展

（一）医用电子直线加速器的原理和分类

1. 医用电子直线加速器的原理

医用电子直线加速器是指利用微波电磁场加速电子并且具有直线运动轨道的加速装置、用于肿瘤或其他病灶放射治疗的一种医疗设备。医用电子加速器的工作原理是加速电子并通

过加速后的电子轰击靶材料产生轫致辐射（X 射线和电子射线）用于放射治疗。

（1）X 射线束的形成：医用电子直线加速器的临床光子射线由 X 射线靶与均整滤过器产生。当电子束能量不超过 15MeV（光子射线能量不大于 15MeV），最佳的靶材料应具有高原子序数 Z，而当电子束能量超过了 15MeV（光子射线能量超过 15MeV）时最佳靶材料应具有较低原子序数 Z。均整滤过器的最佳材料为低原子序数物质，与射线束的能量无关。

（2）电子束的产生：大多数的高能电子直线加速器除提供 1 挡或 2 挡能量的光子外，也能提供标称能量范围在 6~30MeV 的多挡电子射线。使用电子束模式时，X 射线靶和均整滤过器从电子射线束范围内移去。产生临床电子射线的电子束流强度比打靶产生临床 X 射线所需的电子束流强度小 2~3 个数量级。笔形电子束通过束流输运系统从一个很薄的窗口引出。引出窗通常用金属铍制造，铍的低原子序数特性会使笔形电子束的散射和轫致辐射都很小。

2. 医用电子直线加速器的分类

按照加速电子微波电场的不同，医用电子直线加速器可分为医用行波电子直线加速器和医用驻波电子直线加速器。按照所产生的辐射能量则可以分为低能医用直线加速器、中能医用直线加速器和高能医用直线加速器。

低能医用直线加速器指 X 射线能量为 4~6MeV，只有一个挡位 X 射线的加速器，用于照射深部肿瘤，可满足超过 85% 放射治疗的患者需求。常用的低能医用直线加速器如瓦里安 Halcyon、东软 NMSR600、联影 uRT-linac 506c 的 X 射线能量均为 6MeV。

中高能医用直线加速器指 X 射线能量为 6~15MeV、提供多个挡位 X 射线和电子射线的加速器，X 射线用于照射深部肿瘤，电子线用于照射浅表肿瘤，治疗范围较低能扩大。常用的中高能医用直线加速器如瓦里安 TrueBeam 具有 6MeV、10MeV 两挡能量的 X 射线，医科达 Precise 具有 6MeV、15MeV 两挡能量的 X 射线，新华医疗 XHA2200 具有 6MeV、10MeV、15MeV 三挡能量的 X 射线。

（二）医用电子直线加速器的组成结构

医用电子直线加速器分为机体结构和功能结构两大类。

1. 医用电子直线加速器的机体结构

直线加速器机体结构大致分为 5 个部分，即旋转臂架、机架支座或支撑底座、调制器柜、患者支撑组件（如治疗床）和操作控制台（图 6.1.1）。

2. 医用电子直线加速器的功能结构

医用电子直线加速器的功能结构包括加速管、脉冲调制器、电子枪、微波系统、真空系统、稳频、温控及充气系统、射线束引出系统、治疗头和治疗床等，图 6.1.2 是典型的 S 波段医用电子直线加速器的功能结构示意，图中展示了上述各组成部件之间的关系和连接，该图描述了医用电子直线加速器各部件的大体结构与模样，但不同厂家的商业产品之间会存在明显差别，最终的电子束的动能及各厂商的设计也不相同。

现代医用电子直线加速器的束流形成系统通常分为 6 个部分，即注入系统、射频功率发生系统、加速波导管、辅助系统、束流输运系统，以及治疗射线束准直与监测系统。

（三）医用直线加速器的最新技术进展

1. 医用直线加速器的衍生设备

目前国内外将直线加速器与其他设备相结合，创造出了 X 射线立体定向放射治疗系统

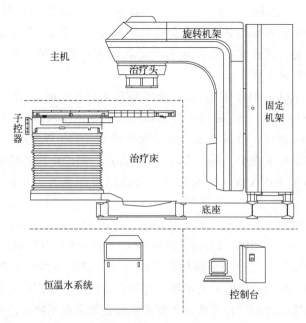

图 6.1.1　医用电子直线加速器整机结构示意

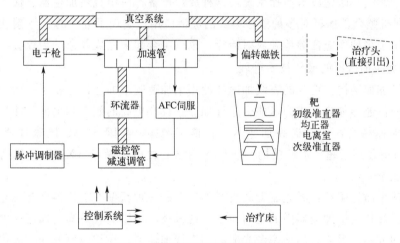

图 6.1.2　医用电子直线加速器功能结构示意

如射波刀、螺旋断层放射治疗系统（helical tomotherapy，TOMO)、主打 SBRT 的 VERO、磁共振引导放射治疗系统 MRI-Linac 和 X/γ 射线一体机等放疗设备。

（1）X 射线立体定向放射治疗系统：射波刀（cyber knife）是全身肿瘤放射治疗设备，其原理是将 X 波段的直线加速器治疗头加在 KUKA 机械臂上，可以进行几乎任意角度的照射，其核心是将智能交互式机器人和影像导航技术应用在放射治疗领域，实时跟踪患者体内肿瘤的位置、正常器官的位置、运动变化位置等相关信息，实现对肿瘤病灶的"实时跟踪，精确定位，重点打击"。射波刀在治疗中具有分次剂量高、总次数少、生物剂量高等特点。

（2）螺旋断层放射治疗系统：也称 TOMO 刀，它将一台 6MeV 的医用直线加速器的主要部件安装在 64 排螺旋 CT 的滑环机架上，集调强放射治疗（IMRT）和图像引导放射治疗（IGRT）于一体，反向使用 CT 成像原理和高能 X 射线进行放疗。TOMO 刀将直线加速器按螺旋 CT 断层扫描成像原理实施治疗，将直线加速器有机地安装在螺旋 CT 滑环机架上，通过 360°旋转，以断层或螺旋扫描方式在全弧机架旋转，分为 51 个子弧进行计划优化和执行，精准断层扫描照射。这样就实现了 40cm×160cm 范围内剂量分布要求，在这一范围内照射各种分布、各种位置的癌症。

（3）VERO：VERO（MHI-TM2000）是三菱重工和 BrainLab 研发的一款 SBRT 放疗设备，和 TOMO 一样使用可 360°旋转的环形机架，机架能实现轴向 60°偏转。使用双平板成像，能随着机架 360°旋转，可以实现实时正交影像引导和 CBCT 的三维成像。使用 C 波段加速器，配备精密多叶准直器（multileaf collimator，MLC）的基础上机头可以实现旋转和非共面摆动。配备了 EPID 板、六维床和红外运动跟踪系统。目前 VERO 在中国没有装机。

（4）磁共振引导放射治疗系统（MR guided radiotherapy system）：磁共振引导放射治疗系统，俗称 MR-Linac 或 MRI+Linac，是将 MR 成像系统与直线加速器系统集成为一体。磁共振引导放射治疗系统可实现毫米级的软组织分辨，能够清晰显示靶区和危及器官的边界，对靶区进行高剂量照射的同时最大限度地保护正常组织，提高治疗效果，且不产生额外的成像剂量。在线自适应放射治疗工作流程管理系统让磁共振系统在治疗位全程参与从加速器治疗前定位、治疗中监测、治疗后评估的工作流程。

（5）X/γ 射线一体化放射治疗系统：这种放疗设备将医用直线加速器、伽玛刀以及锥形束 CT 进行同机整合，通过对多种治疗模式的灵活应用，实现了创新的 X/γ 射线一体化放射治疗。既可用于多种适应证的单独放射治疗，也可组合起来完成复杂的治疗。

2. 医用直线加速器的最新技术进展

（1）超导加速结构：传统的直线加速器使用铜加速腔来加速带电粒子。而近年来，超导材料的发展使得超导加速腔成为可能。超导加速腔具有更高的效率和更低的能量损耗，可以实现更高的加速梯度，从而提高加速器的性能。例如，美国 SLAC 国家加速器实验室的 LCLS-Ⅱ 项目就使用了超导加速结构，使得 X 射线自由电子激光（XFEL）达到前所未有的高亮度和高能量。

（2）高功率激光驱动：激光驱动的直线加速器是一种新型的加速器概念，它利用高功率激光脉冲将能量传递给加速器中的电荷粒子。这种技术可以实现更高的加速梯度，并且具有更小的尺寸和成本。目前，高功率激光驱动的直线加速器正在积极研究和发展中。

（3）全光子加速器：全光子加速器是一种基于光子相互作用的加速器概念，它利用高功率激光产生的光子束与电子束相互作用来实现加速。这种技术可以实现极高的加速梯度，并且可以实现非常紧凑的装置。虽然目前全光子加速器仍处于早期研究阶段，但其潜力巨大，吸引了广泛关注。

（4）智能控制系统：直线加速器的控制系统也在不断改进。通过引入智能控制算法和自适应技术，可以提高加速器的稳定性和性能。同时，利用先进的监测和诊断技术，可以及时检测和解决加速器运行中的问题，提高设备的可靠性和效率。

二、医用直线加速器质量检测相关标准与要求

（一）国际和国家检测要求及相关标准

表 6.1.1 列举了国家和国际上关于直线加速器质量检测的相关标准、规范与指南。

表 6.1.1 直线加速器质量检测相关标准、规范与指南

序号	标准/规范名称	说明
1	GB/T 18987—2015《放射治疗设备 坐标、运动与刻度》	
2	GB/T 19046—2013《医用电子加速器 验收试验和周期检验规程》	规定了医用电子加速器验收试验和周期检验的性能测试指标、测试条件、测试方法和检验周期,为加速器的验收和周期检验提供了一套完整的方法
3	GB 15213—2016《医用电子加速器性能和试验方法》	非等效采用 IEC 60976:2007
4	WS 674—2020《医用电子直线加速器质量控制检测规范》	规定了医用电子直线加速器的设备防护性能要求、设备质量控制要求及设备质量控制检测方法
5	NCC/T-RT001—2019《医用电子直线加速器质量控制指南》	该指南参考了国内外已发布的相关标准,在制定设备验收基准值之外,还规定了各类测试相对经典的测试方法,内容涉及机械性能、安全联锁、X 射线束剂量学性能、电子束剂量学性能、图像引导和特殊照射技术等多个方面
6	AAPM TG—40《放射肿瘤学综合质量保证》	
7	AAPM TG—51《高能光子和电子束临床参考剂量测定协议》	
8	AAPM TG—142《医用加速器的质量保证》	
9	AAPM TG—198《对 TG—142 的实施指南》	
10	TRS—277《光子束和电子束的吸收剂量测定》	
11	IAEA TRS—398《外照射治疗吸收剂量测定》	

对于磁共振引导加速器,目前国内外没有关于检测的相关规范和标准,主要参考有关医用直线加速器和磁共振成像设备的相关标准。

（二）医用直线加速器使用质量检测要求

1. 验收要求

在医用直线加速器投入使用前,使用单位应根据随机文件所列产品性能指标、合同协议中的技术条款,逐项测试,逐项记录签字,合格的作为以后质量控制的参考。验收和测量临床数据可能有重叠,设备的验收、设备的刻度、临床数据测量,可不同时进行。验收合格后,设备才可用于临床。

2. 日常检测要求

医用直线加速器的日常检测又称设备 QA。直线加速器使用单位应按照相关规定和指南,如 AAPM TG—40、AAPM TG—142、AAPM TG—51 以及 NCC/T-RT 001—2019《医用电子直线加速器质量控制指南》,制订本单位设备 QA 计划并落实。AAPM TG—142（2009 年）基于放疗技术的进展,在 TG—40（1994 年）的基础上对设备 QA 的要求做了更新,提出了新检测项和容差值,并增加了针对新放疗技术（如 IMRT、SRS、SBRT、TBI 等）和 IGRT 图像引导系统（如 CBCT、kV 影像）的检测。

医用直线加速器 QA,按质量控制标准要求分为日检、月检、年检等不同的检测项和检测频次。

三、医用直线加速器使用质量检测内容、各项性能指标及定义

医用直线加速器使用质量检测包含验收检测和设备 QA 两类。下面主要围绕常规的医用

直线加速器检测作介绍，也简要介绍一下 MR-Linac 的检测。

（一）质量检测术语和指标定义与解析

以下术语的定义依照 GB 15213—2016《医用电子加速器 性能和试验方法》。

基准深度（base depth）：模体内辐射束轴上最大吸收剂量的 90％点（远端）的平面所在的深度。

限束装置（beam limiting device，BLD）：放射治疗中，用于阻挡或准直电离辐射的结构（固定的或移动的），以屏蔽治疗区域内无用的 X 辐射或电子辐射。

最大剂量深度（depth of dosemaximum）：模体表面位于特定距离时，模体内辐射束轴上最大吸收剂量处的深度。

动态范围（dynamic range）：放射治疗中，动态范围用最大有用信号除以最小有用信号表示均方根噪声。

正常治疗距离（normal treatment distance，NTD）：电子辐射时，为从电子辐射窗沿辐射束轴至限束器末端或规定平面所测量的距离。X 辐射时，为从靶的前表面沿辐射束轴至等中心所测量的距离。对于非等中心设备，则为至规定平面的距离。

源皮距（SSD）：放射源到模体表面照射野中心的距离。

源瘤距（STD）：放射源沿照射野中心轴到肿瘤内所考虑点的距离。

源轴距（SAD）：放射源到机架旋转轴或机器等中心的距离。

百分深度剂量（PDD）：是指照射野中心轴上某一深度的吸收剂量率与参考点深度处剂量率的百分比。

射野平坦度：在等中心处（位于 10cm 模体深度下）或标称源皮距下 10cm 模体深度处，最大射野 L 的 80％宽度内最大、最小剂量偏离中心轴剂量的相对百分数。

射野对称性：在 80％射野宽范围内，取偏离中心轴对称的两点的剂量率的差值与中心轴上剂量率比值的百分数称为射野的对称性。

电子射野成像装置（electronic portal imaging device，EPID）：由一个二维辐射探测器和相关的电子元件组成，垂直于辐射束轴放置，以医用电子加速器的辐射束作为辐射源，能使患者的解剖结构以数字化辐射影像的形式在观察屏上进行观察的设备。

几何野尺寸（geometrical field size）：从辐射源前表面的中心看，限束装置末端在垂直于辐射束轴的平面上的几何投影。注：辐射野和限束装置的形状相同，可在距虚源的任何距离处定义几何野尺寸。

穿透性（penetrative quality）：电子辐射时，为模体表面位于规定距离上，在规定的辐射野下，距模体表面远端的辐射束轴上 80％最大剂量深度处至模体入射表面的距离。X 辐射时，为模体表面位于规定距离上，在规定的辐射野下，距模体表面远端的辐射束轴上 50％最大剂量深度处至模体入射表面的距离。

主-次剂量监测系统（primary-secondary dose monitoring system）：一种两道剂量监测系统的组合，在这种组合中，一道作为主剂量监测系统，另一道作为次剂量监测系统。

可编程楔形野（programmable wedge field，PWF）：在 X 辐射束中使用或不使用固定金属楔形过滤器，形成楔形剂量曲线，通过控制射线强度和可移动限束装置间的关系可以产生可编程的楔形剂量曲线。

品质指数（quality index）：X 辐射中，20cm 深度处和 10cm 深度处所测量的吸收剂量之比。

冗余剂量监测系统（redundant dose monitoring system）：一种两道剂量监测系统的组合，在这种组合中，两道剂量监测系统均可作为主剂量监测系统。

信噪比（signal-noise ratio）：放射治疗中，对于一个均匀输入的通量，来自图像像素信号的平均值与标准差之比。

标准测试深度（standard measurement depth）：测量电离辐射特性时，模体内的规定深度。

楔形角（wedge angle）：X辐射中，在标准测试深度处，从辐射束轴处沿穿过辐射束轴的等剂量曲线上向两边等距离取两点，该两点间的距离为几何野宽度的1/2，两点连线与辐射束轴垂线的夹角是指楔形角。

楔形因子（wedge factor）：在标准测试深度处，相同能量和相同野尺寸的楔形X辐射野和非楔形X辐射野在辐射束轴上吸收剂量的比值。

楔形X辐射野（wedge X-ray field）：沿垂直并经过辐射束轴的直线，剂量分布随距射束边缘的距离呈近似线性变化的X辐射野。

（二）医用直线加速器使用检测内容

综合上述指南，主要测试项分为5大类，即机械性能检测、剂量学检测、图像引导系统检测（适用有图像引导功能设备）、环境与安全性检测和特殊功能检测。

表6.1.2～6.1.6以某一功能较全的新型直线加速器为例，列出了设备QA技术要求和检测频次。验收检测依照随机文件进行，本文不展开介绍。

表6.1.2 机械性能检测

类型	检测项目	设备QA技术要求	设备QA检测周期
等中心	X射线束辐射野等中心与机械等中心一致性(Winston-Lutz)测试	容差≤1mm	年检
	机架旋转同心度	容差≤1mm	月检,年检
	准直器旋转同心度	容差≤1mm	年检
机架/准直器角度指示准确性		容差≤0.5°	月检
治疗床	治疗床到位准确度	容差≤1mm	月检
	治疗床角度指示准确度	容差≤0.5°	月检
	治疗床床面负重下垂幅度和水平度	容差≤2mm	年检
	治疗床极限位置到位准确度	容差≤2mm	年检
	治疗床旋转同心度	容差≤1mm	月检,年检
激光灯	激光灯定位准确度	容差≤2mm	日检,月检
光野	钨门到位准确度	容差≤2mm	日检,月检
	光野与辐射野一致性	容差≤1mm	月检
	十字叉丝中心位置准确度	容差≤1mm	月检
光距尺	光距尺指示准确度	容差≤2mm	日检,月检
MLC	MLC到位准确度(picket fence,静态)	容差≤1mm	月检,年检
	MLC SpokeShot(星形线)	容差≤1mm	年检
	MLC光野和辐射野的一致性	容差≤2mm	年检

表 6.1.3　剂量学检测

类型	检测项目	设备 QA 技术要求	设备 QA 检测周期
X 射线束剂量学性能	X 射线输出剂量稳定性	≤基准值±3%（日检） ≤基准值±2%（月检） ≤基准值±1%（年检）	日检,月检,年检
	X 射线能量稳定性	容差≤基准值±3%	日检,月检,年检
	X 射线跳数（MU）线性（输出量稳定性）	容差≤±2%	年检
	X 射线输出 VS 剂量率	容差≤±1%	年检
	X 射线输出 VS 机架角度	容差≤±1.5%	年检
	X 射线束射野输出因子	≤基准值±2%（3cm×3cm）， ≤基准值±1%（其他射野）	年检（抽验）
	加速器主、次监测电离室（MU1 和 MU2）稳定性	容差≤±2%	月检
	X 射线对称性稳定性	≤103%	月检,年检
	X 射线平坦度稳定性	≤106%	月检,年检
	MLC 穿射因子	≤基准值±0.5%	年检
	EDW 角度验证	合格	年检（抽检）
	EDW 楔形因子稳定性	容差≤±2%	月检
电子线剂量学性能	电子束输出剂量稳定性	≤基准值±3%（日检）， ≤基准值±2%（月检）， ≤基准值±1%（年检）	日检,月检,年检
	电子束能量稳定性	容差≤基准值±2%（日检,月检） ≤基准值±2mm（年检）	日检,月检,年检
	电子线束射野平坦度	≤106%	月检,年检
	电子线束射野对称性	≤105%	月检,年检
	电子输出量重复性 VS 机架角度	容差≤±1.5%	年检
	电子线束射野输出因子抽验	容差≤±2%	年检
	电子线束 MU 线性	容差≤±2%	年检

表 6.1.4　图像引导系统检测

类型	检测项目	设备 QA 技术要求	设备 QA 检测周期
kV/MV 二维图像	kV/MV 二维图像校位准确度	2D/3DCRT,IMRT 或 VMAT：≤2mm SRS 或 SBRT：≤1mm	日检
	kV/MV 二维图像中心与 MeV 辐射野中心一致性	容差≤1mm	月检
	kV/MV 图像质量（空间分辨率、对比度分辨率、均匀性、信噪比）	基准值	月检
	电子射野影像系统（electronic portal imaging device,EPID）沿 Z 轴方向运动到位精度	容差≤2mm	月检
	kV X 射线束能量稳定性	合格	年检
CBCT	CBCT 图像校位准确度	容差≤1mm	日检
	CBCT 图像中心与 MeV 辐射野等中心一致性	容差≤0.5mm	月检
	CBCT_HU 一致性	容差≤50	月检
	CBCT 图像均匀性	容差≤30	月检
	CBCT 图像质量（空间分辨率、对比度分辨率、信噪比）	合格	月检
	CBCT 成像剂量	基准值	年检

表 6.1.5 环境与安全性检测（功能检测）

类型	检测项目	设备 QA 技术要求	设备 QA 检测周期
视听监控设备	摄像头监视器	功能正常	日检
	对讲机及扬声器	功能正常	日检
安全连锁	VS 碰撞连锁	功能正常	月检,年检
	VD 碰撞连锁	功能正常	月检,年检
	MVD 碰撞连锁	功能正常	月检,年检
	电子束限光筒连锁	功能正常	月检,年检
	托架连锁	功能正常	月检,年检
	门连锁	功能正常	日检,月检
	LaserGuard	功能正常	月检,年检
急停开关/紧急开门	控制室急停开关	功能正常	日检,年检
	治疗室急停开关	功能正常	日检,年检
	紧急开门	功能正常	日检,年检
环境与标识	记录机房内温度、湿度和气压数值	在正常范围内	日检
	通过内循环冷却水位指示表检查水位是否正常	在正常范围内	日检
	记录外循环水压表上的数值	在正常范围内	日检
	出束状态指示灯	功能正常	日检

表 6.1.6 特殊功能检测

类型	检测项目	设备 QA 技术要求	设备 QA 检测周期
呼吸门控	照射输出稳定性	容差≤±2%	月检
	功能性检查	功能正常	月检

（三）磁共振引导直线加速器相关检测

MR-Linac 给设备 QA 带来了新的挑战，具体如下。

首先，磁共振系统与加速器系统的同轴设计使得 MRI 的成像中心和加速器等中心可以基本重合，但实际中并不能做到完全重叠，因此需要在日常使用过程中定期检查 MRI 图像中心与加速器等中心的一致性，使其误差满足临床使用的要求。

其次，磁共振加速器不同于常规 C 形臂加速器，没有光野和外置摆位激光（除了矢状面激光作为参考），因此无法完全参照传统 C 形臂加速器的质控项目。

再次，磁共振系统的主磁场会对各种测量设备造成影响，因此需要选用磁共振兼容的三维水箱、晨检仪、辐射野质控和患者治疗计划验证系统等质控设备。

MR-Linac 设备 QA 检测频次分为日检、周检、月检和年检，检测要求参照常规 MR 和直线加速器要求。其中一个独特的检测项是"MRI 与 MV 中心一致性检查"，其检测方法可参照厂家建议。

四、直线加速器检测工具（设备）的原理与要求

以下检测设备根据医用直线加速器系统 uRT-linac506c 性能验收测试列举。

（一）剂量检测设备

1. 三维扫描水箱

三维扫描水箱用于对医用直线加速器辐射野的测量和分析，由三维伺服、集成双通道静

电计的控制单元（CCU）和两个单探测器（电离室）组成，同时搭配参考探头和野探头使用，如图 6.1.3～6.1.5。其中：

（1）水箱：存放水，为探头提供采集环境。

（2）水箱支座：支撑水箱并支持 X、Y、Z 方向调节。

（3）水车：存放水，通过水泵将水注入到水箱中。

（4）CCU：水箱控制与接收数据，给探头供电。

（5）野探头：采集数据。

（6）参考探头：在射野内给野探头的数据作参考。

（7）野探头校准帽：校准野探头的水平和中心点的工装。

（8）参考探头固定支架：固定参考探头。

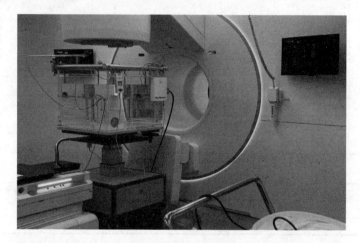

图 6.1.3 三维扫描水箱

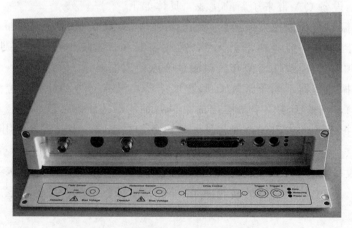

图 6.1.4 控制单元

2. 固体水模

固体水模由白色聚苯乙烯制成，类型为 RW3。它的密度为 $1.045g/cm^3$，测量深度为 1～250mm，尺寸为 30cm×30cm×30cm（长×宽×高）。基于不同类型的电离室在射束中的塑料和水的电离室读数关系，该固体水模适用于光子和电子束的质量保证剂量测量，如图 6.1.6。

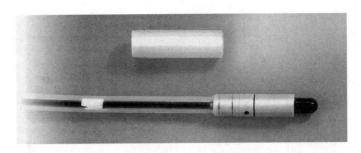

图 6.1.5 CC13 探头

3. 静电计

静电计用于测量并显示剂量、剂量率、平均剂量率，如图 6.1.7 所示。与静电计搭配使用的是 0.6cc 指型电离室（IBA FC65-G）。

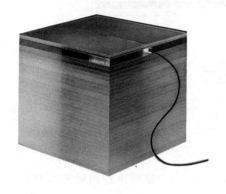

图 6.1.6 固体水模

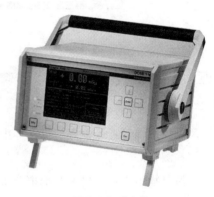

图 6.1.7 静电计

4. 指形电离室

指形电离室用于临床参考的光子和电子束的绝对剂量测定，且与 MRI-Linac 兼容，如图 6.1.8 所示。

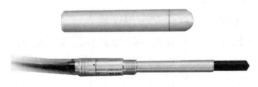

图 6.1.8 指形电离室

（二）剂量检测

利用水箱和探测器等硬件组件来测量、验证和分析放射治疗中的辐射剂量分布，分析软件为 myQA Accept，软件用户界面如图 6.1.9 所示。

1. 测量仪器及工具

除了水箱和探测器外，其他测量仪器和工具还有胶片黑度计、机械前指针、水平仪、铅锤等。

2. 磁共振引导直线加速器检测设备

几种常用检测模体为：ACR 模体、QIBA DWI 模体、厂家自带模体如飞利浦磁共振系统定期图像质量测试（PIQT）模体。完整的磁共振直线加速器检测还需要水平仪、MR to MV Alignment 模体、剂量仪、指形电离室、小水箱、固体水、相关软件等硬件和软件测量工具。

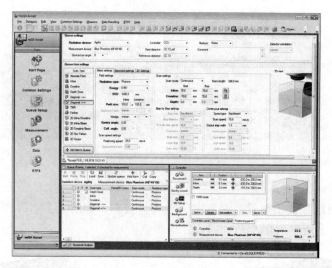

图 6.1.9　myQA Accept 用户界面

五、直线加速器检测方法、步骤与作业指导

（一）机械性能检测

1. X 射线束辐射野等中心与机械等中心一致性（Winston-Lutz）测试

（1）检测目的

对于所有辐射野，在机架和限束系统的全部角度范围内，辐射束轴相对于等中心点的偏移不得超过容差值。

（2）检测方法

① 设置机架角度和准直器角度均至 0°。

② 将前指针附件插入附件盘，前指针吸附在附件盘上，调节前指针的可移动针头，调节前指针指示 SSD＝100cm 的位置。

③ 水平地放置一张坐标纸与前指针尖端相接触。

④ 当限束系统全范围旋转时，调节前指针使其在限束系统的旋转中，具有最小位移。

⑤ 检查机架位于 90°、180°、270°时的情况，以保证前指针尖端在限束系统的旋转中保持较小位移。

⑥ 当机架角位为 0°、90°、180°、270°时，固定参考指针使其位于前指针尖端的平均位置处，移走前指针。

⑦ 将 X 射线摄影胶片装入封套中，放在与辐射束轴相垂直的位置。

⑧ 在参考指针与胶片之间放置一定厚度的固体水模以便产生足够的剂量建成区，使参考指针投影在胶片上。

⑨ 以 10cm×10cm 的辐射野，在机架位于 90°和 270°时各对一张胶片进行辐照。机架位于 0°时对另 2 张胶片辐照（可以用 EPID 代替胶片），分别是顺时针和逆时针旋转到位。同样地，机架位于 180°时也辐照 2 张胶片，分别顺时针或逆时针旋转到位（一共辐照 6 张胶片）。

⑩ 用黑度计对胶片进行分析后，参考指针再调到确定辐射束轴的所有中心线交点的平均位置处，该点即等中心点的近似位置。参考指针的尖端确定进一步测试的参考点。

⑪ 分析胶片得到辐射束轴与参考点间的最大偏移。

2. 激光灯定位准确度

（1）检测目的

评价激光灯对机械等中心位置的指示准确度。

（2）检测方法（日检）

① 机架和准直器旋转至 0°，射野尺寸为 30cm×30cm，调整床面高度至 SSD=100cm。

② 白纸平铺在治疗床面，读取治疗床 Y 轴方向上激光线偏离光野十字线竖线的距离，并观察两者的平行度，其数值应满足性能要求。

③ 观察治疗床两侧激光灯在对侧墙面所投照的激光线偏离基准位置的距离，并观察两者的平行度，其数值应满足性能要求。

（3）检测方法（月检）

月检时，需要测量机架在 0°、90°和 270°以及 SSD 分别是 100cm、120cm 和 80cm 激光线交叉点与光野十字线的一致性，操作步骤参考日检。

3. 光距尺指示准确度

（1）检测目的

评价光距尺对不同 SSD 的指示准确度。

（2）检测方法（日检）

① 机架和准直器旋转至 0°，射野尺寸为 30cm×30cm，调整床面高度至 SSD=100cm。

② 治疗头悬挂经过校准的长度为 100cm 的前指针，调整指针位置直到触碰床面，观察此时指针实际读数与光矩尺示数的偏差，其数值应满足性能要求。

③ 移除前指针，放置高度为 20cm 的模体在床面上，观察光距尺在模体上表面的示数与实际值的偏差，其数值应满足性能要求。

④ 保持模体在床面，调整床面高度直到光距尺显示 SSD=100cm，移除模体，观察光距尺在床面的示数与实际值的偏差，其数值应满足性能要求。

4. 钨门到位准确度

（1）检测目的

评价钨门在光野和射野下的到位准确度。

（2）检测方法（日检）

① 机架和准直器旋转至 0°，坐标纸平铺在床面，SSD=100cm，MLC 开到最大位置。

② 将坐标纸中心十字线和光野十字线对齐，分别调整单侧钨门到 15cm、10cm、5cm、0cm、−10cm（或到对侧极限位置），观察光野投影位置与坐标纸相应位置的偏差，其数值应满足性能要求。

（3）检测方法（月检）

① 机架和准直器旋转至 0°，将 X 射线摄影胶片平放在 SDD=100cm 处或调整 SDD 使得整个测试光野位于胶片范围内，在胶片下方放置至少相当于 5cm 厚的水模材料，在胶片上方覆盖相当于 1cm 厚的水模材料。在模体表面的光野中心位置，粘贴一个金属小球。

② 多叶准直器开到最大位置，分别调整钨门到 10cm×10cm，20cm×20cm，30cm×30cm 或最大射野，出束照射。

③ 对胶片进行光密度分析，计算小球到钨门末端位置的测量值与设置值之间的偏差，

反推到 SDD＝100cm 处，其数值应符合性能要求。

④ 将加速器机架置于 90°或 270°，胶片和水模材料改为竖立放置，重复①、②、③项操作。

5. 光野与辐射野一致性

（1）检测目的

评价在不同机架角度的条件下，准直器光野与辐射野位置的一致性。

（2）检测方法

① 机架和准直器至旋转至 0°。

② 将 X 射线摄影胶片平放在 SDD＝100cm 处，在胶片下方放置至少相当于 5cm 厚的水模材料，在胶片上方覆盖相当于 1cm 厚的水模材料。

③ 设置 X 方向准直器宽度为 10cm，Y 方向准直器宽度 10cm，在胶片上标记当前光野位置，随后对胶片进行曝光照射。调整 X 方向准直器宽度到 30cm，Y 方向准直器宽度 30cm，在胶片上标记当前光野位置，再次曝光。

④ 更换胶片，将加速器机架置于 90°或 270°，胶片和水模材料改为竖立放置，重复①、②项操作。

⑤ 对胶片进行光密度分析，测量辐射野与光野边界位置的偏差，其数值应符合性能要求。

6. 十字线中心位置准确度

（1）检测目的

评价光野十字线中心与准直器机械中心的一致性。

（2）检测方法

① 机架和准直器至旋转至 0°，射野 30cm×30cm，SSD＝100cm。

② 坐标纸平铺在治疗床面，将坐标纸中心十字线和光野十字线对齐。

③ 分别旋转准直器至 45°、90°、315°、270°，观测光野十字线中心与坐标纸十字中心的偏差，其数值应满足性能要求。

7. 机架和准直器角度指示准确度

（1）检测目的

评价机架和准直器的角度显示值与实际值的一致性。

（2）检测方法

① 机架和准直器旋转至 0°，将水平尺长轴沿准直器 X 方向（图 6.1.10），紧贴治疗头基准面，旋转机架到水平尺显示 0°，90°，180°，270°或对应气泡处于居中位置，观测机架角度数字显示值与水平尺示数的偏差，其数值应满足性能要求。

②机架和准直器旋转至 0°，将水平尺长轴沿准直器 X 方向，紧贴治疗头基准面，旋转机架到水平尺显示 90°或 270°。旋转准直器到水平尺显示 0°，90°，180°，270°或对应气泡处于居中位置，观测准直器角度数字显示值与水平尺示数的偏差，其数值应满足性能要求。

8. 机架旋转同心度

（1）检测方法（月检）

① 机架和准直器旋转至 0°，射野尺寸为 30cm×30cm。

② 参考指针末端粘贴于治疗床的床头，前端伸出床外，将针尖置于 SSD＝100cm 处的光野十字线中心位置。

③ 当机架角位于 0°、90°、180°、270°时，调整参考指针或治疗床，使针尖位于光野十字线中心的平均位置处。

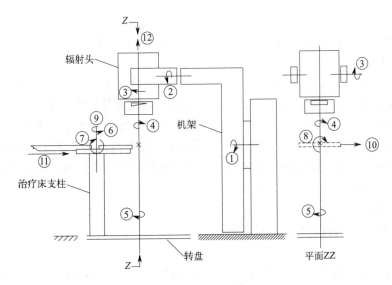

图 6.1.10　旋转式机架示意

注：轴①为机架旋转轴，轴④为限束系统旋转轴，轴⑦为治疗床纵向旋转轴，轴⑧为治疗床横向旋转轴。
方向⑨为治疗床床面高度，方向⑩为治疗床横向运动

④ 将坐标纸竖直放置于针尖后方，评价不同机架角度下光野十字线与针尖投影位置的距离偏差，与基准值进行比较，其数值应符合性能要求。

（2）检测方法（年检）

① 机架和准直器旋转至 0°

② 将 X 射线摄影胶片竖立放置，胶片平面与机架旋转平面平行，胶片中心位于机械等中心附近，胶片前方和后方放置 5cm 厚的水模材料，用于固定胶片。

③ 设置 X 方向准直器宽度为可达到的最小宽度（一般 0.1~0.6cm），Y 方向准直器宽度 30cm，分别在 0°、60°、120°、150°、210°和 270°的机架角度，对胶片进行曝光照射，胶片上呈星形射野形状。

④ 对胶片进行光密度分析，获取胶片上每条射野的长轴所在位置。

⑤ 测量胶片中各长轴交点的内接圆半径，与基准值的偏差应符合性能要求。

9. 准直器旋转同心度

机架和准直器旋转至 0°。将 X 射线摄影胶片平放在 SDD＝100cm 处，在胶片下方放置至少相当于 5cm 厚的水模材料，在胶片上方覆盖相当于 1cm 厚的水模材料。设置 X 方向准直器宽度为可达到的最小宽度（一般 0.1~0.6cm），Y 方向准直器宽度 30cm，分别在 300°、330°、0°、30°、60°和 90°的准直器角度，对胶片进行曝光照射，胶片上呈星形射野形状。对胶片进行光密度分析，获取胶片上每条射野的长轴所在位置。测量胶片中各长轴交点的内接圆半径，与基准值的偏差应符合性能要求。

10. 治疗床角度指示准确度

（1）检测目的

评价治疗床的角度显示值与实际值的一致性。治疗床纵向旋转轴见图 6.1.10 旋转式机架示意图。

（2）检测方法

① 机架和准直器旋转至 0°，治疗床旋转为 0°，射野尺寸为 30cm×30cm，调整床面高

度至 SSD=100cm。

② 坐标纸平放于治疗床，将坐标纸中心十字线和光野十字线对齐，标记当前光野十字线在坐标纸的位置。

③ 评价治疗床 0°的显示准确度：进床 20cm，再次标记光野十字线在坐标纸的位置，将两次标记位置连线，此线与光野十字线在 Y 方向的夹角应满足性能要求。

④ 检测治疗床其他角度的显示准确度：重新将坐标纸中心十字线和光野十字线对齐，旋转治疗床到 45°、90°、270°、315°附近，直到光野十字线与坐标纸对应的刻度线对齐，观测对应的治疗床角度数字显示值、床底座刻度值与实际值的偏差，其数值应满足性能要求。

11. 治疗床到位准确度

（1）检测目的

评价治疗床在不同位置时的到位准确度。

（2）检测方法

① 机架和准直器旋转至 0°，射野尺寸为 30cm×30cm，调整床面高度至 SSD=100cm，治疗床在 X、Y、Z 方向的位置为 0、0、0。

② 将直尺分别沿治疗床 X 轴和 Y 轴固定于床面，记录激光线在直尺的投影位置，依照数值显示进床（20cm、40cm、60cm、70cm）、左右移床（两侧分别移动 10cm、20cm），观测对应的治疗床位置数字显示值与实际值的偏差，其数值应满足性能要求。

③ 放置高度为 20cm 的模体在床面上，降低治疗床，直到模体上沿与激光线持平。升高治疗床，直到激光线与模体下沿持平，观测治疗床位置数字显示值与实际值的偏差，其数值应满足性能要求。

12. 治疗床床面负重下垂幅度和水平度

（1）检测目的

模拟治疗床在承载标准负重的情况下，评价床面不同位置的下垂幅度和水平度变化。

（2）检测方法

① 机架和准直器旋转至 0°，调整床面高度至 SSD=100cm。

② 床面完全缩回，将直尺以竖立姿态贴于床沿（如果床沿不便粘贴，也可将固体水置于床沿，直尺以竖立姿态贴于固体水上），水平尺平放于床面，记录激光线在直尺的投影位置。135kg 负载均匀分布在床面 2m 的范围内，读取床头、床中、床尾位置有无负载时床面高度和水平度的变化，其数值应满足性能要求。

③ 床面完全推出，135kg 负载均匀分布在床面 2m 的范围内，读取床头、床中、床尾位置有无负载时的床面高度与水平度变化，其数值应满足性能要求。

13. 治疗床旋转同心度

（1）检测方法（月检）

① 机架和准直器旋转至 0°，射野 30cm×30cm，SSD=100cm。

② 坐标纸平铺在治疗床面，将坐标纸中心十字线和光野十字线对齐。

③ 分别旋转治疗床至 270°、300°、330°、0°、30°、60° 和 90°，观测光野十字线中心与坐标纸十字中心的偏差，与基准值进行比较其数值应满足性能要求。

（2）检测方法（年检）

① 机架和准直器旋转至 0°。

② 将 X 射线摄影胶片平放在 SDD=100cm 处，在胶片下方放置至少相当于 5cm 厚的水

模材料，在胶片上方覆盖相当于 1cm 厚的水模材料。

③ 设置 X 方向准直器宽度为可达到的最小宽度，Y 方向准直器宽度 30cm 分别在 300°、330°、0°、30°、60°和 90°的治疗床角度，对胶片进行曝光照射，胶片上呈星形射野形状。

④ 对胶片进行光密度分析，获取胶片上每条射野的长轴所在位置。

⑤ 测量胶片中各长轴交点的内接圆半径，与基准值的偏差应符合性能要求。

14. 治疗床极限位置到位准确度

（1）检测目的

评价治疗床在最大范围内运动的到位准确度。

（2）检测方法

①在床上等中心平面固定卷尺，治疗床在最大运动范围内沿左右、前后方向运动。记录显示器屏幕的数字指示，实测运动的距离。

②在机架上固定卷尺，治疗床上下运动，记录显示器屏幕的数字指示，实测运动的距离，与基准值的偏差应符合性能要求。

15. 多叶准直器栅栏（MLC Picket Fence）

（1）检测目的

评价机架静态的条件下 MLC 的到位准确度。

（2）检测方法

① 在床面铺上坐标纸，设置坐标纸 SSD 为 100cm。

② 选择一个专门的设备 QA 治疗计划。

③ 执行照射，在灯光野下观测 MLC 的到位精度。

16. 多叶准直器星形线（MLC Spoke Shot）

（1）检测目的

验证 MLC 的运动范围和精确性，以及辐射束的形状和大小是否符合预期。

（2）检测方法

① 设计一个专用计划，设置一个星形图案，指导多叶调节器在特定位置开启或关闭以模拟辐射束的形状。

② 钨门开至最大，胶片平面或 EPID 位于射野等中心平面，上盖 1.5cm 固体水。

③ 执行该计划扫描胶片或 EPID，并使用专用软件进行分析。

17. 多叶准直器光野和辐射野的一致性

验证 MLC 所形成的光野与辐射野之间的匹配程度，方法同 MLC Spoke Shot 检测。

（二）环境与安全性检测

按照表 6.1.3 所列检测项，进行以下检测并记录结果：检查视听监控设备功能是否正常；检查各安全联锁功能是否正常；检查急停开关/紧急开门功能是否正常；记录并检查环境参数：记录并检查机房内温度、湿度和气压数值是否符合要求，检查冷却水位是否正常，记录外循环水压表上的数值；检查出束状态指示灯是否正常。

（三）剂量学检测

1. X 射线束输出剂量稳定性

（1）检测目的

评价加速器不同能量的 X 射线束输出剂量随时间变化的稳定性。

（2）检测方法

① 机架和准直器旋转至 0°，射野尺寸为 10cm×10cm，SSD＝100cm。

② 将 X 射线能量调至最低一挡。

③ 将绝对剂量测量仪器（如晨检仪）放在等中心处。

④ 加速器出束 100MU，重复 3 次测量并计算平均剂量，与基准值的偏差应满足性能要求。

⑤ 调节 X 射线束能量挡位，重复以上操作。

2. X 射线能量稳定性

（1）检测目的

评价加速器 X 射线束射线质的稳定性。

（2）检测方法（月检）

① 机架和准直器旋转至 0°，射野尺寸为 10cm×10cm（或 20cm×20cm）。

② 将辐射探测器阵列置于基准位置。

③ 加速器出束，辐射探测器沿辐射野中心轴方向（Z 方向），抽样采集两个不同深度的剂量点数据。

④ 计算两者的比值，与基准值的偏差应满足性能要求。

（3）检测方法（年检）

① 机架和准直器旋转至 0°，射野尺寸为 10cm×10cm（或 20cm×20cm）。

② 三维水箱辐射探测器（电离室）沿辐射野的中心轴线，以连续或步进的方式进行百分深度剂量测量，测量深度＞20cm。

③ 计算 X 射线束的射线质（10cm 处的 PDD 值或 20cm 和 10cm 处的 TPR 比值），与基准值的偏差应满足性能要求。

3. 加速器主、次监测电离室（MU1 和 MU2）稳定性

（1）检测目的

评价加速器内置电离室对剂量监测的稳定性。

（2）检测方法

① 机架和准直器旋转至 0°，射野尺寸为 10cm×10cm。

② 加速器出束 100MU，重复 3 次，分别记录加速器通道 1 电离室（MU1）和通道 2 电离室（MU2）的平均读数，两者偏差应满足性能要求。

4. X 射线束射野平坦度稳定性

（1）检测目的

对于所有的方形 X 射线辐射野和所有的吸收剂量率，对每挡标称能量，在机架位于 0° 时要对最大吸收剂量和最小吸收剂量的比值（用百分比表示）进行检测。其中，最大吸收剂量指的是辐射野内任何不大于 $1cm^2$ 面积内的平均值，最小吸收剂量指均整区域内任何不大于 $1cm^2$ 面积内的平均值。

（2）检测方法

① 机架和准直器旋转至 0°，射野尺寸为 10cm×10cm，SSD＝100cm。

② 三维水箱辐射探测器置于水下 10cm 深度。

③ 加速器能量挡位调至 6MeV，出束，辐射探测器沿辐射野的两条主轴方向，采集辐射野离轴剂量曲线数据。

④ 调整能量挡位到 10MeV，依次调整射野尺寸到 20cm×20cm 和 30cm×30cm，重复

②③项操作。

⑤ 在辐射野均整区内（80％射野宽度范围内），计算最大剂量点与最小剂量点的比值，其数值应满足性能要求。

5. X射线束射野对称性稳定性

（1）检测目的

在标准试验条件下，对所有标称能量，当机架和限束系统在0°时，大于等于10cm×10cm的所有方形X射线辐射野，在均整区域内对称于辐射束轴的任意两点的吸收剂量的最大比值（大比小）不超过容差值。

（2）检测方法

同X射线束射野平坦度稳定性检测。

6. X射线束MU线性和电子束MU线性

（1）检测目的

评价加速器X射线束和电子束在不同MU的情况下，每MU所对应剂量的稳定性。

（2）检测方法

① 设置机架和限束系统角度为0°，SSD=100cm，照射野大小为10cm×10cm。

② 测量X射线束时，将指型电离室有效测量点置于水模下水等效深度10cm，电离室下方至少放置5cm厚水模。测量电子线时，三维水箱辐射探测器有效测量点置于该挡电子线最大剂量点位置。

③ 吸收剂量率为最大吸收剂量率的20％至最大吸收剂量率间选择4挡。在标称吸收剂量范围内，以近似相等的间隔选取 i（$i=5$）个不同吸收剂量预置值、在 j 挡（如果吸收剂量率是连续可调的，则从20％到最大吸收剂量率的范围内取4个不同的吸收剂量率值，此时 $j=4$）吸收剂量率下进行 n 次辐照并测量。

令 $D_{i,j,n}$ 代表在第 i 个吸收剂量预置值和第 j 个吸收剂量率下第 n 次辐照的吸收剂量测量结果。$D_{i,j}$ 为在第 i 个吸收剂量预置值和第 j 个吸收剂量率下进行 n 次辐照吸收剂量测量结果的平均值。则有：

$$D_{i,j} = \frac{1}{n}\sum_{n=1}^{n} D_{i,j,n}$$

D_i 为在第 i 个吸收剂量预置值下 j 个吸收剂量率 $D_{i,j}$ 值的平均值。则有：

$$D_i = \frac{1}{j}\sum_{j=1}^{j} D_{i,j}$$

对各个 D_i 数据用最小二乘拟合法求出下列线性关系式：

$$D_c = SU + b$$

其中，D_c 为用最小二乘法求出的吸收剂量计算值；S 为线性因子；b 为直线与纵坐标轴的截距；U 为剂量监测计数。

比较测量平均值 D_i 与最小二乘拟合法计算值 D_{ci} 的偏差，用百分比表示，则有：

$$最大偏差 = \frac{(D_i - D_{ci})_{max}}{U_i} \times 100\%$$

7. X射线输出vs剂量率

（1）检测目的

评价加速器X射线束输出剂量在不同剂量率下的稳定性。

（2）检测方法

① 机架和准直器旋转至 0°，射野尺寸为 10cm×10cm，SSD＝100cm。

② 将电离室有效测量点置于水模下水等效深度 5cm 射野中心处，电离室下方至少放置 5cm 厚水模。

③ 至少选取三挡剂量率，分别出束 100MU，每挡重复 5 次。

④ 记录平均剂量读数，与临床常用剂量率（如 600MU/min）的输出剂量读数比较，其偏差应满足性能要求。

8. X 射线输出 vs 机架角度

（1）检测目的

在不同机架角度条件下，评价 X 射线束的输出剂量稳定性。

（2）检测方法

① 机架和准直器旋转至 0°，射野尺寸为 10cm×10cm，SDD＝100cm。

② 通过电离室支架将电离室伸出床头置于机械等中心处，配备相应能量的平衡帽。

③ 选择临床常用剂量率，在不同机架角度（180°、270°、0°、90°）下分别出束 100MU，记录剂量读数。

④ 各角度分别与 0°结果相比，最大偏差值应满足性能要求。

9. X 射线束射野输出因子抽验

（1）检测目的

抽验加速器不同射野尺寸的 X 射线束射野输出因子，评价与基准数据的一致程度。

（2）检测方法

① 机架和准直器旋转至 0°，选择 3cm×3cm、10cm×10cm、15cm×15cm、20cm×20cm、30cm×30cm 或其他尺寸接近的射野，SSD＝100cm。

② 将三维水箱辐射探测器有效测量点置于水下 10cm 射野中心处。

③ 加速器每次出束 100MU，记录不同尺寸射野的剂量读数并以射野尺寸为 10cm×10cm 的结果归一，与基准值的偏差应满足性能要求。

10. EDW 楔形因子稳定性

（1）检测目的

评价加速器 X 射线束的楔形因子与基准数据的一致程度。

（2）检测方法

① 机架和准直器旋转至 0°，射野尺寸为 10cm×10cm，SSD＝100cm。

② 将三维水箱辐射探测器有效测量点置于水下 10cm 射野中心处。

③ 加速器每次出束 100MU，分别记录开野及各角度楔形野的剂量读数。

④ 计算两者的比值（楔形野∶开野），与基准值的偏差应满足性能要求。

11. EDW 角度验证

（1）检测目的

评价加速器 X 射线束的楔形野离轴剂量曲线形状与基准数据的一致程度。

（2）检测方法

① 将机架和准直器旋转至 0°，射野尺寸为 10cm×10cm，SSD＝100cm。

② 楔形板安装于治疗头上，三维水箱辐射探测器置于水下 10cm 深度。

③ 辐射探测器沿辐射野楔形方向，以连续或步进的方式进行离轴剂量测量，在80%射野宽度内逐点比较测量数据与基准数据的偏差，其数值应满足性能要求。

12. 多叶准直器穿射因子

（1）检测目的

评价加速器多叶准直器的平均穿射因子（不区分叶片间漏射与叶片下穿射）与基准数据的一致程度。

（2）检测方法

① 机架和准直器旋转至0°，射野尺寸为10cm×10cm，SSD=100cm。

② 将指形电离室有效测量点置于水模下水等效深度10cm射野中心处，电离室长轴与准直器Y方向平行（与多叶准直器运动方向垂直），电离室下方至少放置5cm厚水模。

③ 加速器每次出束100MU，分别记录开野及多叶准直器在最远端闭合时的剂量读数。

④ 记录两者的比值（闭合野∶开野），与基准值的偏差应满足性能要求。

13. 电子束输出剂量稳定性

（1）检测目的

评价加速器不同能量的电子束输出剂量随时间变化的稳定性。

（2）检测方法

① 机架和准直器旋转至0°，限光筒尺寸10cm×10cm，SSD=100cm。

② 根据电子束能量，将电离室有效测量点置于水模下对应标定深度的射野中心处，电离室下方至少放置5cm厚水模。

③ 加速器出束100MU，重复3次并计算平均剂量，与基准值的偏差应满足性能要求。

14. 电子束能量稳定性

（1）检测目的

评价加速器电子束能量与基准数据的一致程度。

（2）检测方法

① 机架和准直器旋转至0°，限光筒尺寸10cm×10cm。

② 将辐射探测器阵列置于基准位置。

③ 沿辐射野中心轴方向，抽样采集两个不同深度的剂量点数据，计算两者的比值，与基准值的偏差应满足性能要求。

15. 电子束射野平坦度

（1）检测目的

评价加速器电子束平坦度的稳定性。

（2）检测方法

① 机架和准直器旋转至0°，限光筒尺寸为10cm×10cm，SSD=100cm。

② 三维水箱辐射探测器有效测量点置于该挡电子线最大剂量深度处。

③ 加速器出束，辐射探测器沿辐射野的两条主轴方向，采集辐射野离轴剂量曲线数据。

④ 更换为最大尺寸限光筒，重复②、③项操作。

⑤ 在辐射野均整区内（90%射野宽度内收1cm），计算最大剂量点与最小剂量点的比值，其数值应满足性能要求。

16. 电子束射野对称性

（1）检测目的

在标准测试深度处，由90％等剂量线内推1cm处的均整区域内，对称于辐射束轴的任意两点的吸收剂量之比不应大于容差值。

（2）检测方法

同电子辐射野平坦度检测。

17. 电子线束射野输出因子抽验

（1）检测目的

抽验加速器电子束某一尺寸限光筒的射野输出因子，评价与基准数据的一致程度。

（2）检测方法

① 机架和准直器旋转至0°，SSD＝100cm。

② 三维水箱辐射探测器有效测量点置于该挡电子线射野中心轴上最大剂量点位置。

③ 加速器每次出束100MU，记录某一尺寸限光筒所有能量的剂量读数并以10cm×10cm的结果归一。

④ 计算射野输出因子，与基准值的偏差应满足性能要求。

⑤ 每年需更换不同的限光筒进行抽查。

18. 电子输出量重复性 vs 机架角度

（1）检测目的

评价加速器电子束输出剂量在不同机架角度的一致程度。

（2）检测方法

① 在床头固定纸板或泡沫塑料并伸出床头，电离室（FC-65G戴平衡帽）平行于床纵轴固定在纸板上并伸出纸板，使用激光灯和十字叉丝摆位。

② 调节床的位置使电离室中心位于机械等中心处，SDD＝100cm。

③ 不使用限光筒，射野大小为10cm×10cm，机架角度分别在0°、90°、180°和270°时照射，每次出束200M。

④ 分析机架角度分别为90°、180°和270°照射时与0°时的剂量偏差。

（四）图像引导系统检测

1. kV/MV 二维图像校位准确度

（1）检测目的

模拟患者发生摆位误差的情况下，kV/MV设备使用透视成像进行校位的准确度。

（2）检测方法

① 将具有X射线束下可见标记模体的CT图像上传至计划系统，设计生成一个包含多个机架角度（0°、90°、180°和270°）的DRR图像计划。

② 机架和准直器旋转至0°。

③ 依据模体外部标记，使用激光灯对模体进行摆位，然后人为移动特定距离模拟发生摆位误差。

④ 分别在机架角度（0°、90°、180°和270°），使用基准成像条件分别拍摄kV和MV透视图像并与DRR配准，评价测量结果与实际结果的偏差，其数值应满足性能要求。

2. kV/MV 二维图像中心与 MV 辐射野中心一致性

（1）检测目的

检测kV/MV二维图像等中心与辐射野等中心一致性。

（2）检测方法

① 机架和准直器旋转至 0°。

② 依据模体外部标记，使用激光灯将 BB 小球模体摆放到机械等中心的位置。

③ 分别在机架角度（0°、90°、180°和270°），使用基准成像条件分别拍摄 kV 和 MV 透视图像，根据辐射野中心，调整治疗床位置，直到图像中小球位于射野中心为止。

④ 评价小球中心与图像中心标识的偏差，其数值应满足性能要求。

3.kV/MV 图像质量（空间分辨率、对比度分辨率、均匀性、信噪比）

（1）检测目的

检测 kV/MV 二维图像空间分辨率、对比度分辨率、均匀性、信噪比。

（2）检测方法

① 机架和准直器旋转至 0°，SSD=100cm。

② 将具有 X 射线束下可见刻度的模体置于治疗床等中心处。

③ 采集 MV 图像，记录空间分辨率、对比度分辨率、均匀性、信噪比测量值，与基准值进行比较，检查两者之间的差异在容差值范围内。

④ 机架旋转至 90°或 270°，采集 kV 图像，记录空间分辨率、对比度分辨率、均匀性、信噪比测量值，与基准值进行比较，检查两者之间的差异在容差值范围内。

4.EPID 沿 Z 轴方向运动到位精度

（1）检测目的

EPID 沿 Z 轴方向运动到最大位置时的到位精度。

（2）检测方法

① 机架和准直器旋转至 0°。

② 将 EPID 置于 X 方向 0.0cm，Y 方向 0.0cm，Z 方向 0.0cm 处，在 EPID 粘贴白色胶带并描出光野十字线投影。

③ 将 EPID 沿 Z 轴方向移到最大运动范围处，测量此时光野十字线投影在 XY 方向与原来白色胶带上标记偏差，其数值应满足性能要求。

5.kV X 射线束能量稳定性

（1）检测目的

评价加速器机载 kV 影像 X 射线能量稳定性。

（2）检测方法

① 将机架调整到 90°，将 X 射线探测器摆放至等中心处并固定。

② 选择不同的电压进行出束，记录数据，与基准值对比。

6.CBCT 图像校位准确度

（1）检测目的

模拟患者发生摆位误差的情况下，评价使用 CBCT 进行校位的准确度。

（2）检测方法

① 将具有 X 射线束下可见标记模体的 CT 图像上传至计划系统，生成参考 CT 图像和计划等中心数据，导入 CBCT 系统。

② 机架和准直器旋转至 0°。

③ 依据模体外部标记，使用激光灯对模体进行摆位，然后人为移动特定距离模拟发生摆位误差。

④ 使用基准成像条件拍摄 CBCT 图像并与参考图像配准，评价测量结果与实际结果的偏差，其数值应满足性能要求。

7. CBCT 图像中心与 MV 辐射野等中心一致性

（1）检测目的

评价 kV CBCT 图像中心与加速器 MV 辐射野等中心位置的一致程度。

（2）检测方法

① 机架和准直器旋转至 0°。

② 将含有金属小球的模体置于治疗床上，依据模体外部标记，使用激光灯对模体进行摆位。

③ 分别在机架角度（0°、90°、180°和 270°）、准直器角度（0°、90°）的情况下，使用基准成像条件拍摄 MV 透视图像，测量辐射野等中心与小球中心三维方向的距离偏差；使用基准成像条件拍摄 CBCT 图像，测量 CBCT 图像中心与小球中心三维方向的距离偏差。

④ 根据小球与 kV/MV CBCT 中心的偏差，计算 CBCT 图像中心与 MV 辐射野等中心在三维方向的距离偏差，其数值应满足性能要求。

8. CBCTHU 一致性

（1）检测目的

评价在基准扫描条件和模体的情况下，不同材质在 CBCT 图像中所对应的 HU 值稳定程度。

（2）检测方法

① 机架和准直器旋转至 0°。

② 将 CBCT 图像质量检测模体置于加速器治疗床上，对模体进行摆位。

③ 使用基准成像条件对模体进行 CBCT 扫描，在横断面图像，找到 HU 值测量层面，检测各插件 $0.16cm^2$ 区域的像素平均值，其数值应与基准值一致。

9. CBCT 图像均匀性

（1）检测目的

评估 CBCT 成像的一致性，确认在不同扫描区域内提供相似的 HU 值。

（2）检测方法

① 机架和准直器旋转至 0°。

② 将检测模体置于加速器治疗床上，对模体进行 CBCT 扫描。

③ 在模体均匀剂量层面测量周边上下左右 4 个部位的 HU 值，其数值与中心点偏差应在容差范围内。

10. CBCT 图像质量

（1）检测目的

评价 CBCT 图像的空间分辨率、对比度分辨率、信噪比。

（2）检测方法

① 机架和准直器旋转至 0。

② 将 CBCT 图像质量检测模体置于加速器治疗床上，对模体进行摆位。

③ 使用基准成像条件对模体进行 CBCT 扫描，记录图像质量参数，与基准值进行比较。

11. CBCT 成像剂量

（1）检测目的

检测 kVCBCT 成像剂量。

（2）检测方法

① 将 CTDI 模体置于床面。

② 调整模体，使模体外围 4 个电离室插孔位于 3、6、9、12 点方向。

③ 调整模体，使其位于成像平面中心并使用胶带进行固定。

④ 将 CT 剂量电离室依次插入模体上的中心测量孔，进行 CBCT 成像，每个位置测量 3 次求平均值。

⑤ 将测量结果与基准值比较。

六、直线加速器检测结果记录与分析

以下列举一些测量样表，使用单位可参考样表进行检测记录表样式设计。

（一）机械性能检测记录样表

机械性能检测记录样表见表 6.1.7。

表 6.1.7 机械性能检测记录样表

A. X 射线束辐射等中心与机械等中心一致性检测（Winston-Lutz）

步骤：

1. 摆放好 Mobius-WL3 模体（Cube），移除床旋转范围内的障碍物．

2. 打开步骤：Troatmont→Tools→Filo Modo→open\ Va_transfer\ Physics\ MachinoQA\ Dosolab AutoQA\ TB1612\ Month-lyOA. dcm。

3. 为命名为 WL-*-的射野添加影像：Add imaging-MV-During Single。

4. 按顺序执行完射野，点击每个射野在右侧屏幕影像系统上进行保存。

5. 数据分析：Doselab→Auto QA→Processing Folder\ Va_transfer\ Physics Doselab Auto QA\ 机器 ID 的新生成的文件夹。

Energy	Gantary（°）	Coll（°）	Couch（°）	totaldelta（mm）	容差	是否合格
6MeV	0	0	0		1	
	90	90	0			
	270	270	0			
	30	30	330			
	330	330	30			

B. MLC 叶片到准确性检测

步骤：

1. 在床面铺上坐标纸，设置坐标纸 SSD 为 100cm。

2. Machine QA mode→select Open Plan（I: \ TDS\ H194642\ Input\ Treatment\ TrueBeam IPA\ STD120M1C\ Static_120MLC->RP. TRUEBEAM_TBSTDMLC. dcm。

3. 执行相关射野，在灯光野下观测 MLC 的到位精度。

射野名称	最大误差（mm）	容差（mm）	是否合格
LeafPosition5c		1	
LeafPosA-10			
LeafPosB-10			

（二）环境与安全性检测记录样表

环境与安全性检测记录样表见表 6.1.8。

表 6.1.8 环境与安全性检测记录样表

安全联锁		
紧急开关功能		
步骤：1. 在加速器处于运动和出束状态时，依次（每年至少选择 1 个）按动各紧急开关，确认加速器的运动和出束会立即中断，治疗中断后未完成的治疗数据可正确记录；2. 解除紧急开关，确认加速器能够正常重新启动，可正确继续执行未完成的治疗。		
功能是否正常（√ = OK）		
防碰撞联锁功能	功能是否正常	备注
KVD 碰撞联锁		使用手控盒移动 KVD，用手触碰 KVD，查看是否触发碰撞联锁
KVS 碰撞联锁		使用手控盒移动 KVS，用手触碰 KVS，查看是否触发碰撞联锁
EPID 碰撞联锁		使用手控盒移动 MVD，用手触碰 MVD，查看是否触发碰撞联锁
门联锁装置		出束时，按压电动门开关，查看是否触发联锁
LaserGuard		用物体模拟患者，旋转机架，查看机架接近物体时是否停止旋转
电子束限光筒联锁功能		交装托架不安装限光筒，Service 模式，6E，50MU 查看是否可以出束
托架联锁功能		不安装托架，Service 模式，6E，50MU 查看是否可以出束

备注：如有超出标准的项目请列出。

（三）剂量学检测记录样表

剂量学检测记录样表见表 6.1.9。

表 6.1.9 X射线束输出剂量稳定性检测记录样表（依据 TRS277）

X 射线束输出剂量（TRS277）							
测量条件	Mediun	Water	Chamber:	B065G-4774	扫描条件	Crossline	0
	Gantry	0°	Electrometer	Dose1-30626		Inline	0
	Collimator	0°	Depth	Dref		ScanWode	Absolute
	SSD	100cm	FieldSize:	10cmx10cm			
Tempature	℃		Pressure	hPa			
	6X		6XFFF		10X		
%dd（5）							
%dd（10）							
%dd（20）							
PDD20/10	# DIV/0！		# DIV/0！		# DIV/0！		
TPR20/10							
d_{max}（cm）							
d_{ref}（cm）	5		5		10		
r（cm）	0.31		0.31		0.31		
d_{ref} + 0.6r（cm）	5.186		5.186		5.186		
$N_{D,W}$（Gy/c）	4.793E7		4.793E7		4.793E7		
N_k	0.91		0.91		0.91		
1-g	0.997		0.997		0.997		

X射线束输出剂量（TRS277）								
测量条件	Mediun	Water	Chamber:	B065G-4774	扫描条件	Crossline	0	
	Gantry	0°	Electrometer	Dose1-30626		Inline	0	
	Collimator	0°	Depth	Dref		ScanWode	Absolute	
	SSD	100cm	FieldSize:	10cmx10cm				
Tempature	℃		Pressure	hPa				

	6X	6XFFF	10X	
$K_{att} * K_m$	0.985	0.985	0.985	
$S_{w,air}$	1.12012858	1.125698768	1.104667225	
P_u	0.994	0.993	0.996	
P_{cel}	1	1	1	
P_{pol}	1.000074798	1.000897429	1.000580124	
P_{ion}	1.003869347	1.007175368	1.003369424	
P_{elec}	1	1	1	
User factor	0.99946931	1.006118921	0.986562153	
M_u	100	100	100	
M_{raw}（cGy）-Data1				
M_{raw}（cGy）-Data2				
M_{raw}（cGy）-Data3				
M_{raw}（cGy）-Average	# DIV/0!	# DIV/0!	# DIV/0!	
Doseat d_{max}（cGy）	# DIV/0!	# DIV/0!	# DIV/0!	
容差		1%		
是否合格				

（四）影像系统检测记录样表

影像系统检测记录样表见表 6.1.10。

表 6.1.10 影像系统检测记录样表

影像系统检测					
A. kV X射线束能量稳定性					
步骤：					
1. Service 模式→PVAcalribration→图像屏幕 kVmodeCalribration→Dynamicgain。					
2. 点 manual，将机架调整到 90 度，将 IBA 的 XR 探测器摆放至等中心处并固定。					
3. XR 探测器连接电脑，打开 magicmax,Sensor 选择 XR（R20-0932),Calribration 选择 RQR5。					
4. 选择不同的电压进行出束，记录数据。					
预设值（kV）	80	100	120	140	容差
基准值（kV）	80.45	101.53	121.69	143.03	
A. kV X射线束能量稳定性					
测量值（kV）					
是否合格					

B. CBCT 成像剂量

步骤：1. CTDI 模体（16cm 头模）置于床面。

2. 调整模体，使模体外围 4 个电离室插孔位于 3、6、9、12 点方向。

3. 调整模体，使其位于成像平面中心并使用胶带进行固定。

4. 将 CT 剂量电离室插入模体上的中心测量孔，其余测量孔用模体自带的材料棒进行填充，并连接笔记本电脑，打开 Magicmax 软件，连接电离室，Dose-DLP100mm，RQR9。

5. Treatment 模式，打开任一计划，添加 CBCT（before，head）并执行，测量 CTDI100（中心）。

6. 电离室插入到其他测量孔，依次测量 CTDI100（中），CTDI100（上），CTDI100（下），CTDI100（左），CTDI100（右）。

7. 更换 32cm 直径的模体，CBCT 模式更换为 Pelvis 重复上述测量。

备注：使用 32cm 直径模体进行测量时，由于床板及模体对射线的衰减，剂量测量有可能被分为两段，此时应将两段剂量相加作为测量值。

SFOV		剂量（mGy）	测量值（mGy）	参考值（mGy）	容差	是否合格
Head	CTDI100（中）					
	CTDI100（上）					
	CTDI100（下）		0.00	3.77		
	CTDI100（左）					
	CTDI100（右）				基准值	
Pelvis	CTDI100（中）					
	CTDI100（上）					
	CTDI100（下）		0.00	20.48		
	CTDI100（左）					
	CTDI100（右）					

备注：如有超出标准的项目请列出。

■ 第二节　螺旋断层放疗设备使用质量检测技术

一、螺旋断层放疗设备基本原理与最新技术进展

螺旋断层放射治疗系统（helical tomotherapy unit），简称 TOMO，集合了调强适形放疗（IMRT）、影像引导调强适形放疗（IGRT）、剂量引导调强适形放疗（DGRT）于一体，设计上以螺旋 CT 旋转扫描方式结合计算机断层影像导航调校，在 CT 引导下 360°聚焦断层照射肿瘤，对恶性肿瘤患者进行高效、精确、安全的放射治疗（图 6.2.1）。

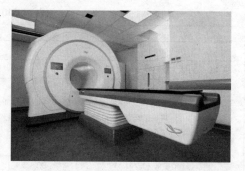

图 6.2.1　螺旋断层放疗系统外观

（一）螺旋断层放疗系统的原理

TOMO 的原理是在特制的螺旋 CT 滑环机架上安装了 6MeV 能量的直线加速器，沿机架纵向安装加速管，可产生 3.5MeV 的扇形束 X 射线，螺旋扫描产生兆伏级的三维 CT 图像（megavoltage computed tomography，MVCT），也可产生 6MeV 的扇形束 X 射线，射线

出口处有 64 片 0.625cm 宽的二元多叶光栅，快速调制 X 射线实现 360°的螺旋断层调强照射治疗。其独特性在于将螺旋滑环 CT 与直线加速器有机结合，集成了同时具备影像引导扫描和调强放射治疗功能的螺旋断层放疗系统。

TOMO 采用的气动多叶准直器（multileaf collimator，MLC），叶片移动速度为250cm/s，约为传统直线加速器 MLC 叶片运动速度的 100 倍。所以，在相同的时间内，TOMO 对射线的调制能力是传统直线加速器 MLC 的几十倍。由于 TOMO 在一圈当中有 51 个投射角（projections），螺距比（pitch ratio）在 0.2~0.4 之间，因此，每一个断层可以接受到 3~4 次的重复照射，总的投射角可达 150~250 个，而每一个投射的剂量调制可达 100 个层级（即在每个照射角度上有百倍的调强能力）（图 6.2.2）。

采用 64 片二元气动多叶光栅，可以实现非等中心照射技术。二元气动叶片的开、闭时间短，可消除因叶片运动而产生的散射，所以叶片间的漏射率低，对周围正常组织能起到更好的保护作用。同时，机器取消了均整器，每分钟可实现 850MU 的出束，单位时间跳数越高则照射剂量率越高，治疗效率越高，总出束时间越短。肿瘤在较短时间接受完处方剂量，治疗的生物学效应会更好。

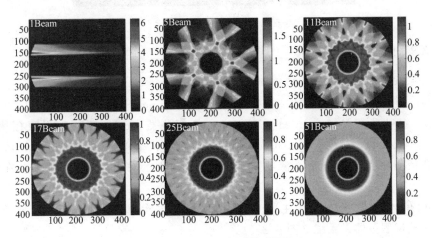

图 6.2.2　TOMO 多投射角度调强

由于 TOMO 的加速器机头安装在 CT 滑轨上，所以在 360°范围都可以出射线，加上二元气动多叶光栅可以在任意角度进行调强照射，再配合螺距比，子野数目可达 2 万多个。从不同方向照射的子野越多，潜在剂量分布优化程度越高，从而可以更好地保护靶区周围的正常组织和危及器官。

集成扇形束 MVCT（图 6.2.3）可以得到高精度、高分辨率（512×512）、低散射的CT 图像，该 CT 图像已被确认可以用来做准确的剂量计算。扇形束 MVCT 采用 738 通道的氙气探测器，探测效率是常规加速器采用的非晶硅探测器探测效率的 10~15 倍。扇形束MVCT 单次扫描的总剂量为 0.5~3cGy。扇形束 MVCT 探测器在治疗过程中实时记录加速器照射能量，可以用来做剂量验证和自适应计划。

基于 TOMO 实现的自适应放疗，有两个前提条件：一是在患者治疗前，通过影像引导获取 MVCT 影像，且 MVCT 与定位 CT 的组织电子密度基本成线性关系，可准确地用于剂量计算。二是系统具备相应的自适应计划工具，实现计划的验证和修改。不仅如此，由于TOMO 系统使用的 CT 气体探测器，可以实时探测穿透患者的剂量强度，从而可以反推患

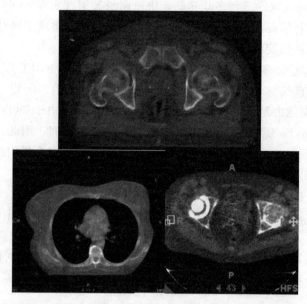

图 6.2.3 扇形束 MVCT 影像

者体内的真实剂量分布。

（二）螺旋断层放疗系统的组成

TOMO 主体的基本几何结构，包括直线加速器（linear accelerator）、铅门（jaw）、射束（beam）、多叶准直器（multileaf collimator）、探测器（detector）和射束挡块（beam-stop）等（图 6.2.4），产生、形成和调制射束的组件如机架 12 点钟位置所示。淡蓝色射束穿过机架孔径横穿过患者，CT 探测器安装在直线加速器的对面，射束挡块安装在探测器的下方。

TOMO 的体系结构包括四个主要的子系统，即照射实施子系统、治疗计划子系统、优化子系统和数据服务器子系统（图 6.2.5）。

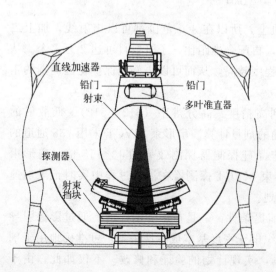

图 6.2.4 TOMO 的基本几何结构

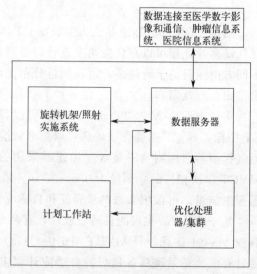

图 6.2.5 TOMO 的体系结构

1. 照射实施子系统

对患者的放射治疗是通过照射实施子系统实现的。照射实施子系统的主要组成部分包括操作员工作站、状态控制台、患者治疗床、包含直线加速器和图像探测器在内的 CT 式旋转机架、电源分配单元和激光定位系统。

治疗师使用操作员工作站和状态控制台来启动、控制、监视成像和治疗的实施。治疗师在操作员工作站上从数据服务器中检索患者的治疗方案（分次治疗方案），对患者进行摆位后实施兆伏级 CT 图像采集，如必要对患者的摆位进行调整以确保患者的实际摆位和计划摆位一致，然后实施放射治疗计划进行分次治疗。在扫描成像及放射治疗中治疗床用于承载患者，治疗床与标准 CT 患者床的作用类似，在扫描成像和实施治疗时将患者传送到旋转机架孔中。旋转机架和 CT 机架类似，直线加速器、准直器、图像探测器和控制电子元件等组件均安装在一个装有保护外壳的旋转框架上。旋转机架支持螺旋和固定角度照射模式，每个模式又支持固定铅门（fixed jaw）和动态铅门（dynamic jaw）模式。电源分配单元将电网电源转换为照射实施子系统组件所需的电源并将转换后的电源分配给这些组件。照射实施子系统还包括一套静止绿色激光和一套可移动红色激光。静止绿色激光用于确定机器的等中心，主要由物理师在质量保证时使用。可移动红色激光由治疗师在患者摆位时使用。

2. 治疗计划子系统

TOMO 治疗计划的创建和批准是通过计划子系统完成的。图像一般为诊断 CT 图像，用于确定和定义治疗区域，以及需避免照射的区域。物理师或剂量师根据医师医嘱描述的剂量和分次等信息在计划子系统创建治疗计划后，经反复审阅、修改和进一步优化，直至被医生批准实施。

3. 优化子系统

TOMO 的优化子系统用来优化治疗计划子系统生成的治疗计划。该系统包括用于生成治疗计划的具有处理功能的硬件和软件，经优化后的治疗参数规定了旋转机架的具体参数，同时也反映了治疗计划的要求。优化引擎从数据服务器检索旋转机架的具体参数，通过卷积/叠加算法生成治疗计划，然后将生成的治疗计划放到数据服务器上进行后续审查、批准，并最终实施。

4. 数据服务器子系统

数据服务器子系统提供其他子系统所需要的数据存储功能，如患者资料、质量保证结果、治疗计划和机架具体参数等数据，都存档在数据服务器上。此外，数据服务器还作为 DICOM 数据输入和输出肿瘤医院信息系统数据的网关。

图 6.2.6 是 TOMO 的典型安装示意图。照射实施子系统包括 A、B、E。C 是计算机及数据库系统，包括数据服务器和优化处理器集群。D 代表计划子系统。

（三）螺旋断层放疗系统的最新技术进展

2002～2003 年间，TOMO 公司开发出的第一代螺旋断层放射治疗机 Hi-ART，通过美国 FDA 审批，正式进入临床，2002 年 8 月 21 日，全球第 1 例患者接受了治疗。2007 年 9 月 17 日，我国第一台 Hi-ART 设备在解放军总医院投入使用。

在随后的 10 多年里，厂家陆续开发出了 Tomo H 和 Radixact 两种机型，开发出了 Tomo Direct、Dynamic Jaw、Volo 计算、ClearRT 等新的技术。其中比较重要的进步是 Radixact 机型，是成为经 FDA 批准的、少数的可以实现实时运动追踪照射的放疗设备。

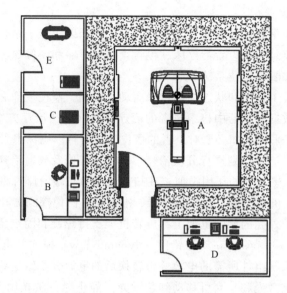

图 6.2.6 TOMO 的典型安装示意图

A—包含旋转机架和患者治疗床的治疗室；B—操作员工作站 PC、状态控制台和打印机；

C—数据服务器和计算机集群（安装在计算机及数据库系统的机柜内）；D—计划工作站 PC 和打印机；

E—包含电源分配单元和空气压缩机（由用户提供）的设备间

螺旋断层放射治疗系统具备的三种治疗模式：

（1）螺旋断层治疗模式(Helical)，即当直线加速器围绕缓慢通过机架孔的患者旋转时以伴随上千个子野的螺旋断层模式建立高度适形的 3DCRT 或 IMRT 剂量分布（图 6.2.7）。

（2）固定角度治疗模式(Direct)，即从两个或两个以上静止机架角度对缓慢通过机架孔的患者实施照射，每个机架角度分别进行一次照射（图 6.2.8）。

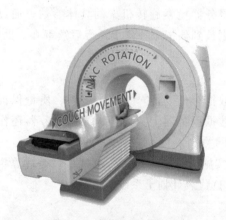

图 6.2.7 螺旋断层治疗模式

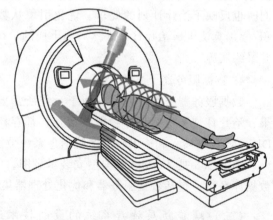

图 6.2.8 固定角度治疗模式示意图

（3）动态铅门治疗模式(Edge 或称 Dynamic Jaw)，一项先进的创新技术，即当患者穿过机架孔时，铅门准直器以动态方式打开或关闭，从照射开始时的 1.0cm 射野宽度逐渐打开至设定宽度，当靶区组织通过加速器后再逐渐关闭。固定铅门技术与动态铅门技术区别如[图 6.2.9(b)]。

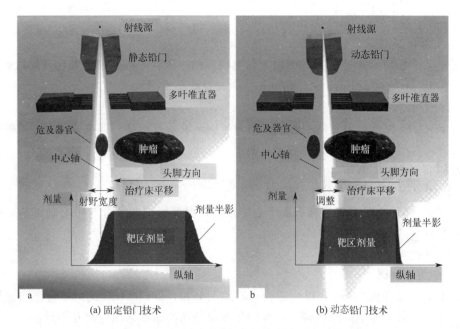

图 6.2.9　固定铅门技术与动态铅门技术区别示意图

二、螺旋断层放疗设备使用质量检测相关标准与要求

部分常规直线加速器的质量检测程序也适用于 TOMO，但有一些质量检测项目不能直接应用于 TOMO。与常规直线加速器不同，TOMO 采用共同的束流模型，在安装现场进行验收测试时，只需对每台 TOMO 设备的束流进行微调，使之与共同的束流模型相匹配即可。针对 TOMO，仍需专用的检测要求和标准来确保系统精度，具体标准和要求见表 6.2.1。

表 6.2.1　TOMO 使用质量检测相关标准

序号	标准/规范名称	说明
1	WS 531—2017《螺旋断层治疗装置质量控制检测规范》	详细规定了 TOMO 质量控制检测的要求和方法
2	NCC/T-RT003-2019《螺旋断层放疗系统的质量保证》	综合国内多家 TOMO 应用医院的临床质控经验，其内容主要基于 AAPMTG—148 号报告
3	AAPM TG—148《螺旋断层放疗系统的质量保证》	是针对 TOMO 系统最早的质控指南，包括了治疗计划设计、剂量投照、MVCT 影像引导和剂量验证

三、螺旋断层放疗设备使用质量检测内容、各项性能指标及定义

螺旋断层放疗系统主要测试项分为以下几大类：机械精度，射线输出与剂量分布，激光定位系统，治疗床/机架测试，MVCT 图像质量评价，治疗计划验证。

（一）机械精度

1. 射线源在 X 轴偏移

指标定义：利用 MLC 凸凹槽效应的原理，检测射线源在 X 轴偏移，当 MLC 聚焦在源上时，凸凹槽效应最低，加速管 X 轴方向一致。

检测标准：≤±2%（±0.34mm）。

2. 射线源在 Y 轴偏移

指标定义：检测加速管在 Y 轴方向上与射线源的一致性，确保射线源在调制射野中心。

检测标准：≤±0.3mm，≤±0.2mm（如配置动态铅门）。

3. 射野平面和机架旋转平面的一致性

指标定义：确保治疗射野的中心横断面轴与旋转轴垂直相交，即机架等中心处的两个射野中轴距离，当机架角为 0°时，前者垂直向下。

检测标准：≤±0.5mm。

4. 射野中心（MLC 对称性）

指标定义：MLC 在 Y 轴方向截面中心的距离，保证铅门的开合与中心轴对称，所有的临床照射野只有一个中心。

检测标准：≤±0.5mm。

5. MLC 扭转测试

指标定义：保证 MLC 叶片以光源为中心均匀分布，同时 MLC 的射野边缘与旋转中心轴垂直。两侧照射野与中间照射野中心点的距离和外侧两条形区域应相互平行。

检测标准：偏差≤±1.5mm，MLC 偏移≤±0.5°。

（二）射线输出与剂量分布

1. 静态输出剂量

指标定义：静止机架在特定输出时间的剂量值与最近剂量标称值的比值。

检测标准：≤±3%或2%（注：TG—178：2%，NCC/T-RT：3%；3%作为临床可接受推荐值，严格要求到2%）。

2. 旋转输出剂量

指标定义：执行治疗计划测量值与标称值的比值。

检测标准：≤±3%或2%。

3. 射线质（百分深度剂量，PDD）

指标定义：与直线加速器检测方案基本一致，即 PDD_{10} 或 $TMR_{20/10}$，测量值与基准值偏差。

检测标准：≤±1%。

4. 横向截面剂量分布曲线

指标定义：TOMO 取消了均整器装置，MV 射线横断截面呈锥形且剂量向前分布，是指射野半高宽（FWHM）与参考射野值偏差。

检测标准：2%/1mm，$\gamma<1$，FWHM 与参考射野数据比较偏差<1%，横向截面剂量分布曲线 80%射野宽度范围内与建模数据的偏差应在≤±1%。

5. 纵向截面剂量分布曲线

指标定义：患者剂量是纵向剂量截面和治疗床运动的积分，是指纵向截面剂量分布曲线在 1.5cm 深度处的半高宽与 TPS 建模时的半高宽偏差。

检测标准：2%/1mm，$\gamma<1$，偏差≤±1%。

（三）激光定位系统

1. 绿激光灯指示虚拟等中心的准确性

指标定义：测试绿激光灯平面与治疗中心在纵轴上的偏移距离。

检测标准：≤±1mm。

2. 后墙激光灯 X 轴、Z 轴方向的旋转偏差和偏移距离

检测标准：旋转≤±1°，偏移≤±1mm。

3. 头顶激光灯的旋转及在 Y 轴方向的旋转偏差和偏移距离

检测标准：旋转≤±0.3°，偏移≤±1mm。

4. 红激光灯指示准确性

指标定义：距离虚拟等中心±20cm 范围内的偏差值。

检测标准：≤±2mm。

（四）治疗床/机架测试

1. 治疗床的水平度

指标定义：治疗床在无负重情况下的水平偏差值。

检测标准：≤±0.5°。

2. 治疗床移动准确性

指标定义：治疗床在无负重情况下的移动偏差值。

检测标准：≤±1mm。

3. 虚拟等中心至治疗中心的沉降偏差

指标定义：治疗床在无负重情况下，治疗床沉降值。

检测标准：≤5mm。

4. 机架角度稳定性

指标定义：叶片打开时的角度与机架角度的偏差。

检测标准：≤±1°。

5. 治疗床移动和机架旋转同步性

指标定义：治疗床移动时角度与机架角度的偏差。

检测标准：≤±1mm。

（五）MVCT 图像质量评价

1. 空间分辨率

指标定义：又称几何分辨率或高对比度分辨率，指在目标和背景的密度差异显著情况下细微结构的鉴别能力，即对小尺寸病灶或结构的成像能力。厂家提供至少可分辨 1.6mm 高对比度物体。

检测标准：≥1.6mm 物体。

2. 低对比度分辨率

指标定义：又称密度分辨率，指在低对比度条件下，CT 机检测图像细节的能力。

检测标准：目测能清晰分辨所有不同的密度插棒，剂量与测量 CT 剂量指数（CTDI）时的值保持一致。

3. 图像均匀性

指标定义：指整个扫描野中，均匀物质影像 CT 值的一致性。

检测标准：≤25HU。

4. 图像噪声

指标定义：指均匀物质在特定区域中 CT 值对其平均值变化的量。

检测标准：用户判定，与基准测试一致。

5. 几何精度

指标定义：指机床在不运转时部件间相互位置精度和主要零件的形状精度、位置精度。

检测标准：≤1mm。

6. CT 值线性

指标定义：物质 CT 值与其 X 射线衰减系数成正比的关系，称为 CT 值线性。

检测标准：水测试插棒≤30HU，肺/骨组织测试插棒≤50HU。

7. 成像剂量

指标定义：X 射线成像时患者或模体所接受的辐射剂量，扫描时应视不同部位选择不同的剂量。评价 MVCT 图像的多层扫描平均剂量值。

检测标准：≤3cGy。

（六）TOMO 的检测内容与频次

TOMO 的检测内容与频次见表 6.2.2。

表格 6.2.2　螺旋断层放疗系统的质量控制检测指标与技术要求

	序号	检测指标	评价标准	日检	月检	年检
机械精度	1	射线源在 X 轴偏移	≤±0.34mm			√
	2	射线源在 Y 轴偏移	≤±0.3mm			√
	3	射野平面和机架旋转平面的一致性	≤±0.5mm			√
	4	射野中心（MLC 对称性）	≤±0.5mm			√
	5	MLC 扭转测试	≤±0.5°			√
射线输出与剂量分布	6	静态输出剂量	≤±3%/2%	√	√	√
	7	旋转输出剂量	≤±3%/2%	√	√	√
	8	射线质（百分深度剂量，PDD）	PDD10≤±1%，TMR20/10≤±1%			√
	9	横向截面剂量分布曲线	≤±1%		√	√
	10	纵向截面剂量分布曲线	≤±1%		√	√
激光定位系统	11	绿激光灯指示虚拟等中心的准确性	≤±1mm		√	√
	12	后墙激光灯 X 轴、Z 轴方向的偏移	偏移距离≤±1mm，偏移角度≤±1°		√	√
	13	头顶激光灯的旋转及在 Y 轴方向的偏移	旋转≤0.3°，偏移距离≤±1mm		√	√
	14	红激光灯指示准确性	≤±2mm	√	√	√
治疗床/机架测试	15	治疗床的水平度	≤±0.5°		√	√
	16	治疗床移动准确性	≤±1mm		√	√
	17	虚拟等中心至治疗中心的沉降偏差	≤5.0mm		√	√
	18	机架角度稳定性	≤±1°			√
	19	治疗床移动和机架旋转同步性	≤±1mm			√
MVCT 图像质量评价	20	空间分辨率	1.6mm		√	√
	21	低对比度分辨率	目测能清晰分辨所有不同的密度插棒		√	√
	22	图像均匀性	≤25HU		√	√
	23	图像噪声	与基准测试一致		√	√
	24	几何精度	≤±1mm		√	√
	25	CT 值线性	水测试插棒≤30HU，肺/骨组织测试插棒≤50HU			√
	26	成像剂量	≤3cGy		√	√

四、螺旋断层放疗设备检测工具原理与要求

（一）基本工具

基本工具有：高精度温度计（测量范围 0～50℃，最小分度值为 0.5℃）、气压计（70～110kPa，最小分度值为 0.2kPa）、直尺（总量程 20cm 以上及最小刻度 0.5mm）、水平仪、坐标纸等。

检测工具的检测频率应遵照产品说明书要求进行检测。

检测后应出具检测报告。

（二）检测设备

推荐配备螺旋断层放疗系统所需专用指形电离室、剂量仪、三维（二维）水箱、厂家提供的模体、胶片、读片设备等。电离室、剂量仪应按国家计量检定规程要求每年送检国家级检定机构（国家计量科学院），标定校准因子，并出具鉴定报告。

1. A1SL 电离室

灵敏体积为 $0.056cm^3$、内径为 2mm，外径为 4mm（图 6.2.10）。

2. 静电计

以 TomoElectrometer 静电计（图 6.2.11）为例，其是一款 8 通道的参考级剂量仪，具备 1fA 的超高分辨率，准确匹配时间常数，确保精确测量。TomoElectrometer 支持与治疗系统的软件对接，当需要多个信道测量时，可以作为独立操作的剂量仪。

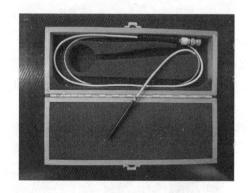

图 6.2.10　A1SL 电离室

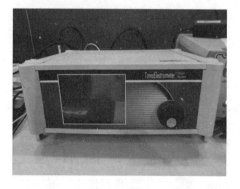

图 6.2.11　TomoElectrometer 静电计

3. 扫描水箱

用于 TOMO 的水箱尺寸必须与机架孔径和照射野范围相匹配。TOMO 扫描水箱尺寸为 620mm×300mm×280mm，扫描范围为 500mm（X 轴）×230mm（Z 轴），定位精度为 ±0.2mm。TOMO 扫描水箱由二维水箱箱体、步进电机、电离室、主机、计算器和相应软件组成，可对 TOMO 射束在水中相对剂量分布，如百分深度剂量、横向截面剂量分布曲线、纵向截面剂量分布曲线等进行快速自动扫描，将扫描结果数值化，自动计算出半影、射野宽、对称性、均匀性等参数（图 6.2.12）。

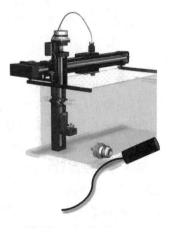

图 6.2.12　扫描水箱示意图

4. 参考模体

TOMO 用于静态输出剂量稳定性检测所用长方形模体（图 6.2.13）规格和数量分别如下，模体规格：组织等效模体，长方形 15cm×55cm。模体厚度：长方形模体总厚度为24cm，包括 0.5cm、1cm、2cm、5cm 厚的多块模体，方便检测时从中选择搭配所需厚度。

TOMO 用于动态输出剂量稳定性检测所用圆柱形模体（Cheese 模体）规格和数量分别如下，模体规格：由直径 30cm、长 18cm 的两个半圆柱形组织等效均匀固体水模体组成。Cheese 模体矢状面中间有 29 个插棒，间隔 1cm，插棒内径为 0.63cm，可放置 A1SL 型电离室，如图 6.2.14 所示。

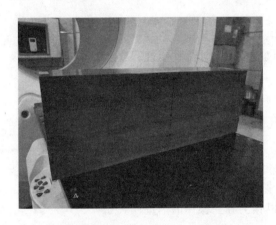

图 6.2.13　长方形模体示意图

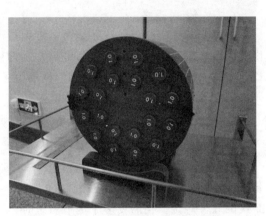

图 6.2.14　Cheese 模体示意图

5. 胶片及扫描仪

目前常用的 EBT3 胶片尺寸为 8cm×10cm，EBT3 胶片有两层保护层，每一层的厚度为125μm，剂量响应范围为 1cGy～40Gy，能量响应＜5％，均匀一致性＜1.5％，适用于毫伏级光子、电子和质子的能量范围测量。

Vidar 胶片扫描仪具有优异的几何精度、一致性和可靠性，作为胶片灰度剂量仪，用于一般溴化银底片的专业扫描，最大扫描面积为 356mm×432mm。配合 EBT3 胶片使用，通过胶片分析程序软件读取扫描后胶片的像素灰度值。可提供灰阶格式的影像文档输出，两挡分辨率为 71dpi 和142dpi，灰阶影像文档的格式为 8 位、12 位和 16位（图 6.2.15）。

6. 半导体矩阵模体

目前常用于 TOMO 的半导体矩阵模体有：TOMODose 模体、ArcCHECK 模体和 Delta[4] 模体。

TOMODose 模体（图 6.2.16）是一款专为TOMO 质量控制设计的二维半导体探测器矩阵，包含了 223 个半导体探测器，分布于 50cm×10cm的矩形范围内，纵向（Y 轴）探测器间隔 4mm，横向（X 轴）探测器间隔 5mm。每个半导体探测

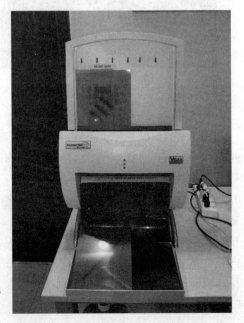

图 6.2.15　EBT3 胶片和 Vidar 胶片扫描仪

器的敏感度为 32nC/Gy，灵敏尺寸为 0.8mm×0.8mm，探测器位于距离 TOMODose 表面 0.77cm 处的模体内，等效于水下 1.0cm 的建成深度。

ArcCHECK 模体（图 6.2.17）是一款专为旋转照射剂量测量设计的四维半导体探测器矩阵。由 1386 个半导体探测器均匀分布在圆柱形模体上，可测量模体圆柱面上剂量分布。通过测量旋转治疗时照射在 ArcCHECK 上的剂量值与计划剂量值对比分析实际照射剂量与计划剂量之间的差异，并且可以将实测剂量经过软件逆向计算获得患者体内的剂量分布。

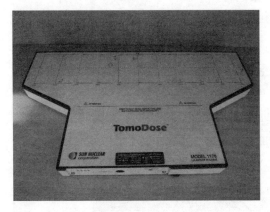

图 6.2.16　TomoDose 模体

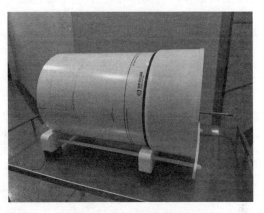

图 6.2.17　ArcCHECK 模体

Delta^4 模体（图 6.2.18）将两个正交的二维半导体探测器矩阵嵌在圆柱形模体中，共有 1069 个 P 型圆柱形半导体探测器，具有各向同性的特性，没有角度依赖性，可完成任意角度的测量，探测面积为 20cm×20cm，中心部分面积为 6cm×6cm，探头间隔为 5mm，周围探头间隔为 1cm，通过测量治疗计划对应的照射剂量，分析比较测量的剂量分布与治疗计划的剂量分布的差别，验证治疗计划剂量的准确性。

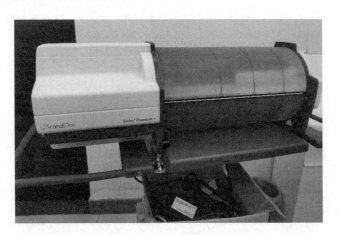

图 6.2.18　Delta^4 模体

五、螺旋断层放疗设备检测方法、步骤与作业指导

国家癌症中心/国家肿瘤质控中心于 2019 年 11 月 23 日发布了 NCC/T-RT003-2019《螺旋断层放疗系统的质量保证》，用于临床使用的设备安全、质量控制检测方法及要求。其中，该指南的附录 A 螺旋断层治疗装置的质量控制检测指标与技术要求和附录 B 推荐检测方法

两部分内容，对 TOMO 使用质量检测方法和作业指导具有极强的参考意义，以下内容主要引用 NCC/T-RT003-2019 质控指南附录 A 和附录 B。

（一）机械精度

1. 射线源在 X 轴偏移

（1）利用机载 CT 探测器采集照射曲线，奇数叶片打开的照射曲线和偶数叶片打开的照射曲线数据分别与全部叶片打开的照射曲线的数据进行归一。

（2）射线源在 X 轴方向上的偏移测试主要利用 MLC 的（凹凸）槽效应进行，通过专用 TDA 软件完成对称性的分析，见图 6.2.19。

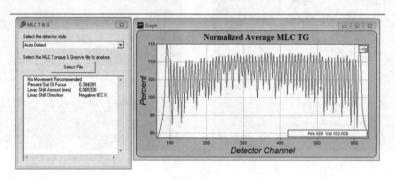

图 6.2.19　射线源在 X 轴偏移

2. 射线源在 Y 轴偏移

（1）确保射线源始终保持在射野中心，通常使用 A17 电离室进行检测。更换或移动部件影响到该校准时都需进行该项测试。

（2）设置 Y 轴方向铅门宽度为 2mm。

（3）分别对铅门在 Y 轴方向偏移±24mm、±20mm、±15mm、±10mm、±5mm、±0mm 进行照射。

（4）各个位置的电离室读数作为离轴函数，用抛物线拟合数据。

（5）源的位置为抛物线的峰值，见图 6.2.20。

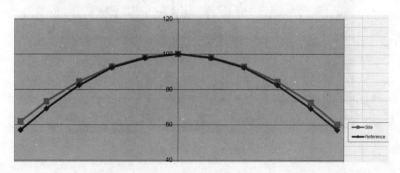

图 6.2.20　射线源在 Y 轴偏移拟合出的曲线

3. 射野中心（MLC 对称性）

（1）垂直于射野中心轴在源皮距为 85cm 处放置一张胶片，上面加 5cm 平板固体水模体，下面加 5cm 板固体水模体。

（2）调取射野中心检测计划，在机架角度为 0°、叶片打开 32～33 号和 27～28 号时照射一次。

（3）在机架角度为 180°、只打开 27～28 号叶片时再照射一次，胶片照射后得到图 6.2.21 所示的图像。

（4）图像分析，确定中间照射野的中心点和两侧照射野的中心点。

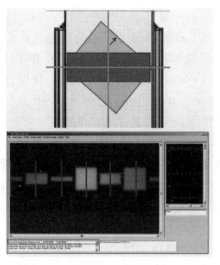

图 6.2.21　射野中心检测

（二）射线输出与剂量分布

1. 静态输出剂量

（1）打开绿激光灯，为摆位做准备。

（2）将矩形平板等效固体水模体水平放置于治疗床上，源皮距为 85cm。将模体中剂量测量点中心与虚拟等中心对准，考虑治疗床沉降，进床 70cm 观察并做调整。

（3）将 AISL 电离室（默认 1 号电离室）插入固体水模体中，剂量测量点位于模体表面下 1.5cm 处，探头与 TomoElectrometer 静电计连接。

（4）打开静电计，预热 5 分钟并进行温度和气压校正，保证仪器功能正常，BIAS＋300V 偏压，Timer 选择"FreeRun"，测量前先选择"ZERO"清零，再选择"START"，为开始测量做准备。

（5）操作系统调取"DailyQA"计划，执行静态输出剂量测量计划（机架角度 0°、照射野为 40cm×5cm），设备出束，记录静电计读数。

（6）根据治疗室温度、气压、静电计度数，结合测量仪器检定或校准因子等参数计算模体参考点的吸收剂量测量值，并与标准值比较偏差。

2. 旋转输出剂量

（1）打开绿激光灯，为模体摆位做准备。

（2）将 TOMO 专用圆柱形模体（cheese phantom）放置于治疗床上，绿激光灯与模体中间水平线对齐，考虑治疗床沉降，进床 70cm 观察并做调整。

（3）将 A1SL 电离室插入模体水平中线下的第一个圆孔（即 A1SL 电离室测量模体中心下 0.5cm 处的绝对剂量），探头与 TomoElectrometer 静电计连接。

（4）打开静电计，预热 5 分钟并进行温度和气压校正，保证仪器功能正常，BIAS＋300V 偏压，Timer 选择"FreeRun"，测量前先选择"ZERO"清零，再选择"START"，为开始测量做准备。

（5）操作系统调取"ZZZ_Rotational Output QA"计划，执行旋转治疗照射，设备出束，记录静电计读数。

（6）根据治疗室温度、气压、静电计读数，结合测量仪器检定或校准因子等参数计算模体参考点的吸收剂量测量值，并与治疗计划系统的计算值比较偏差。

3. 射线质（百分深度剂量，PDD）

（1）打开绿激光灯，为摆位做准备。

（2）将矩形平板等效固体水模体水平放置于治疗床上，源皮距为 85cm。将模体中剂量测量点中心与虚拟等中心对准，考虑治疗床沉降，进床 70cm 观察并做调整。

（3）将 AISL 电离室（默认 1 号和 2 号电离室）插入固体水模体中，1 号电离室剂量测量点位于模体表面下 1.5cm 处，2 号电离室剂量测量点依次置于模体表面下 10cm、20cm 处，探头与 TomoElectrometer 静电计连接。

（4）打开静电计，预热 5 分钟并进行温度和气压校正，保证仪器功能正常，BIAS＋300V 偏压，Timer 选择"FreeRun"，测量前先选择"ZERO"清零，再选择"START"，为开始测量做准备。

（5）操作系统调取"Daily QA"计划，执行静态输出剂量测量计划（机架角度 0°、照射野为 40cm×5cm），设备出束，记录静电计读数。

（6）根据治疗室温度、气压、静电计读数，结合测量仪器检定或校准因子等参数计算模体参考点的吸收剂量测量值，并与标准值比较偏差。

4. 横向截面剂量分布

以水箱检测为例。

（1）将水箱长轴沿 X 轴方向放置在距离床头约 50cm 的床面上，安装好二维扫描臂等相关配件。

（2）连接水箱、扫描臂控制盒和测量电脑，合理固定连接线，防止治疗床运动时挤压连接线。

（3）连接水箱、扫描臂控制盒、电脑（安装有 TEMS 软件），分别用扫描臂控制盒和 TEMS 软件控制扫描臂上下左右运动，测试扫描臂限位开关及控制盒急停按钮是否正常。

（4）水箱内注水深度约 25cm，进床 70cm 观察调整，孔径内水面高度即 SSD 调整到 85cm，并利用水平仪将扫描臂调整水平。

（5）安装 A1SL 电离室，固定连接线缆，控制扫描臂上下左右运动到极限处，测试线缆足够长且不遮挡电离室射野。

（6）调整水箱及电离室位置，将 A1SL 电离室的有效测量体积放置在虚拟等中心处，进床 70cm，再次核对扫描臂是否水平。

（7）设置 TEMS 软件，将探针移动到有效测量点，并进行扫描臂校准工作。

（8）对每个射野宽度逐一采集不同深度的曲线，即照射野分别为 40cm×5cm、40cm×2.5cm 和 40cm×1cm，源皮距为 85cm。

（9）在 3 个照射野条件下分别测量出水下不同深度处的横向截面剂量分布曲线。

5. 在 Y 轴方向铅门与机架旋转平面的偏移

（1）退床 70cm 至虚拟等中心处，记录下横断面和矢状面绿激光灯在水箱侧壁的位置。

（2）将水箱逆时针旋转 90°，调整水箱位置，使绿激光灯对准上一步标记位置。

（3）设置 TEMS 软件，将探针移动到有效测量点，并进行扫描臂校准工作。

（4）对每个射野宽度逐一采集不同深度的曲线，即照射野分别为 40cm×5cm、40cm×2.5cm 和 40cm×1cm，源皮距为 85cm。

（5）在 3 个照射野条件下分别测量出水下不同深度处的纵向截面剂量分布曲线。

（6）分析并确定每条剂量分布曲线的半高宽，同时与 TPS 建模时的剂量分布曲线进行对比。

（三）激光定位系统

1. 绿激光灯指示虚拟等中心准确性

（1）验证头顶绿激光灯是否倾斜：①使用 5cm 平板固体水模体，竖直放立在治疗床虚拟等中心附近，使用数字水平仪验证垂直度。在保证绝对垂直的前提下，使用水平尺分别记录头顶激光线在水平尺上的刻度，当上下两次刻度一致时，则视头顶激光灯没有倾斜。②在保证头顶激光灯没有倾斜的前提下，验证其是否有旋转，以及虚拟中心距治疗中心 Y 轴距离是否为 70cm。

（2）验证孔径激光灯：①使用 5cm 平板固体水模体验证孔径激光灯是否有倾斜或旋转，具体方法参考头顶绿激光灯验证方法。②圆柱形等效固体水模放置于治疗床上，固体水模中心与激光灯对齐，抽掉中线下第一个孔的杆，有孔的一面背向机器放置。③调取激光灯校准计划，扫描 MVCT 后进行手动图像配准，并记录下偏差值，确定激光灯在 Z 轴和 X 轴方向上的偏移，见图 6.2.22。

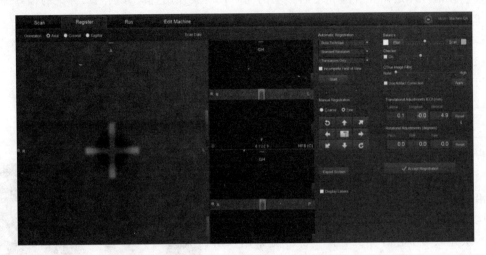

图 6.2.22　与参考图像中心校准示意图

2. 红激光灯指示准确性

（1）监测红绿激光灯原始重合度：运行空气扫描程序，红激光灯处于初始位置，目测检查其与绿激光灯的重合度。

（2）红激光灯指示与偏移：①调取相应激光灯校准计划，选择其中任意一段扫描范围，点击扫描，不用出束。②进入机房，打开绿色激光灯。③用距离尺测量红激光灯移动情况，与绿色激光灯进行比较，验证红色激光灯在 X、Y、Z 方向的平移距离是否为 2cm、8cm、−4cm，并观察移动方向是否正确（图 6.2.23）。

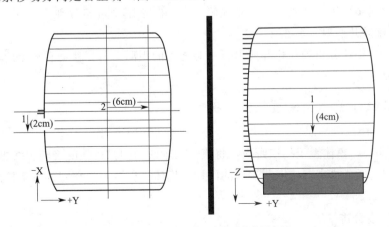

图 6.2.23　红激光灯指示与偏移校准示意图

（四）治疗床的运动精度

1. 治疗床水平

治疗床在无负重情况下，使用水平尺分别测量治疗床头部、中段和尾部的水平度。

2. 治疗床移动

（1）治疗床在 70kg 负重条件下，在治疗床上标记虚拟等中心位置并标识出该标记点。

（2）通过摆位控制面板控制治疗床的运动，将治疗床进出 50cm、升降 20cm 和左右移动 2cm。

（3）在治疗床进出、升降和左右移动的同时，观察并用直尺分别测量标记的偏离绿激光灯的距离。

3. 治疗床沉降

（1）治疗床在无负重的情况下，将模体摆在治疗床床头，中心与绿激光灯对齐，扫描 MVCT。

（2）测量模体从虚拟等中心到机架等中心的沉降距离。

（五）治疗装置同步性

1. 机架角度稳定性

（1）设置铅门宽度 2.5cm，螺距比为 0.1，治疗床沿机架进床方向移动 10cm 的计划。

（2）在治疗床上轴向（X-Z 轴平面）放置两张胶片，从虚拟等中心沿着 Y 方向 ±3cm 处采用三明治式将两张胶片夹在模体中间，机架角度为 0°、120° 和 240°，打开 MLC 中间 32 号和 33 号两个叶片。

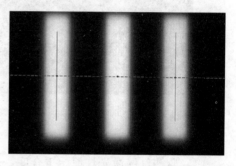

图 6.2.24　叶片打开和机架旋转同步性测试结果

2. 床移动和机架旋转同步性

（1）沿纵向放置胶片，下面加 5cm 平板固体水模体，上面加 2cm 平板固体水模体。

（2）纵向移动治疗床，使绿激光灯十字交叉位于胶片上半部分（靠近机架一端），调整治疗床高度，使胶片位于等中心位置。

（3）调取同步性测试计划（该计划在第 2、7 和 12 圈中机架分别为 270° 和 90° 时打开所有叶片），实施胶片照射（图 6.2.24）。

（4）利用扫描仪分析胶片相邻照射野中心之间的距离，若床移动和机架旋转同步正确的话，该距离值为 5cm。

（六）MVCT 影像系统质控检测项目

1. 空间分辨率

（1）将 Cheese 模体置于扫描野内，将模体的轴线与扫描机架的旋转轴线重合。

（2）采用内插成排高对比度测试棒的圆柱形模体进行测量，空间分辨率检测模体和检测界面，见图 6.2.25。

2. 低对比度分辨率

使用设备厂家提供的圆柱形模体或圆柱形虚拟水模体，通常插入不同密度的测试棒进行低对比度分辨率检测，见图 6.2.26。

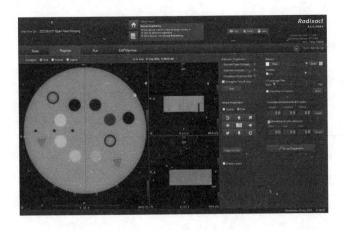

图 6.2.25　高密度分辨率检测

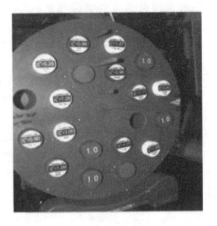

图 6.2.26　MVCT 图像低对比度
分辨率检测示意图

3. 图像均匀性

（1）扫描圆柱形模体或内插有均匀插件的圆柱形虚拟水模体，选取均匀层面 MVCT 图像。

（2）分别在模体图像靠近边缘的上下、左右方向和中心区域选取直径为 1cm 的感兴趣区域。

（3）读取 5 个感兴趣区域的像素平均值和标准值差。

（4）通过圆柱形模体检测一定时间内图像均匀性的稳定性。

4. 图像噪声

（1）使用厂商提供的圆柱形模体进行图像噪声检测，选取圆柱形模体均匀密度区域中边长为 15cm 的正方形区域，测量出该区域的 CT 值与标准差。

（2）用感兴趣区域中均匀物质 CT 值的标准差除以对比度标尺。

（3）MVCT 的噪声为 $3.7\sim3.8$dB，对应的标准差为 $35\sim36$HU。

（4）通过圆柱形模体检测一定时间内图像噪声的稳定性。

5. 几何精度

（1）对确定尺寸的立方模体进行 MVCT 扫描，调整合适的窗宽、窗位。

（2）测量立方模体 MVCT 图像的长度，将其测量值与标准值进行比较。

6. CT 值线性

（1）对内插有各种不同密度的 Cheese 模体插件进行 MVCT 扫描，调整合适的窗宽、窗位。

（2）采用边长为 2cm 的正方形感兴趣区域分别读取各个不同密度插棒的像素值，并计算标准差。

（3）使用不同密度的模体插件对该校准曲线的重复性进行周期性检测。

7. 成像剂量

（1）将 Cheese 模体放置于治疗床上，分别将 A1SL 电离室置入模体中心及周边感兴趣点。

（2）选择 1、2 和 3 三种螺距分别以"normal"模式进行扫描，扫描长度设置为 108mm、156mm 和 204mm。

（3）根据治疗室温度、气压、静电计读数，结合测量仪器检定或校准因子等参数计算模体感兴趣点的吸收剂量测量值。

六、螺旋断层放疗设备检测结果记录与分析

表 6.2.3 列举了 TOMO 检测结果记录表模板，供参考。

表 6.2.3　TOMO 检测结果记录表

TOMO 检测记录表				

1. 绿激光灯　　　　　　　　　　　　　　　　　　　　　　　　允许偏差：± 1mm

观察绿激光灯是否位于所贴标记范围内

Laser	孔径激光灯		顶激光灯	
	横线	竖线	横线	竖线
是否符合要求				

2. 红激光灯　　　　　　　　　　　　　　　　　　　　　　　　允许偏差：± 1mm

选择"Airscans"计划，使红激光灯回到初始位置，观察红激光灯是否与绿激光灯重合

Laser	Y 激光灯		Z 激光灯		X 激光灯
	YL	YR	ZA	ZB	X
是否符合要求					

选择"ZZZ_TransversePlane（X - Z）Laser Localization"计划，使红激光灯 X、Y、Z 方向分别移动+2cm、+8cm、- 4cm，用直尺测量激光灯走位是否准确，以及方向是否正确

Laser	Y 激光灯		Z 激光灯		X 激光灯
	YL	YR	ZA	ZB	X
是否符合要求					

3. 治疗床水平　　　　　　　　　　　　　　　　　　　　　　　允许偏差：± 0.5°

用数字水平尺测量床头、中段和床尾的水平度

Couch	床头		中段		床尾	
	X 方向	Y 方向	X 方向	Y 方向	X 方向	Y 方向
是否符合要求						

4. 治疗床移动　　　　　　　　　　　　　　　　　　　　　　　允许偏差：± 1mm

通过摆位控制面板控制治疗床移动，用直尺测量实际移动距离①进床 20cm②升床 20cm③左移 2cm④右移 2cm

Move	进床	升床	左移	右移
是否符合要求				

检查天花板绿激光灯竖线与进床方向是否一致。在治疗床上标记虚拟等中心位置，进床 70cm，观察该标记点偏离绿激光灯竖线的距离是否在 1mm 之内

Move	进床	出床
是否符合要求		

TOMO 检测记录表单

5. 静态输出和能量		允许偏差：输出量 ± 3% /2%，能量 ± 1%	

选择"Daily QA"计划，采用 A1SL 电离室和固体水测量，SSD 85cm。

	输出量	能量	能量
温度（℃）	22	22	22
气压（kPa）	100.5	100.5	100.5
温度气压修正	1.0083	1.0083	1.0083
电离室校准因子	6.015E+10	6.015E+10	6.015E+10
静电计校准因子	0.9980	0.9980	0.9980
测量深度（cm）	1.5	10	20
读数（nC）			
测量值			
参考值	834.302	60.9%	31.9%
偏差			
是否符合要求			

6. 旋转输出	允许偏差：± 3% /2%

选择"TomoPhant"中的"plan03"计划，Cheese_Phantom 与绿激光灯对齐，采用 A1SL 电离室测量模体中心下 0.5cm 处绝对剂量。（1）正常出束，比较测量值与计算值的偏差。（2）出束 30s 左右中断，并完成续接计划，比较该测量值与不中断的测量值的偏差。

	未中断	中断
温度（℃）		
气压（Pa）		
温度气压修正		
电离室校准因子	6.015E+10	6.015E+10
静电计校准因子	0.9980	0.9980
读数（nC）		
测量值（cGy）		
参考值（cGy）		
偏差		
是否符合要求		

7. GT 方向离轴曲线	允许偏差：± 1%

选择"zzzzz TQA Field width module（TOPO）"计划，采用 A1SL 电离室和固体水测量，SSD 85cm，深度 1.5cm。分别测量铅门宽度为 1.0cm、2.5cm 和 5.0cm 时的半高宽

FW（mm）	测量值（mm）	Field width of SAD85	参考值（mm）	偏差	符合要求
50			50.510		
25			25.140		
10			10.623		

TOMO 检测记录表单

8. MVCT 图像质量

（1）几何精度			允许偏差：± 1mm
	X 方向	Y 方向	Z 方向
测量值（mm）			
物理长度（mm）	300	40	300
偏差（mm）			
是否符合要求			

（2）空间分辨率	允许偏差：第 3 排
可观察到第几排	是否符合要求

9. MVCT 配准精度　　　　　　　　　　　　　　　　　　　　　　　　允许偏差：± 1mm

选择"Test"计划，Cheese Phantom 沿 X、Z 方向偏离虚拟等中心各 10mm，y 方向 -40mm 扫描配准

	X 方向	Y 方向	Z 方向
摆位偏差（mm）	10	10	10
配准移位（mm）			
偏差（mm）			
是否符合要求			

10. MVCT 扫描剂量　　　　　　　　　　　　　　　　　　　　　　　　允许偏差：3cGy

选择"ZZZ_Transverse Plane（X-Z）Laser Localization"计划，扫描 Cheese Phantom，测量中心下 5mm 处的点剂量

温度（℃）	
气压（Pa）	
温度气压修正	
电离室校准因子	6. 015E+10
静电计校准因子	0. 9990
读数（nC）	
测量值（cGy）	
是否符合要求	
QA 执行人：	
执行日期：	

■ 第三节　机器人立体定向放射治疗系统使用质量检测技术

一、机器人立体定向放射治疗系统的原理与最新技术进展

机器人立体定向放射治疗系统，也称为射波刀（cyber knife，CK），是通过安装在六关节工业机器人机械臂上的一套紧凑型 X 波段 6MeV 直线加速器，对肿瘤患者从多个角度实施精准照射的放射治疗设备（图 6.3.1）。立体定向放射治疗的概念结合了物理剂量学和生

物学优势，通过运用立体定位和摆位技术，将来自多个放射源、具备多个放射野、表现为多线束的高能射线，通过三维空间聚焦于目标靶区之内。

射波刀将精确放疗的概念推广到了全身各部位的肿瘤放射外科治疗，开创了立体定向放射外科的无创治疗时代。射波刀系统解决了困扰现代放疗的两大难题：一是用影像引导系统解决了患者摆位精度和重复性问题。二是用呼吸追踪系统解决了患者治疗过程中的器官运动问题。呼吸追踪系统可以使放疗系统在治疗过程中持续探测、追踪和校准肿瘤的位置，确保精确放射治疗的开展。

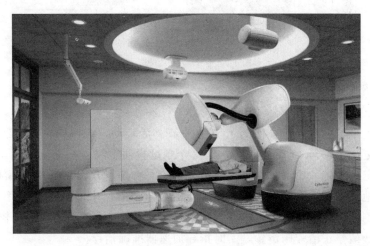

图 6.3.1 射波刀系统外观

射波刀和目前的其他立体定向治疗系统相比，具有实时追踪照射、无需有创定位框架的特点，使射波刀可以精准地实现同一部位多次大剂量的照射、同步追踪与呼吸运动或生理蠕动相关的肿瘤，确保全身不同部位肿瘤的放射外科手术治疗精度，临床应用范覆盖了颅内、头颈部、胸腹部等主要肿瘤发生部位。它整合了先进的机器人技术和智能影像实时监控、追踪系统的放射外科治疗系统，尤其擅长对颅内肿瘤进行精确的立体定向放射治疗、对运动器官进行精准的追踪照射治疗。

（一）射波刀的基本原理

射波刀是一种新型高端全身肿瘤立体定向放射外科手术治疗设备。该系统将 X 波段的小型直线加速器安装在机器人治疗臂上，实时的影像引导治疗前和治疗中的靶区，用追踪系统结合影像引导系统提供的信息对治疗过程中的肿瘤运动进行实时的六维修正，由精确、灵活的机器人治疗臂完成肿瘤运动的实时六维修正追踪，从而实现精准的放射外科手术治疗。

射波刀系统的核心是交互式机器人技术。这套完全一体化的系统持续接收到患者位置、肿瘤位置和患者呼吸运动的反馈，并实时调整治疗床的位置和加速器的照射角度，使治疗前、治疗中 X 射线照射的准确性始终得以保持，提高了治疗的准确性。

（二）射波刀系统组成

射波刀系统由机器人治疗臂系统、直线加速器系统、患者定位系统、目标追踪系统、准直器自动切换系统、呼吸追踪系统及相关软件等组成，外观示意见图 6.3.2。

不同型号的射波刀系统的组成会有差异，下面以某型号比较典型的射波刀产品的系统组

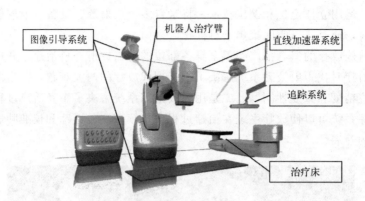

图 6.3.2　射波刀系统结构示意

成为例进行介绍。

1. 设备部分

（1）机器人手臂系统。机器手臂有 6 轴关节灵活转动，机械臂可将直线加速器调整到 100 个位置（或节点），每个节点处可以从 12 个角度投照射线。

（2）影像定位系统。影像定位系统包括治疗床左右侧上方天花板上的 2 部 kV 级 X 射线源及下方的入地式平板非晶硅探测器，加速器治疗前和治疗中，X 射线球管 45°正交对靶区摄影，平板探测器接收影像，计算机对数字重建图像与 45°拍摄影像进行比较判断并得出误差，并按误差数值修正治疗床位置，实时指导加速器准确治疗。

（3）呼吸同步追踪系统。射波刀在影像引导系统的基础上配置了独特的同步追踪系统（即装在天花板上的 3 部摄像机，摄取与记录患者胸前 3 个红外发射器随呼吸运动轨迹），治疗时 X 射线机拍摄肿瘤影像，生成肿瘤内运动曲线。

（4）直线加速器。使用小型 X 波段 6MeV 直线加速器，输出剂量率为 800MU/min，安装在机械臂上，配有 12 个圆形准直器，直径为 5～60mm。

（5）Xchange 自动准直器更换系统。

（6）自动病患摆位系统（标准治疗床）。治疗床实现自动摆位功能，可以进行 x、y、z 3 个方向各 10mm（精度 0.1mm）平移和（非 Synchrony 治疗模式）左/右 1°、抬头/低头 1°、顺/逆时针 3°（精度 0.1°）等 3 个旋转角度（非金标追踪模式）的 5 种运动模式自动调整。

（7）机电配套系统，包含供电系统、冷却系统、机器人控制、脉冲调制器及其控制。

2. 系统部分

（1）治疗计划系统。可将 CT 影像与 MRI、DSA、PET-CT 影像融合，用于获得精细的骨骼及软组织图像，并进行逆向治疗计划设计。

（2）影像追踪系统。主要包括六维颅骨追踪系统、金标追踪系统、肺部追踪系统、Xsight 追踪系统、呼吸同步追踪系统等 5 种追踪模式。

（3）蒙特卡罗剂量计算功能。蒙特卡罗剂量算法是剂量计算金标准。

（4）四维治疗优化及计划系统。考虑靶区运动的同时考虑周围正常组织及危及器官的运动和变形。

（5）顺序优化。可实现治疗计划"个体化"。

（三）射波刀的最新技术进展

立体定向放射治疗的概念结合了物理剂量学和生物学优势，通过运用立体定位和摆位技术，将来自多个放射源、具备多个放射野、表现为多线束的高能射线，通过三维空间聚焦于目标靶区之内。其治疗优势在于使肿瘤病灶组织受到足够剂量照射，周围正常组织受量尽可能少，以此获得较好的临床疗效，并有效减少因为放射治疗所引起的副反应，技术不断迭代、更新。目前已经发展到第六代 CyberKnife M6，其采用了全新升级的智能机器人、全新的等中心布局，治疗入射方向选择从 1560 个提升到约 3000 个。机器人由原来的模拟对话变成全数字对话，控制执行能力和治疗速度大幅提升。新增机器人运动路径优化功能。M6 配备了最丰富的准直器系统，创新引入了 MLC，同时配备了升级的全自动的 Xchange 准直器更换系统。M6 的全新升级带来了更快的治疗速度，典型治疗时间从第五代的 30 分钟缩短到 18.5 分钟，治疗范围更广，极大地拓展了射波刀的适应证范围。

二、射波刀质量检测相关标准与要求

射波刀质量检测相关技术标准如表 6.3.1 所示。

表 6.3.1　射波刀质量检测相关技术标准

序号	标准名称
1	GB 15213—2016《医用电子加速器 性能和试验方法》
2	GB/T 19046—2013《医用电子加速器 验收试验和周期检验规程》
3	NCC/T-RT 016—2023《机器人立体定向放射治疗系统质量保证实践指南》
4	WS 667—2019《机械臂放射治疗装置质量控制检测规范》
5	AAPM TG—135《机器人立体定向放射治疗系统的质量保证》
6	NCC/T-RT 003—2021《基于电子直线加速器的肿瘤立体定向放射治疗物理实践指南》

三、射波刀使用质量检测内容、各项性能指标及定义

（一）设备质量保证（QA）相关指标定义

1. 剂量学指标

（1）X 射线辐射质：X 射线辐射质即辐射能量。射波刀 X 射线辐射质取 SSD＝80cm，直径 60mm 的准直器，模体 20cm 和 10cm 深度处的组织模体比（tissue phantom ratio，TPR）或百分深度剂量（percentage depth dose，PDD）。

（2）射野平坦度（flatness）：直径 40mm 的准直器，SSD＝75cm，在沿 X 射线束轴下 5mm 处垂直于射线束轴的平面，照射野 80% 宽度内，最大或最小剂量与中心轴的偏差值。

（3）射野对称性（symmetry）：直径 40mm 的准直器，SSD＝75cm，在 X 射线束轴下 5mm 处垂直于射线束轴的平面，照射野 80% 宽度内，中心轴对称任意两点剂量差与中心轴剂量的最大值不应超过 1.02。

（4）剂量指示值的偏差：在规定的吸收剂量（率）测量下，剂量监测系统的剂量指示值与实际测量的结果偏差不应高于 2%。

（5）剂量指示值的重复性：在规定的吸收剂量（率）测量下，剂量监测系统的剂量指示

值与实际测量的重复性不应高于 0.5％。

（6）剂量指示值的线性：在规定的吸收剂量（率）测量下，剂量监测系统的剂量指示值与实际测量的重复性不应高于 1％。

2. 射波刀追踪精度

自动质量保证（automatic quality assurances，AQA）为检查射波刀系统中心精度方法的一种，将两张 AQA 胶片放入 AQA 模体，采用标记点追踪模式，在设定的 0°和 90°方向对模体投照一定的剂量，取出胶片进行分析，AQA 精度检测结果不应超过 1mm。

端对端测试（end-to-end test，E2E）检测射波刀系统的整体精度，对于静态追踪方式，要求 E2E 检查结果不应超过 0.95mm。

3. 质量保证执行

执行质量保证（delivery quality assurance，DQA）对射波刀计划进行类似调强计划的一种异化验证的 QA 程序。DQA 同时对治疗执行的位置精度及剂量进行验证，能够测量治疗的整体精度。

对于静态追踪方式，要求 DQA 执行吻合距离（distance to agreement，DTA）2mm/2％，γ 通过率 90％，即对计算剂量的某一点，如果在照射模体的对应点一定范围内找到一定的偏差范围内的剂量，就可以认为该点剂量通过验证。对于动态追踪方式，要求 DQA 执行 DTA3mm/3％，γ 通过率 90％。

（二）设备 QA 检测内容及各项性能指标

射波刀安全性检测要求与频次如表 6.3.2。

表 6.3.2　射波刀安全性检测要求与频次

序号	检测项目	要求	验收检测	状态检测	稳定性检测周期
1	剂量监测系统的数量	具备双道剂量监测系统	√	—	—
2	剂量监测系统的功能	其中任何一道剂量监测系统发生故障时，另一道应能够正常显示已输出的剂量	√	—	月检
3	剂量监测系统的功能	其中任何一道剂量监测系统发生故障时，另一道应能够立刻终止照射	√	—	月检
4	低剂量率联锁	当剂量率低于正常剂量率的 85％时应能够终止照射	√	—	月检
5	治疗床碰撞指示	当治疗床位置可能导致发生碰撞时应能够终止执行治疗计划并给出碰撞指示信息	√	—	月检
6	固定准直器拾取错误的指示	当准直器尺寸错误时应能够终止执行治疗计划并给出指示信息	√	—	月检
7	控制台显示	应能够显示照射剂量、照射时间参数	√	—	—
8	密码保护功能	治疗计划输出时应具有密码保护	√	—	—
9	控制台联锁	缺省照射参数预选值，照射应不能够被启动。未打开钥匙开关时，照射应不能够被启动	√	—	六个月

注："√"表示应进行该项功能试验。

射波刀设备 QA 日检、月检、年检项及要求见表 6.3.3～表 6.3.5。

表 6.3.3　射波刀日检项目与要求

检测项目	性能要求
安全联锁	
门联锁、操作台紧急运动开关、钥匙	功能正常
视听监控设备	功能正常
准直器组件碰撞探测器	功能正常
加速器预热	
开放电离室:6000MU	功能正常
密封电离室:3000MU	功能正常
输出剂量	≤基准值±2%
待机位束流激光点的检查	≤1mm
AQA 测试	≤基准值 1mm
Iris 准直器到位精度	≤1mm
MLC 到位精度	≤1mm

表 6.3.4　射波刀月检项目与要求

检测项目	性能要求
安全联锁	功能正常
X 射线束流能量稳定性	≤基准值±1%
X 射线束流对称性	<2%
X 射线束流平坦度	<2%(与基准束流数据相比)
输出剂量	≤基准值±2%
kV 影像与辐射中心一致性	≤1mm 或中心±2 像素值
图像几何形变	基于基准值一致
图像对比度、噪声及空间分辨率	基于基准值一致
图像均匀性	基于基准值一致
坏像素点	小于最大限值、数目和位置
治疗床极限位置到位准确度	≤±0.3°
治疗床极限位置到位准确性	≤基准值±2mm
TPS CT QA(分辨率及校准曲线)	参考 AAPM TG—66 报告标准
束流激光点与辐射野中心轴一致性	≤0.5mm
通过路径设置的旋转,目测检查等中心计划以验证束流激光点照亮等中心指示点	每个节点上激光点均指向等中心指示点
通过每个临床使用的跟踪方法和路径,设定时间表循环实施颅内和颅外 E2E 检测	<0.95mm(G3、G4 静止追踪和 VSI、M6) <1.5mm(G3、G4 运动追踪)
DQA 计划	静态追踪:DTA2mm/2% 动态追踪:DTA3mm/3% 点剂量:≤5%
观察同步或模拟治疗,倾听异常噪声并视觉检查振动	无明显变化
Iris 准直器 QA	≤0.5mm
MLCQA	RMS≤0.2mm,且 90%的误差计数≤0.5mm 最大:≤0.95mm

表 6.3.5 射波刀年检项目与要求

检测项目	性能要求
紧急开关按钮	功能正常
依照厂家检测指南完成其他安全联锁功能测试	功能正常
剂量标定,包括二次独立剂量核查	≤基准值±1%
X 射线束能量稳定性	≤基准值±1%
X 射线束流对称性	<2%
X 射线束流平坦度	<2%
X 射线束流输出因子	≤基准值±1%(其他射野) ≤基准值±2%(Φ2cm)
输出剂量线性	<1%
kV 影像与辐射中心一致性	≤1mm 或中心±2 像素值
图像几何形变	基于基准值一致
图像对比度、噪声及空间分辨率	基于基准值一致
图像均匀性	基于基准值一致
坏像素点	小于最大限值、数目和位置
kV 影像成像剂量(可选项)	≤基准值±3%
治疗床极限位置到位准确度	≤±0.3°
治疗床极限位置到位准确性	≤基准值±2mm
TPS 相关 QA 测试	参考 AAPM TG—53 报告标准
数据安全和验证	功能正常
第二阶段顺序路径校准(目前需在维修工程师的帮助下实施)	每个节点<0.5mm,RMS<0.3mm
束流激光点与辐射野中心轴一致性	≤0.5mm
通过路径设置的旋转,目测检查等中心计划以验证束流激光点照亮等中心指示点	每个节点上激光点均指向等中心指示点
通过每个临床使用的跟踪方法和路径,设定时间表循环实施颅内和颅外 E2E 检测	<0.95mm(G3、G4 静止追踪和 VSI、M6)　<1.5mm(G3、G4 运动追踪)
患者计划 QA	静态追踪:DTA 2mm/2% 动态追踪:DTA 3mm/3% 点剂量:≤5%
观察同步治疗或模拟,倾听异常噪声并视觉检查振动	无明显变化
Iris 准直器 QA	≤0.5mm,鼓励≤0.2mm
MLCQA	RMS≤0.2mm,且 90%的误差计数≤0.5mm 最大:≤0.95mm

四、射波刀检测方法、步骤与作业指导

射波刀输出射线为 X 射线,检测工具见本章第一节直线加速器部分,此处不再赘述。下面介绍射波刀设备 QA 检测方法与步骤。

1. 靠近探测程序（PDP）

（1）在演示模式下，分别设计一个头部和体部单路径的等中心计划。

（2）进行影像引导摆位。

（3）利用门钥匙关闭门联锁功能。

（4）用治疗床控制器升床 150mm。

（5）若为体部计划，升床 150mm，并沿患者左或右侧相对机械臂位置移动 145mm，这是为了确保尽早让 PDP 模型与治疗路径形成干扰。

（6）在演示模式下关闭影像功能。

（7）启动模型测试以模拟所有路径。

（8）头、体部计划都需按照以上步骤进行检查。演示中机械臂会通过一些节点，但最终产生 E-Stop 信息。

2. 安全性检查（功能检测）

（1）将钥匙开关旋转至开启（ON）位置。

（2）启动高压，出束照射。

（3）此时检查治疗室门上警示灯，警示灯应该变亮。

（4）物理模式下启动束流照射。

（5）打开治疗室门。

（6）此时，辐射束应立即终止，并且控制台计算机上应显示相关联锁信息。

（7）关闭治疗室门，程序应该从错误中恢复。

（8）然后继续出束照射。

（9）按下控制面板的 E-Stop 按钮。

（10）此时，辐射束应立即终止，控制台计算机上应显示相关联锁信息。

3. 加速器预热

（1）在射波刀治疗操作系统上进入物理模式。

（2）选择"Warmup"选项，进入预热界面。

（3）"Enable"后，根据提示按下操作台上加高压按钮。

（4）输入建议的跳数（MU），"Start"出束，进行预热。

4. 加速器输出剂量的一致性检查

（1）方法一：水中测量条件与剂量标定时相同，采用指型电离室（$0.1 \sim 0.6 cm^3$）或剂量标定时所选的电离室。

（2）方法二：空气中测量。带有 6MeV 平衡帽的指型电离室（$0.1 \sim 0.6 cm^3$）安装到"鸟笼"支架（一种用于支持电离室的特殊装置，辐射源至电离室的距离是固定的）上，选用 60mm 准直器，测量值与剂量标定后相同条件下测量的基准值进行比较。

（3）方法三：固体水中测量。SSD=750mm、固体水深度为 50mm，出束照射 200MU，读取 3 组数据并取平均值。测量值与剂量标定后相同条件下测量的基准值进行比较。

5. 加速器射线质检查

（1）方法一

测量组织模体比（TPR20、TPR10）。

① 摆位水箱或水模体。如果是水箱，建议选用"鸟笼"支架。

② 建议选用 60mm 准直器，固定源轴距（SAD）＝800mm 测量。

③ 在物理模式下出固定的跳数（MU）。

④ 利用半导体探测器或指型电离室，分别测量深度 20cm 和 10cm 处的 TPR。

⑤ 最后，将得到的 TPR20、TPR10 的测量值与基准值进行比较。

（2）方法二

百分深度剂量（PDD）测量。

① 摆位水箱，固定源皮距（SSD）＝800mm，建议选用 60mm 准直器测量。

② 在物理模式下连续出束进行水箱扫描，直到测完整条 PDD 曲线。

③ 用软件分析该 PDD 曲线，得到 Dmax 和 D_{100} 的值。

④ 将测量结果与验收时基准值进行比较。

6. 束流离轴曲线（off-center ratio，OCR）检查

（1）建议选用水箱测量，60mm 准直器，SAD＝800mm。

（2）测量水下 50mm 处的 OCR，即设置 SSD 为 750mm。

（3）然后，在物理模式下连续出束。

（4）分别扫描测量得到两条正交方向的 OCR 曲线。

（5）利用软件分析得到束流的平坦度、对称性和半影，并与基准值进行比较。

7. 绝对剂量验证的检查

（1）利用 CT 扫描带有指形电离室的均匀固体水模体。

（2）在治疗计划系统（TPS）上勾画电离室的有效测量区作为靶区。

（3）设计治疗计划，把照射的等中心放置在靶区中心，选择与电离室大小恰当的准直器，使 98％剂量线完全覆盖靶区，并读取靶区内的平均剂量。

（4）摆好模体并在加速器执行该治疗计划，测量得到该位置处的绝对剂量。

（5）将计划计算得到的电离室有效测量区内的平均剂量与测量值比较。

8. 激光灯与射野中心的一致性检查

（1）安装激光辅助准直器。

（2）治疗床回到 Home 位，然后床面平放一张胶片并固定好。

（3）利用一面镜子（或静止的水面），校正机械臂轨迹，使得镜面反射的激光能返回准直器中的圆孔以确保与胶片垂直。

（4）利用前端指针，将 SAD 调整为 800mm。

（5）然后取出前端指针并安装合适的准直器（建议 20mm 或 40mm）。

（6）利用锋利的针，在曝光胶片上激光的位置扎一个孔。设定适当的 MU 进行出束，使胶片曝光。

（7）用扫描仪扫描后，采用软件工具分析曝光圆心和激光点这两个位置的偏差。

（8）建议调整 SAD 为 1600mm 后，按以上步骤再次检查。

9. 成像系统质量保证

（1）X 射线球管预热

① 从射波刀系统菜单中，单击物理模式 "Physics" 按钮并登录。系统完全开机时则会启用 X 射线球管预热（X-Ray Warmup）或多增益校准（Multi-Gain Calibration）按钮。

② 单击 "X-Ray Warmup" 或 "Multi-Gain Calibration" 进入预热窗口，然后单击预热

栏下的"Start"按钮开始进行预热。

③ 单击"Exit"按钮以退出 X 射线管预热窗口。

（2）X 射线探测器的多重增益校准

增益校准（gain calibration）与 X 射线球管预热方法类似，两者均在同一操作界面内。操作区别在于，进入"X-Ray Warmup"或"Multi-Gain Calibration"进入预热窗口后，只需单击增益校准栏下的"Start"按钮即可。

（3）成像系统等中心位置校准

① 安装 Isopost 验证杆，其顶端换上水晶球。

② 设置 X 射线机条件分别为 60kV、50mA、50EX，获取等中心点影像。

③ 将影像放大 400 倍后十字线居中，读取水晶球在 A、B 两个 X 射线影像的位置（X、Y）。

10．集成系统质量保证

（1）AQA 检测

① 在 AQA 模体内放置塑料球，并放置 AQA 胶片（可为已使用过的），进行 CT 扫描。

② 将 CT 图像导入治疗计划系统，勾画塑料球影像作为靶区。

③ 选取直径 35mm 准直器的 AQA 模板计划，采用 Fiducial 追踪方式。将 AQA 模体内的塑料球替换成钨球，放置 EBT 胶片并做好方向标记。将 AQA 模体置于治疗床上，通过 Fiducial 追踪校准位置后实施照射。

④ 取出胶片，经扫描仪扫描后，通过 AQA 软件分析其结果。

（2）E2E 检测

① 六维颅骨追踪 E2E：在仿真人 Lucy 头颈部模体（图 6.3.3）腔内放置球方（已放置胶片），进行 CT 扫描。将 CT 图像导入治疗计划系统，勾画中心球体轮廓作为靶区，并创建一个覆盖球体的等中心治疗计划，其中选定（如 70%）等剂量线包绕球体。设计 E2E 计划时选用六维 Skull 追踪方式，采用直径 30mm 准直器。按照规定方向将 E2E 胶片放入球方。将 Lucy 头颈部模体置于治疗床上，六维 Skull 追踪后实施照射。取出胶片，扫描胶片后采用 E2E 软件进行分析。

② 金标追踪 E2E：与六维颅骨追踪 E2E 类似，不同的是追踪方式为金标（Fiducial），选用 25mm 准直器。

③ 脊柱追踪 E2E：与六维颅骨追踪 E2E 类似，不同的是球方模体为迷你球方，放置于 Lucy 模体颈部腔内，追踪方式为 X sight-spine，选用 15mm 准直器。

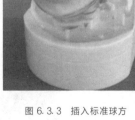

图 6.3.3　插入标准球方
的 Lucy 头颈部模体

④ 同步呼吸追踪 E2E：将球方（内置胶片）插入圆顶模体（图 6.3.4）内，进行 CT 扫描。将 CT 图像导入治疗计划系统，勾画中心球体轮廓作为靶区，并创建一个覆盖球体的等中心治疗计划，其中选定（例如 70%）的等剂量线（也可选择其他要求的等剂量线）包绕球体。设计 E2E 计划时选用 Synchrony 追踪方式，采用直径 25mm 准直器。按照规定方向将 E2E 胶片放入球方并装好圆顶，选用 Synchrony 运动追踪

QA 工具（图 6.3.5）。将安装好的模体置于 Synchrony 运动追踪 QA 工具的运动平台上，并粘贴追踪标识，同步追踪相机对准标识。执行计划，进行同步呼吸追踪，构建同步呼吸追踪模型，然后实施照射。取出胶片，扫描胶片后采用 E2E 软件进行分析

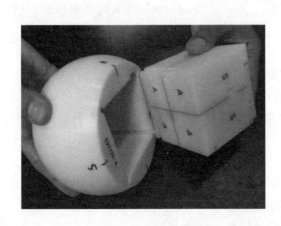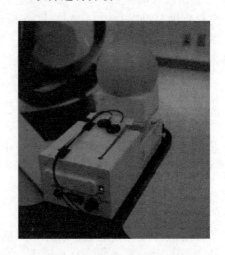

图 6.3.4　球方和圆顶模体　　　　　　　图 6.3.5　放有球方的 Synchrony 运动追踪 QA 工具

⑤ 肺追踪：与同步呼吸追踪 E2E 类似，不同的是运动组件为肺追踪胸部运动模体（图 6.3.6 和图 6.3.7），追踪方式为 X sight-lung，选用 15mm 准直器。

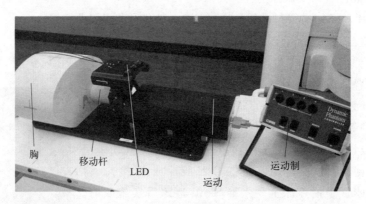

图 6.3.6　肺追踪胸部运动模体

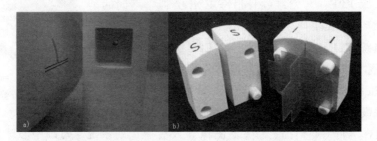

图 6.3.7　肺追踪胸部运动模体内的部件

五、射波刀检测结果记录与分析

射波刀质量检测结果记录表示例见表 6.3.6～表 6.3.8，供参考。

表 6.3.6　Suggested daily physics checklist 1

	Units	Range	Day of the Month						
Status：System On			1	2	3	4	5	6	7
SF_6, Gas Pressure	psi	28～32							
Teach Pendant Key in External Mode		Y/N							
E-Stops all cleared		Y/N							
Water Temperature	℃	18～20							
Water Flow Rate	liter/min	> 3.0							
Air Pressure (Iris™ & InCise™)	psi	As Indicated on Compressor front panel							
Status：Beam On 2 minutes			1	2	3	4	5	6	7
Dose Rate	MU/min								
Safety Checks			1	2	3	4	5	6	7
Interlock Checks									
Treatment Room Door		Y/N							
E-Stop		Y/N							
Warning Light		Y/N							
Laser at Perch Position		Y/N							
Contact Sensor		Y/N							
Imaging System			1	2	3	4	5	6	7
X-ray Tube Warmup		done							

表 6.3.7　Suggested daily physics checklist 2

	Units	Range	Day of the Month						
LINAC Output Constancy Check			1	2	3	4	5	6	7
Temperature	℃								
Pressure	psi								
$C_{T,p}$	psi								
Delivered MU									
Average Chamber Reading	nC								
Corrected Chamber Reading (Chamber Reading × $C_{T,p}$)	nC								

	Units	Range	Day of the Month						
Expected Chamber Reading	nC								
Output	cGy/MU	0.98 ~ 1.02							
AQA Targeting Reproducibility Test (< 1mm deviation from baseline measurement)			1	2	3	4	5	6	7
˅ Collimator(s) used	mm								
Fixed									
Iris									
InCiseMLC									
Initials of person doing QA check									
InCise MLC			1	2	3	4	5	6	7
Visual Inspection of Picket Fence Film		done							

表 6.3.8 Suggested monthly physics checklist 3

	Range	Results	Initials	Date
LINAC Beam Parameters				
Energy Check TPR 20/10	0.62 ~ 0.67			
Asymmetry (M6^{TM} 60mm Collimator)	< 4%			
Laser/Radiation Field Alignment Coincidence Check*				
* < 1mm at 800 mm; < 2mm at 1600 mm OR ≤ 2 x the 800 mm value at 1600 mm (whichever is greater)				
End-to-End (E2E) Test (Use the space provided on the next page to record additional E2E tests)				
Total Targeting Error	≤ 0.95 mm			
Phantom ID				
Plan ID				
# Beams	35 ~ 90			

Tracking mode (˅ those used)

6D Skull		Fiducial		X sight Spine		X sight Lung		Synchrony	

Path (˅ those used)

Full or 1 path_head/body		Short path_head/body		even path_head/body		prostate	

Collimator (˅those used; record aperatures tested)

Fixed		Iris^{TM}		MLC	
Phantom ID					
Plan ID					
# Beams		35 ~ 90			

Tracking mode（√those used）

6D Skull		Fiducial		X sight Spine		X sight Lung		Synchrony	

Path（√those used）

Full or 1 path_head/body		Short path_head/body		even path_head/body		prostate	

Collimator（√those used; record apertures tested）

Fixed		Iris		MLC	

		Range	Results	Initials	Date
Dose Delivery Accuracy Verification					
Total Dose to Ion Chamber	expected				
	measured				
Plan Overlay/Plan QA with Film Analysis					

Imaging System Alignment Check
（±1mm from last calibrated position, and< 1. 0mm from center of field of view

X-ray Parameters（60kV,50mA,50ms）				
Camera A Isocrystal Position（X，Y）				
Camera B Isocrystal Position（X，Y）				

Standard Treatment Couch Positioning Check

Head Up/Down at HOME position	0°±0.3°			
Roll Left/Right at HOME position	0°±0.3°			
Left/Right at HOME position	< 5mm from center			

Iris Collimator QA

Aperture Size（s）Checked（mm）		±0.2mm （from baseline）	Baseline values recorded in Range column		
	5mm				
	7. 5mm				
	10mm				
	12. 5mm				
	15mm				
	20mm				
	25mm				
	30mm				
	35mm				
	40mm				
	50mm				
	60mm				

■ 第四节　伽玛射束立体定向放射治疗系统使用质量检测技术

伽玛（γ）射束立体定向放射治疗系统，俗称伽玛刀（γ-刀），它使用 γ 射线放射源，采用立体定向外照射的放射治疗技术。专门用于头部或（和）体部实体肿瘤的立体定向放射治疗，是立体定向放射外科治疗的主要方法之一。本节以下内容中 γ 射束立体定向放射治疗系统均简称使用伽玛刀。

一、伽玛刀的分类、基本原理与最新技术进展

（一）伽玛刀的分类、基本原理与系统组成

1. 伽玛刀的分类与基本原理

（1）分类

伽玛刀分为头部伽玛刀和体部伽玛刀。头部伽玛刀主要用于颅内小肿瘤和功能性疾病的治疗，体部伽玛刀主要用于治疗全身其他部位的肿瘤。

（2）基本原理

伽玛刀使用的射线为伽玛射线，采用多个钴-60 放射源和非共面小野（如 201 个准直器孔的小野），应用立体定向框架，以一种非常准确的方式，把高的放射剂量投照到小的肿瘤靶区上，大剂量、致死性地摧毁靶点内的组织，而射线在病变周围正常组织中的剂量锐减，因此其治疗照射范围与正常组织界限非常明显，边缘如刀割一样，人们形象地称之为"伽玛刀"（图 6.4.1）。

钴-60 伽玛射线的深度剂量分布与 4MeV 的 X 射线类似，能量相对较低。由于伽玛刀使用的准直器较小，其离轴比的剂量分布类似高斯分布，在空间多个小野聚束汇集后形成的焦点称之为靶点，靶点形成的合成剂量的特点是剂量分布集中，似球形，如图 6.4.2。对于较大的不规则靶区的治疗，伽玛刀采用多个准直器多靶点的填充式照射，这与常规外照射的覆盖式的照射方式有所不同。因此靶区内剂量分布不均匀、靶区的边缘剂量变化梯度较大、靶区周围的正常组织的剂量很小，是伽玛刀的主要剂量学特点。

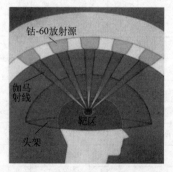

图 6.4.1　伽玛刀治疗原理

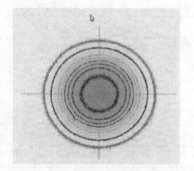

图 6.4.2　头部伽玛刀焦点剂量分布

2. 伽玛刀系统的主要组成

伽玛刀系统由立体定向系统、治疗实施设备、电气控制系统和治疗计划系统组成。

（1）立体定向系统

早期的头部伽玛刀采用有创固定，基础环是联系影像定位和治疗摆位的核心部件，将基

础环用螺钉固定在颅骨上与颅骨形成刚性结构，可以达到很高的体位固定精度。有创固定适用于单次治疗，虽然理论上可用于分次，但实际操作困难。随着分次治疗的出现，带有面罩的分次环和牙托式的基础环等非侵入式的基于立体定向基准的定位系统的出现，使患者免受有创固定带来的不适和疼痛（图 6.4.3）。

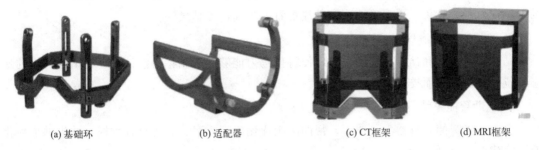

(a) 基础环　　　　　(b) 适配器　　　　　(c) CT框架　　　　　(d) MRI框架

图 6.4.3　立体定向框架

对于体部伽玛刀，常采用真空垫对患者塑形固定，并置于立体定向体部框架，俗称体架内。

图像引导放射治疗技术的出现促进了无框架系统的发展和应用。在无框架系统中，定位时的影像成为参照物，治疗时通过正交 kV 二维成像系统或 CBCT 成像，通过图像融合配准检测肿瘤边缘，对比摆位影像与定位影像，精确计算出两者的差别，进行放射引导（图 6.4.4）。采用红外摄像追踪和光学体表追踪对患者进行实时监控，确保治疗的精准性和舒适性。

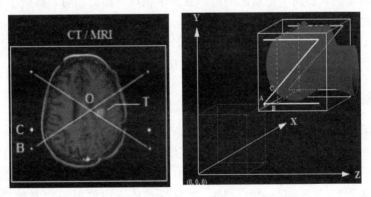

图 6.4.4　伽玛刀坐标系的建立（定位图像上显示的标记线）

（2）治疗实施设备

治疗实施设备主要由放射源装置、驱动装置、屏蔽装置、治疗床等组成。放射源装置由钴-60 放射源、源体、准直器和屏蔽体组成。

（3）电气控制设备

电气控制设备可以控制治疗床的运动、屏蔽门的开启关闭，对设备状态和安全联锁进行监测，包括对讲监控系统、报警系统等。

（4）治疗计划系统

治疗计划系统（treatment planning system，TPS）由服务器、PC 机、打印机扫描仪、UPS 电源、备份设备（磁盘阵列，磁带机）等硬件系统和相应的软件系统组成。

（二）伽玛刀的最新技术进展

伽玛刀治疗领域最近的技术进展主要集中在以下几个方面。

1. 精准定位技术

采用更先进的影像学和定位技术，如立体定位放射治疗（SRT）和脑电图（EEG）辅助下的定位系统，可以更准确地确定肿瘤位置，提高治疗精度。

2. 自适应放射治疗

结合实时成像和计算机辅助设计，使得伽玛刀能够动态调整治疗计划，以适应肿瘤的形态和位置变化，从而提高治疗效果。

3. 辅助智能系统

引入人工智能和机器学习技术，帮助医生优化治疗方案、分析患者数据，并提供个性化的治疗建议。

4. 剂量调控技术

通过改进放射源和聚焦系统，实现更精细的放射剂量调控，以减少对健康组织的损伤。

这些技术的进步使伽玛刀在治疗过程中更加精准、安全和有效，为患者提供了更好的治疗体验和预后。

2015 年，医科达推出了新一代大脑立体定位放射外科手术伽玛刀（Leksell Gamma Knife Icon™），让临床医生可以选择进行单次或分次的有框或无框治疗。在产品创新方面，奥沃、玛西普等国内优质企业创新采用动态旋转聚焦。在治疗层面，医科达的静态聚焦优势明显，由于旋转聚焦，提高了靶点的剂量，减少了靶点外部的辐射，降低了表皮吸收剂量与靶点吸收剂量之比，提高了辐射边界的清晰度。但医科达的伽玛刀需要 190～201 个钴源。玛西普的 Infini 等一些国内伽玛刀系统通过旋转聚焦仅使用 30 个钴源，即可达到相同的辐射效果，减少了制造的费用和更换放射源的费用。

二、伽玛刀质量检测相关标准与要求

（一）伽玛刀检测相关技术标准

常用参考标准有：GBZ 121—2020《放射治疗放射防护要求》，JJG 1013—2006《头部立体定向放射外科 γ 辐射治疗源检定规程》，JJG 1181—2021《体部立体定向放射外科 γ 辐射治疗源检定规程》，WS 582—2017《X、γ 射线立体定向放射治疗系统质量控制检测规范》，YY 0831.1—2011《γ 射束立体定向放射治疗系统 第 1 部分：头部多源 γ 射束立体定向放射治疗系统》，YY 0831.2—2015《γ 射束立体定向放射治疗系统 第 2 部分：体部多源 γ 射束立体定向放射治疗系统》。

对于伽玛刀，按照 GBZ 121—2020《放射治疗放射防护要求》标准和 WS 582—2017 标准《X、γ 射线立体定向放射治疗系统质量》中的方法和要求定期开展检测。检测内容包括验收检测、状态检测和稳定性检测，每次维修及更换钴源后检测。

（二）伽玛刀的质量保证（QA）和质量控制（QC）体系

伽玛刀治疗原理、治疗流程，及小野集束照射形成的高剂量大梯度的剂量分布的剂量学特点，突出了靶点位置的精确性是伽玛刀治疗成功的关键要素。伽玛刀作为放射治疗的一种特殊的、高精度的定点式治疗，每次放射剂量大，存在潜在风险。在治疗过程中，某个环节的 QA 出现问题，必然导致靶区位置的总精度下降。其 QA 和 QC 的内容与常规外照射有相似性，同时又有其特殊性。这就要求在实际工作中因地制宜建立严格的质量保证体系，采取各种必要的措施来保证 QA 的执行，并在实际工作中不断完善 QA 程序。

伽玛刀的治疗需要借助多个影像设备精确确定治疗范围，需要对定位用的影像设备定期检查其线性、分辨率、重建的偏差等各项指标。使用 CT 定位时，扫描层厚不能超过 2mm。每次定位前，需要对 CT 进行空气校准。值得注意的是，MRI 在软组织显示上具有明显优势，但其图像常会发生变形，由于磁场分布的不均匀和患者体内产生的涡流会使病变和重要器官的影像位置偏离真实位置，对于诊断用图像来说无关紧要，但对于伽玛刀特别是头部伽玛刀的治疗不能忽略，需要在磁共振扫描前进行检查，并对位移进行校正。

治疗计划系统采用的算法，特别是小野测量参数的不确定性，给剂量计算模型的准确建立带来挑战，从而影响靶区受照剂量的准确性。在测量小野的剂量输出和离轴比等剂量学参数时，要选择具有较高的空间分辨率的较小的几何尺寸的探测器。在制订计划设计时，计算网格的大小，对剂量计算的精确度也会有影响，网格的选择要尽量小，但要能够完整覆盖治疗区域。

在治疗时，需要认真核对打印出来的治疗信息，包括患者姓名、解剖位置以及照射剂量等，对于框架的校准也要准确无误。利用图像引导时，需要仔细查看实时影像和参考影像匹配的结果，及时纠正自动匹配的错误。必须进行双重检查，并在治疗结束后对治疗环节要有详细的治疗记录。

（三）伽玛刀检测要求

1. 验收检测

新安装或设备大修，更换钴源等重要部件时，应由具备检测资质的机构进行验收检测，确认合格后方能投入使用。验收检测的项目和技术要求应符合出厂标准，但不能低于 GBZ 121—2020 和 WS 582—2017 文件中相应的要求。

2. 状态检测和稳定性检测

使用单位可以按照 GBZ 121—2020 和 WS 582—2017 的检测项目和频率进行检测，也可以根据本单位的实际情况，人员设备的配备制定检测的内容。但检测项目不能少于文件中所列的内容，检测频率不能低于文件中所规定的周期。

3. 配套的影像设备的性能

伽玛刀配套的影像设备的性能也需要进行相应的检测，检测标准和方法可参照本书的相关章节。

三、伽玛刀使用质量检测内容、各项性能指标及定义

伽玛刀检测内容主要包含以下几个方面。

1. 环境条件监测和安全性检查

对治疗环境进行监测，包括温度、湿度和气压等因素，以确保这些因素不会对设备和治疗产生不良影响。日常检查安全联锁和辐射警示标识。

2. 定期校准

确保伽玛刀设备的精度和准确性，需要进行定期的校准以符合规定的技术标准。

3. 机械稳定性检验

确认伽玛刀各部件的机械稳定性，包括治疗头部分、移动支架等。

4. 辐射剂量测量

对设备输出的辐射剂量进行测量，并与预期数值进行比较，以确保其处于可接受的范围内。

5. 图像引导系统检测

对成像系统进行质量控制测试，以验证影像质量和准确性。

6. 检测内容

对所有 QA 检测的结果进行记录并妥善保存，以便监管机构审查和溯源。检查频率分日检、周检、月检和年检。

下面是 WS 582—2017 附录 A.1 质量控制检测要求在伽玛刀照射野和剂量学方面的设备检测内容（表 6.4.1），以及日检和周检项（表 6.4.2）。

表 6.4.1　伽玛刀检测内容和指标

序号	检测项目	验收检测		状态检测		稳定性检测		周期
		检测条件	要求	检测条件	要求	检测条件	要求	
1	定位参考点与照射野中心的距离	最小准直器	≤0.5mm	最小准直器	≤0.5mm	最小准直器	≤0.5mm	1周
2	焦点剂量率	头部治疗最大准直器	≥2.5Gy/min	头部治疗最大准直器	≥1.5Gy/min	头部治疗最大准直器	≥2.5Gy/min	1年
		体部治疗最大准直器	≥2.0Gy/min	体部治疗最大准直器	≥1.0Gy/min	体部治疗最大准直器	≥1.0Gy/min	
3	焦点计划剂量与实测剂量的相对偏差	各准直器	±5%	1 挡常用准直器	±5%	各准直器	±5%	6个月
4	照射野尺寸偏差	头部治疗各准直器	±1.0mm	头部治疗1挡常用准直器	±1.0mm	头部治疗各准直器	±1.0mm	6个月
		体部治疗各准直器	±1.0mm	体部治疗1挡常用准直器	±2.0mm	体部治疗各准直器	±2.0mm	
5	照射野半影宽度	照射野尺寸≤10mm	头部治疗，≤6mm；体部治疗，≤标称值	照射野尺寸≤10mm	头部治疗，≤6mm；体部治疗，≤标称值	照射野尺寸≤10mm	头部治疗，≤6mm；体部治疗，≤标称值	6个月
		10mm＜照射野尺寸≤20mm	头部治疗，≤8mm；体部治疗，≤标称值	10mm＜照射野尺寸≤20mm	头部治疗，≤8mm；体部治疗，≤标称值	10mm＜照射野尺寸≤20mm	头部治疗，≤8mm；体部治疗，≤标称值	
		20mm＜照射野尺寸≤30mm	头部治疗，≤10mm；体部治疗，≤标称值	20mm＜照射野尺寸≤30mm	头部治疗，≤10mm；体部治疗，≤标称值	20mm＜照射野尺寸≤30mm	头部治疗，≤10mm；体部治疗，≤标称值	
		照射野尺寸＞30mm	≤标称值	照射野尺寸＞30mm	≤标称值	照射野尺寸＞30mm	≤标称值	

注：1. 头部治疗最大准直器照射野的标称尺寸不应大于 30mm。

2. 体部治疗最大准直器照射野的标称尺寸不应大于 60mm（特殊形状的照射野可采用等效于直径 60mm 圆面积的尺寸）。

3. 照射野半影宽度验收检测和稳定性检测时，应测量所有准直器；状态检测时，可测量 1 挡常用准直器。

表 6.4.2　伽玛刀设备检测日检和周检项

序号	检测项目	检查频次
1	环境和安全性检测： (1)记录机房内温度、湿度和气压数值 (2)检查辐射报警仪功能是否正常 (3)检查监控系统和语音对讲系统是否正常 (4)检查门联锁功能是否正常 (5)检查出束时警示灯是否点亮	日检
2	图像引导系统	日检
3	定位参考点与照射野中心的距离	周检

四、伽玛刀质量检测工具（设备）的原理与要求

1. 剂量检测设备

用于伽玛刀的吸收剂量测量的电离室剂量仪，应具有有效的检定证书，电离室测量有效收集体积的几何尺寸要小于辐射野尺寸的一半。

2. 胶片和扫描仪

扫描仪应满足扫描胶片的各项技术要求，使用前需要进行校准，胶片应具备低能量的依赖性，与人体组织密度相近和足够高的空间分辨率（＞101p/mm）。胶片具有方向性，扫描胶片时要注意胶片摆放的方向，做好标记应按照要求选择光通道和扫描方向。更新胶片的批次时，要重新建立剂量-灰度曲线，同一批次胶片使用超过 3 个月，应更新剂量-灰度曲线。

3. 模体

伽玛刀的测试模体是检测伽玛刀在实际使用过程中的相关剂量性能，分为头模和体模。头部伽玛刀一般使用球形模体（头模），体部伽玛刀使用圆柱形或椭圆形体模。目前常用的头部伽玛刀测试模体为球形模体，该类球模的大小与人体的头部类似，其形状、构成元素和密度与人体组织很接近，主要用于模拟人体头部。球模主要由两个直径 160mm 的聚苯乙烯球模或有机玻璃半球组成。体部模体的一个椭圆形主体采用一次浇筑设计 280mm×240mm×200mm 贯穿式插板长槽，模体内有可供插入胶片和电离室等探测器插板的插槽。模体插槽与插板之间，插板和胶片之间，探测器与插孔间的缝隙要小，避免测量时发生位移。胶片插板上应带有定位孔，定位孔的直径不宜超过 1mm。不同型号模体使用材质会有不同，如图 6.4.5 是伽玛刀使用的两种材质的模体，可配电离室和胶片、热释光插板。

4. 焦点测量专用工具

由铝合金或不锈钢制成，带压针，如图 6.4.6。

五、伽玛刀检测方法、步骤与作业指导

1. 定位参考点与照射野中心的距离

此项指标是检测伽玛刀机械中心与辐射野中心的重合程度。

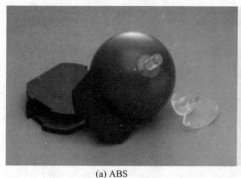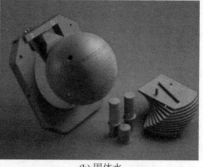

(a) ABS   (b) 固体水

图 6.4.5　伽玛刀使用的两种材质的模体

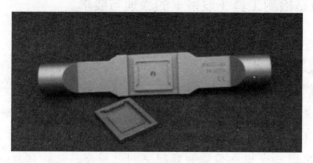

图 6.4.6　焦点测量专用工具

（1）将焦点测量专用工具放在定位支架的特定位置上，按照厂家手册的要求调整测量工具的位置，确保其中心处于定位参考点处。

（2）将胶片装入专用工具的胶片槽中，使胶片处于水平位置，按压工具上的压针，在胶片上扎孔，随后专用工具随治疗床送入预定的照射位置，选最小孔径的准直器进行照射。

（3）更换胶片槽内的胶片，使胶片处于垂直位置，重复上述过程。

（4）分析和处理：用扫描仪对照射后的胶片进行扫描，用胶片分析软件分别给出 X、Y、Z 三个坐标轴方向上的剂量分布，分别计算出三个方向上辐射中心与定位参考点之间的距离，按照下面公式计算出定位参考点与照射野中心的距离，见图 6.4.7。

$$d_{v1} = \sqrt{(d_X)^2 + (d_Y)^2 + (d_Z)^2}$$

式中　d_{v1}——定位参考点与照射野中心的距离，mm；

d_X——照射野中心在 X 轴上与定位参考点的距离，mm；

d_Y——照射野中心在 Y 轴上与定位参考点的距离，mm；

d_Z——照射野中心在 Z 轴上与定位参考点的距离，mm。

2. 焦点剂量率

伽玛刀射束经过准直器会聚后，形成的高剂量区，该区的中心剂量率称为焦点剂量率，以焦点处水的吸收剂量的形式定义，其单位用 Gy/min 表示。

（1）将电离室探测器插板插入模体，按照临床治疗模式对模体固定，用 CT 进行定位扫描，扫描条件为无间隔，层厚不超过 2mm。

（2）定位图像导入计划系统，配准后，建立坐标系，在模体中心的断层上，将电离室测

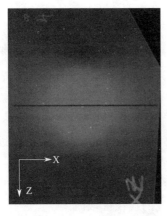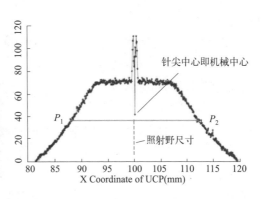

图 6.4.7　机械中心和射野中心的重合性测试和分析

量参考点的位置作为焦点位置，用最大准直器设计一个单靶点计划。

（3）模体随治疗床送至照射位置，执行治疗计划。

（4）照射开始后，使用剂量仪测量照射时间为 60s 的水的吸收剂量，需要完成 3 次相同时间的测量，取其平均值作为测量结果。若模体的材料为非固体水时，需对测量结果进行修正。

通过下面公式可将测得的水吸收剂量率转换到出装源的剂量率，检查 TPS 中钴源的衰减计算是否正确。

$$D_0 = D \cdot e^{0.693\Delta t/T_{1/2}}$$

式中　D_0——初装源时刻的焦点剂量率。

Δt——初装源与测量时的时间间隔。

$T_{1/2}$——钴源的半衰期，5.27 年即 1926 天。

3. 焦点计划剂量与实测剂量的相对偏差

（1）将电离室探测器插入模体，固定模体后，进行 CT 扫描定位。

（2）定位图像导入 TPS，配准，建立坐标系，在电离室测量参考断层上，将电离室测量参考点作为治疗计划的靶区中心，治疗计划设计时，选择某一孔径的准直器作单靶点计划。赋 50% 的剂量曲线的剂量，利用 TPS 中的体积元剂量工具读出测量参考点位置处的计划剂量。

（3）模体移至治疗床上，并随床至照射预定位置，执行计划，使用剂量仪测量实际输出剂量。

（4）按照下述公式计算焦点计划剂量与实测剂量的相对偏差。

$$D_v = \frac{D_a - D_p}{D_p} \times 100\%$$

式中　D_v——计划剂量与实测剂量的相对偏差；

D_a——吸收剂量实际测量值，Gy；

D_p——放射治疗计划剂量值，Gy。

4. 照射野尺寸（半高宽 FWHM）及半影的测量

（1）胶片的刻度

① 按照所使用胶片允许的剂量范围，以不同的剂量辐照一系列胶片。

② 根据辐照的剂量值和对应的胶片的黑度值（用光学密度来定义），使用合适的数学模型，建立光学密度-剂量的响应曲线

（2）照射野照射

① 将胶片装入胶片插板，沿水平或垂直方向将胶片插板插入模体，对模体进行 CT 定位扫描。

② 在 TPS 中，将胶片插板中心作为靶区中心，设计一个单靶点计划。50％剂量曲线的剂量赋值要确保胶片的受照量在光学密度-剂量响应曲线的线性区域内。

③ 更换胶片插板内的胶片后，将插板水平放置在模体里，将装有胶片的模体放在治疗床上，执行计划，对胶片进行照射。

④ 照射结束后，取出胶片，在胶片上标记方向。

⑤ 更换胶片，使胶片处于竖直位置，重复照射过程。

（3）照射野尺寸与标称值的偏差

用扫描仪扫描胶片，扫描仪的分辨率不小于 300dpi，用胶片分析软件，绘出 X、Y、Z 轴三个方向上的剂量分布，以焦点最大剂量为 100％，对照射野内的剂量进行归一，取剂量分布曲线 50％位置之间的宽度作为照射野的大小。

利用下述公式计算照射野尺寸的偏差：

$$S_v = S_a - S_p$$

式中　S_v——照射野尺寸偏差，mm；

　　　S_a——胶片测量的尺寸，mm；

　　　S_p——标称照射野尺寸，mm。

同样利用上述测量方法，以剂量分布曲线 20％～80％位置之间的距离可以测量照射野的剂量梯度。取 20％～80％在三个坐标轴方向上的最大距离作为照射野的半影宽度。

5. 计时器线性和精度的测试

（1）模体放在定位支架的特定位置上，调整模体位置，确保模体中心在定位参考点上插入电离室，确保电离室有效测量区的几何中心与模体中心重合。

（2）模体随床送至预定位置，用最大准直器，选择不同的照射时间进行多次照射。

（3）将剂量仪读数与相对应的照射时间做线性拟合，得出相关系数，要求该系数应为 1，容差值为±1％，计时器计时精度为 0.001 分。

六、伽玛刀检测结果记录与分析

1. 记录建档

每项测试项目测试完成后，结果需要建立记录档案，根据厂商推荐的标准或者 WS 582—2017 所规定的要求来判断检测结果是否合格，测试合格的设备可以正常使用，测试中发现异常，应及时排查原因，并根据情况进行调整和维修。WS 582—2017 所列的要求为最低要求，必须满足。

2. 检测结果记录参考模板（表 6.4.3）

表 6.4.3 伽玛刀检测结果记录表

（1）辐射等中心与机械等中心一致性

准直器尺寸_____

坐标轴	X	Y	Z
偏差（mm）	$\Delta X=$	$\Delta Y=$	$\Delta Z=$
总偏差 ΔD（mm）			

（2）辐射野及半影宽度

准直器	坐标轴	辐射野（mm）		半影宽度（mm）	
		标称辐射野	实测辐射野	左	右
	X				
	Y				
	Z				

（3）剂量检测

厂家_____　　型号_____　　测量时间_____

电离室	型号_____	$k_{att} k_m$ _____
	编号_____	刻度因子_____ Gy/C
剂量仪	型号_____	编号_____　　电离室刻度因子_____
	检定校准单位_____	量程_____
测量条件	温度_____℃　　　气压_____kPa	湿度_____　　修正因子_____
	上述参数是否已经输入剂量仪	

准直器：_____ $S_{w,air}=1.136$

（4）焦点剂量率检测：时间 60s

读数 1	读数 2	读数 3	平均值	标准差

D_w（Gy/s）= _____

（5）输出剂量的相对误差：_____ 准直器：_____

计划剂量	实测剂量	偏差

（6）计数器线性检测

	1	2	3	4
设置的时间				
剂量仪读数				

拟合的线性系数：_____

续表

(7) 功能安全性检测			
日检		月检	
项目	能否正常工作	项目	能否正常工作
手动控制装置		碰撞测试工具检测	
紧急开关		UPS 电源	
门联锁		治疗床移动	
报警装置			

检测人员：_____　　审核人_____　　检测日期：____年____月____日

■ 第五节　质子/重离子放射治疗设备使用质量检测技术

质子/重离子放射治疗设备（proton/heavy-ion radiotherapy equipment）是一种产生并控制由质子或重离子组成的粒子束进行肿瘤外照射治疗的系统装置。该装置有三种类型，分别是质子放射治疗设备，只提供质子束用于治疗；重离子放射治疗设备，只提供重离子束，如碳离子束用于治疗；质子/重离子放射治疗设备，设备可提供质子和重离子这两种离子束，治疗时可选用其中一种离子束进行照射治疗。

关于质子/重离子放射治疗设备的名称，有不同表述，根据《医疗器械分类目录》划分为，"05 放射治疗器械"中的"01 放射治疗设备"，归类为"02 医用轻离子治疗系统"，轻离子是指原子序数小于或等于氖（$Z \leqslant 10$）的离子种类。而国内外行业内通常将大于质子的离子治疗设备如碳离子治疗等设备称为"重离子治疗设备"，这是相对于质子而言的。在卫生行业标准 WS 816—2023《医用质子重离子放射治疗设备质量控制检测标准》中也是使用质子重离子放射治疗设备名称，所以本节统一选择使用"质子/重离子放射治疗设备"，其中所述的"重离子"与"碳离子"代表同一类粒子治疗设备。

一、质子重离子治疗设备分类、基本原理与最新技术进展

（一）质子/重离子治疗设备的分类

质子/重离子治疗设备可根据离子类型、加速器类型和治疗机架种类及束流配送方式等进行分类。按离子类型，即根据系统所能产生的离子束流可分为质子治疗系统、重离子治疗系统和质子/重离子治疗系统等。按主加速器类型有直线加速器、同步加速器和回旋加速器三种，其中，直线加速器尚未进入商业应用，而回旋加速器又可进一步分为经典回旋加速器和同步回旋加速器。按治疗机架种类则分为固定机架质子/重离子治疗设备和旋转机架质子/重离子治疗设备，其中，固定机架质子/重离子治疗设备一般提供水平、垂直或 45°角固定方向的束流。旋转机架通常提供 360°全弧或 180°左右半弧范围内的束流。目前最常用的分类方法是按束流配送方式分，可分为被动散射技术、均匀扫描技术和点扫描技术。另外，根据一个加速器配用治疗室的多少，也可分为单室质子/重离子治疗设备和多室质子/重离子治疗设备。

（二）系统组成

质子/重离子治疗系统通常由加速器子系统、治疗子系统及其配合使用的其他辅助设备子系统组成。

加速器子系统使用同步加速器时通常包含注入系统、中能传输系统、主加速系统、高能传输系统。加速器子系统使用回旋加速器时则通常包含主加速器系统、能量选择系统和束流传输系统。

治疗子系统通常包含：治疗机架（旋转或固定机架）、治疗头（被动散射、均匀扫描和点扫描）、图像引导系统、患者支撑系统、呼吸门控或其他运动管理系统、治疗控制系统、治疗记录与验证系统等。

与质子/重离子治疗系统配合使用的其他设备通常包含：治疗计划系统、肿瘤信息系统和 CT 模拟定位系统等。

（三）基本原理

质子治疗肿瘤的原理基于质子独特的物理特性，尤其是它的布拉格峰特性，能使剂量分布对肿瘤靶区更加适形，并在更大程度上避开正常组织。质子的物理特性，结合它与传统光子放疗较高的生物学效应，可提供更高的治疗效益比。

质子与物质的相互作用主要通过与原子电子的库仑作用、与原子核的库仑作用以及核相互作用。质子穿越媒介时会逐步减速，每单位距离沉积的能量，即传能线密度（linear energy transfer，LET）不断增加，直至其能量被完全吸收，然后近乎突然停止。在均匀介质如水模等单能质子束会形成特征性的布拉格峰。因为质子比电子重得多，它与电子的库仑作用不会对其轨迹有明显的改变，而质子与原子核的库仑散射发生概率较低，会产生更大角度的散射从而导致质子束侧向半影增加，尤其在质子速度降低至接近射程末端的时候。质子与原子核的相互作用主要发生在质子较高能量时，相对库伦作用概率更低，但会导致大角度散射及包括中子等次级粒子的产生。

重离子治疗肿瘤的原理基于其物理特性和生物特性。重离子具有与质子类似的物理特性，如布拉格峰特性、线性能量传递特性、散射特性等。但也有其独特之处，如核分裂效应、放射性同位素和正电子的产生、微观均匀度冷点和后效应等。重离子的生物特性包括相对生物有效性（relative biological effectivenes，RBE）和氧增比（oxygen enhancement ratio，OER）。

一般地，原子系数越大，其布拉格峰宽度就越窄，远端剂量跌落就越快（图 6.5.1），LET 越大，横向散射越小，剂量分布越好，因此从原理上，碳离子的远端剂量跌落和横向半影都稍好于质子。质子的 RBE 基本上与 X 射线、电子射线的 RBE 相似，RBE 为 1.1～1.2，难以对抗阻型、乏氧型肿瘤有效治疗。碳离子 RBE 为 2～3，具有直接杀死肿瘤细胞（切断 DNA 双键）的功能，且 OER 较小。

质子及重离子在射程末端剂量急剧跌落的特性对改进剂量分布至关重要，但它们停止的位置（即射程）具有一定的不确定性。相比光子剂量分布，质子剂量分布对分次内呼吸运动或其他生理运动造成的解剖学变化，分次间体重变化、肿瘤缩减、摆位误差等因素更敏感，从而需要采用特殊手段来尽量减少源于这些变化的不确定性并考虑其后的残余不确定性。

（四）最新技术进展

质子/重离子治疗肿瘤的未来发展趋势主要包括以下几个方面。

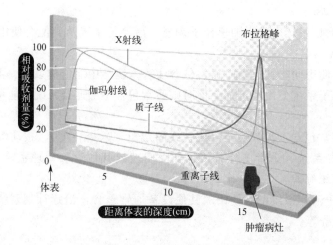

图 6.5.1 质子、重离子、X 射线和伽玛射线的深度剂量曲线示意

1. 弧形治疗

质子/重离子弧形治疗是一种新的治疗技术，它通过改变质子/重离子束的方向，可以更精确地将辐射剂量送达肿瘤部位，从而提高治疗的效果和安全性。在束流递送过程中旋转机架同光子容积旋转调强放疗技术非常相近，近 20 年有许多研究小组对此进行了详尽研究。除了首项研究使用了旋转模体以证明质子相对于电子有着更好的剂量分布特性，其他大部分研究仅限于进行患者体内或模体内的剂量学计算。这些研究都表明，质子/重离子弧形照射相对于光子来说在纵向方向上有更好的剂量分布。一般来说，弧形治疗比常规调强治疗的鲁棒性更好，因为它将射程的不确定性分摊到了各个不同的角度上。弧形治疗技术可以对 IMPT 计划的质量产生积极影响（更好的剂量适形性和计划鲁棒性等）。然而，这种效应必须得到更多临床研究的支持。

2. 小型化

目前，世界上已运行的质子/重离子治疗设备数量有限，早期系统大多数配置的是多室系统，设备成本及运维费用非常昂贵。不过质子/重离子治疗设备的小型化已经成为未来的一个重要发展趋势。小型化的设备可以使更多的医疗机构有能力提供质子/重离子治疗，从而使更多的患者能够接受这种治疗。全球首台紧凑型单室质子治疗系统为迈盛（Mevion）研制，安装在华盛顿大学医学院/赛特曼癌症中心。迈盛的 S250-FIT 质子治疗系统具有紧凑型超导同步回旋加速器并且加速器安装在机架上随机架一起旋转，由于尺寸小，S250-FIT 系统可进一步降低质子治疗的成本和复杂性。IBA 的 ProteusONE 是另一个广泛应用的紧凑型单室质子系统，该系统使用超导回旋加速器和半弧旋转机架。其他厂家如瓦里安、日立等也相继开发了单室或二室紧凑型质子治疗系统。重离子治疗系统目前基本都是多室系统，不过通过使用超导磁铁设计等技术，重离子加速器及治疗机架小型化的研发应用也在国内外取得了长足的进步。

3. 闪速放射治疗

闪速放射治疗（flash radiotherapy）是一种向肿瘤放射超高剂量率辐射的技术。与传统放疗手段相比，闪速放射治疗技术已被证明在保证杀死癌细胞效果的同时可减少对周围健康组织辐射引起的毒性。2020 年 11 月，美国俄亥俄州辛辛那提儿童医院质子治疗中心进行了首次闪速放射治疗人体临床试验，纳入 10 例患有骨转移症状的患者，表明闪速质子放射治疗以超过 40Gy/s 的超高剂量率放射治疗对四肢骨转移癌的临床可行性，其治疗效果符合预期，且无明显毒性反应。目前，闪速放疗已成为各质子/重离子生产商及治疗中心研究的热点。

4. 质子/重离子治疗在线验证及先进成像技术

质子/重离子束射程的不确定性是影响其治疗精准的一个重要因素。目前对质子/重离子治疗的射程及剂量在线验证技术正在飞速发展，主要是通过先进闪速放射治疗的成像技术来确定质子/重离子在患者治疗中的射程及剂量，以最大程度降低或准确评估其不确定性。主要技术有以下几种。

（1）瞬发伽玛成像：质子或重离子与靶核之间的非弹性相互作用产生激发态原子核，当激发核回归基态时则产生瞬发伽玛射线。通过测量这些瞬发伽玛射线的产生位置及能谱，可以得到质子/重离子射程及剂量信息。用于测量伽玛瞬发射线的方法包括单闪烁体、康普顿相机、刃口狭缝伽玛相机和多狭缝探测器等。目前伽玛瞬发射线射程验证主要为研发阶段，需要进一步提高其测量精度及可靠性以达到临床应用的要求。

（2）PET 成像：质子/重离子与所经过的介质发生核相互作用时除产生激发态核从而产生瞬发伽玛射线外，也会产生衰变正电子的同位素。衰变正电子与负电子发生湮灭反应形成一对 511keV 的光子，这些光子对由 PET 成像系统探测则可确定质子/重离子与介质反应的位置从而得到射程信息。因商业 PET 成像技术已经相当成熟，利用离线 PET 成像技术测量射程已很早在临床上尝试，实现起来也相对简单，把质子/重离子患者治疗后马上送到 PET 扫描仪进行成像即可。不过通常质子/重离子治疗产生的同位素正电子衰变周期较短，以及人体固有的生物代谢，离线 PET 成像射程验证的精度有限。近期，用 PET 成像进行在线射程验证正在研发中，如治疗射束间（in-beam）PET 成像，其射程验证精度比离线 PET 成像显著提高。

（3）质子 CT 成像：通过直接测量质子束穿透介质后的能量损失来得到质子相对阻止本领信息，从而可以更精准地计算质子射程。目前英国林肯大学与其他团队合作已成功研发了世界首台质子 CT。另外，美国加州大学、洛马林达大学等也合作研发了质子 CT 模型机。不过，目前这些质子 CT 设备在空间分辨率、成像效率等仍有欠缺。另外，质子 CT 需要高能质子束并占用质子治疗时间，所以在临床使用上还有不少困难。

（4）双能 CT 扫描仪：除质子 CT 成像可得到更详细的介质信息用以精准剂量及射程计算外，双能 CT 通过测量物质对不同能量 X 射线的吸收及衰减得到进一步的介质组成信息，如有效原子序数和原子数。这些信息可以帮助更准确地计算质子或重离子在介质中的能量损失及其他相互作用，从而更精准地预测和计算其穿过该介质的剂量和射程。双能 CT 目前已有不少商业产品，如西门子的 Somatom Confidence 双能 CT，其他公司如通用电气和飞利浦也相继开发了各自双能 CT 扫描仪器，这些双能 CT 已被广泛安装并越来越多地投入临床使用。

（5）其他技术进展：其他射程验证技术包括超声波成像技术等。超声波射程验证原理为通过探测质子/重离子在介质中沉积能量热膨胀而发出的声波信号来在线验证质子/重离子治疗的剂量或射程，目前尚处于研发阶段。

二、质子/重离子治疗设备质量检测相关标准与要求

目前，质子/重离子治疗系统使用质量检测技术在全球范围内尚无统一规范，但在我国

及其他地区也已形成了一些基础标准和推荐性的指南，包括但不限于表 6.5.1 所列举的内容。

表 6.5.1　质子/重离子治疗设备质量检测相关标准与要求

序号	标准/规范名称	说明
1	YY/T 1763—2021	是 IEC 62667—2017 的等同转换。规定了轻离子医用电气设备基本安全和基本性能应披露的信息和应遵循的型式试验的试验程序、试验内容、试验方法。该标准某些内容缺乏操作性
2	IAEATRS398 号报告	是关于外照射吸收剂量测量的国际规范，提供了一种基于吸收剂量到水的计算方法，用于测量外照射治疗中低、中和高能量光子束、电子束、质子束和重离子束中水吸收剂量的确定
3	WS 816—2023《医用质子重离子放射治疗设备质量控制检测标准》	由国家卫生健康委员会于 2023 年 3 月 7 日发布的卫生行业标准，它规定了医用质子/重离子放射治疗设备的防护安全性能和质量控制的检测，不包括治疗计划系统、模拟定位装置等辅助设备的安全性能和质量控制检测
4	T/WSJD 20—2021《质子碳离子束放射治疗装置质量控制检测规范》	由中国卫生监督协会于 2021 年 9 月 14 日发布的团体标准，规定了质子/碳离子束放射治疗系统的质量控制检测项目、检测方法和技术要求，但不包括关于图像引导和防护性能的检测。与 AAPMTG—224 相比，检测项目偏少
5	AAPM TG—224《质子治疗系统全面质量保证》	由美国医学物理学家协会于 2019 年发布，是目前国际上质子治疗系统质量检测广泛使用的技术指南
6	AAPM TG—290《粒子治疗的呼吸运动管理》	提供粒子治疗中呼吸运动管理流程中质量检测及风险评估指南并介绍目前新兴运动管理技术和未来发展
7	AAPM TG—185《质子调强治疗临床调试》	重点介绍质子治疗系统的临床调试，详细介绍了如何调试质子治疗和辅助系统，包括所需的质子束测量、治疗计划系统剂量建模和所需的设备

三、质子/重离子治疗设备使用质量检测内容、各项性能指标及定义

（一）术语和性能指标的定义与解析

设备参考点：空间中用于设备尺寸和剂量学测量参考的点。

注：通常与等中心点一致。如果束流配送设备是非等中心的，可以是患者摆位系统的中心点。

扫描模式：配送扫描窄粒子束以产生临床所需横向宽野的方法。

被动散射（passive scattering，PS）：使用散射体增加窄粒子束的横向展宽，生成宽束照射的模式。包括双散射技术和单散射技术。

均匀扫描（uniform scanning，US）：一种扫描模式，其中辐射束在横向以一种预定义的方式扫描以产生足够大的射野治疗靶区，以使得射野内最终的剂量分布是均匀的，横向扫描过程中不刻意改变辐射束的通量。

笔形束扫描（pencil beam scanning，PBS）：一种扫描模式，通过小直径的粒子辐射束对靶区的扫描以产生一个足够大能够覆盖靶区的射野，以实现在不同的横向位置上计划配送给患者的剂量是不同的。有时也称为调制扫描。

束斑：窄粒子束在垂直于粒子束参考轴平面上的分布。

束斑大小：束流在垂直于束流参考轴平面上剂量分布宽度，一般以半高全宽（FWHM）或标准差（σ）表示。

束斑位置：束流在垂直于束流参考轴平面上剂量分布的中心位置。

　　原始布拉格峰：单能带电粒子在穿越物质损失能量的过程中，其能量损失率在射程末端形成一个峰。

　　拓展布拉格峰（spread-out bragg peak，SOBP）：由不同能量质子或重离子束的深度剂量曲线叠加形成的，在深度上扩展的相对均匀剂量峰区。

　　虚拟源轴距（virtual source-to-axis distance，VSAD）：从虚拟源到设备等中心点或设备参考点的距离。

　　射程：对于单能条件下，测量深度剂量分布曲线，插值获得远端最大剂量 90％处的等效水深度即为单能射程。对于质子束和可以形成平坦的 SOBP 物理剂量分布展宽的碳离子调制扫描模式，SOBP 曲线远端 90％剂量点等效水深度为调制射程。

　　积分深度剂量曲线（integrated depth dose，IDD）：笔形束扫描模式下单束斑在深度方向上的积分剂量曲线，通常通过用大面积电离室沿深度方向扫描获得。

　　激光精度：激光灯相对等中心位置的指示精度。

　　机架角度精度：机架角度指示准确性，或者机架角度的读出精度与实际角度的偏差。

　　辐射等中心：质子/重离子束随机架旋转的等中心。

　　治疗床平移精度：治疗床在三个平移轴（X、Y、Z 轴）平移时的到位准确度。

　　治疗床旋转精度：治疗床的角度显示值与实际值的一致性。

　　治疗床等中心：治疗床在旋转、俯仰和滚动方向转动的同心度，用于评估治疗床偏离机械或束流等中心的偏差。

　　治疗床负重沉降幅度：模拟治疗床在承载标准负重的情况下，评价床面不同位置的下垂幅度。

　　治疗头喷嘴（snout）到位准确度：治疗头喷嘴的位置显示值与实际值的一致性。

　　治疗头喷嘴伸缩精度：治疗头喷嘴的伸出与缩回的运动精度。

　　X 射线等中心：在不同机架角度下 2DkV 图像等中心的一致性（适用于旋转机架治疗室）。

　　锥形束 CT（conebeam CT，CBCT）等中心：在不同机架角度范围扫描下的 CBCT 图像等中心的一致性（适用于旋转机架治疗室）。

　　影像等中心与质子重离子束等中心的一致性：2D/3DkV 图像等中心与质子重离子束等中心的重合度。

　　影像引导摆位校准精度：模拟患者发生摆位误差的情况下，质子重离子治疗系统机载 kV（2D/3DkV）设备使用透视成像和/或 CBCT 成像进行摆位校正的准确度。

　　X 射线图像质量：2DkV 成像质量，包括几何形变、高对比分辨率、低对比分辨率、图像均匀性和噪声等。

　　CBCT 图像质量：扫描 CBCT 的图像质量，包括几何形变、高对比分辨率、低对比分辨率、HU 值稳定性、信噪比和图像均匀性等。

　　X 射线能量稳定性：质子重离子治疗系统机载 kV 设备发射的 X 射线能量的稳定性。

　　CBCT 成像剂量：CBCT 成像剂量 $CTDI_w$：CBCT 扫描成像的剂量大小，用加权 CTDI（$CTDI_w$）衡量。

$$CTDI_w = \frac{1}{3}D_0 + \frac{1}{6}(D_A + D_B + D_C + D_D) \tag{6.5.1}$$

　　式中，D_0、D_A、D_B、D_C 和 D_D 分别为中心，左、下、右和上（对应 3、6、9、12 点方向）电离室插孔位置处测量到的剂量值。

射野对称性：射野对称性 S 为束流中心轴对称两点按照公式计算结果的最大值：

$$S = \frac{D_1 - D_2}{D_1 + D_2} \times 100\% \tag{6.5.2}$$

式中，D_1 和 D_2 为束流中心轴对称的两个半剖面中积分的吸收剂量。

射野平坦度：射野平坦度是指射野均匀区域内的最大剂量与最小剂量之间的偏差，以百分数表示，按下式计算：

$$F = \frac{D_{max} - D_{min}}{D_{max} + D_{min}} \times 100\% \tag{6.5.3}$$

式中，D_{max} 和 D_{min} 射野均整区域内最大剂量和最小剂量值。

射野的均整区域定义：在横向剂量分布曲线上，其半高宽即为射野宽度，同侧 80% 与同侧 20% 剂量点之间的宽度为横向半影，射野两侧各减去 2 倍横向半影所形成的剂量均匀区为射野均整区域。

射野横向半影：射野横向半影是剂量分布曲线中同侧的 80% 和 20% 测量点之间的宽度。

射野大小（射野指示一致性）：质子或重离子的束流中心轴上 50% 最大剂量点之间的距离。

剂量准确度：测量点的吸收剂量的实测值与基准值的偏差，通常质子或重离子绝对剂量测量基于 IAEA TRS398 报告。

剂量线性：指在一系列不同剂量监测计数（MU）条件下输出的吸收剂量实测值与预期值的差值。

剂量重复性：一般用变异系数 CV 表示，变异系数 CV 的定义式为：

$$CV = \frac{1}{\bar{\bar{R}}} \sqrt{\frac{(\bar{\bar{R}} - R_i)^2}{(n-1)}} \tag{6.5.4}$$

式中，R_i 为第 i 次测量的剂量监测计数；$\bar{\bar{R}}$ 为 R_i 的平均值；n 为测量次数。

射程均匀性：离轴区域的深度剂量分布的射程相对于束流中心轴的射程的差异，可以通过在 Bragg 曲线下降沿选取垂直于束流中心轴的剖面测量射程均匀分布状态来验证射程均匀性。

近端射程精度：近端射程一般用深度剂量曲线上的剂量上升沿的 90% 处的水等效深度，近端射程测量值与基准值偏差，即近端射程精度。

SOBP 调制宽度：一般是指在 SOBP 百分深度剂量曲线剂量平坦区宽度，通常用上升沿 90%（95% 或其他）与剂量下降沿 90% 之间的距离。

最大/最小剂量监测计数响应：衡量剂量监测系统最大和最小剂量监测计数响应的能力，检查剂量监测系统是否会忽略低于可传递的最小剂量监测计数限值（如最小 MU/spot）或高于最大剂量监测计数限值（如最大 MU/spot）的束斑（点）。

监测电离室的"端效应"：根据 AAPM TG224，端效应是指多次短时间辐射曝光与单次长时间辐射曝光在所测总电荷量/剂量相同时在监测电离室的输出值（MU）的差异，可以评估治疗中断对临床治疗的影响。

相对输出因子：是指在参考射野和参考 SOBP 下，不同能量 E 与参考能量 E_{ref} 在模体中的吸收剂量 D 之比：

$$ROF = \frac{D(E, z, 10cm \times 10cm)}{D(E_{ref}, z_{ref}, 10cm \times 10cm)} \tag{6.5.5}$$

式中，z_{ref} 为参考深度；z 为测量深度。

射野因子（field size factor，RSF）：是指模体中参考点在初始能量为 E、参考深度为 z_{ref} 时，射野为 FS 的吸收剂量 $D(z_{ref}, E, FS)$ 与参考射野 $10cm \times 10cm$ 的吸收剂量 $D(E, z_{ref}, 10cm \times 10cm)$ 之比：

$$RSF = \frac{D(E, z_{ref}, FS)}{D(E, z_{ref}, 10cm \times 10cm)} \qquad (6.5.6)$$

SOBP 因子（spread-out bragg peak factor，SOBPF）：是指在相同射程、不同调制宽度 m 与参考调制宽度 10cm 在 SOBP 中心位置处的吸收剂量之比：

$$SOBPF = \frac{D(E, z_{ref}, 10cm \times 10cm, 10cm)}{D(E, z, 10cm \times 10cm, 10cm)} \qquad (6.5.7)$$

射程移位器因子（rangeshiftercorrectionfactor，RSCF）：指在有射程移位器的吸收剂量相对于无射程移位器时的吸收剂量之比：

$$RSCF = \frac{D_{M'}(E, z_{ref}, WET_{RS}, 10cm \times 10cm, 10cm)}{D_M(E, z, 0, 10cm \times 10cm, 10cm)} \qquad (6.5.8)$$

式中，M 和 M' 代表电离室在深度 z_{ref} 和 z 处的测量点。D_M 和 $D_{M'}$ 分别为 M 和 M' 测量处的吸收剂量，E 为质子束能量，WET_{RS} 为射程移位器 RS 的水等效厚度。

有效源轴距（effective source to axis distance，ESAD）和平方反比定律修正因子（inverse square correction factor，ISF）：有效源轴距是指在束流中心轴的上"有效源"与等中心之间的距离。"有效源"定义与光子相同，是假定剂量距离分布服从平方反比定律的前提下通过测量不同等中心距离横向平面的剂量输出关系确定的等效点源位置，不过质子或重离子的有效源轴距一般比光子治疗系统要长。平方反比定律修正因子是指在宽束射野中，当测量点与"有效源"的距离 d 发生变化时，借助平方反比关系得到束流中心轴上任意一点的吸收剂量计算的预测值 D_c 与测量值 D_m 得到其测量值之比：

$$ISF = \frac{D_c(d)}{D_m(d)} \qquad (6.5.9)$$

（二）检测内容

目前，质子/重离子治疗技术主要分为笔形束点扫描（PBS）、均匀扫描（US）和被动散射（PS）三种。被动散射和均匀扫描技术目前使用极少，本文将简单介绍。质子/重离子点扫描治疗技术目前使用最为广泛，其质量检测为本文重点。根据 T/WSJD 20—2021《质子/碳离子束放射治疗装置质量控制检测规范》、WS 816—2023《医用质子重离子放射治疗设备质量控制检测标准》和 AAPM 发布的 TG—224 报告《质子治疗系统全面质量保证》等，主要测试项分为以下五大类：安全性能、机械性能、影像性能，剂量学性能，以及其他辅助测试。每类的具体检测内容如下。各质子/重离子中心开展设备质量检测的项目、频率和要求可参考这些标准、指南并结合厂家验收项目来确定。

1. 安全性

T/WSJD 20—2021 对质子/重离子治疗系统的安全性质量检测不作要求。WS 816—2023 在安全性方面规定了设备防护安全要求，包括一般要求、监测系统要求和散漏辐射的控制要求，如表 6.5.2 所示。AAPM 发布的 TG—224 则对质子治疗系统一般安全性提出了较全面的要求，如表 6.5.3 所示。

表 6.5.2　质子/重离子治疗系统设备防护安全要求（参考 WS 816—2023）

检测项目	检测频率	检测要求/容差
穿过限束装置的质子/重离子散漏光子辐射[a]	验收检测	患者平面上,P 区域 a. 平均吸收剂量,$D_{b,Pave}$ 平均值$\leqslant 0.75\%$ $D_{a,ERP}$ b. 最大吸收剂量,$D_{b,Pmax}$ 平均值$\leqslant 2\%$ $D_{a,EPR}$
照射野外的散漏光子辐射	验收检测	患者平面上,O 区域 a. $D_{(15\text{-}50)max}\leqslant 0.5\%$ D_{ERP} b. $D_{(50\text{-}200)max}\leqslant 0.1\%$ D_{ERP}
照射野外的散漏中子辐射	验收检测	患者平面上,O 区域 PBS 模式:$D_{n,max}\leqslant 0.08\%$ D_{ERP} PS 和 US 模式:$D_{n,max}\leqslant 0.8\%$ D_{ERP}
机头的散漏光子辐射	验收检测	机头外壳$\leqslant 5cm$ 范围 $D_{s,max}\leqslant 0.5\%$ D_{ERP}
感生放射性导致的光子辐射	验收检测、稳定性检测 （应检、周期检-每六个月检测）	a. 在最后一次照射终止后的 30s 内开始测量,累积 5min,测量机头的周围剂量当量值应不超过: ⅰ. 离任意外壳表面 5cm 容易接近处:$10\mu Sv$。 ⅱ. 离任意外壳表面 100cm 处:$1\mu Sv$。 或: b. 在最后一次照射终止后 30s 内开始测量,在不超过 3min 的时间内,测量机头的周围剂量率值应不超过下列值: ⅰ. 离任意外壳表面 5cm 容易接近处 $200\mu Sv/h$ ⅱ. 离任意外壳表面 100cm 处:$20\mu Sv/h$

注：[a]. 穿过限束装置的质子/重离子散漏辐射只适用于检测使用了准直器、多叶光栅等限束装置的质子/重离子设备。

表 6.5.3　质子/重离子治疗系统一般安全性的检测项目、要求及频率（参考 AAPM 发布的 TG—224）

检测项目	检测频率	检测要求/容差
门联锁	日检,年检	功能正常
碰撞联锁	日检,年检	功能正常
音频/视频通信系统	日检,年检	功能正常
治疗室清场按钮	日检,年检	功能正常
Beam On 指示器	日检	功能正常
束流传递指示器	年检	功能正常
X-ray 指示器	日检	功能正常
MU 联锁	日检	功能正常
Beam Off 按钮	日检,年检	功能正常
急停按钮	日检,月检	功能正常
治疗室束流中断	年检	功能正常
设备束流中断	年检	功能正常
失能开关	年检	功能正常
机架旋转传感器	年检	功能正常
MLC 泄露:叶片间	年检	与基线一致(PS)
MLC 泄露:叶片端部	年检	与基线一致(PS)
MLC 泄露:屏蔽支持	年检	与基线一致(PS)

续表

检测项目	检测频率	检测要求/容差
MLC活化测试（短期活化辐射）	年检	$<0.02\mathrm{mSv/h}$(PS)
目视检查调制轮	年检	与基线一致(PS)
目视检查挡块和补偿器门	年检	与基线一致(PS)
中子、光子辐射监测系统	日检，年检	功能正常
辐射警示标识	年检	功能正常

2. 机械性能

T/WSJD 20—2021、WS 816—2023 和 AAPM 发布的 TG—224 均对质子/重离子治疗系统机械性能的检测项目、容差及频率提出了要求，具体详见表 6.5.4。WS 816—2023 对质子/重离子治疗系统机械性能的检测项目均包括验收检测、状态检测和稳定性检测（应检和周期性检测）。

3. 影像性能

T/WSJD 20—2021 对质子/重离子治疗系统的影像性能质量检测未做要求，而 WS 816—2023 和 AAPM 发布的 TG—224 均对质子/重离子治疗系统影像性能的检测项目、容差及频率提出了要求，详见表 6.5.5。其中，WS 816—2023 对质子/重离子治疗系统影像性能的检测项目均包括验收检测、状态检测和稳定性检测（应检和周期性检测）。

4. 剂量学性能

T/WSJD 20—2021、WS 816—2023 和 AAPM TG—224 均对质子/重离子治疗系统剂量学性能的检测项目、容差及频率提出了要求，如表 6.5.6 所示。值得注意的是：

（1）T/WSJD 20—2021 和 WS 816—2023 对质子/重离子治疗系统剂量学性能的所有检测项目均包括验收检测、状态检测和稳定性检测（应检和周期性检测）。

（2）重离子束的射野平坦度和对称性以及 SOBP 宽度的要求在 T/WSJD 20—2021 和 WS 816—2023 比质子束要相对宽松。

（3）束斑位置和束斑尺寸是 PBS 实现精准治疗的关键指标，是决定照射野对称性和平坦度等性能的重要因素。

（4）剂量准确性：AAPM TG—224 对 PBS、PS 模式均提出了日检、月检和年检要求，剂量输出日检可在不同日期内用不同能量，月检建议在不同机架角度下进行，年检尽可能涵盖常用和非常用的机架角度，以及电离室各种修正因子的重新校准等。月检和年检需要使用参考级剂量仪和电离室。T/WSJD 20—2021 和 WS 816—2023 对剂量准确度仅提出日检的要求。

（5）深度剂量验证：AAPM TG—224 对所有模式的深度剂量曲线提出了每年检测的建议，要求在任意深度的剂量最大偏差在 2% 以内。

（6）SOBP 宽度：AAPM TG—224 对 PS 模式提出了每日和每年检测的建议，容差为 2mm/2%（取较大值），但对 PBS 模式仅为日检选做项目。而 T/WSJD 20—2021 对 SOBP 宽度无检测要求，但 WS 816—2023 要求每年检测，容差为：质子 2mm/2%，重离子 3mm/3%。

（7）AAPM TG—224 对平方反比定律修正因子 ISF、相对输出因子 ROF、SOBP 因子、射程移位器因子 RSF、日检设备的验证和电离室之间的交叉校准等提出了每年检测的要求，而 T/WSJD 20—2021 和 WS 816—2023 则无要求。

表 6.5.4　质子/重离子治疗系统机械性能的检测项目、要求及频率

检测项目	T/WSJD 20—2021		WS 816—2023		AAPM TG—224	
	检测频率	容差	检测频率	容差	检测频率	容差
激光精度	/	/	/	/	日检	±2mm(atiso)
机架角度精度	/	/	/	/	周检,年检	±1°
辐射等中心	月检	$R \leqslant 2mm$	月检	±1mm	年检	$R \leqslant 1mm$
床平移/旋转精度	/	/	月检	±1mm/1°	月检	±1mm/1°
治疗床等中心	/	/	月检	±1mm	月检	$R \leqslant 1mm$
治疗床下垂度	/	/	/	/	年检	±1mm
治疗床准确度	/	/	/	/	月检	±1(垂直方向)
治疗头喷嘴 Snout 伸缩精度	/	/	/	/	周检,年检	±10mm
治疗头喷嘴 Snout 旋转精度	/	/	/	/	年检	1°
治疗头喷嘴 Snout 到位准确度	/	/	/	/	月检	≤1mm
准直器角度指示	/	/	/	/	月检	±1°(US)
叶片位置精度	/	/	/	/	月检	±2mm(US)
补偿器放置精度	/	/	/	/	月检	±2mm(US)

表 6.5.5　质子/重离子治疗系统影像性能的检测项目、要求及频率

（参考 WS 816—2023 和 AAPM TG—224，　T/WSJD 20—2021 无要求）

检测项目	WS 816—2023		AAPM TG—224	
	检测频率	容差	检测频率	容差
激光与影像等中心重合度	/	/	日检	±2mm
质子与光野等中心重合度	/	/	年检	±1mm(如有光野)
质子与影像等中心重合度	月检	±1mm	日检,月检,年检	±1mm
2DkV 影像等中心	月检	±1mm	月检	±1mm
2DkV 图像质量及剂量	/	/	月检,年检	TG142①,TG179②
CBCT 影像等中心	/	/	日检,年检	±1mm
CBCT 图像质量及剂量	/	/	月检,年检	TG—142,TG—179&MPPG—2a③
影像引导校正偏差(2D/3DkV)	日检	±1.5mm 内	日检	±1mm
影像获取与通信	/	/	日检	功能正常

注：① 医用电子直线加速器的全面质量保证，除包含覆盖直加器安全、机械、影像、剂量学和辅助设备等全面的质量保证外，对影像的质量保证也提出了明确的质量保证要求。

② 提出了基于各种于 CT 的 IGRT 系统的通用质量保证计划，其制定了基于 CT 的图像引导系统的质量控制程序，重点关注几何结构、图像质量、图像剂量、系统操作和安全性。

③ 旨在为放射治疗中使用的 X 射线成像引导系统的质量保证提供最低标准，该指南描述了 X 射线成像引导系统的最低可接受实践标准，包括设备的质量保证和质量控制。

表 6.5.6　质子/重离子治疗系统剂量学性能的检测项目、要求及频率

检测项目	T/WSJD 20—2021		WS 816—2023		AAPM TG—224	
	检测频率	容差	检测频率	容差	检测频率	容差
剂量准确性	日检	±3%	日检	±3%	日检,月检,年检	±3%(日检)。±2%(月检,年检)

检测项目	T/WSJD 20—2021		WS 816—2023		AAPM TG—224	
	检测频率	容差	检测频率	容差	检测频率	容差
剂量线性	月检	质子±1% 碳离子±2%	月检	±2%	年检	±2%
剂量重复性	半年检	±2%	半年检	±2%	年检	±1%
束斑位置	月检	±1.5mm	月检	±1.5mm	日检、年检	±2/1mm(日检， PBS)1mm/0.5mm (年检，US&PBS)
束斑尺寸	月检	±15%	月检	±15%	月检、年检	±10%(PBS)
束斑形状均匀性	/	/	/	/	年检	γ≥90%(2mm& 2%，PBS)
束斑形状一致性	/	/	月检	±2mm	/	/
射程精度	年检	单能：±1mm ±2mm(所有模式)	年检	单能：±1mm ±2mm(所有模式)	日检、月 检、年检	近端：±2mm(日检， PS&US)远端：±1mm (日，月，年检)
射程均匀性	/	/	/	/	年检	±0.5mm
深度剂量曲线	/	/	/	/	年检	±2%(任意深度剂量差)
SOBP 宽度	/	/	年检	质子：2%/2mm 重离子：3%/3mm(PS，US)	日检、年检	±2mm/±2%(PS，US)
射野平坦度	月检	质子±2%。 碳离子±5%	月检	质子：±2% 重离子±5%(PS，US)	月检、年检	±2%
射野对称性	月检	质子±2%。 碳离子5%	月检	质子：±2% 重离子：±5%(PS，US)	月检、年检	±1%(PS，PBS) ±2%(US)
横向半影	/	±2mm	月检	±2mm(PS，US)	年检	±2mm
射野指示一致性 (或射野宽度)	月检	质子：±2mm/±2% 碳离子：±3mm/±3%	/	/	/	/
虚拟源轴距	/	/	年检	±1.0%	/	/
有效源轴距 (平方反比定律)	/	/	/	/	年检	±1%
SOBP 输出因子	/	/	/	/	年检	±2%
射程移位器因子	/	/	/	/	年检	±2%
相对输出因子	/	/	/	/	年检	±2%
监测电离室端效应	/	/	/	/	年检	1MU(PS，US) 1minimumMU(PBS)
监测电离室束斑 最小和最大 MU	/	/	/	/	年检	功能正常
MLC 光野与射野 一致性(对称野)	/	/	/	/	月检	2mm/1%(US)
MLC 光野与射野 一致性(非对称野)	/	/	/	/	月检	2mm/1%(US)
质控设备交叉校准	/	/	/	/	年检	±2%
日检设备验证	/	/	/	/	年检	±1%/±1mm

5. 其他性能

T/WSJD 20—2021 和 WS 816—2023 对质子/重离子治疗系统其他性能检测未提出要

求，AAPM 发布的 TG—224 则对其提出了一些检测要求，如表 6.5.7 所示。

表 6.5.7　质子/重离子治疗系统其他性能的检测项目、要求及频率

检测项目	检测频率	检测要求/容差
射程移位器完整性	年检	无损伤
射程移位器水等效厚度	年检	±1mm
散射体完整性	年检	无损伤(PS)
散射体水等效厚度	年检	±1mm(PS)
调制器轮完整性	年检	无损伤(PS)
喷嘴上的孔径/挡块完整性	年检	无损伤(PS)
补偿器完整性	年检	无损伤(PS)
床板完整性	年检	无损伤
固定装置	年检	无损伤
呼吸门控性能	月检	TG—142,MPPG—2a,TG—76&TG—290
呼吸门控联锁	月检	功能正常
治疗室内呼吸监测系统	月检	功能正常
相位、振幅束流控制	月检	功能正常
呼吸门控响应时间精度	月检	±100ms
门控照射输出稳定性	月检	±2%

四、质子/重离子治疗设备检测工具的原理与要求

每个质子/重离子中心应配置有相关质量控制检测仪器、模体和分析软件等。质量控制测量仪器主要包括电离室、剂量仪、多层电离室、辐射胶片、平面闪烁体探测器或固体核径迹探测器、或非晶硅探测器等。质量控制测量模体主要包括水箱、等效水模体等。通常每个治疗设备至少配备 2 套剂量仪：一套用作日常剂量仪的现场剂量仪。一套作为参考剂量仪，应根据有关规定进行检定或校准，可将量值追溯到国家标准。表 6.5.8 列出一些常用的质子/重离子治疗系统检测设备。

表 6.5.8　常用质子/重离子治疗系统检测设备（部分）

检测设备	主要检测项目或功能	型号及厂家（部分列举）	备注
积分剂量电离室	IDD、单能射程	Stingray(IBA Dosimetry)，Bragg Peak Chamber(PTW-Freiburg)	搭配水箱使用
绝对/相对剂量电离室	绝对/相对剂量测量,剂量准确性、线性及重复性	PPC05、PPC40、CC13、FC65-G、FC65-P（IBA Dosimetry） FC30010，FC30012，FC30013，Roos34001（PTW-Freiburg）	搭配水箱或固体水等效模体使用
剂量仪	绝对/相对剂量测量,剂量准确性、线性及重复性	DOSE1(IBA Dosimetry) UNIDOSE(PTW-Freiburg)	搭配绝对/相对剂量电离室使用
多层电离室	IDD、单能射程	Giraffe-MLIC(IBA Dosimetry)	使用 OmniPro-Incline 分析软件
	PDD、单能射程、调制射程、SOBP宽度、纵向剂量均匀性	Zebra-MLIC(IBA Dosimetry)	

续表

检测设备	主要检测项目或功能	型号及厂家（部分列举）	备注
布拉格峰扫描系统	射程	Peakfinder（PTW-Freiburg）	使用 PeakScan 软件
剂量胶片	束斑位置及尺寸、射野对称性及平坦度、射野大小及横向半影、伽玛分析	EBT3（GAFchromic™） EDR2（Carestream）	使用胶片扫描仪
二维剂量探测器	横向剂量分布、射野平坦度及对称性、射野宽度及横向半影、伽玛分析	Matrixx PT（IBA Dosimetry） Octavius 1500 XDR（PTW-Freiburg）	Matrixx PT 与 Digi-Phant 可搭配使用
束斑和射野探测器	横向剂量分布、射野平坦度及对称性、射野宽度及横向半影	平面闪烁体探测器 Lynx（IBA Dosimetry） 非晶硅探测器 Phoenix（IBA Dosimetry）	
日检设备	激光精度、影像引导校正偏差、影像中心与束流中心重合性、射程、剂量准确性、束斑位置及尺寸	Sphinx/Sphinx Compact ＋ PPC05 ＋ DOSE1（IBA Dosimetry）	使用 myQA 软件的 Machine 模块
kV X 射线探测器	kV 系统性能测试：kVp 精度及重复性、曝光时间精度、重复性和线性	RAYSAFE（Fluke） MagicMax Universal（IBA Dosimetry）	
水箱	IDD、PDD、横向剂量分布、射程、剂量准确性、线性及重复性	MP3（PTW-Freiburg），3D Scanner 圆水箱（Sunuclear），RFA-300（Scanditronix），BluePhantom2/Blue Phantom Smart Scan/Blue phantom PT/Digiphant 水箱（IBA Dosimetry）	一般搭配电离室使用
固体水等效模体	横向剂量分布、绝对/相对剂量测量、剂量准确性、线性及重复性	SP34（IBA Dosimetry） T2967/T40041（PTW-Freiburg）	一般搭配绝对/相对电离室使用
影像引导摆位校准模体	影像引导校正偏差、影像等中心、床等中心、激光精度和辐射等中心	Mobius WL3（Varian） Penta-Guide（QUASAR）	搭配剂量胶片可检测辐射等中心
2DkV 图像质量检测模体	2DkV 图像质量：高、低对比分辨率，空间几何形变，图像均匀性、对比度	Mobius_MC2（Varian） TOR18FG（Leeds Test Objects）	
CT/CBCT 图像质量检测模体	CT/CBCT 图像质量：高、低对比分辨率，空间几何形变，图像均匀性、CT 值精度	Catphan600，Catphan604，Catphan700（PhantomLab）	—
CTDI 模体	CBCT 成像剂量	CTDI 模体	一般搭配 X 射线探测器
水平仪	机架角度、治疗床 Pitch&Roll 准确性	—	按法规要求检定和校准
温度气压计	绝对剂量测量时的温度气压因子修正	—	按法规要求检定和校准
坐标纸、测量尺	床平移/旋转精度、治疗床下垂度、治疗头喷嘴 Snout 到位准确度及伸缩精度等	—	
测量分析软件	测量数据分析，记录及趋势分析等	MyQA/OmniPro-Incline（IBA Dosimetry） MEPHYSTO mc²/Beam Adjust/VeriSoft（PTW-Freiburg）	搭配各种测量设备使用

（一）检测工具性能

1. 积分深度剂量测量电离室

积分深度剂量测量电离室典型代表有 IBA StingRay、PTW Bragg Peak Chamber（BPC）和积分布拉格峰电离室等。

图 6.5.2 列举了部分质子束 IDD 积分深度曲线测定用的电离室，左图为 IBA StingRay 电离室搭配 Steath 参考电离室，右图为 PTW BPC34070 电离室搭配 BPC7862 参考电离室。

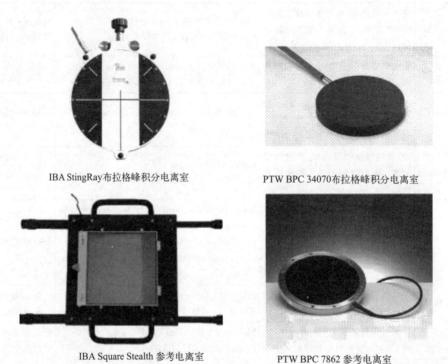

图 6.5.2 质子/重离子束 IDD 积分深度曲线测定用的电离室（部分）

图 6.5.3 和图 6.5.4 分别列举了部分 IBA 用于相对和绝对剂量测定的电离室和部分 PTW 用于相对和绝对剂量测定的电离室。

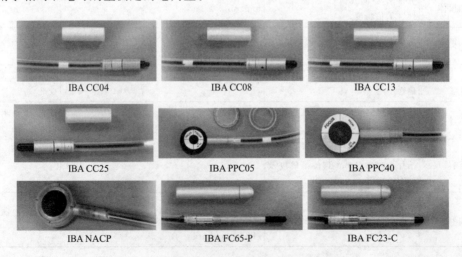

图 6.5.3 IBA 用于相对和绝对剂量测定的电离室（部分）

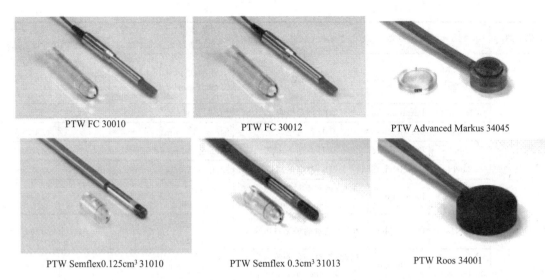

图 6.5.4　PTW 用于相对和绝对剂量测定的电离室（部分）

2. 绝对剂量/相对剂量测量电离室

表 6.5.9 列举了部分质子/重离子束常用相对剂量和绝对剂量测定的电离室。

表 6.5.9　质子/重离子束常用的一些相对剂量和绝对剂量测定的电离室

供应商	型号	类型	应用	灵敏体积/灵敏直径	灵敏度（nC/Gy）	推荐能量范围（MeV）	有效测量点WET(mm)
IBADosimetry	StingRay	Parallelplate	IDD 测量电离室	11. 3cm³/120mm	～500	50～250	～4.9
	RFD3G	Diode	IDD 参考电离室	—	35	—	—
	SquareStealth	Parallelplate	IDD 参考电离室 0. 5cm×0. 5cm～20cm×20cm	588cm³	33	—	—
	PPC05	Parallelplate	相对/绝对剂量测量电离室	0. 05cm³/9. 9mm	2	40～230	1.76
	PPC40	Parallelplate	相对/绝对剂量测量电离室	0. 4cm³/16mm	12	40～230	1. 19
	NACP	Parallelplate	相对/绝对剂量测量电离室	0. 16cm³	6	40～230	1. 04
	FC23-C	Farmertype	相对/绝对剂量测量电离室	0. 23cm³	7	40～230	—
	FC65-G/P	Farmertype	相对/绝对剂量测量电离室	0. 65cm³	21	40～230	—
	CC04	thimble	相对/绝对剂量测量电离室 ≥5cm×5cm	0. 04cm³	1	40～230	—
	CC08	thimble	相对/绝对剂量测量电离室	0. 08cm³	2	40～230	—
	CC13	thimble	相对/绝对剂量测量电离室	0. 13cm³	4	40～230	—
	CC25	thimble	相对/绝对剂量测量电离室	0. 25cm³	8	40～230	—
	RAZORNano	PinPoint	相对/绝对剂量测量电离室 0. 5cm×0. 5cm—3cm×3cm	0. 003cm³	0. 11	—	—
	RAZOR	PinPoint	相对/绝对剂量测量电离室 ≤5cm×5cm	0. 01cm³	0. 33	—	—
	RAZORDiode	Diode	相对/绝对剂量测量电离室 ≤5cm×5cm	—	4. 1	—	—

续表

供应商	型号	类型	应用	灵敏体积/灵敏直径	灵敏度(nC/Gy)	推荐能量范围(MeV)	有效测量点WET(mm)
PTW-Freiburg	BPC34070/34080	Parallelplate	IDD 测电离室	10.5cm³/81.6mm	325	70～250	4.0(34070)，0.7(34080)
	BP15034089	Parallelplate	IDD 测量电离室	34cm³/147mm	1240	70～250	4.65
	786	Parallelplate	IDD 参考电离室	94cm³/155mm	—	—	0.025
	7862	Parallelplate	IDD 参考电离室	17.6cm³/95mm	—	—	0.05
	34014	Parallelplate	IDD 参考电离室	86cm³/148mm	—	—	0.025
	Roos34001	Parallelplate	相对/绝对剂量测量电离室 4cm×4cm～40cm×40cm	0.35cm³/15.6mm	12	50～270	1.29
	Markus23343	Parallelplate	相对/绝对剂量测量电离室	0.055cm³/5.3mm	0.67	50～270	1.04
	Advanced Markus34045	Parallelplate	相对/绝对剂量测量电离室 3cm×3cm～40cm×40cm	0.02cm³/5mm	0.67	50～270	1.04
	30010,30011,30012,30013	Farmertype	相对/绝对剂量测量电离室 5cm×5cm～40cm×40cm	0.6cm³/6.1mm	20	50～270	—
	31010,31013	Semiflex	相对/绝对剂量测量电离室 3cm×3cm～40cm×40cm	0.125cm³/5.5mm (31010) 0.30cm³/5.5mm (31013)	3.320	50～270	—

3. 剂量仪

剂量仪主要是将电离室测量数据进行收集和分析，用数值化形式显示，一般情况下剂量仪需要单独校准或与电离室一同校准。放疗常用的剂量仪包括 IBA 的 DOSE1 和 PTW 的 UNIDOSE 等。

4. 多层电离室

多层电离室 MLIC 典型代表是 IBAdosimetry 的 Giraffe-MLIC 和 Zebra-MLIC，如图 6.5.5 所示。

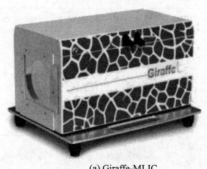 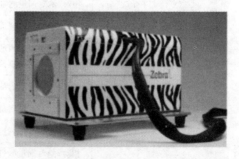

(a) Giraffe-MLIC   (b) Zebra-MLIC

图 6.5.5 MLIC 深度剂量测量设备

Giraffe-MLIC 主要用于测试质子束流原始布拉格峰（pristine bragg peak）积分深度剂量分布。需要注意的是，用 Giraffe-MLIC 测量前，需要采用水箱和电离室采集的质子/重离子束深度曲线做每层电离室水等效厚度及剂量响应均匀性校准。

Zebra-MLIC 主要用于测试质子/重离子束流宽野剂量深度曲线。Zebra-MLIC 结构和工作原理与 Giraffe-MLIC 类似，不同的是，其探测器孔径更小，直径 2.5cm，所以一般不能用于需要更大探测器面积的积分深度曲线测量。表 6.5.10 给出了 Zebra 和 Giraffe 的关键指标。

表 6.5.10 Zebra-MLIC 和 Giraffe-MLIC 的主要指标对比

指标	Zebra-MLIC	Giraffe-MLIC
测量对象	单能宽野、SOBP	单能束斑（FWHM=0.5～3cm）
测量能量范围	33cmWET	33cmWET
射程精度	±0.5mm	±0.5mm
剂量线性	≤0.5%(10cGy～5Gy)	≤1%(50cGy～20Gy)
剂量率线性	≤1%(0.5～15Gy/min)	≤1%(≤5nA)
信噪比	1cGy 下的信噪比≤0.2%	1cGy 下的信噪比≤0.2%
稳定性	7 天内的偏差小于 1%	7 天内的偏差小于 1%
收集极直径	2.5cm	12cm
灵敏度	14.76nC/Gy	～247nC/Gy
电荷分辨率	100fC/count	200fC/count
采样时间	≥10ms	≥10ms
数据读出方式	并行、同步读出(无死时间)	并行、同步读出(无死时间)

5. 布拉格峰扫描系统

布拉格峰扫描系统的代表为 PTW PeakFinder，包含两个充满水的波纹管（前端水吸收体和远端作为蓄水池）及内置测量和参考电离室，通过变化前端水吸收体厚度进行布拉格峰扫描，并用自带的 PeakScan 软件实现测量和分析。

6. 二维剂量分布测量设备

二维剂量分布测量设备主要用于测量横向剂量分布，可以计算照射野平坦度、照射野对称性、照射野宽度及照射野横向半影等，还可以与治疗计划系统计算剂量进行伽玛分析等。常用的二维剂量分布测量设备如 IBA 的 MatrixPT（图 6.5.6），PTW 的 Octavius Detector 1500^{XDR}（图 6.5.7），以及剂量胶片（如 EBT3 或 EDR2 胶片）等。

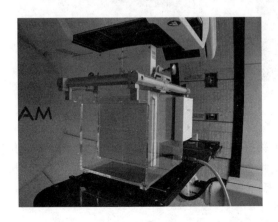

图 6.5.6 Digiphant 水箱和
MatrixPT 电离室阵列的组合

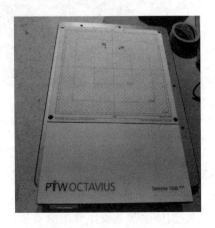

图 6.5.7 PTW Octavis
Detector 1500^{XDR} 实物图

剂量胶片可进行相对剂量测量，经过适当校准，可应用于绝对剂量测定。

7. 束斑特性和射野分析设备

用于质子单个束斑和多个束斑 profile 以及射野测量的工具包括 IBA 的 Lynx 闪烁体探测器和 Phoenix 非晶硅探测器，以及剂量胶片（如 EBT3 或 EDR2 胶片）等。

8. 日检质控设备

日检质控设备如 IBA 的 Sphinx Compact 是用于质子扫描束每日机器 QA 的紧凑型完整多合一解决方案。它的特点在于将高分辨率探测器与特制综合模体相结合，一次测量可同时检查：能量、输出量、展宽布拉格峰、等中心一致性、激光校准精度等。结合 myQA 软件分析机器参数，并与基线对比分析。

（二）模体

1. 水箱

水箱搭配剂量测量电离室（如 IBA PPC05，IBA Stingray 电离室或 PTW Bragg Peak Chamber 电离室）可以在质子/重离子治疗系统验收测试、临床调试和机器周期性质控进行绝对剂量标定、测量机器输出稳定性、积分深度剂量曲线 IDD、SOBP 深度曲线等。目前在质子/重离子治疗中心中使用的水箱系统有德国 PTW MP3 型三维水箱 [图 6.5.8(a)]、美国 Sunuclear3DScanner 圆水箱、德国 IBADosimetry 的 Bluephantom^2 三维水箱/SMART-SCAN 三维水箱 [图 6.5.8(b)] /BluephantomPT 质子专用一维水箱和瑞典 Scanditronix 的 RFA-300 三维水箱等。

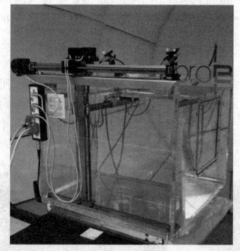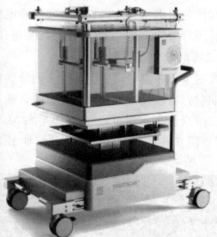

(a) PTW MP3-TANDEM   (b) IBA SMARTSCAN

图 6.5.8　三维水箱

图 6.5.9 为 IBA Blue Phantom PT 质子专用一维扫描水箱，其位置精度 0.05mm，位置重复性±0.03mm，位置分辨率 0.1mm，借助集成扫描软件 myQA Accept 采集和分析数据。图 6.5.10 给出了 myQA Accept 软件测量和分析质子束积分深度剂量 IDD 的示例。

2. 固体水等效模体和图像质量检测模体

商用的固体水等效模体包括 IBA 的 SP34 和 PTW 的 T2967、T40041 模体。

质子/重离子治疗系统图像检测设备与光子大体相同，包括 CT/CBCT 性能检测模体

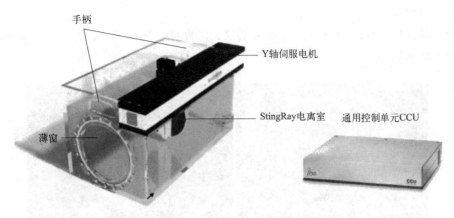

图 6.5.9　IBA Blue Phantom PT 质子专用一维扫描水箱

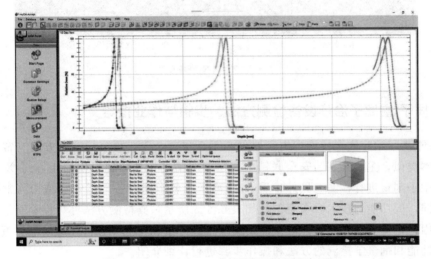

图 6.5.10　myQA Accept 软件测量和分析质子束 IDD

（如 Catphan@600、Catphan@604 等）、用于检测 kV X 射线图像质量的模体（如 Leeds Test Objects 的 TOR18FG 模体）、X 射线质量探测器（如美国 Fluke RAYSAFE X 射线质量分析仪，德国 IBA MagicMax Universal X 射线测试仪）、IGRT 摆位验证模体（如瓦里安 Mobius 验证模体，QUASAR Penta-Guide 模体，如图 6.5.11 所示）等。

二维 kV 图像质量检测模体可以检测高、低对比分辨率，以及几何形变、图像均匀性、对比度等项目。商用二维 kV 图像质量检测模体包括 Mobius-MC2（Varian）和 TOR18FG 等。TOR18FG 模体如图 6.5.12(a) 所示为的实物图，[6.5.12(b)] 为 TOR18FG 在 kV X 射线下成像的图像。

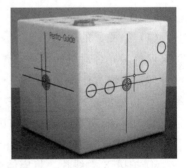

图 6.5.11　QUASAR Penta-Guide 模体

（三）分析软件

分析软件有 PTW 的 MEPHYSTOmc^2、VeriSoft、BeamAdjust 和 PeakScan，以及 IBA 公司的 myQA、OmniPro-Incline 等。

（四）其他工具

其他工具包括一些通用质检设备如水平仪、温度计、气压计、测量尺、负载和坐标纸等，这里不详细叙述。

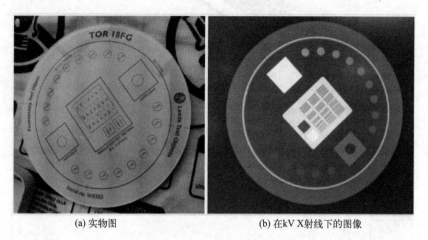

(a) 实物图　　　　　　　　　(b) 在kV X射线下的图像

图 6.5.12　TOR18FG 模体

五、质子/重离子治疗设备检测方法、步骤与作业指导

质子/重离子治疗安全性检测内容如表 6.5.2 和表 6.5.3 所示，检测方法与常规光子放疗设备基本类似，主要区别为安全联锁上多了一个清场按钮，辐射安全上除了 X 射线检测外还需对中子剂量进行检测。另外，质子/重离子机载影像设备虽然安装结构与常规放疗设备有所不同，但功能与技术要求类似，如表 6.5.5 所示，其检测方法亦可借鉴直线加速器相关内容。因此，安全性和影像性能检测的具体检测方法和作业步骤，在此处不再赘述。本节仅对机械性能和剂量学检测的方法和操作步骤进行详细介绍。

（一）机械性能检测

1. 激光位置精度

（1）检测目的

评价激光灯对机械等中心位置的指示精度。

（2）检测方法

① 机架旋转至 0°，用白纸观测左右两侧激光的重合度，其数值应满足性能要求。

② 用白纸观测顶部激光与床尾激光的重合度，其数值应满足性能要求。

③ 将 IGRT 摆位模体平放在治疗床上，根据模体外部标记，使用激光灯对模体进行摆位。

④ 拍摄 X 射线片，将模体内置小球的球心移至影像中心，读取移床矢量，该移床矢量就是激光等中心与机械等中心的偏差，其数值应满足性能要求。

2. 机架角度精度

（1）检测目的

评价机架角度指示值与实际值之间的一致性。

（2）检测方法

① 机架旋转至 180°，将水平仪紧贴治疗头基准面，读取电子水平仪的机架角度数字显

示值，或旋转机架到水平仪的气泡处于居中位置，计算实测机架角度与标称机架角度之间的偏差，其数值应满足性能要求。

② 分别在 90°、0°、270°不同机架下，重复步骤①，所有测量机架角度下的偏差都应满足性能要求。

3. 机架等中心

(1) 检测目的

评价机架旋转的同心度，衡量质子束等中心随机架角度变化。

(2) 检测方法

① 机架旋转至 0°，将剂量胶片（如 EBT3 或 EDR2 胶片）竖直放置，胶片平面与机架旋转平面平行，胶片中心位于机械等中心附近，胶片前方和后方放置一定厚度的水模体，用来固定胶片。

② 设置能量应至少包括低能、中能、高能三挡能量条件，分别在不同机架角度下（对于 360°机架治疗室，推荐使用 180°、135°、90°、60°、0°、315°、270°和 210°对胶片进行质子束曝光照射，胶片上呈星状。

③ 胶片扫描，对胶片进行光密度分析，获取胶片上每个机架角度下的质子束中心轴所在的位置。

④ 测量胶片中各个机架角度下的质子束中心轴交点的内接圆半径，即质子束辐射等中心半径，其数值应满足性能要求。

4. 治疗床平移及旋转精度

(1) 检测目的

评价治疗床在不同位置时的平移及不同角度旋转到位准确度。

(2) 检测方法

质子/重离子床一般为六维机器人床，不过其平移及旋转精度测量基本与直加器所用床基本相同，可借助坐标纸、直尺及角度测量仪来完成。

5. 治疗床等中心

(1) 检测目的

分别评价治疗床在旋转方向（rotation），俯仰方向（pitch）和滚动方向（roll）的旋转同心度。

(2) 检测方法

① 机架旋转至 0°，治疗床三个方向轴归零，即 rotation＝pitch＝roll＝0°，在治疗床上放置摆位模体，加载一定的承重（如不小于 30kg 分布式负载），根据模体外部标记，根据模体外部标记，对摆位模体进行固定（如胶带固定）。

② 拍摄 X 射线片，获取两个 DR 图像，移动 PPS，直到模体内小球的球心位于两个图像的虚拟十字叉丝的中心（即机械等中心）。

③ 改变治疗床角度，拍摄 X 射线片，获取两个 DR 图像，将模体内小球的球心移动至两个图像的虚拟十字叉丝的中心（即机械等中心），得到当前模体小球的球心与机械等中心之间各方向偏差 D 及其总移床校正矢量（correction vector，CV）。

④ 依次在治疗床的不同旋转角度（如 270°、315°、0°、45°和 90°）、不同俯仰角度（如 0°、1.5°、3°、357°和 358.5°）和不同滚动角度（如 0°、1.5°、3°、357°和 358.5°）下，重复

步骤③，其数值 ΔD 都应满足性能要求。

6. 治疗床负重沉降幅度

（1）检测目的

评价模拟治疗床在承载标准负重的情况下，床面不同位置的下垂幅度。

（2）检测方法

① 机架旋转至 0°，调整床面高度至等中心处。

② 加载一定重量的负载（其重量应根据设备供应商验收测试所用负载的重量），基本均匀分布在床面 2m 的范围内；将直尺以竖立姿态贴于床沿（如果床沿不便粘贴，也可将固体水置于床沿，直尺以竖立姿态贴于固体水上）。

③ 在床面完全缩回和完全伸出两种状态下，分别读取床头、床中、床尾位置有无负载时的床面高度的变化，其数值应满足性能要求。

7. 治疗头喷嘴到位准确度

（1）检测目的

评价治疗头喷嘴的位置显示值与实际值的一致性。

（2）检测方法

① 机架旋转至 0°，治疗床床面升高至机械等中心，用直尺测量治疗头喷嘴与治疗床床面之间最小距离，该距离为治疗头喷嘴的实测位置，与治疗头喷嘴的显示值比较，其偏差应满足性能要求。

② 在治疗头喷嘴的最大位置、最小位置和中间位置，依次重复步骤①，其数值都应满足性能要求。

8. 治疗头喷嘴伸缩精度

（1）检测目的：评价治疗头喷嘴的伸出与缩回的运动精度。

（2）检测方法

① 机架旋转至 0°，治疗床床面升高至机械等中心，用直尺测量治疗头喷嘴与治疗床床面之间最小距离，该距离为治疗头喷嘴的实测位置。

② 依次在治疗头喷嘴三个不同位置重复上述步骤，计算治疗头喷嘴运动精度，其数值应满足性能要求。

（二）剂量学性能检测

1. 束斑位置和尺寸

（1）检测目的

评价质子/碳离子束的束斑位置和尺寸是否满足性能要求。

束斑位置和尺寸及其分布是质子束流配送中剂量优化计算与射野调制的最基本参数。每年需要定期进行全面测量和校正，以确保笔形束束斑的横向剂量分布与治疗计划系统中参数配置模块中使用的束流模型参数一致。

对于点扫描模式，应测量束斑位置和大小。对于被动散射模式，可测量束斑位置和大小。对于旋转机架，应测试的机架角度至少包含 0° 和 90°。

（2）检测方法

① 机架旋转至 0°，将束斑探测设备（如 IBA 的 Lynx、Sphinx-Compact，Phoenix 探测器等）放置在治疗床上，利用激光灯进行摆位，使成像面位于机械等中心。

② 加载束斑测试计划，测试计划包含中心束斑和多个离散束斑。

③ 执行测试计划，对测量二维探测器进行照射。

④ 进行分析数据，图 6.5.13 给出了 myQA 分析软件测试束斑位置和尺寸的示意图，束斑位置及束斑尺寸的实测值与基准值的偏差应满足性能要求。

⑤ 采用不同能量重复上述测量和分析步骤，应覆盖低能、中能和高能至少三挡能量。

⑥ 改变不同机架角度（如 0°、90°和 270°），重复上述测量和分析步骤，所有测量的偏差应满足性能要求。

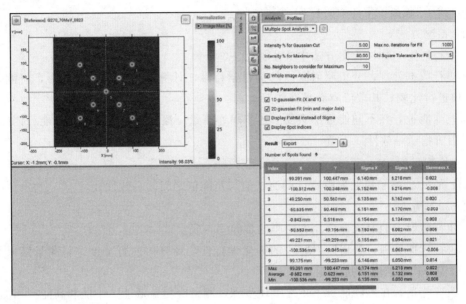

图 6.5.13　IBA Phoenix/Lynx MyQA 分析软件测试束斑位置和尺寸示意图

2. 射野对称性

（1）检测目的

评价质子/碳离子束照射野的对称性。

（2）检测方法

① 将二维剂量分布测量设备（如 IBA MatrixPT，PTW Octavius detector 1500 DXR）或 EBT3 或 EDR2 胶片固定在治疗床上，利用激光系统在等中心处进行定位，使探测面位于等中心层面。

② 机架角度垂直于探测面，加载单能宽野计划，照射野大小不小于 5cm×5cm，推荐用 10cm×10cm。

③ 出束，对二维剂量分布测量设备或胶片进行照射。

④ 进行数据处理，分析照射野内的剂量学特性，按公式（6.5.2）计算照射野对称性 S，将测量结果与基准值进行比较，其数值应满足性能要求。

⑤ 改变能量，在不同能量下重复上述步骤，测量应覆盖低能、中能和高能三挡能量。

3. 射野平坦度

（1）检测目的

确认质子/碳离子束照射野的平坦度满足性能要求。

（2）检测方法

① 执行射野对称性检测方法中的步骤①～③。

② 进行数据处理，分析照射野内的剂量学特性，按公式(6.5.3)计算照射野平坦度 F，将测量结果与基准值进行比较，其数值应满足性能要求。

③ 改变能量，在不同能量下重复上述步骤，测量应覆盖低能、中能和高能三挡能量。

4. 射野横向半影

（1）检测目的

评价质子/碳离子束照射野横向半影大小。

（2）检测方法

① 执行射野对称性检测方法中的步骤①～③。

② 进行数据处理，分析照射野内的剂量学特性，计算照射野的横向半影，将测量结果与基准值进行比较，其数值应满足性能要求。

③ 改变能量，在不同能量下重复上述步骤，测量应覆盖低能、中能和高能三挡能量。

5. 射野指示一致性

（1）检测目的

评价质子/碳离子束照射野宽度的测试值与基准值之间的一致性。

（2）检测方法

① 执行照射野的对称性检测方法中的步骤①～③。

② 进行数据处理，分析照射野内的剂量学特性，计算照射野宽度，将测量结果与基准值进行比较，其数值应满足性能要求。

③ 改变能量，在不同能量下重复上述步骤，测量应覆盖低能、中能和高能三挡能量。

6. 剂量输出一致性

（1）检测目的

评价质子/碳离子束绝对剂量的实测值与基准值的偏差。

（2）检测方法

每日剂量测量可用治疗级电离室和剂量仪，月检和年检需使用参考级电离室和剂量仪。年检比月检测试更多束流能量和机架角度，年度检查的机架角度尽可能测量非常用角度，以及电离室各种修正因子的重新校准等。

① 选取电离室、静电计剂量仪、水箱和温度气压计同时开展测量。

② 加载测试计划，测试计划可以是单能宽野计划或 SOBP 计划，对于单能宽野计划应产生一个不小于 $5cm \times 5cm$ 的单能照射野。对于 SOBP 输出应产生不小于 $5cm \times 5cm \times 5cm$ 的等剂量体积，射野大小推荐用 $10cm \times 10cm$，照射野或等剂量体内的吸收剂量不小于 1Gy。

③ 将绝对剂量测量用的电离室放置在扫描水箱内，利用激光进行摆位，对于单能宽野计划，将电离室位于深度剂量曲线的入射段平坦区；对于 SOBP 计划，将电离室位于 SOBP 均匀剂量区域的中心位置附近。

④ 电离室的极化效应修正因子 k_{pol} 重新测量与评估：分别在正、负极化电压下出束测量，记录参考级剂量仪上的读数，重复多次测量后取平均值，并计算电离室的极化效应修正因子 k_{pol}，在低能、中能和高能至少三挡能量下，评价束流能量对电离室的极化效应修正因

子 k_{pol} 的影响：

⑤ 电离室的复合效应修正因子 k_s 重新测量与评估：分别在校准电压、低电压（一般为到校准电压的 1/3 或以下）下出束测量，记录剂量仪上的读数，重复多次测量后取平均值，计算脉冲模式、脉冲扫描模式下的电离室的复合效应修正因子 $k_{s(pulsed)}$ 和 $k_{s(pulsed-scanned)}$，使用接近双压法比值 $\dfrac{\dfrac{M_1}{M_2}-1}{\dfrac{V_1}{V_2}-1}+1$ 的模式的复合效应修正因子。在低能、中能和高能至少三挡能量下，评价束流能量对电离室的复合效应修正因子 k_s 的影响。

⑥ 计算剂量输出一致性，其数值都应满足性能要求。

⑦ 在不同机架角度下重复测量与分析，对于 360° 旋转机架，建议至少选取 4 个角度。对于 180° 旋转机架，建议至少选取 3 个角度。

7. 射程验证

(1) 检测目的

评价束流射程一致性以及治疗设备束流路径上所有介质的完整性及射程损失。束流射程一致性年度检查的目的是验证相对基准值的束流射程偏差情况，以此反映治疗设备束流路径上所有介质的完整性及射程损失。

(2) 检测方法

可用多层电离室 Giraffe/Zebra-MLIC 或水箱扫描对射程测量。多层电离室测量时需摆位精准并与基线测量摆位一致，特别注意多层电离室中心线与射束中心轴平行，表面位置与基线测量相同。图 6.5.14 是用 Giraffe-MLIC 测量 IDD 示意图。

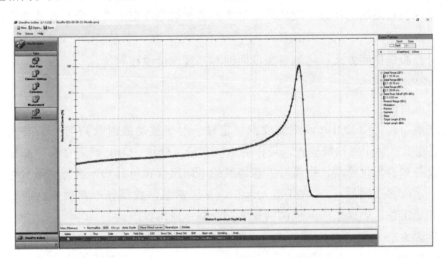

图 6.5.14 基于 OmniPro-Incline 的 Giraffe-MLIC 测量 IDD 示意图

如用水箱测量射程，具体操作如下：

① 水箱摆位（含摆放、调平和注水），在水箱上安装测量电离室，参考电离室可用治疗头监测电离室或其他穿透式电离室。

② 设置水面位置和等中心位置，连接扫描水箱相应软件。

③ 单能模式下，选择单束斑或者均匀射野持续照射，可通过控制软件设置连续扫描或

步进扫描模式和参数，通常从深处开始往浅处扫描以减少电离室移动导致的水干扰影响，另外可在峰值及跌落区设置更小扫描步长或速度以增加测量分辨率。

④ 切换下一挡能量，重复上述测量。能量应至少包括高能、中能和低能三挡能量条件。

⑤ 对每一能量，在深度剂量分布曲线中插值或用分析软件得到射程，与基准值比较，其偏差应满足性能要求。

8. 射程均匀性

（1）检测目的

评价离轴区域的深度剂量分布的射程相对于束流中心轴的射程的差异，可以通过在Bragg曲线下降沿选取垂直于束流中心轴的剖面测量射程均匀分布状态来验证射程均匀性。

（2）检测方法

射程均匀性的检测方法与射程验证的检测方法类似。分别在离轴区域（如±2cm，±5cm 等）进行单束照射，所测射程与束流中心轴射程的偏差应满足性能要求。

9. 近端射程精度

（1）检测目的

评价束流近端射程的实测值相对于基准值的偏差是否满足性能要求。

（2）检测方法

近端射程精度的检测方法同射程验证的检测方法。近端射程一般用深度剂量曲线上的剂量上升沿的 90% 处的水等效深度，计算近端射程测量值与基准值偏差，其数值应满足性能要求。

10. 深度剂量验证

（1）检测目的

评价深度剂量曲线上任意深度处的剂量实测值相对基准值的偏差满足性能要求。

（2）检测方法

参考射程验证检测方法，将测量深度曲线与基线深度曲线对比。

11. SOBP 调制宽度

（1）检测目的

评价拓展布拉格峰 SOBP 调制宽度的稳定性。对于被动散射及均匀扫描模式，应测量SOBP 调制宽度。对于点扫描模式，可作为选项测量以测量 SOBP 调制宽度。如果使用射程调制展宽设备如脊形过滤器，则需对射程调制的不同组合在每日 QA 进行测量（可在不同的日期完成一次或多次测量），并在年度 QA 里，基于剂量学数据分析其质量性能趋势，评估其完整性和稳定性，确保束流射程调制宽度符合临床应用要求。

（2）检测方法

① 机架旋转至 0°，将质控设备如 IBA Sphinx compact 或多层电离室组（IBA Zebra-MLIC）放置在治疗床上，利用激光灯进行摆位。

② 加载 SOBP 计划，射野不小于 $10cm \times 10cm$，SOBP 的调制深度不小于 5cm。

③ 启动测量与分析软件，做本底校准，测量，出束照射。

④ 数据处理，图 6.5.15 给出的基于 OmniPro-Incline 的 Zebra-MLIC 测量到的 SOBP曲线，分析得到 SOBP 调制宽度，其数值应满足性能要求。

12. 剂量线性

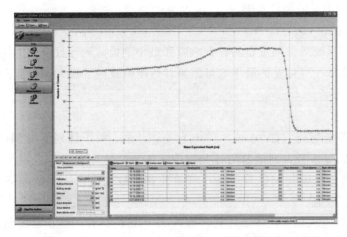

图 6.5.15　基于 OmniPro-Incline 的 Zebra-MLIC 测量 SOBP 示意图

（1）检测目的

评估剂量监测计数与输出的吸收剂量之间的线性关系。

（2）检测方法

① 摆放好水箱，并安装电离室、静电计剂量仪。测量温度气压。

② 加载测试计划，测试计划可以是单能宽野计划或 SOBP 计划，对于单能宽野计划应产生一个不小于 5cm×5cm 的单能照射野。对于 SOBP 输出应产生不小于 5cm×5cm×5cm 的等剂量体积，射野大小推荐用 10cm×10cm，照射野或等剂量体内的吸收剂量不小于 1Gy。

③ 将绝对剂量测量用的电离室放置在扫描水箱内，利用激光进行摆位，对于单能宽野计划，将电离室位于深度剂量曲线的入射段平坦区；对于 SOBP 计划，将电离室位于 SOBP 均匀剂量区域的中心位置附近。

④ 执行不同剂量监测计数或不同吸收剂量（如 0.5Gy、1Gy、2Gy、4Gy、6Gy 剂量）的照射，也可以参照随机文件中的测试条件进行照射。

⑤ 记录剂量仪的读数，计算吸收剂量的实测值，多次测量后计算平均值。

⑥ 计算 MU 输出的线性 L，其数值应满足性能要求。

⑦ 在低能、中能和高能至少三挡不同能量下，重复步骤①~⑥。

13. 剂量重复性

（1）检测目的

评价在其他照射条件相同情况下，当剂量监测计数设定为相同值时，质子束的剂量监测计数输出的重复性。

（2）检测方法

① 参考剂量线性摆位及测量方法。

② 制订放射治疗计划，对于单能输出应产生一个不小于 5cm×5cm 的单能照射野。对于 SOBP 输出应产生一个不小于 5cm×5cm×5cm 的等剂量体积，射野推荐 10cm×10cm，测量点吸收剂量应不小于 1Gy。

③ 执行计划，记录剂量读数。

④ 重复测量 5 次，计算变异系数 CV，其数值应满足性能要求。

⑤ 在低能、中能和高能至少三挡不同能量下，重复步骤①~④。

14. 最大/最小剂量监测计数响应

（1）检测目的

验证剂量监测系统最大剂量监测计数响应和最小剂量监测计数响应的能力，检查剂量监测系统是否会忽略低于可传递的最小剂量监测计数限值或高于最大剂量监测计数限值的束斑（点）。

（2）检测方法

① 生产 4 个单能宽野（如 10cm×10cm）测试计划，每个计划使用 MU 相同的束斑：A 计划是每束斑 MU 等于最大剂量监测计数限值。B 计划是每束斑 MU 稍大于最大剂量监测计数限值。C 计划是每束斑 MU 等于最小剂量监测计数限值。D 计划是每束斑 MU 稍小于最小剂量监测计数限值。

② 在治疗机器上执行上述 4 个计划，确认 A 计划和 C 计划能正常传递剂量，而 B 计划和 D 计划不能。

15. 监测电离室的"端效应"

（1）检测目的

检查多次短时间辐射曝光与单次长时间辐射曝光（电荷量相同）在监测电离室的输出剂量的差异，以确保用于测量的电子设备的响应一致性。

（2）检测方法

① 参考剂量线性摆位及测量方法。

② 加载单一能量单束斑计划或单一能量的宽野计划（如 10cm×10cm，但所有束斑的 MU 或权重相同）。

③ 出束照射，记录剂量仪的读数，计算模体中的电离室吸收剂量测量值 D，记录治疗头监测电离室显示的实际传递的剂量监测计数 U。

④ 采用一系列不同的 MU 重复上述步骤，得到吸收剂量 D 与 U 的线性关系，通过外推的方式得到 D_0。

⑤ 对相同的测试计划分别在单次和间隔多次曝光两种情况下完成照射，计算监测电离室的"端效应"。

16. 相对输出因子

（1）检测目的

评价不同能量的机器剂量输出相对于参考能量的机器剂量输出的影响。

（2）检测方法

① 参考剂量线性摆位及测量方法。

② 加载参考条件下的测试计划：参考能量（如 160MeV）、参考射野（10cm×10cm）、参考 SOBP（调制宽度 10cm）。

③ 出束照射，记录剂量仪的读数，计算 P 点的吸收剂量 D_P，多次测量后计算平均值。

④ 加载不同能量测试计划：参考射野（10cm×10cm）、参考 SOBP（调制宽度 10cm），不同能量（如 70MeV、80MeV、100MeV、120MeV、140MeV、160MeV、180MeV、200MeV、220MeV 等）。

⑤ 利用激光摆位，将电离室放置在水箱或水模体内等效水深度为 z，位于等中心且在 SOBP 中心位置处。

⑥ 计算相对输出因子 ROF，与基准值的偏差应满足性能要求，如未能满足，对相对输出因子 ROF 进行校正，直至满足要求为止。

需要注意的是：如果条件允许，可以增加测量单能宽射野计划进行测试，将电离室置于深度剂量曲线的入射段平坦区（如水下 2cm）等中心位置处，所有测试能量（包括参考能量）在等中心处的射野相同（如 10cm×10cm）。

相对输出因子 ROF 很多时候会考虑射野大小对输出剂量的影响，此时，射野因子 FSF 包含在相对输出因子 ROF 之中，为了利于读者理解，本文将射野因子 FSF 从相对输出因子 ROF 中抽离出单独进行描述。

17. 射野因子

（1）检测目的

射野因子是评价不同射野大小在等中心处的吸收剂量相对于参考射野的影响。射野因子 RSF 通常归到相对输出因子 ROF 中。

（2）检测方法

① 参考剂量线性摆位及测量方法。

② 分别执行参考射野和不同射野（如 3cm×3cm，4cm×4cm，5cm×5cm，6cm×6cm，8cm×8cm，12cm×12cm，15cm×15cm，20cm×20cm 等）的计划，记录剂量仪的读数，计算 P 点的吸收剂量 $D_U(E, z_{ref}, FS)$ 和 $D_U(E, z_{ref}, FS)$，多次测量后计算平均值。

③ 计算射野因子 RSF，与基准值的偏差应满足性能要求，如未能满足，进行射野因子 RSF 校正，直至满足要求为止。

④ 在低能、中能和高能至少三挡不同能量下，重复步骤③。

18. SOBP 因子

（1）检测目的

SOBP 因子用于评价不同 SOBP 调制宽度在 SOBP 中心位置处的吸收剂量相对于参考调制宽度的吸收剂量的影响。

（2）检测方法

① 参考剂量线性摆位及测量方法。

② 分别执行参考调制宽度（如 10cm）和不同调制宽度（如 2cm、4cm、6cm、8cm、12cm、14cm 和 16cm 等）的计划，记录剂量仪的读数，计算 Q 和 Q' 点的吸收剂量 D_Q 和 $D_{Q'}$，多次测量后计算平均值。

③计算 SOBP 因子，与基准值的偏差应满足性能要求，如未能满足，进行 SOBP 因子校正，直至满足要求为止。

④ 在低能、中能和高能至少三挡不同能量下，重复步骤②～③。

19. 射程移位器因子

（1）检测目的

评价剂量监测系统射程移位器厚度对 SOBP 中心处的吸收剂量相对于无射程移位器的吸收剂量的影响。

（2）检测方法

① 参考剂量线性摆位及测量方法。

② 加载参考条件下的测试计划：参考射野（10cm×10cm）、参考 SOBP（调制宽度

10cm），无射程移位器。

③ 执行参考计划（无移位器），记录剂量仪的读数，计算 M 点的吸收剂量 D_M，多次测量，计算平均值。

④ 加载测试计划：参考射野（10cm×10cm）、参考 SOBP（调制宽度 10cm），有射程移位器。

⑤ 利用激光摆位，将电离室放置在水箱或水模体内等效水深度为 z，位于等中心且在参考 SOBP 中心位置处，其中，z、z_{ref} 与 WET_{RS} 之间的关系为：

$$z_{ref} - z = WET_{RS} \qquad (6.5.10)$$

⑥ 执行测试计划，记录剂量仪的读数，计算 M' 点的吸收剂量 D_M，多次测量后计算平均值。

⑦ 按公式(6.5.8)计算射程移位器因子 RSF，与基准值的偏差应满足性能要求，如未能满足，进行 RSF 因子校正，直至满足要求为止。

⑧ 在低能、中能和高能至少三挡不同能量下，重复步骤③～④。

20. 平方反比定律修正

(1) 检测目的

验证剂量距离分布服从平方反比定律，校准平方反比定律因子 ISF 对绝对剂量的影响。这种近似关系应每年校准，该校正与点扫描技术无关，因为有效源轴距 ESAD 是固定的，但绝对校正可以每年验证一次。

(2) 检测方法

① 用温度计、气压计分别测量治疗室内的温度和气压。

② 利用激光摆位，将电离室放置在水箱或水模体内参考深度 z_{ref} 处（一般为深度剂量曲线的入射段平坦区，如水下 2cm），并位于等中心。

③ 执行单能宽野（如 10cm×10cm）计划，记录剂量仪的读数，计算 N 点的吸收剂量 D_N，多次测量后计算平均值。

④ 将电离室和水模体移至距离等中心不同距离的位置（如 20cm），重复测量。

⑤ 利用公式(6.5.9)计算平方反比定律修正因子 ISF，与基准值的偏差应满足性能要求，如未能满足，进行平方反比修正因子校准，直至满足。

⑥ 在低能、中能和高能至少三挡不同能量下，重复平方反比修正因子测量。

21. 日检设备的验证

(1) 检测目的

日检设备的验证是确认日检设备（如 IBA Sphinx Compact）的性能无偏移或偏移在容差范围内，如有必要需做新基准。用更高精度或等级的测量设备对日检设备进行验证。

(2) 检测方法

① 能量或射程的验证：对日检设备进行日检计划照射，测量深度剂量曲线，分析得到射程和远端剂量跌落等参数。对高精度射程测试设备（水箱或水模体搭配电离室、或多层电离室组如 IBA Giraffe-MLIC）进行相同照射，测量深度剂量曲线，分析得到射程和远端剂量跌落等参数。将日检设备的测试结果与用高精度射程测试设备的结果进行比较，其偏差应满足性能要求。

② 绝对剂量的验证：对日检设备执行日检计划照射，测量和计算吸收剂量。对高精度测试设备（水箱或水模体搭配校准电离室和参考级剂量仪）进行相同照射，测量和计

算吸收剂量。将日检设备的测试结果与用高精度测试设备的结果进行比较，其偏差应满足性能要求。

③ 束斑位置和尺寸的验证：对日检设备执行日检计划照射，测量和分析，得到束斑位置和尺寸。对高精度测试设备（如 IBA Phoenix/Lynx、剂量胶片等）进行相同照射，测量和分析，得到束斑位置和尺寸。将日检设备的测试结果与用高精度测试设备的结果进行比较，其偏差应满足性能要求。

22. 电离室交叉校准

（1）检测目的

电离室交叉校准用于对用于日检、周检、月检周期性质控的、未校准的现场电离室的电离室进行交叉校准和验证。

（2）检测方法

① 准备好电离室和剂量仪，其中电离室包括已在标准实验室 ^{60}Co 下校准的校准电离室和待校准的现场电离室。

② 使用已校准电离室测量参考剂量 $D_{w,Qcross}$。

③ 使用相同参考剂量照射现场电离室，其校准因子为参考剂量 $D_{w,Qcross}$ 与现场电离室的校正后读数 M 的比值。

$$N_{w,Qcross} = \frac{D_{w,Qcross}}{M} \tag{6.5.11}$$

23. 虚拟源轴距

（1）检测目的

评价虚拟源轴距的变化是否在容差范围内。

（2）检测方法

对于铅笔束扫描（调强扫描）模式，采用以下方法：①分别在高、中、低三挡能量条件下，使用计划束斑在等中心平面偏轴 5~10cm，或选择束流最大偏转位置和其一半的位置。②依据治疗室内设备参考点处激光摆放二维探测器。③设置单能单束斑。④测量并分析得到的束斑中心位置。⑤分别移动二维探测器至距离等中心上下至少 15cm 处，重复上述测量。⑥在 X 轴及 Y 轴方向上通过拟合分别计算源轴距。

对于被动散射或均匀扫描模式，此项测试基本与光子相同，分别在不同位置测量一定尺寸均匀射野的投影，通过三角关系计算出虚拟源轴距。

（三）其他辅助测试

1. 呼吸门控联锁

（1）检测目的

呼吸门控连锁用于确认质子/碳离子治疗系统呼吸门控联锁功能正常。

（2）检测方法

加载有呼吸门控的质子/碳离子计划，在呼吸门控功能不启用的情况，系统有呼吸门控联锁信息，无法出束照射。而当呼吸门控功能启用后，该计划可以正常出束照射。

2. 治疗室内呼吸监测系统

（1）检测目的

治疗室内呼吸检测系统用于确认治疗室内呼吸监测系统功能正常。

（2）检测方法

进入治疗室内移动呼吸门控标记块 mark block，观察显示屏追踪的门控标记块图像有无变化，其移动方向及幅度应与呼吸门控标记块的移动相对应。

3. 相位、振幅束流控制

（1）检测目的

相位、振幅束流控制用于确认质子/碳离子治疗系统通过相位和振幅控制束流开与关的功能是否正常。

（2）检测方法

加载带有呼吸门控的质子/碳离子计划，启动呼吸门控功能，选择相位控制束流模式，只有当呼吸曲线达到预设的相位窗（相位区间内）才出束照射。切换到振幅控制束流模式，也是只有在预设的振幅窗（振幅区间）才出束照射。

4. 呼吸门控响应时间精度

（1）检测目的

呼吸门控响应时间精度用于评价质子/碳离子治疗系统呼吸门控的响应时间是否满足性能要求。

（2）检测方法

① 加载有呼吸门控的质子/碳离子计划。

② 用示波器两个通道分别连接呼吸门控信号和加速器引出束流信号。

③ 打开呼吸门控软件（如瓦里安 RPM），将呼吸门控软件控制盒上的钥匙扭到"ON"，将配套模体置于治疗床上并打开运动开关，等待几秒，系统会自动探测到波形，呼吸曲线学习与记录，打开系统界面的"Enable Gating"开关。

④ 执行有质子/碳离子计划，呼吸门控可正常触发，出束指示音同呼吸门控信号可对应，出束期间，监测的 MU 值会增加。

⑤ 分析采集到的波形，得到呼吸门控响应时间。

例如，图 6.5.16 为用示波器测量的瓦里安 ProBeam 质子治疗系统呼吸门控 Gating 信号控制加速器出束 Beam ON 响应信号，Beam ON 信号延迟约 111.6ms。图 6.5.17 为呼

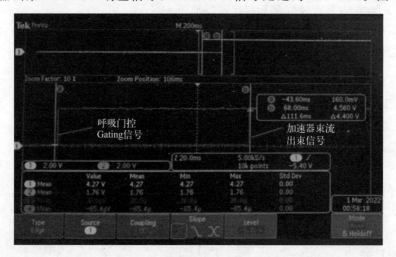

图 6.5.16　呼吸门控 Beam ON 响应时间

吸门控 Gating 信号控制加速器束流关断 Beam OFF 响应信号，Beam OFF 信号延迟约 1.96ms。

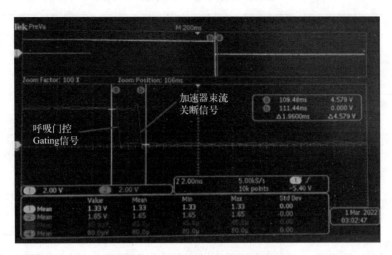

图 6.5.17　呼吸门控 Beam OFF 响应时间

5. 门控照射输出稳定性

（1）检测目的

评价质子/重离子治疗系统在有呼吸门控相对于无呼吸门控时的输出剂量的差异。

（2）检测方法

无呼吸门控的输出剂量测量参照前面叙述的吸收剂量测量。有呼吸门控的输出剂量测量：增加呼吸模拟器或运动模体，使用 QA 模式执行呼吸门控计划，测量和分析得到输出剂量。比较有呼吸门控的输出剂量相对于无呼吸门控时的偏差，其数值应满足性能要求。

6. 其他辅助设备的测试

除上述有关呼吸门控方面的设备检测外，其他质子/碳离子治疗辅助设备检测包括射程移位器，治疗床板及其他定位固定设备的检测，如表 6.5.7 所示，它们的结构完整性一般可通过人工目测进行，其等效水厚度则可用前面提到的 Giraffe 或 Zebra 多层电离室测量。有关散射体及调制器轮等的检测，因为这些设备在笔形束扫描系统中通常不用，这里不再一一赘述。

六、质子/重离子治疗设备检测结果记录与分析

检测结果可记录在纸质或电子版的周期性质量检验表中，质子治疗设备周检和月检样表如表 6.5.11 和表 6.5.12 所示，供参考。相关图像或数据亦应尽量保存并备份。如测量结果超出容差范围，则首先需根据是否超过治疗中止容差或只是警告容差来决定是否可继续临床治疗，同时根据机器维修或改变记录及历史质检数据等与设备或维护工程师分析可能原因及解决方案。定期分析（如季度性或每年）历史质检数据及机器行为趋势，并根据失效模式与效应分析，法律法规及设备资源适当调整质检内容及频率。

表 6.5.11 质子治疗设备周检记录表

_____医院质子治疗设备周检记录表（参考模板）

1. 激光精度、二维 kV 等中心、CBCT 等中心、二维 kV 与 CBCT 等中心重合度

	Δx（cm）	Δy（cm）	Δz（cm）	ΔD（mm）	容差	合格/不合格
二维 kV 等中心（激光精度）						
CBCT 等中心					1.0mm	
kV 与 CBCT 等中心重合度						

2. 机架角度精度

预设机架角度（°）	实测机架角度（°）	机架角度偏差（°）	容差	合格/不合格
180、90、0、270			± 1°	

3. 治疗床等中心

Y_{aw}（°）	Δx（cm）	Δy（cm）	Δz（cm）	ΔD（mm）	容差	合格/不合格
90、45、30、0、330、315、270					1.0mm	

4. 影像等中心精度

机架角度（°）	Δx（cm）	Δy（cm）	Δz（cm）	ΔD（mm）	容差	合格/不合格
180、90、45、0、315					1.0mm	

5. 束斑位置及束斑尺寸测试（Gantry= 0°、90°、270°）

Phoenix（SN）		基准偏移 X_{offset}（mm）		基准偏移 Y_{offset}（mm）	

5.1 等中心束斑绝对位置

机架（°）	能量（MeV）	X（mm）	Y（mm）	ΔX（mm）	ΔY（mm）	ΔD（mm）	容差	合格/不合格
0、90、270	70、160、230						1.0mm	

5.2 四个扫描束斑（± 10cm，± 10cm）相对等中心的位置精度

机架（°）	能量（MeV）	X（mm）	Y（mm）	ΔX（mm）	ΔY（mm）	ΔD（mm）	容差	合格/不合格
0、90、270	70、160、230						1.0mm	

5.3 扫描束斑的束斑尺寸

机架（°）	能量（MeV）	最大尺寸（mm）	最小尺寸（mm）	基准尺寸（mm）	偏差（%）	容差	合格/不合格
0、90、270	70、160、230					± 10%	

6. 能量精度测试（Gantry= 90、270° 交替轮流检测）

能量（MeV）	实测射程 R_{90d}（mm）	基准射程 R_{90d}（mm）	容差	合格/不合格
70、100、120、160、200、220			± 1.0mm	

表 6.5.12 质子治疗设备月检记录表

_____医院质子治疗设备月检记录表（参考模板）

1. 治疗床平移/旋转精度

	预设值（cm）	实测值（cm）	偏差（mm）	容差	合格/不合格
左右方向 X	X= ± 20				
进出床方向 Y	Y= ± 20			± 1mm	
升降床方向 Z	Z= ± 20				
旋转床 Y_{aw}	90°～270°			± 1°	

续表

2. 治疗床等中心（Pitch & Roll）

Pitch	Δx（cm）	Δy（cm）	Δz（cm）	ΔD（mm）	容差	合格/不合格
3°、1.5°、0°、-1.5°、-3°					0.75mm	
Roll	Δx（cm）	Δy（cm）	Δz（cm）	ΔD（mm）	容差	合格/不合格
3°、1.5°、0°、-1.5°、-3°					0.75mm	

3. 束流中心与影像中心的重合性（Phoenix）

机架角度（°）	质子束斑中心位置		小球中心位置（mm）		质子束流与小球中心偏差		容差	合格/不合格
	X（mm）	Y（mm）	X（mm）	Y（mm）	ΔX（mm）	ΔY（mm）		
0、180、90、270							1.0mm	

4. 辐射等中心

能量（MeV）	Δx（cm）	Δy（cm）	ΔD（mm）	容差	合格/不合格
70、160、230				1.0mm	

5. 参考 SOBP 输出剂量稳定性（PPC05、DOSE1 和固体水 SP34）

Dose1SerialNo.		校准日期		k_{elec}	
PPC05SerialNo.		校准日期		$N_{D,W}$（Gy/nC）	
温度（℃）		气压（hpa）		k_{tp}	
参考射野尺寸	10cm×10cm	参考深度	SOBP 中心	k_Q	
Polarized voltage	+300	kpol		k_s	
PPC05 有效测量点（mm）		1.76	SP34 相对水阻止本领 RLSP		1.037

计划射野	未修正读数 M_1				修正读数 M_Q（nC）	吸收剂量实测值 $D_{W,Q}$（Gy）	容差	合格/不合格
	Run1（nC）	Run2（nC）	Run3（nC）	Average（nC）				
R30M10FS10*								
R20M10FS10							基准值±2%	
R10M08FS10								

其中，$M_Q = M_1 k_{tp} k_{elec} k_{pol} k_s$ 为修正后读数，$D_{W,Q}(z_{ref}) = M_Q N_{D,W} k_Q$ 为基于水的吸收剂量

6. 参考 SOBP 输出剂量 PC05、DOSE1 和固体水 SP34

射野 R30M10FS10、R20M10FS10 和 R10M8FS10（加 RS57 射程移位器）

预设剂量（Gy）	预设跳数（MU）	吸收剂量实测值 $D_{W,Q}$（Gy）			线性因子 S	直线与纵坐标轴截距 b	按 $D_c = SU + b$ 公式计算的剂量值	容差	合格/不合格
		Run1	Run2	Average					
0.2									
2								基准值±2%	
5									

7. 呼吸门控

7.1 门控输出稳定性（用射野 2GyR20M10FS10）

	吸收剂量实测值 $D_{W,Q}$（Gy）				剂量偏差	容差	合格/不合格
	Run1	Run2	Run3	Average			
无门控测量						Baseline±2%	
门控测量							

7.2 功能性检查：①相位，振幅射束控制，②室内呼吸监测系统，③门控联锁

8. 参考 SOBP 照野纵向曲线（Zebra-MLIC）

计划射野	SOBP 宽度（90%-90%，cm）			调制射程 R_{d90}（cm）			合格/不合格
	Measured	Baseline	Tolerance	Measured	Baseline	容差	
2GyR30M10FS10		基准值 ± 2%/2mm			基准值 ± 1mm		
2GyR20M10FS10							
2GyR10M08FS10				0	0		

9. 参考 SOBP 照野横向曲线（Matrixx PT+ Digiphant/SP34）

计划射野	射野平坦度			射野对称性			合格/不合格
	Inline	Crossline	容差	Inline	Crossline	容差	
1GyR30M10FS20			基准值 ± 2%			基准值 ± 2%	
1GyR20M10FS20							
1GyR10M8FS20							

10. KV X 图像质量和 CBCT 图像质量（以验收测试结果作为基准），表格同医用直线加速器，此处不再赘述

注：① 表格供参考，因篇幅原因进行了精简。

② 计划射野名称：R 代表射程，M 代表 SOBP 宽度，FS 代表射野大小，Gy 代表剂量。如 R30M10FS10 表示射程 30cm，SOBP 为 10cm，射野大小 10cm 的射野。

■ 第六节　近距离后装治疗设备使用质量检测技术

近距离后装治疗设备（简称后装机）属于体内照射，也称为近距离照射设备，是通过人体的自然腔道或组织间置入的方法，将同位素放射源直接贴近病灶部位进行照射，通常习惯称为后装机。后装放射治疗是指先在患者的治疗部位放置不带放射源的治疗容器，然后在安全防护条件下或用遥控装置，在隔室将放射源通过放射源导管，送至已安放在患者体腔内的管道内，进行放射治疗，被广泛应用于宫颈癌、前列腺癌、乳腺癌、皮肤癌的治疗。

一、后装机的分类、基本原理与最新技术进展

（一）后装机的分类

1. 按放射源分类

后装机按照治疗时使用的放射源种类可分为铱-192 后装机、钴-60 后装机、铯后装机、中子源后装机等。

2. 按治疗通道分类

目前国内外后装机按照设备治疗通道数主要分为三通道后装机、六通道后装机、十八通道后装机、二十四通道后装机。

3. 按治疗模式分类

后装机按治疗模式可分为手动后装机、自动控制后装机,随着后装机的发展,目前国内外生产手动后装机的厂家非常少,市场上的主流产品主要是自动控制后装机。

4. 按源运动模式分类

后装机按放射源在治疗时的运动状态可分为固定式后装机、步进式后装机等。

(二) 后装机的原理、组成

1. 后装机的原理

后装近距离放射治疗是在治疗时先将不带放射源的治疗容器置于治疗部位,然后在安全防护条件下用遥控装置将放射源通过导管送到已安装在患者体腔内的施源器内进行放射治疗。由于放射源是后装上去的,故称为后装,见图 6.6.1。

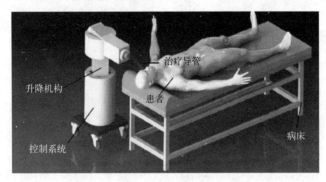

图 6.6.1　后装治疗示意图

后装机一般设置在与直线加速器机房相邻的位置,四周墙体为混凝土一次性浇筑完成。国家要求机房面积应不小于 20m^2。所有的穿线管、给排水管等都需要 "V" 形进入机房,一般情况下,四周及密道墙体控制在 600mm 以上。机房防护铅门要做到 8 个铅当量,防护门体上方要设置辐射警示灯,门体粘贴辐射警示标,警示灯的控制应与门进行联动,铅门应安装红外感应防夹装置,确保人身安全。

现代后装放疗机的工作原理是:将放射源置于治疗机中,源的一端连接钢丝,进行治疗时由计算机精确控制钢丝绳的输出长度使放射源到达治疗部位。后装放射治疗机的出现减少了医护人员职业照射剂量,使得近距离放射治疗得以广泛应用。

2. 后装机的组成及基本结构

后装机主要由后装主机、放射源、储源罐、施源器、导管及操作控制子系统、治疗计划子系统等部分组成。

(1) 后装主机:目前市场上主要使用的高剂量率(HDR)后装治疗机,其主机结构主要包括源缆传送系统、储源系统、治疗通道选择系统、放射源零点检测系统、升降系统,以及辅助转运系统。图 6.6.2 所示为近距离后装放射治疗,治疗结束后源缆将收回储源系统。

(2) 放射源:放射源主要产生治疗所需射线或粒子。目前国内外后装机主要使用铱-192、钴-60 两种放射源。铱-192 的半衰期为 73.827 天,使用铱源,每年需要更换 3~4 次。钴-60 的半衰期为 5.272 年,由于钴的半衰期长,可以每 10 年更换一次。

(3) 贮源罐:贮源罐在辐射应用装置中,供密封放射源的贮存或换源用,并兼作运输用的防护容器。密封放射源容器的结构、材料、质量和体积的设计,必须依据装载放射源的种类、活度、射线能量、运输方式、包装等级和泄漏辐射水平等内容综合考虑，确保放置稳定、装卸容易、运输安全和使用方便。

（4）施源器：施源器是一种治疗容器，其作用是作为置入人体可容纳放射源。针对患者的不同靶区治疗部位及治疗目的，施源器形状多样，各不相同（图 6.6.3）。

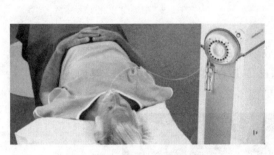

图 6.6.2　近距离后装放射治疗

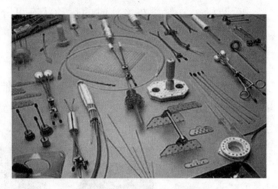

图 6.6.3　针对不同部位的多种施源器

（三）后装机的最新技术进展

HDR 后装治疗设备是目前应用最广泛的后装近距离治疗设备。上世纪 80 年代末，核物理技术领域突破，开始批量生产铱-192 放射源，加速 HDR 后装放疗技术的发展。核通公司首创微型计算机加入 Microselectron-HDR 后装机，使放射源精准到位。BUCHLER 公司、VARIAN 公司紧跟其后推出成熟的后装治疗机。得益于后装源的升级换代、计算机技术和自动化技术的飞速发展，后装放射治疗剂量规划精度、安全性和稳定性得到提高，后装机在近距离治疗中的地位越发凸显。国外一些优秀的 HDR 后装机，其高精度与高可靠性得到了市场的青睐，如德国 Eckert&Ziegler 公司的 MultiSource-HDR 后装机及 VARIAN 公司的 GammMedplusTMiX HDR 后装机（图 6.6.4）。

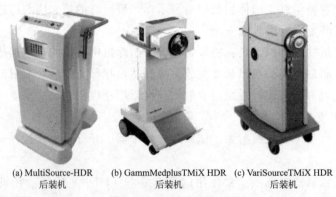

(a) MultiSource-HDR　　(b) GammMedplusTMiX HDR　(c) VariSourceTMiX HDR
　　后装机　　　　　　　　　后装机　　　　　　　　　　后装机

图 6.6.4　国外优秀的 HDR 后装机举例

二、后装机质量检测相关标准与要求

（一）后装机质量检测相关标准

后装治疗机质量检测标准主要参考以下规范：WS 262—2017《后装 γ 源近距离治疗质量控制检测规范》，NCC/T-RT 002-2019《后装治疗机的质量控制和质量保证》。

（二）后装机质量检测要求

对新安装的 γ 源后装治疗设备应进行验收检测。对^{192}Ir 源、^{60}Co 源后装治疗设备每年应进行一次状态检测。对换源或维修后的后装治疗设备应进行稳定性检测，γ 源后装治疗设备的检测项目与技术要求应符合表 6.6.1 的要求。

表 6.6.1　后装治疗设备质量控制检测项目与技术要求

序号	检测项目	指标要求			
		验收检测判定标准	状态检测判定标准	稳定性检测	
				判定标准	检测周期
1	源活度	±5%	±5%	±5%	换源或维修后(^{192}Ir)，三个月(^{60}Co)
2	源输出到位精度	±1mm	±1mm	±1mm	换源或维修后(^{192}Ir)，三个月(^{60}Co)
3	放射源累计定位误差	±2mm	±2mm	—	—
4	贮源器表面(5cm、100cm)泄漏辐射所致周围剂量当量率	5cm(50μSv/h) 100cm(5μSv/h)	5cm(50μSv/h) 100cm(5μSv/h)	5cm(50μSv/h) 100cm(5μSv/h)	换源或维修后(^{192}Ir)，三个月(^{60}Co)
5	源驻留时间误差	±0.5s	±0.5s	—	—
6	多源系统重复性	0.02%(源单独选择多源系统) 0.03%(源随机选择多源系统)	0.02%(源单独选择多源系统) 0.03%(源随机选择多源系统)	—	—

注：剂量重复性检测无周期要求，在投入使用前或大修后应做该项检测。

（三）检测设备与要求

常用检测设备：E 剂量计，如 T10892 型 UNIDOS；放射性活度计，如 RH-905a；井型电离室，如 TW33005；X、γ 辐射剂量当量率仪，如 AT1123 型。仪器使用前均经相关有资质单位进行溯源校验，并在校验有效期内使用。

三、后装机质量检测内容、各项性能指标及定义

后装机质量检测内容及各项指标参考 GB/T 17857—1999《医用放射学术语（放射治疗、核医学和辐射剂量学设备）》界定的术语及其定义。后装机质量检测内容、各项性能指标和检测要求见表 6.6.1。

每日的质量控制（QC）和质量保证（QA）包含以下内容：①检查后装治疗机是否正常开机，有自检功能的后装治疗机开机自检是否正常。②检查后装治疗机控制系统显示的放射源强度、日期、时间是否准确。③检测监视系统、对讲机、打印机是否正常工作。④检测后装治疗机房辐射监测仪、辐射指示灯是否正常。⑤检查应急设备是否正常、警示标志是否完整。⑥每日质量控制和质量保证应有纸质或电子版的记录。

四、后装机质量检测方法、步骤与作业指导

（一）源活度测量

1. 对步进多源系统后装治疗机

（1）在自由空气中，测量支架插入井型电离室，经后装治疗机源驱动系统按预置程序，由定时控制装置自动将源沿着测量支架方向传输到电离室底部。

（2）按照后装治疗机驱动程序，步长 2.5mm 或 1.0mm 向上或向下移动，寻找源在井型电离室最大灵敏位置，见图 6.6.5。源活度测量仪预置时间 15s，收集电离电荷积分，经若干点测量，直到测量仪读数显示最大值为止。

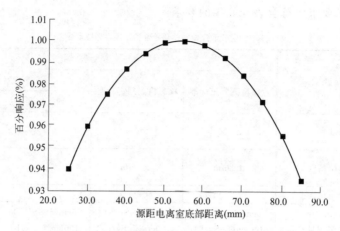

图 6.6.5 放射源距井型电离室底部距离与百分响应关系

（3）电离室的最大灵敏点在源导管底部 50～55mm 位置之间（图 6.6.6）。当源在电离室最大灵敏位置上下移动 5mm 时，在平坦峰值范围内灵敏度的变化为 0.1%。

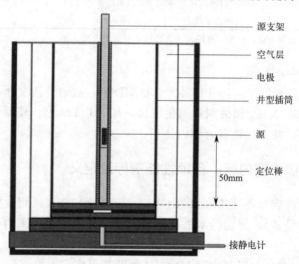

图 6.6.6 源和测量支架在井型电离室最佳驻留位置

（4）将源传输到井型电离室最大灵敏度响应位置，测量该位置的电离电荷并读数，设置时间 60s，收集电离电荷积分。

2. 对固定多源系统后装治疗机

将一段 20mm 长的塑料导管，放在井型电离室底部。在自由空气中，测量支架插入井型电离室，经后装治疗机源驱动系统预置程序，由定时控制装置将源沿着测量支架方向传输到井型电离室最大灵敏度响应位置，测量该位置的电离电荷并读数，设置时间 60s，收集电离电荷积分。

3. 计算源空气比释动能强度及源活度

在井型电离室最大灵敏度位置测量，对 5 个电离电荷读数求算术平均值，计算源空气比

释动能强度 S_K，见式(6.6.1)：

$$S_K = M_u \times N_{SK} \times N_E \times C_{T,p} \times A_{ion} \tag{6.6.1}$$

式中　M_u——剂量仪测量电离电荷读数的平均值，nC/min（纳库仑每分钟）；

$\quad\quad N_{SK}$——^{192}Ir 或 ^{60}Co 源空气比释动能强度刻度因子，Gy·m^2·h^{-1}·A^{-1}（戈瑞平方米每小时每安培）；

$\quad\quad N_E$——静电计刻度系数；

$\quad\quad C_{T,p}$——环境温度、气压校正因子；

$\quad\quad A_{ion}$——电离电荷复合率校正因子。

环境温度、气压校正 $C_{T,p}$，见式(6.6.2)：

$$C_{T,p} = \frac{273.15 + T}{273.15 + T_0} \times \frac{p_0}{p} \tag{6.6.2}$$

式中　T——环境温度读数，℃；

$\quad\quad T_0$——标准条件温度（22℃）；

$\quad\quad p_0$——标准条件气压（101.3kPa）；

$\quad\quad p$——环境气压读数，kPa。

将源传输到井型电离室最大灵敏度位置，测量仪分别在高压 300V、半压 150V 测量电离电荷积分，各取 5 个读数求算术平均值，计算电离电荷复合率校正因子 A_{ion}，见式(6.6.3)：

$$A_{ion} = \frac{4}{3} - \left(\frac{1}{3} \times \frac{Q_1}{Q_2} \right) \tag{6.6.3}$$

式中　Q_1——测量仪在高压 300V 电离电荷读数，nC/min；

$\quad\quad Q_2$——测量仪在半压 150V 电离电荷读数，nC/min。

源活度 A_{app} 的计算见式(6.6.4)：

$$A_{app} = \frac{S_K}{F} \tag{6.6.4}$$

式中　S_K——源空气比释动能强度，Gy·m^2·h^{-1}；

$\quad\quad F$——源空气比释动能强度与源活度转换系数（^{192}Ir 源：$F = 4.034 \times 10^{-3}$ Gy·m^2·h^{-1}·Ci^{-1}，^{137}Cs 源：$F = 2.873 \times 10^{-3}$ Gy·m^2·h^{-1}·Ci^{-1}，^{60}Co 源：$F = 1.130 \times 10^{-2}$ Gy·m^2·h^{-1}·Ci^{-1}）。

计算检测源活度值（$A_{app,t}$）与临床实际使用源活度值（$A_{app,B}$）相对偏差 $D_e V$，见式(6.6.5)：

$$D_e V = \frac{A_{app,B} - A_{app,t}}{A_{app,t}} \times 100\% \tag{6.6.5}$$

$\quad\quad A_{app,B}$——临床实际使用源活度值，Ci(居里)；

$\quad\quad A_{app,t}$——检测源的活度值，Ci。

（二）放射源累计定位误差

通过放射治疗计划系统制订放射治疗计划，设定 10 个点，各点之间距离 5mm，真源设置时间 5min，每点驻留 30s，采用厂家提供的质量保证尺，通过照相机（具有摄像功能）或机房监控装置观测质量保证尺上每点的误差值并记录。或采用胶片测量法，使用免冲洗胶片，通过放射治疗计划系统制订放射治疗计划，设定 10 个点，各点之间距离 10mm，真源设置时间 20s，每点驻留 2s，照射后的胶片经扫描仪扫描，用胶片软件测量并估算每点误差，也可使用厂家提供的带刻度胶片进行测量，通过上述方法测得的每点误差值代入公式计算放射源累计定位误差。

计算放射源累计定位误差 S，见式(6.6.6)：

$$S = d_1 + d_2 + d_3 + \cdots + d_{10} \tag{6.6.6}$$

式中　d_1——第 1 个驻留点的误差，mm；

　　　d_2——第 2 个驻留点的误差，mm；

　　　d_3——第 3 个驻留点的误差，mm；

　　　d_{10}——第 10 个驻留点的误差，mm。

（三）源传输到位精确度

采用厂家提供质量保证尺，通过放射计划系统制定放射治疗计划，按厂家规定或任意给出源长度，通过照相机（具有摄像功能）或机房监控装置，观察源出来后到达预定位置，并与放射治疗计划预定值进行比较，其最大差值为到位误差，见公式(6.6.7)。

$$差值(mm) = 预定值(mm) - 测量值(mm) \tag{6.6.7}$$

（四）贮源器表面泄漏辐射所致周围剂量当量率

用辐射防护仪器，测量距贮源器表面 5cm 和 100cm 泄漏辐射所致周围剂量当量率，取 5 个读数求算术平均值。计算贮源器表面 5cm 和 100cm 泄漏辐射所致周围剂量当量率 $\dot{H}^*(d)$，见式(6.6.8)：

$$\dot{H}^*(d) = \dot{H}^*(10) \cdot N_{H^*(10)} \tag{6.6.8}$$

式中　$\dot{H}^*(10)$——周围剂量当量率读数平均值，μSv/h（微希沃特每小时）。

　　　$N_{H^*(10)}$——γ 源周围剂量当量率刻度因子。

（五）源驻留时间误差

通过放射治疗计划系统制订放射治疗计划，任意选择一个驻留位置，测量时间 60s，出真源时，用秒表同时计时，并与放射治疗计划预定值进行比较，最大差值为驻留时间误差。计算源驻留时间误差，见式(6.6.9)：

$$差值(s) = 预置值(s) - 实测值(s) \tag{6.6.9}$$

（六）多源系统重复性

源单独选择步进或固定多源系统，按照源活度检测方法，源在最佳驻留位置，测量仪高压 300V，收集电离电荷时间 60s，读取 10 个读数。

源随机选择步进或固定多源系统，按照源活度检测方法，源在最佳驻留位置，测量仪高压 300V，收集电离电荷时间 60s，读取 10 个读数。

计算多源系统重复性 V，见式(6.6.10)：

$$V = \frac{1}{\overline{X}} \sqrt{\frac{1}{n-1} \sum_{i=1}^{n} (X_i - \overline{X})^2} \times 100\% \tag{6.6.10}$$

式中　X_i——源在井型电离室最大灵敏度位置，第 i 个测量读数。

　　　$\overline{X}$——源在井型电离室最大灵敏度位置连续取 10 个读数的平均值。

（七）每日的质量控制和质量保证

1. 开机

检查后装机是否正常开机，对于有自检功能的后装机开机自检是否正常，如不能正常开机，记录警告或错误信息，通知工程师检修。

2. 控制系统和治疗计划系统信息

检查后装机控制系统显示的放射源强度、日期、时间是否准确。

3. 监视系统、对讲机、打印机

观察并确定监视系统、对讲系统和打印机是否正常工作。

4. 辐射监测仪

在放射源运行期间观察辐射监测仪报警信号灯是否正常。

5. 应急设备、警示标志

检查在后装装置附近是否配备应急贮源罐、辐射防护仪等应急设备。必须提供应急用品、应急说明和操作说明。如果可行，必须在设备附近提供错误代码及其含义的列表。

五、后装机检测结果记录与分析

后装机检测结果应记录到原始记录表中，检测结果的原始记录表参考模板见表 6.6.2。并建议建立电子档案。记录保存期限不得少于规定使用期限或使用生命周期终止后 5 年。

表 6.6.2　后装治疗机放射源质量控制检测结果

检测项目	测试条件	检测结果	指标要求		结论
			验收检测	状态检测	
源活度	最大灵敏位置，计数 60s，当前活度 10.06Ci	+3.38%	±5%	±5%	合格
源传输到位精确度	出源长度 125mm	+0.2mm	±1mm	±1mm	合格
放射源累计定位误差	出源长度 125~215mm	-0.6mm	±2mm	±2mm	合格
贮源器表面（5cm、10cm）泄漏辐射所致周围剂量当量率	贮源器表面 5cm 处	4.53μSv/h	5cm（50μSv/h）100cm（5μSv/h）	5cm（50μSv/h）100cm（5μSv/h）	合格
	贮源器表面 100cm 处	0.78μSv/h			
源驻留时间误差	预置时间 60s	+0.04s	±0.5s	±0.5s	合格
多源系统重复性	5号、15号通道	0.02%	0.02%（源单独选择多源系统）0.03%（源随机选择多源系统）	0.02%（源单独选择多源系统）0.03%（源随机选择多源系统）	合格

检测工程师：_____　使用科室：_____　检测日期：____年___月___日

■ 第七节　放射治疗计划系统及肿瘤信息系统使用质量检测技术

放射治疗计划系统（treatment planning system，TPS）和肿瘤信息系统（oncology information system，OIS）是放疗计划及治疗中的两大主要软件系统。本节将分为两部分展开介绍。

一、放射治疗计划系统使用质量检测技术

（一）放射治疗计划系统的分类、基本原理与最新技术进展

1. 放射治疗计划系统的分类

针对不同的放疗技术，目前常用的 TPS 有直线加速器放射治疗计划系统、后装放射治疗计划系统、质子/重离子计划系统及伽玛刀计划系统等。通常直线加速器放射治疗计划系统包括光子线和电子线计划系统，本节将重点介绍直线加速器计划系统和质子计划系统的质量检测技术。

2. 放射治疗计划系统的基本原理

TPS 是一种可编程电子系统，它与医用加速器配套使用。通常情况下，利用一个或多个专门算法计算和评估人体组织在接受放疗时的吸收剂量分布。吸收剂量分布的估算只能在制订治疗计划过程中被具有认定资格的人员使用。

在放射治疗中，TPS 是放射治疗过程的核心部分，其作用是在临床放射治疗前，对被照射的病灶及正常组织进行精确的勾画，计算并优化射线照射时的剂量分布情况，辅助医生制订最佳的放射治疗计划，使放射治疗在最大程度杀死癌变细胞的同时，尽可能避免或减少对正常组织，特别是危及器官的伤害（图 6.7.1）。

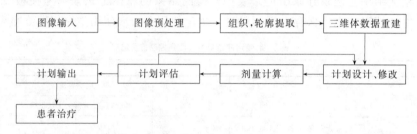

图 6.7.1　TPS 工作流程图

3. 放射治疗计划系统的最新技术进展

近年来计算机技术的发展，使肿瘤的诊断成像和放射治疗能力得到了快速提高。目前，放疗医生和物理师很容易用计算机断层摄影（CT）、正电子发射断层摄影（PET）、磁共振成像（MRI）等的成像作为放射治疗计划过程的一部分，使肿瘤的放疗更加精准。此外，调强放射治疗（IMRT）和容积旋转调强（VMAT）技术的发展使放疗计划可以提供更高的剂量梯度，高剂量靶区覆盖更加适形，肿瘤能够得到更大剂量的照射，而正常组织的毒性可以维持在可接受的水平。特别是应用非共面技术使用无平坦滤波器（FFF）射束设计的立体定向放疗（SRT）计划，靶区周围的剂量梯度非常大。现代复杂的放疗计划对剂量计算和传送的精确性提出了挑战。这些技术应用的核心是 TPS。

TPS 最新技术趋势主要表现在以下几方面。

（1）人工智能和机器学习：引入人工智能和机器学习技术，使得 TPS 能够更好地分析患者数据，生成更加个性化的治疗方案，从而提高治疗效果。

（2）大数据分析：利用大数据分析技术，系统可以结合全球的临床数据和治疗结果，为医生提供更具依据的治疗建议，帮助他们更好地制订治疗计划。

（3）自动化优化算法：引入更先进的自动化优化算法，能够更快速地生成各种可能的治疗方案，并且根据医生的反馈进行持续优化。

（4）实时成像辅助和自适应计划：整合实时成像技术，如 MRI 和 PET-CT，使 TPS 能够更好地跟踪肿瘤位置及患者组织结构的变化，并相应调整治疗计划。

（5）多模态影像融合：将不同成像模态的信息融合到一个平台上，帮助医生更全面地理解患者病情，确定治疗靶区，以便于更加精准地制订放疗计划。

（二）放射治疗计划系统质量检测相关标准与要求

1. 放射治疗计划系统质量检测相关标准

TPS 质量检测所依据的国内外相关技术标准和规范见表 6.7.1。

表 6.7.1 TPS 检测相关技术标准与规范

序号	标准/规范名称
1	YY/T 0798—2010《放射治疗计划系统 质量保证指南》
2	YY/T 0895—2013《放射治疗计划系统的调试 典型外照射治疗技术的测试》
3	YY/T 0889—2013《调强放射治疗计划系统 性能和试验方法》
4	WS 816—2023《医用质子重离子放射治疗设备质量控制检测标准》
5	IAEA TRS—430《肿瘤放射治疗计算机计划系统的调试和质量保证》
6	IAEA TECDOC 1540—2007《放射治疗计划系统的规范和验收测试》
7	IAEA TECDOC—1583《放射治疗计划系统的调试：典型外照射治疗技术的测试》
8	IAEA TRS—398《外照射吸收记录测量：一种基于水中吸收剂量的剂量学标准的国际实践规范》
9	AAPM TG—53《临床放射治疗计划的质量保证》
10	《IMRT commissioning：Multiple institution planning and dosimetry comparisons，a report from AAPM Task Group 119》
11	《2022 AAPM 医学物理实践指南 5.b：治疗计划剂量计算的调试和质量保证——兆伏光子和电子束》
12	《Clinical commissioning of intensity modulated proton therapy systems：Report of AAPM Task Group 185》
13	《AAPM task group 224：comprehensive proton therapy machine quality assurance》

2. 放射治疗计划系统质量检测要求

TPS 的质量保证（QA）对于确保向患者提供准确的剂量并最大限度地降低意外照射的可能性至关重要。TPS 的质量检测包括验收、调试和常规质量保证。

（1）验收检测：应在系统用于临床之前进行，并且必须测试基本硬件和系统软件功能。最终验收测试将作为调试过程的一部分完成。

（2）调试：是 TPS 和计划设计过程最重要的质量保证工作之一，它包括采集数据建模、记录系统特性，以及验证剂量算法重现测量剂量的能力。验收测试完成后，必须将按照制造商规范测量的一组数据输入 TPS 进行建模。建模是一个不断调整参数迭代的过程，最终的模型应与测量数据最相符。建模完成后，物理师应做一系列的测试来验证剂量计算的准确性。TPS 中每一个将在临床中使用的算法都必须进行建模与验证，加速器配置的每个射束都应该完成剂量验证，射束指特定机器的不同能量和模式，如 6MeV、6MeV FFF、物理楔形野等。

（3）常规质量保证：调试完成后应建立一个常规质量保证计划，以确保 TPS 没有被无意修改，以及 TPS 升级后的剂量计算与升级前是一致的。使用文件完整性校验和可以识别无意的修改。文件完整性校验和使用一种计算算法，可以定期对一组文件运行该算法，以验证其内容是否被更改。对于 TPS，校验和在所有用于剂量计算的可执行文件、库和其他配置或数据库内容上运行。建议每年或在 TPS 系统升级后进行这些测试。

（三）放射治疗计划系统质量检测工具原理与要求

1. 模体

（1）CT 密度模体：用于验证 CT 值与相对电子密度（RED）或质量密度之间转换、评估射束几何特性、生成数字重建放射影像（DRR）与重建多平面影像。模体应包括从低密度肺到高密度骨的临床范围内的组织等效材料，见图 6.7.2。

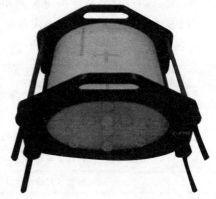

图 6.7.2 CT 模体（胸部）
（CIRS 型号 002LFC）

（2）平板状几何模体：模体选用水或组织等效材料，如固体水，可用于胶片剂量测量及验证非均匀几何形状修正，模体的宽度和长度应不小于 30cm，总厚度大于 20cm，且具有不同的厚度，如 1mm、2mm、5mm 和 1cm，并且可组合出各种深度，还应有可插入探测器的空腔。

（3）具有肺等效材料的非均匀模体：模体有可插入探测器的空腔，可用于端到端测试。

（4）仿真模体：模体有可插入探测器的空腔，可用于解剖模型测试和端到端测试。

（5）IMRT/VMATQA 模体：用于 IMRT 和 VMAT 治疗剂量验证的模体，包括二维、三维探测器阵列支撑模体和放置胶片的模体等。

2. 剂量检测设备

（1）扫描水箱：用于测量光子束和电子束射野中心轴数据和射野截面剂量线数据。至少需要两个电离室，用于测量电离室和参考电离室，测量电离室一般为有 4～6mm 直径空腔的圆柱形电离室。

（2）探测器：表 6.7.2 总结了 TPS 质量检测所需的探测器及其对应的用途。表中的探测器不是所有都需要，在开始调试之前，应考虑不同探测器的精度水平，选择设备进行测量。物理师必须了解与测量相关的设置参数和测量不确定性。扫描速度、探测器尺寸、噪声、数据处理、探测器方向以及其他各种因素都会影响测量结果。

表 6.7.2 计划系统质量检测所需的探测器及其用途

探测器	用途
圆柱形电离室	参考条件下水吸收剂量的测量，百分深度剂量的测量，射野截面剂量线的测量
半导体探测器和小电离室	高的剂量梯度的测量，包括半影区及建成区、小野的数据测量，IMRT/VMAT 点剂量测量，MLC 叶内透射率测量
平行板电离室	光子、电子、质子水中绝对剂量测量
静电计	输出电离室或半导体剂量仪采集的数据
胶片	电子线中心平面数据的测量；输出因子的测量；二维剂量分布的测量；MLC 叶内透射率测量
热释光剂量仪或 MOSFET 剂量仪	截面剂量线，二维剂量分布和电子射野剂量测定；特定模体（模拟人）测量；在体剂量测量
阵列探测器	二维或三维剂量分布的测量

续表

探测器	用途
大体积电离室	MLC 穿透因子
大尺寸平板电离室	测量单个质子束斑水中积分深度剂量
高精度矩阵探测器	测量质子空气中的通量
多层电离室	测量质子布拉格峰和扩展布拉格峰曲线

（四）放射治疗计划系统检测方法步骤与作业指导

1. 验收检测

（1）硬件

验收检测首先测试系统的硬件。硬件测试确保计算机及其外围设备都符合规格。应检查以下设备的功能和准确性。

① CPU、内存和硬盘。

② 输入设备：a. 数字化仪：检查线性。b. 胶片数字化仪：检查数据传输。c. 成像数据（CT、MRI、超声等）：检查输入接口。d. 模拟机控制系统或虚拟模拟工作站：检查数据传输。e. 键盘和鼠标输入：检查功能。

③ 输出设备：a. 硬拷贝输出（绘图仪和/或打印机）：检查准确性。b. 生成 DRR 和治疗辅助物（挡块、MLC 等）的图形显示单元：检查功能以及图像是否失真。c. 数据存档设备（磁带机、光盘等）：检查功能。

（2）网络集成

TPS 可能是放疗科网络影像和数据环境集成的一部分。CT 是用于治疗计划的主要成像方式，也可以使用 MRI、核医学扫描和超声。此外，也可能从 TPS 输出数据到患者数据管理系统、记录与验证系统、挡块切割机等。检查网络连通性也是验收测试的一部分。

（3）数据传输

验收工作的一项重要内容是评估文件的兼容性，需测试网络交换和数据传输的准确性，包括 CT、MRI 或超声图像数据到 TPS，TPS 到治疗机、辅助设备（计算机控制的切割机和补偿器加工设备）和放射肿瘤学管理系统，DRR 信息，TPS 和模拟机间的数据输，以及从三维水箱系统传输测量数据等。

（4）软件

对于软件系统，应验证系统性能与剂量计算功能，测试软件应用。检查所有已购买的软件功能是否已实际安装并正常运行。应进行软件测试，以评估系统剂量计算模块的功能和精度是否符合验收标准。测试过程中所需的射束参数和基本射线数据可采用文献发表的基准数据、供应商提供的通用数据或在中心自己的加速器上测得的数据。IAEA 430 报告建议用户使用自己的机器测量数据做参数化建模和调试。

（5）文档

应广泛获取有关 TPS 软件如何工作的文档，包括总体设计的描述、剂量计算理论、局限性以及对于治疗计划执行的过程中每一阶段所发生情况的详细信息。

2. 调试

（1）结构和输入测试

结构和输入测试应涵盖治疗计划设计中创建患者模型的整个过程，包括 CT 值到相对电子密度的转换。此外，还要检查图形输入/输出硬件。

① 数字化轮廓勾画的验证

该测试是验证 TPS 的轮廓勾画性能。测试内容是对使用数字化仪和 CT 扫描输入计划系统创建的模体轮廓与原模体轮廓进行比较。例如，将由 CT 图像创建的 CIRS 型号 002LFC 模体前视图横截面轮廓与制造商提供的相应轮廓进行比较。如图 6.7.3 所示，比较距离 A（前后方向直径）、B（左右方向直径）、C（10 号孔的前后方向直径）、D（过 6 号和 7 号孔中心的肺横截面的高度）和 E（过 5 号孔中心处的肺横截面的宽度），偏差应不超过 2mm，偏差受轮廓勾画时图像中使用的窗宽和窗位影响，一般为 1～2mm。

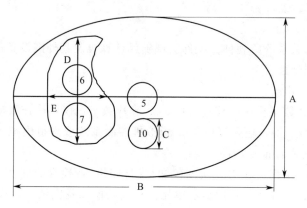

图 6.7.3　数字化轮廓勾画比较示意图

② CT 值到相对电子密度转换

兆伏级光子与物质的相互作用主要是康普顿效应，患者的剂量计算需要使用相对电子密度，CT 扫描可以从扫描信息中获得感兴趣组织的相对电子密度（RED）。通常，CT 值以 HU 为单位。用于 CT 值转换的材料范围应从空气（$\approx 0.001\mathrm{g/cm^3}$）到高密度材料（$\approx 2\mathrm{g/cm^3}$），包括模拟肺（$\approx 0.3\mathrm{g/cm^3}$）和致密骨（$1.4～1.9\mathrm{g/cm^3}$）的密度。此外，可能还需要高密度校准点（如金或钛）。

对模体使用现有的 CT 扫描，扫描条件为：体位为仰卧位，头先进，X 射线管电压、FOV、CT 图像重建核、扫描层厚和层间距等参数为用户所在部门使用的典型胸部扫描协议。图 6.7.4 给出了 CIRS 型号 002LFC 扫描时插孔的标号，以及经制造商确认的电子密度参考插件的推荐摆放位置。

对于水、空气和每个非均匀组织插件，应在固定区域内取平均 CT 值（感兴趣区域的直径应接近插件半径的 0.5 倍），感兴趣区域不应靠近插件边缘。对于建立好的输入到 TPS 中的 CT 值到 RED 转换曲线要进行验证，0.02 以内的一致性是可接受的，即给定对象的 CT 值变化不应超过 ±20HU。

（2）剂量检测

1）光子束的调试

临床调试测试的顺序为：均匀介质中的基本验证测试，非均匀性校正验证，IMRT/VMAT 剂量验证。测试条件应包括大部分典型的临床情况，首先验证单野的剂量分布，然后是标准多野，最后到复杂多野。测试中每个算法的剂量计算都应基于临床常用的网格大小。

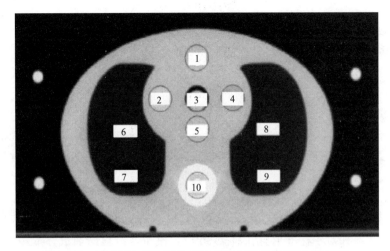

图 6.7.4　CIRS 型号 002LFC 的 CT 图像及参考插件推荐摆放位置示意

1、5—等效水；2—肌肉等效物；3—充满水的注射器；4—脂肪等效物；6、8、9—肺等效物；7—空气；10—骨等效物

① 均匀介质中的验证测试

a. 模型检查

模型检查只需检查剂量计算而不需测量，主要是参考校准条件下的绝对剂量再现和验证模型计算值与机器调试数据的一致性。绝对剂量计算的计划射野应与校准条件相同，验证每 MU 的剂量与校准条件下测量值的一致性，其容差为 0.5%。剂量计算与调试数据的一致性验证可抽查不同非参考深度、离轴位置与射野尺寸下的 PDD、输出因子及离轴因子，容差为 2%。

b. 基本验证测试

表 6.7.3 列出了一些均匀介质中的基本验证测试。

表 6.7.3　TPS 光子束基本验证测试

	验证内容	测试计划射野例
1	包括小野(非 SRS)的静态 MLC 射野	不同深度不同尺寸的方野、矩形野，包括小野、标准野和大野
2	不规则形状射野	代表性形状的 MLC 射野，不同深度处中心轴深度剂量、输出量和离轴剂量
3	非对称射野	X 和 Y 轴上叶片能跨越中心最远时的射野
4	不同 SSD 时的剂量计算	最小和最大 SSD 时标准野不同深度处中心轴深度剂量、输出量和离轴剂量
5	斜表面入射	30°入射时 10cm×10cm 射野
6	动态楔形野	每个楔形角下的对称野、非对称野 A×B 和 B×A

c. 静态 MLC 对称射野

验证 TPS 静态 MLC 对称射野的计算准确性，对点剂量和二维剂量分布进行计算和测量。选取不同大小，不同深度的方野和矩形野进行测量。开放野的尺寸应包括小野、标准野和大野，如方野尺寸为：2cm×2cm，5cm×5cm，10cm×10cm，40cm×40cm，矩形野尺寸：3cm×10cm，5cm×30cm。测量深度可选择 d_{max}、10cm 和 20cm。

d. 不规则形状射野

验证一组有代表性形状的 MLC 射野。在 d_{max}、10cm 和 20cm 处，比较中心轴深度剂量、输出量和射野中 2～3 个位置的离轴剂量，验证需比较绝对剂量的计算值与测量值的偏差。

e. 非对称野

验证非对称野的计算准确性，对点剂量和二维剂量分布进行计算和测量。可选择的测试例如，先将 X 方向一侧叶片边缘位置设为 0，再设 Y 方向，然后是同时设置 X 和 Y 方向。X 和 Y 轴上叶片能跨越中心最远时的射野。

f. 不同 SSD 时的剂量计算

验证不同 SSD 时剂量计算的准确性。对于可能用于临床的最小和最大 SSD，用标准野验证不同深度处中心轴深度剂量、输出量和离轴剂量，检查 divergence、平方反比和 profile 形状的自洽性。

g. 斜表面入射

验证当射束方向倾斜于患者入射表面时，TPS 剂量计算的准确性。MPPG 5.b 建议倾斜角度至少为 20°，如对于标准射野在机架 30°时，测量二维横向剂量分布。

h. 动态楔形野

验证动态楔形野的计算准确性，对每个标称楔形角进行计算和测量。动态楔形野的输出受射野大小的方向影响，A×B 和 B×A 的楔形野是两个不同的野。因此，对于每个楔形角的验证推荐的非对称射野应同时包括 A×B 和 B×A。推荐测量 5cm×5cm，10cm×10cm，40cm×40cm，5cm×20cm 和 20cm×5cm 的射野，验证中心轴深度剂量，d_{max} 与 10cm 深度处楔形方向与垂直于楔形方向的离轴剂量或二维剂量分布。

对于所有测试，应将不同深度（包括稍微超过 d_{max}、中等深度 10～15cm 和深部 25～30cm）和离轴位置的高剂量区、半影区和低剂量尾区的测量值与计算值进行比较。表 6.7.4 总结了这些测试的评估方法和容差。

表 6.7.4 TPS 光子束基本验证测试评估方法和容差

区域	评估方法	容差
高剂量区	参考条件下单参数变化的相对剂量	2%
	多参数变化的相对剂量	5%
半影区	宽度一致性	2mm
低剂量尾区	距离射野边缘 5cm	射野最大剂量的 3%

② 非均匀性校正验证测试

对于非均匀介质（如胸部）中的剂量计算，应使用现代先进的剂量算法，如卷积/叠加（C/S）、筒串（CC）、基于网格的玻尔兹曼输运方程求解法（GBBS）或蒙特卡罗（MC），而笔形束（PB）和基于校正的算法是不可接受的。光子在非均匀介质中的传输问题，不同的算法将剂量计算到不同的介质中。有的算法传输并计算体素内材料的剂量，有的算法将所有材料视为不同密度的水，通过阻止本领比将介质中的剂量转换为"水中剂量"。但有文献报道，这种基于阻止本领比的转换会降低 TPS 的一致性，推荐使用"介质剂量"。

非均匀性校正的验证包括 confirmation of the lookup table，bulk density 或 material assignment CT-density conversion，以及穿过肺组织的 TPS 计算的基本验证。

a. TPS 密度验证：验证 TPS 显示的（reported）电子密度或质量密度的准确性，可将空气、肺、水、致密骨和其他组织的 CT 密度校准与已知值对比。

b. 低密度（肺）组织的非均匀性校正验证：验证低密度（肺）组织的非均匀性校正，

沿中心轴在非均质介质的上方和下方测量剂量，计算其比率，容差为 3％。测量使用非均匀性组织模体，也可用平板状模体代替，在 13cm 厚的肺组织等效材料如低密度木材上下各叠加 5cm 和 10cm 厚的固体水。低密度组织引起的计算偏差在小野时更大，因此测量建议使用较小的射野，如 5cm×5cm。

③ IMRT/VMAT 剂量验证

a. 小 MLC 射野的 PDD 与输出量验证

TPS 建模时一般不需要小野的测量数据，小野剂量是用模型外推计算的，IMRT/VAMT 计划调制中经常有一些很小的 MLC 射野，尤其是小靶区或调制程度较高的计划，外推计算的剂量用于计划中计算患者的剂量计算，其准确性的验证非常重要。临床计划中小野的 MLC 叶片间的距离可能会小到不足 1cm，因此，应验证小于 2cm×2cm 的射野在临床相关 SSD 下的 PDD 和临床相关深度的输出量。有文献报道，TPS 在计算 2cm×2cm MLC 射野（铅门尺寸 10cm×10cm）的输出量时，平均比测量值偏高 3％。

b. AAPM TG—119 测试

ⅰ. 模体和计划

照射模体宜用水等效材料，模体长 30cm、宽 30cm，厚度 15～20cm，模体有电离室插孔，建议使用灵敏体积较小的电离室，如 $0.125cm^3$；也可以使用胶片在冠状面进行面剂量的测量。医院需使用自己的 CT 扫描上述模体，来制订治疗计划和实施测量。计划要使用加速器所能使用的所有光子能量。计算网格≤2mm，单次处方在 180～200cGy，计划生成时采用 IMRT 临床计划的参数。

ⅱ. 剂量准确性要求

点剂量计算准确性：在靶区内测量点，系统计算的剂量值与实测剂量值之间的误差不应超过±4.5％；在危及器官内测量点，系统计算的剂量值与实测剂量值之间的误差不应超过±4.7％。

剂量分布计算准确性：在模体规定平面内测量复合射野的剂量分布，符合±3％/3mm 要求的点占参与计算点的百分比不应小于 88％；在模体规定平面内测量每个单野的剂量分布，符合±3％/3mm 要求的点占参与计算点的百分比不应小于 93％。

ⅲ. 测试例简介

测试例靶区及危及器官如图 6.7.5，计划和剂量测量位置要求见表 6.7.5。

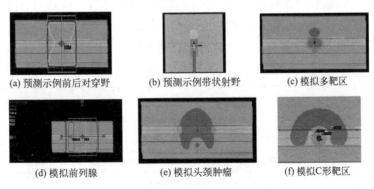

(a) 预测示例前后对穿野　(b) 预测示例带状射野　(c) 模拟多靶区

(d) 模拟前列腺　(e) 模拟头颈肿瘤　(f) 模拟C形靶区

图 6.7.5　测试例靶区及危及器官示意图

表 6.7.5　测试计划和剂量测量位置要求

类别	计划	射野布置	电离室测量	胶片测量
预测试例	前后对穿野	AP:PA	等中心	等中心层面
	带状射野	AP:PA	等中心	等中心层面
IMRT 测试例	多靶区	7 野,50°间隔	等中心及等中心前方 4cm,后方 4cm	等中心层面
	前列腺肿瘤	7 野,50°间隔	等中心及等中心下方 2.5cm	等中心层面及等中心下方 2.5cm
	头颈肿瘤	9 野,40°间隔	等中心及等中心下方 4cm	等中心层面及等中心下方 4cm
	C 形靶区	9 野,40°间隔	等中心及等中心上方 2.5cm	等中心层面及等中心上方 2.5cm

ⅳ. 临床测试

选取一些典型的临床病例，对患者的 CT 图像进行靶区勾画，设计治疗计划并实施剂量验证。测试计划应包含所有临床中使用的射束与算法，计算网格使用与临床相同的分辨率。计划有先穿过治疗床的射野时，应注意考虑治疗床的剂量衰减。

临床剂量验证的测量可使用二维或三维电离室阵列验证平面或三维的绝对剂量分布，或使用电离室验证点剂量加胶片验证平面剂量。AAPM TG—218 报告建议 IMRT/VMAT 测量使用临床照射时的真实机架角度验证真实的复合剂量分布，使用 10% 阈值剂量、绝对剂量模式、全局标准化进行，用 3%/2mm 的标准进行伽玛分析，伽玛通过率应大于 95%。

ⅴ. 端到端测试

端到端测试为模拟治疗全过程的测试，包括仿真模体的定位模拟、计划设计、治疗和剂量验证。推荐头颈计划和胸部计划作端到端测试。

2）电子线测试验证

如表 6.7.6 所示，TPS 电子剂量计算算法的验证测试主要包含以下几类。

测试 1：在 TPS 中规划设计与电子线校准时几何结构等效的计划，以确保每 MU 的剂量与校准深度处的测量值相匹配。

测试 2：在标准和扩展 SSD 下测量定制射野的计算等剂量分布与的测量分布进行比较。射野必须足够大，以提供横向散射平衡。这将测试系统使用自定义射野计算剂量的能力，并验证虚拟/有效 SSD 计算是否正确应用。应对所有能量进行此测试。

测试 3：比较斜入射光束的测量值和计算的等剂量分布，这将测试中心轴倾斜对深度剂量和半影的影响。该试验应在标称临床 SSD 的均质介质中进行。应对所有能量进行此测试。

测试 4：在存在异质性的情况下测试电子剂量计算算法。至少应在适当深度对一个能量进行此测试。TPS 的剂量分布应与预期值进行定性比较。

表 6.7.6　电子线测试项目

测试	目标	描述	容差
1	校准条件下绝对剂量测试	相同 SSD 和限光筒时,计算绝对剂量,与校准时做比较	0.5%
2	指定射野的基本模型验证	标准和扩展 SSD 下,分别比较深度剂量和横向剂量	3%/3mm
3	斜入射射野测试	临床 SSD 下,分别比较深度剂量和横向剂量	5%
4	非均匀模体测试	比较测量剂量和 TPS 计算值的差别	7%

3）质子计划系统的调试

CT 校准：与光子放疗一样，千伏（kV）的 X 射线图像用于治疗计划的制订。光子放疗需要 CT 值和电子密度的校准，质子治疗需要 CT 值和质子阻止本领的校准，常用的方法是化学计量法。主要步骤如下。

测量已知化学成分和物理密度的组织替代物的 CT 值。使用线性回归将测量的组织替代物的 CT 值拟合到标准表征光子和物质相互作用的公式（6.7.1）中，系数 A、B、C 分别描述光电效应，相干散射和非相干散射的作用截面。

$$HU = \rho_e^{rel}(A\tilde{Z}^{3.62} + B\tilde{Z}^{1.86} + C) \tag{6.7.1}$$

根据国际辐射防护委员会（ICRP）的 23 号报告，使用步骤②中的公式计算 ICRP 23 号报告给出的各种参考生物组织的 CT 值。使用 Bethe Block 公式（6.7.2）计算 ICRP 推荐的各种参考生物组织的相对质子阻止本领 RLSP。

$$RLSP = \frac{\log\left[\dfrac{2m_e c^2 \beta^2}{I^t(1-\beta^2)} - \beta^2\right]}{\log\left[\dfrac{2m_e}{I^m(1-\beta^2)}\right] - \beta^2} \tag{6.7.2}$$

建立 CT 值和相对组织本领的关系，如图 6.7.6 所示。

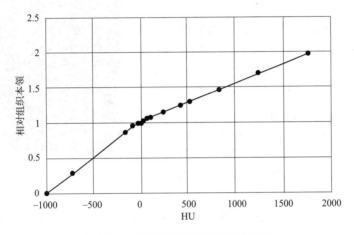

图 6.7.6　CT 值和相对质子阻止本领曲线图

4）建模数据采集

a. 积分深度剂量

积分深度剂量（integrated depth dose）是指垂直于射束方向的大平面的单个束斑的积分剂量，也称布拉格曲线（图 6.7.7）。用于测量 IDD 的是大型平板电离室，常用的有 PTW BPC-34070，有效半径为 4.08cm；以及 IBA Stingray，有效半径为 6cm。平板电离室的有效测量点位于前窗内表面，配合三维水箱，测量各个能量积分深度剂量。

b. 空气中的束斑横向剖面

空气中的束斑横向剖面（iateral profile）主要使用二维探测器测量，常用的测量设备有 IBA Lynx（分辨率为 0.5mm）和 IBA Phoenix（分辨率为 0.2mm），治疗计划系统一般需要束流方向上 3～5 个不同位置的束斑横向剖面。另外，使用射程移位器时，往往也需要采集束流穿过射程移位器后的束斑横向剖面，如图 6.7.8 所示。

c. 水中绝对剂量

国际原子能机构（IAEA）TRS-398 号报告推荐了测量质子绝对剂量的方法，主要是扫

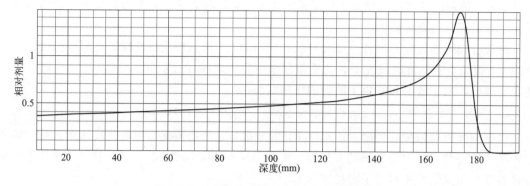

图 6.7.7 能量 160MeV 的质子水中的积分深度剂量

描 10cm×10cm 的各个单能方野，在水下 1.5cm 或 2cm 测量绝对剂量，也可以在特定能量形成的 SOBP 中间测量绝对剂量。常用的电离室有 Farmer 型电离室和平板电离室。

5）模型验证

a. 水中积分深度剂量的验证：将测量的 IDD 数据和 TPS 计算值对比，重点关注在上升区，射程，跌落区，布拉格峰宽等对比结果，射程偏差应小于 1mm。

b. 空气中质子束斑横向剖面测试：将 TPS 计算的束斑横向剖面和测量值对比，比较束斑尺寸，尺寸偏差小于 10%。

c. 水中单能束流扫描方野下的绝对剂量测试：对比计算值和测量值，偏差 3% 以内。

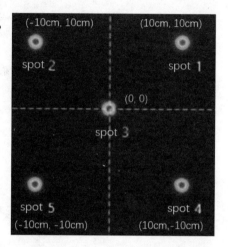

图 6.7.8 空气中束斑横向剖面测量

d. 水模体中方形靶区的剂量分布测量：依据 AAPM TG—185 推荐，在水箱中测量不同射程、不同射野大小、不同调制宽度计划下的剂量分布，与 TPS 相比，伽玛分析在 2mm/2% 的通过率最好在 98% 以上。表 6.7.7 列举了 AAPM TG—185 推荐的验证 TPS 束流模型的水中不同 SOBP 测试例。

表 6.7.7　AAPM TG—185 推荐的验证 TPS 束流模型的水中不同 SOBP 测试例

射程（cm）	调制宽度（cm）	方形射野（cm²）	矩形射野（cm²）
4	1,2,4	2,5,10,20,max	2×30,4×30
6	3,5	2,5,10,20,max	2×30,4×30
8	4,6,8	2,5,10,20,max	2×30,4×30
10	6,8,10	2,5,10,20,max	—
12	6,8,10	2,5,10,20,max	—
16	6,8,10,12	2,5,10,20,max	—
20	6,8,12	2,5,10,20,max	4×8
24	6,8,12	2,5,10,20,max	—
28	6,8,10,14	2,5,10,20,max	6×3
32	6,8,10,15	2,5,10,20,max	—

e. 临床计划在水模体中剂量分布测量

制订各部位的临床计划，将计划在水模体上做验证，测量多个深度的剖面剂量分布，与计算值对比。常用的验证设备有水模体、胶片和二维电离室矩阵等。

f. 临床计划在非均匀模体中剂量分布测量

利用非均匀模体，执行端对端的流程，测量剂量与计算值对比，伽玛分析在 3mm/3% 的通过率最好在 95% 以上。

3. 建立常规质量保证

常规 TPS QA 补充了机器 QA，后者验证直线加速器输出、MLC 位置和其他交付参数的完整性。TPS 质量保证不需要测量。应重新计算每个样本计划，并与调试期间获得的基线进行比较。可以使用相同的数据集执行其他 TPS 检查，如 DVH 计算、有效深度计算和 CT 值一致性等。

参考计划应在调试时选择，然后重新计算，以便进行常规质量保证比较。

对于光子，每个配置光束的代表性计划应包含静态野、楔形野、IMRT 和 VMAT。对于电子，应使用具有合理表面曲率的异质数据集计算每种能量的样本计划。此外，还建议在样本计划中包括远距离和追加验证。

所有常规质量保证重新计算应与参考剂量计算一致，误差在 1mm/1% 以内。如果观察到更大的偏差，可能需要部分或全部重新调试（包括验证）。

二、放射肿瘤信息系统（ROIS）使用质量检测技术

随着计算机技术的进步以及纸质病历向电子病历（EMR）的转变，放射肿瘤学信息系统（ROIS）变得越来越复杂。它的功能已从简单的记录和验证系统扩展到具有许多子系统的、综合的肿瘤患者放射治疗的管理系统。ROIS 在提高患者护理效率和安全性方面发挥着关键作用，并降低了临床错误率。

关于 ROIS 质量保证方法的操作指南或建议很少。参考作者 Baoshe Zhang 在 2020 年发表的关于肿瘤信息系统质量保证方法的文章，建议检测内容和方法如下。

1. ROIS 关系数据库

由于性能改进、安全问题或错误修复，ROIS 关系数据库将不定时升级。有时，它涉及数据迁移。在 ROIS 升级期间，可能的数据风险包括隐式数据丢失和显式数据丢失、数据损坏和损坏的数据关系。

为了验证数据库中迁移的数据，第一步是比较数据库模式，以了解数据是如何从旧数据库重组和迁移到新数据库的，以及数据关系是如何变化的。比较大型和复杂的数据库既耗时又具有技术挑战性。为了加速数据比较，最好的方法是设计程序自动化比较。对临床物理师来说，进行简单的抽样检查也不失为一种可行的做法。

2. 医学数字成像和通信接口

医学数字成像和通信（DICOM）是包括放射肿瘤学在内的医学领域的标准，用于患者数据的交换和存储。ROIS 通过 DICOM 数据流与其他放射肿瘤学系统交换患者的治疗与统计信息。通过将结构、治疗计划等信息从升级前后的信息系统分别导入导出，然后检查 DICOM 文件中的每个数据元素，来确认 DICOM 接口功能是否正常。

3. 机器束流模型和配置信息

临床线性加速器等治疗机器投入使用前，会根据测量结果生成机器模型参数。这些参数用于束流建模、剂量计算、治疗计划验证等。不同医院在机器设置和配置方面有不同的偏好。为了验证机器数据和配置，如果机器数据发生更改，可以从制造商处获取文件格式信息，以比较数据并确定进行了何种类型的更改。例如，如果机器数据以 XML 格式保存，可以使用 XML 文件解析器来比较关键信息的更改。

4. 静态文件和 EMR 文件

关系数据库通常将二进制数据的大主干（如图像、剂量、轮廓等）作为磁盘文件存储在患者文件夹中。这些文件的内容在日常实践中不经常修改，并且保持完整，EMR 文件的内容也是如此。由于这些文件的数量非常大，磁盘存储容量以 TB 为单位，因此为每个 ROI 状态生成所有这些文件的单独副本是不现实的。Baoshe Zhang 的策略是为 ROIS 状态之间的每个此类文件生成一个 MD5 哈希字符串，然后比较成对的 MD5 哈列字符串，以确定是否有任何此类文件已损坏或更改。

5. 用户生成的文档检查

用户生成的文档通常基于模板，可以根据 ROIS 关系数据库中的信息生成，例如一段时间内的患者预约、放射治疗历史、特定治疗方案下的患者列表等。这些报告使用通用文件格式，如 Excel、Word 或 PDF，以便第三方软件查看。这些报告的比较由内部构建的 Excel、Word 或 PDF 文件解析器自动执行。

6. 模式启动和端对端测试

数据完整性测试后，按照临床工作流程进行模式启动测试和端对端测试。端到端测试使用一个虚拟患者，并遵循从 CT 模拟扫描到治疗实施的所有流程。在端对端测试过程中，每个步骤中的数据都需仔细验证。端对端测试不仅将检查基本的 ROIS 软件功能，而且有助于确认 ROIS 与其他临床系统之间的连接。

■ 第八节　辅助设备使用质量检测技术

随着放射治疗技术的发展，精准放射治疗越来越普及，而精准放疗的实施离不开精准的体位固定及有效的运动管理。为了保证放射治疗实际照射范围与计划靶区一致，放射治疗要求在射线照射过程中患者的体位与 CT 定位时尽可能一致并保持不变，这要求摆位有很高的可重复性，并且最大可能限制患者在治疗过程中的自主移动，使用辅助固定设备和运动管理设备可有效减少随机摆位误差，同时减少患者体位产生不由自主的移动，以达到精准治疗的效果。

本章主要介绍临床中常用的辅助固定装置、运动管理系统和其他辅助设备及其质量检测技术。目前国内外有关放疗辅助设备的参考指南非常有限，主要参考指南有：国家癌症中心发布的 NCC/T-RT 001—2017《国家癌症中心放射治疗质量控制基本指南》、NCC/T-RT 004—2021《体表光学图像引导放疗质量控制指南》；NCC/T-RT 007—2023《电磁实时追踪系统质控实践指南》，以及美国 AAPM TG—76《肿瘤放疗中的呼吸运动管理》。其中，NCC/T-RT 001—2017 要求对辅助固定设备进行检测和记录，但没有提供具体的检测内容及方法；NCC/T-RT 004—2021 对体表光学图像引导放疗系统进行了介绍及质控流程和方法；NCC/T-RT 007—2023 以 Calypso 系统为例介绍了电磁实时追踪系统及质控的流程和方法。美国 AAPM TG—76 报告对肿瘤放疗中的呼吸运动管理及其临床应用与质控进行了介绍和建议；

一、辅助固定装置

（一）辅助固定装置的分类

选择合适的辅助固定设备对于摆位的重复性有直接影响，现在通常使用的体位辅助固定装置主要包括各部位体位固定架、热塑模、真空负压垫、发泡胶等。

1. 体位固定架

体位固定架一般由硬度较强、质量较轻且穿透性好的材料组成。有条件的医院建议在 CT 模拟定位室和加速器机房每种规格各放置一套，以方便患者治疗前 CT 扫描和后期治疗，尤其对提高操作效率很有帮助。每套之间的规格参数必须保持统一，最好是同一个厂家的相同型号。体位固定架是放疗科治疗患者每天使用频率最高的辅助设备之一，对其设计要求尽量简单易用、经久耐用和易维护，最好选择能与治疗床面有固定功能的体位固定架，防止在床面运动时发生相对移动。一般和热塑膜、真空负压垫、发泡胶等联合使用，需要记录每个患者体位固定时的个体参数以保证可重复性。常用的体位固定架有乳腺托架、头颈肩固定架和体部固定架等，也有为立体定向放疗、质子治疗和磁共振定位专门设计的体架。图 6.8.1 是部分常见的定位架。

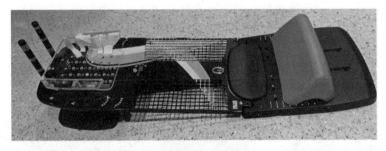

(a) 仰卧乳腺托架

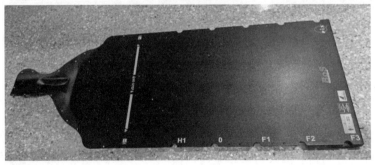

(b) 头颈肩固定架

图 6.8.1　常见体位固定架

2. 热塑膜

热塑膜适配体位固定架，用于固定头部、头颈肩部、胸部、腹部及体部，是由低温热塑材料制成，在 65～70℃的水或烤箱中加热 2～5 分钟可以软化，变软后的热塑膜可以拉伸，室温状态下可硬化，塑形后静置 20 分钟左右即可完全冷却定型，硬化后的定位膜具有强度高、透气等特点，是放疗定位中理想的体外固定材料，广泛应用于临床固定头颈部等患者。常用的热塑膜主要有头膜和头颈肩部固定膜（图 6.8.2），不过根据临床需要胸、腹部等部位也可使用热塑膜来固定。

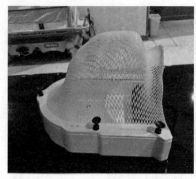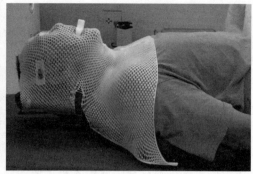

图 6.8.2 头部和头颈肩部定位膜

3. 真空负压垫

真空负压垫适配体位固定架，也可单独使用。一般是由尼龙、TPU 复合面料制成的带气嘴的密封囊状袋，内装有聚氯乙烯发泡粒子，具有耐磨、不透气等特性，使用真空泵对其抽真空可使其形状固定。真空垫的气密性能直接决定了固定的精确度和可重复性，真空袋漏气后必须重新定位。真空垫放气后变软，可重复利用为新患者制模。如图 6.8.3 所示，根据临床需要，可选用不同大小及形状的真空垫来对患者全身或某些部位制成适形模体。

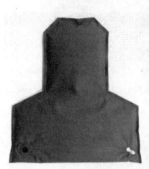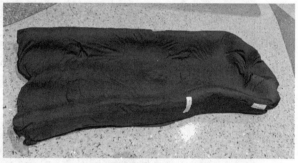

图 6.8.3 头颈部和体部真空袋

4. 发泡胶

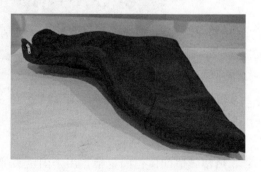

发泡胶是一种用于体位固定的新型材料，主要用于发泡塑形和填充定位。发泡胶分 A 料和 B 料，将两种液体混合摇匀后倒入防水布袋内，操作者移动布袋，使混合液充分包裹人体，尽可能减少与人体间的间隙，直至混合液完全发泡发热膨胀并冷却固定成型，整个操作时间 3～5 分钟不等。混合液流动性好，有更强的人体塑形性，定型后化学性质稳定，抗压强度好，与真空负压垫相比不存在漏气现象，摆位重复性好，但一般

图 6.8.4 头颈肩部发泡胶垫

需要为每一患者特制，不能重复利用。在头颈部肿瘤的体位固定上发泡胶具有相当优势，特别是颈部的定位精确度比标准化头枕有显著提高，常与热塑膜联合使用。图 6.8.4 是已制作完成的头颈肩部发泡胶垫。

（二）辅助固定装置的质量检测技术

辅助固定装置的质量保证直接关系到放疗的疗效，在临床工作中必须引起足够的重视。装置在投入临床使用前和使用中都需要做一些必要的测试，其质量保证内容主要包括：临床应用前的验收测试、使用期的定期测试、日常规范化使用及管理和维护。

1. 验收测试

新引进临床的辅助固定装置在使用前必须有一个验收测试程序，通过测试的装置才能正式投入临床使用。测试内容主要包括：外观检查、参数验证、功能性检查、衰减系数测量以及等效水厚度（water equivalent thickness，WET）测量。

（1）外观检查：验收时核对好生产厂家、规格、型号、数量等基本信息，组件是否齐全和配套，如果是招标购买的需要跟招标书中内容一致。主要用目测的方法检查其外观的完整性和外观质量，表面应清洁，不应有裂纹擦伤及腐蚀斑点等。

（2）参数验证：对各项基本参数进行测量，可使用多种度量衡工具测量并与说明书的数据进行比对，误差须在可接收的范围内。不同的辅助固定装置需要测量的参数和方法也不相同。各种体位固定架主要测量尺寸、刻度、角度及机械形变等。热塑膜膜片冷却成型后不能有较大的收缩率，且具有抗黏性能，不会与患者的皮肤和衣物发生粘连。真空负压垫需要有很好的气密性，由于放疗疗程较长，需要抽气塑型后 60 天气压小于 -0.03MPa 左右，仍能保证真空垫塑型硬度。

（3）功能性检查：可以找志愿者配合，进行临床模拟使用，对辅助固定装置的全部功能进行测试，确保与说明书中描述相符。同时，也起到对技师进行产品使用的初步培训，以便更顺利地应用于临床。

（4）衰减系数测量：由于放射治疗技术大多数采用多角度聚焦照射，射线需要穿透辅助固定装置后进入人体，因此，对辅助固定装置的衰减系数测量很有必要，数据可作为设计放疗计划时考量的依据。测试可在直线加速器机房进行，对机器不同能量的 X 射线都要测量出其对应的衰减系数，可以使用剂量仪测量，见图 6.8.5，在有辅助固定装置和没有辅助固定装置两种状态下对结果进行比值分析。

（5）WET 测量：如果固定装置将用于质子或重离子治疗，则需要确定它的 WET。由于质子或重粒子具有一定的射程，其布拉格峰的位置准确度对设备的 WET 高度敏感。可以使用放疗用的 CT 模拟定位机扫描辅助固定装置，将采集到的图像传输到 TPS，使用 TPS 中的工具进行测量。或者使用多层串联电离室组（MLIC，如 IBA 公司的 Giraffe 设备）进行测量。Giraffe 主要用于测试质子束流原始布拉格峰（pristine Bragg peak）纵向剂量分布，它是由 180 个厚 2mm、直径 12cm 的独立环形收集极电离室串接而成的电离室组，每一层都有一个固定等效水射程值，当束流以垂直方向入射时，由多个不同位置上电离室读数即可得到沿纵向剂量分布曲线。对比有辅助固定装置和没有辅助固定装置两种状态下布拉格峰的位置就能得到 WET 结果，为设计治疗计划提供依据。图 6.8.6 展示的是单点布拉格峰的测量。

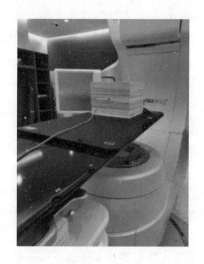

图 6.8.5 使用剂量仪测量固定装置衰减系数

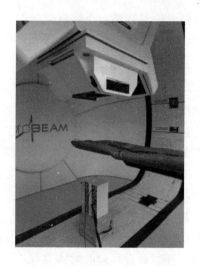

图 6.8.6 测量单点布拉格峰

2. 定期测试

定期测试的项目可以包括全部或部分验收测试内容，以确定装置的继续可用性，可针对不同的辅助固定装置制订不同的周期。通常定期测试主要测试设备在使用期间是否变化，如外观是否磨损，材料是否变化等。

3. 日常规范化使用

不同的辅助固定装置具有不同的使用特点，建议根据具体情况制定相应的操作规程并进行相关培训，严格地遵照使用规范。同时，对患者进行相关内容宣教，提高患者的配合度，以便更好、更顺利地使用装置。定位体架尤其是乳腺体架在使用时每个患者的个体化固定参数必须要有记录，在后期的治疗中严格按照参数摆位。热塑膜完全透明软化后才可从水箱中取出，要擦去表面的水，并提前告知患者其具有可耐受的热度，避免患者受惊移动，要有足够的冷却时间才能取下。真空负压垫需确保其不漏气，使用过程中如有变软现象最好停止使用。

4. 管理和维护

辅助固定装置要统一管理和维护，建立相应的管理制度。要合理地存放辅助固定装置，避免混乱。明确标记，避免拿错。同时也要考虑每天使用的便利性。不同的装置要按照产品说明进行放置，如环境温度、相对湿度。对于多次使用的装置要定期或按需清洁并消毒处理，要按照产品说明使用清洁剂和消毒剂，避免损伤装置。对使用中发现有问题的装置进行相应处理。

二、运动管理系统

（一）运动管理系统分类及原理

分次内运动是精确放射治疗时代日益突显的问题，它由呼吸系统、运动支撑系统、血液循环系统和胃肠道系统引起，而呼吸运动影响胸腹部（甚至盆腔部）的所有肿瘤，在患者CT影像扫描、治疗计划设计和治疗实施环节都会产生影响，因此成为运动管理主要考虑的问题。美国医学物理学家协会工作组 76 号（AAPM TG—76）报告建议当放疗靶区运动的幅度大于 5mm 时，考虑使用呼吸运动管理方法，如果患者能耐受该过程并有助于保护正常组织，则使用呼吸运动管理技术。

放疗中考虑呼吸运动的方法包括运动包绕法、屏气法、呼吸门控法、实时跟踪肿瘤法和受迫式浅呼吸法。在最初的临床实施中应对患者进行指导和评估，使患者熟悉设备及其用途，并进行呼吸训练，以确保在模拟和治疗时，患者能实现重复的呼吸或屏气模式，可以用视听反馈法改善呼吸运动的重复性。临床经常使用的设备主要有以下几种。

（1）基于患者呼吸流量的监测管理系统，如 Elekta 公司的（active breathing control，ABC）系统和 QFix 的 SDX^{TM}Spirometric 系统。

（2）基于体表位置变化的运动监测系统，如 Varian 公司的（respiratory gating for scanner，RPM/RGSC）系统，以及 VisionRT 公司的 AlignRT 和 C-RAD 公司的 Catalyst 光学体表监测系统。

（3）压力变化系统，如 Anzai 的基于压力传感带的 AnzaiBelt 呼吸门控系统。

（4）辐射成像跟踪系统，如 Varian 公司的 Calypso 系统。

（5）运动压制系统，如 CIVCO 公司的 Body Pro-Lok ONE 腹压板和 Qfix 公司的 ZiFix 腹压带等。

（二）运动管理系统的质量检测

运动管理系统的质量检测内容主要包括功能性检测、运动监测精度和重复性等。下面以临床比较常用的 ABC 和 RGSC 为例进行详细说明。对其他运动管理系统，可参考上述两种系统制定相应质量检测程序，特别注意运动幅度的准确性，运动抑制的有效性，门控及屏气系统实施时辐射剂量的精准性等。

1. 呼吸流量控制系统

呼吸流量控制系统（如 ABC 等）主要用来实施深吸气屏气治疗技术，主要由鼻夹、呼吸过滤管、球囊阀门、患者手持控制按钮、吸气流量监控设备、操作控制的计算机等组成。其原理是用鼻夹夹住患者鼻子关闭鼻孔通道，让患者佩戴口含呼吸气设备，通过气流监测器监测呼吸运动并计算吸气流量，在设定吸气容量阈值后，在患者按住手控键和工作人员按下控制键的情况下，患者深吸气达到预设阈值时，呼吸气囊阀门激活，关闭患者呼吸通道，使患者肺内气量不再发生变化，通过响应系统加速器自动出束，设定的屏气时间结束或者患者释放手控键，呼吸气囊阀门激活打开，患者可以正常呼吸，加速器停止出束。为保证临床使用安全，患者应该拥有操作整个气道阀门系统控制的优先权，当关闭气道后，患者有任何不适，均可由患者自行开启阀门，恢复正常通气。

在投入临床应用前和启用后应定期对 ABC 系统的硬件部分和控制软件做好质量保证工作，尤其是空气流量和体积的校准、停止和重新启动气流的功能以及安全释放系统等，这些功能是构成该系统的质量保证流程的核心，应该经常检查并定期测试其安全特性。

呼吸流量监控设备准确度会直接影响肺部扩展幅度，进而影响治疗靶区的位置，对精确放疗意义重大。了解系统如何建立呼吸轨迹很重要，目前系统一般使用肺活量计，并通过在每次呼气时建立基线来运行。通常用 3L 的注射器校准呼吸流量测量。除了供应商推荐的校准外，建议体积校准在不同的流速下进行测量，以建立机械肺活量计不能准确响应的最小流量值。

2. 呼吸门控系统

呼吸门控涉及患者呼吸周期内特定时段（通常称为门控）的辐射剂量管理（成像和治疗），即在患者平静呼吸状态下，在呼吸周期的特定相，重复给予短时的放射治疗。这种方法要求对患者呼吸的实时监控及对射线发送的实时控制。通过使用外部呼吸信号或内部标记物来监测患者的呼吸运动。在胸部或腹部放置红外反光盒，然后通过红外感应照相机获取反光盒的运动信号，并将此信号转换成运动波形，以此运动波形来表示呼吸运动，属于间接监测肿瘤运动的方式。使用内部不透明标记物的门控装置是内置小金属粒作为标志点，探测标志点的运动代替肿瘤的运动，一般内部金属粒的运动更能代表肿瘤的运动，如 Varian 公司 Truebeam 直线加速器配置的 ABH（auto beam hold）功能。

如图 6.8.7 所示，Varian 的 RPM 或 RGSC 系统将红外反射塑料盒作为外部基准标记放在患者腹部，通常位于剑突和脐之间的中间位置，最大限度地在前后方向上显示出呼吸幅度，摄像机接收信号，监测患者的呼吸波形，设定特定的呼吸区间（振幅或相位），达到设定的阈值来控制 CT 的曝光扫描（图 6.8.8）或加速器出束治疗。

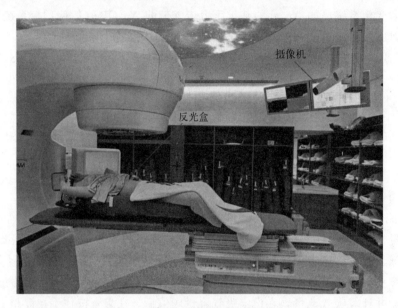

图 6.8.7　呼吸门控应用于治疗

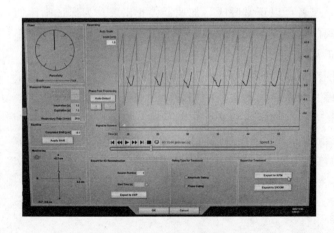

图 6.8.8　RGSC 控制 CT 曝光扫描

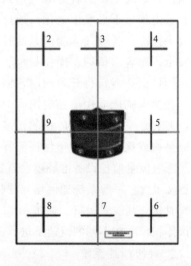

图 6.8.9　RGSC 校准模体

为了保证临床使用安全，呼吸门控在投入临床前必须进行验收测试，主要内容包括位置校准、振幅准确度和响应时间。RGSC 的位置校准可以使用厂家提供的校准模体，如图 6.8.9，把红外线反射块分别放置在模体的不同位置，然后运行系统校准程序，如果校准不成功，调查可能的原因并解决，然后重复校准过程。振幅的测量可以使用专用的呼吸运动模体，设计验证计划，在模体的呼吸曲线上设置适当的振幅阈值，添加 kV 验证片，将加速器机载 CBCT 的 KVS 旋转到水平角度，选择"Fluoro"模式，按住"曝光"按钮，观察模体运动到设定的阈值时是否触发出束，从而测量振幅准确度。如果没有专用模体，可以将加速器自带的呼吸模拟器放置在治疗床上，首先获取呼吸曲线，测量最大振幅处数值，然后在呼吸模拟器下面垫 1cm 的固体水，观察最大振幅处的数值，两次数值之差减去 1cm。启用后必须定期进行质量保证。

三、热丝切割机

（一）热丝切割机的作用和原理

直线加速器的电子线初始射野形状为一定尺寸的矩形，而放疗靶区的大小及形状千差万别且可能不规则，所以开展适形放疗时，需要用高密度金属遮挡射野中不需要照射的区域，一般通过浇铸不同形状的金属挡块来实现。临床常用低熔点合金铅来制作个体化铅挡块，目的是遮挡规则射野中靶区外部分，使射野形状与靶区形状的投影一致，从而保护射野内的正常组织或重要器官。一般先用高密度泡沫制成模具，然后将低熔点合金铅融化后倒入模具来制作挡块。

热丝切割机是用于切割制作高精度挡块所用泡沫模具的专用设备，一般采用全数字化控制，由机械部分、电路部分和控制程序三部分组成。其大致原理为：将射野轮廓输入系统，设置好参数，如源轴距、源托距等，系统控制运动轴按射野形状运行，运动轴上固定有金属发热丝，发热丝切割泡沫塑料形成模具。

（二）热丝切割机的质量检测

一般临床要求射野大小精度为 1mm 以内，所以在热丝切割机投入临床使用前要进行验收测试，内容主要包括功能性测试、切割精度、模具成品精度测量等，详述如下。

1. 功能性测试

射野轮廓一般有手动输入或文件输入，也有设备可以影像输入，目前常用的是系统和治疗 TPS 通过局域网连接，TPS 生成 DICOM 格式文件传输到切割机，切割机系统要能正确读取文件并生成射野轮廓。控制系统要能方便调整源轴距和源托距等参数，以形成不同缩放比例的轮廓。

2. 切割精度测量

切割精度受软件和硬件系统限制，此外，发热丝是发热元件，它采用高熔点合金制成，直径一般为亚毫米级，发热丝的温度太高会使切割缝隙加大，射野几何误差变大；发热丝温度太低会使发热丝受力增大，造成发热丝运动位置滞后于运动轴的运动位置，射野几何形状失真。因此，针对不同密度的泡沫，调整好发热丝温度与速度之间的关系是保证射野挡块制作精度的关键。

3. 模具成品质量检测

模具一般为聚苯乙烯泡沫塑料等，模具制成后应表面光滑平整，切割面没有空穴。可用直尺测量其尺寸，或用透明纸打印 TPS 中的射野方向观视图，比对验证其精度，误差必须在可接受范围内。

在日常使用中，要时常清理切割机内部的碎泡沫等杂物，检查发热丝的松紧度，轻轻拨动中部位置，若发出像琴弦一样清脆的声音，则表明发热丝的松紧度比较合适，否则需要重新安装或更换，平时应注意防尘、防潮。

本章编写人员：姜瑞瑶，沈莉，郑沅水，孙磊，章浩伟，黄晓延，张晓峰，王彬，朱夫海，盛洪国，李左峰，李强，戴中颖

参考文献

[1] 陈华江，陈维军.宫颈癌腔内放射治疗进展［J］.中外医疗，2013，32（25）：194-196，198.

[2] 程晓龙，刘吉平，杨双燕，等.WS 531-2017《螺旋断层治疗装置质量控制检测规范》的实施及评价［J］.中国医学物理学杂志，2018，35（9）：1013-1016.

[3] 邓烨，李莉萍，梁文杰.后装治疗床在临床中的应用［J］.医疗卫生装备，2016，37（11）：87-89.

[4] 翟贺争，孙刚涛，张文艺，等.后装机质量控制检测装置的研制及应用［C］.//2019 中国医学装备大会论文集.2019：80.

[5] 翟自坡，翟贺争，马永忠，等.螺旋断层治疗系统质量控制检测与评价［J］.辐射研究与辐射工艺学报，2016，34（4）：55-60.

[6] 丁燕秋，吴伟章，朱夫海，等.Arc CHECK 和 EBT3 胶片应用于螺旋断层放射治疗剂量验证的比较研究［J］.中国医学装备，2015，12（9）：31-36.

[7] 杜霄勐，安菊生，吴令英，等.宫颈癌近距离放射治疗新进展［J］.癌症进展，2015（2）：152-158.

[8] Steven J. Frank, X. Ronald Zhu. 质子治疗适应证、技术与疗效［M］.傅深，李左峰，周光明，主译.北京：人民卫生出版社，2023.

[9] 候国政，柳根，郭栋，等.固定装置及患者的临床特征对调强放射治疗头颈部肿瘤摆位误差的影响［J］.癌症，2022，41（11）：558-563.

[10] 回旋加速器研究设计中心团队.230 MeV 超导质子回旋加速器及治疗端放疗装备研究项目进展［J］.中国原子能科学研究院年报，2020（1）：2.

[11] 荆航，王志海，邝钰.核通后装机的质量控制和质量保证［J］.医药前沿，2015（23）：350-351.

[12] 李懋，王翼洪，磁共振引导放射治疗原理及临床应用［M］.北京：中国协和医科大学出版社，2021.

[13] 李兆斌，徐利明，王晓红，等.真空定位袋的质量保证与质量控制［J］.中国医学物理学杂志，2006，23（5）：4.

[14] 刘吉平，程晓龙，王彬冰，等.TOMO 相关质控指南解读及临床应用［J］.中国医学物理学杂志，2021，12（38）：1487-1494.

[15] 刘世耀，质子和重离子治疗及其装置（修订版）［M］.北京：科学出版社，2016.

[16] 刘世耀，质子治疗系统的质检和调试［M］.北京：科学出版社，2016.

[17] 罗仁淑.市级医院近距离放射治疗后装机新放射源验收及质量控制［J］.中国卫生产业，2016，13（35）：56-57，60.

[18] 马林，王连元，周桂霞.TomoTherapy 肿瘤断层放射治疗［M］.成都：四川科学技术出版社，2010.

[19] 马永忠，娄云，冯泽臣，等.关于《放射治疗机房的辐射屏蔽规范 第 3 部分：γ 射线源放射治疗机房》（GBZ/T 201.3—2014）技术指标解析［J］.首都公共卫生，2017，11（5）：228-234.

[20] 申文江.TomoTherapy 断层放射治疗临床应用共识［M］.成都：四川科学技术出版社，2011.

[21] 宋彬，翟贺争，许哲，等.WS 531-2017《螺旋断层治疗装置质量控制检测规范》跟踪评价结果-技术服务机构相关人员［J］.中国辐射卫生，2020，29（2）：133-140.

[22] 宋新宇，宋英鹏，李京，等.质子治疗临床应用研究简介［J］.中国医疗设备，2022，37（3）：155-158..

[23] 王恩敏，潘力，刘晓霞，等.射波刀技术及其临床应用［J］.中国临床神经科学，2009，017（2）：185-189.

[24] 王洪伟.基于 IEC 标准的医用电子直线加速器放射防护性能检测研究［D］.长春：吉林大学，2017.

［25］ 王军良，石梅．伽玛刀质量控制检测技术［M］．北京：中国质检出版社，中国标准出版社，2017．

［26］ 吴仕章，李成强，陈进琥，等．1.5T高场磁共振加速器束流输出稳定性探讨［J］．中华肿瘤防治杂志，2022，29（3）：202-212．

［27］ 吴伟章，朱夫海，王勇，等．旋转照射剂量测量仪（ArcCHECK）在螺旋断层放疗计划剂量验证中的应用［J］．肿瘤预防与治疗，2014，27（1）：20-23．

［28］ 夏廷毅，张玉蛟，王绿化．肿瘤放射外科治疗学［M］．北京：人民卫生出版社，2022．

［29］ 徐寿平，邓小武，戴相昆，等．螺旋断层放疗系统调强放疗验证［J］．中华放射肿瘤学杂志，2008，17（5）：395-397．

［30］ 徐寿平，王连元，戴相昆，等．螺旋断层放疗系统原理及其应用［J］．医疗卫生装备，2008，12（29）：100-102．

［31］ 许森奎，姚文燕，胡江，等．鼻咽癌发泡胶个体化塑形与标准化头枕放疗体位固定精确度比较［J］．中华放射肿瘤学杂志，2015，24（2）：4．

［32］ 杨虎．临床医学工程教程［M］．北京：人民卫生出版社，2007．

［33］ 杨小龙，陈惠贤，陈继朋，等．医用质子重离子加速器应用现状及发展趋势［J］．中国医疗器械杂志，2019，43（1）：6．

［34］ 叶海荣，吴振华，许旭光，等．后装机放射源铱-192的安全使用［J］．医疗装备，2017，30（17）：93．

［35］ 应延辰，陈华，王昊，等．ViewRay磁共振引导放疗系统的研究进展［J］．中华放射医学与防护杂志，2019，39（4）：5．

［36］ 于浪，杨波，刘峡，等．后装治疗机放射源驻留位置及计时器精度的质量控制检测［J］．中华放射肿瘤学杂志，2018，27（6）：598-600．

［37］ 张富利，李毅．螺旋断层放射治疗系统质量控制检测技术［M］．北京：中国质检出版社，2017．

［38］ 朱夫海，王英杰，吴伟章，等．90例胰腺癌患者螺旋断层治疗剂量验证结果分析［J］．中华放射肿瘤学杂志，2015，24（4）：442-443．

［39］ 朱晓华，曾程，刘汉成，等．放射治疗质量控制标准化体系的研究进展与应用［J］．中国医疗设备，2018，33（4）：108-110，114．

［40］ Evans WK，Ashbury FD，Hogue GL，Smith A，Pun J. Implementing a regional oncology information system：approach and lessons learned. Current Oncol 2014，21（5）：224-33.

［41］ Kirkby Charles，Ghasroddashti Esmaeel，Angers Crystal Plume，et al，COMP report CPQR technical quality control guideline for medical linear accelerators and multileaf collimators［J］，Journal of Applied Clinical Medial Physics，2017，2（19）：22-28

［42］ Palmer A，Kearton J，Hayman O，A survey of the practice and management of radiotherapy linear accelerator quality control in the UK［J］．The British Journal of Radiology，2012，85：1067-1073.

［43］ Paulson ES，Crijns SP，Keller BM，et al. Consensus opinion on MRI simulation for external beam radiation treatment planning. Radiother Oncol. 2016，121（2）：187-192.

［44］ Roberts D A，Sandin C，Vesanen P T，et al. Machine QA for the Elekta Unity system：A Report from the Elekta MR-Linac consortium［J］．Medical Physics，2021，22（10），190-201.

［45］ Sahoo，N，Zhu，X R，Arjomandy，B. et al. A procedure for calculation of monitor units for passively scattered proton radiotherapy beams. Medical Physics，2008，35（11），5088-5097.

第七章

+ + + + + + + + +
+ + + + + + + + +
+ + + + + + + + +
+ + + + + + + + +
+ + + + + + + + +
+ + + + + + + + +

医用内窥镜设备使用质量检测技术

■ 第一节　内窥镜设备分类、原理与技术进展

医用内窥镜（medicinal endoscope），简称"内镜"，是供人体内腔检查或手术用的医疗器械。现在医用内窥镜设备是集成光学、人体工程学、精密机械、电子、显示技术、图像处理和分析等多项技术于一体的医疗器械系统。在临床实践中，医用内窥镜经由人体的自然腔道或经手术行小切口进入人体腔道或器官内腔，可直接观察人体内组织器官情况，明确这些空腔器官具体的病变，帮助医生精准定位疾病部位、形态。如果发现新生物的话，可以取活检明确诊断，还能够实现精准且安全的微创手术治疗。

目前，内窥镜的运用已扩大到了医疗的各个领域，如耳鼻喉科疾病、胃肠道疾病、胰腺胆道疾病、呼吸道疾病、骨科疾病、妇科疾病及泌尿系统疾病等的诊疗，成为疾病检查和治疗必不可少的器械。

一、医用内窥镜分类

目前医用内窥镜已逐步发展成为一个完整系统。其分类方式很多，包括：按成像与构造分类、按应用部位分类，以及按照使用功能分类，详细介绍如下。

（一）按成像与构造分类

内窥镜按成像部分构造、原理不同可以分为硬性内窥镜、光学纤维内窥镜、电子内窥镜三类。因为光学纤维内窥镜和电子内窥镜的镜体均具有可弯曲性，又通称为软性内窥镜，

1. 硬性内窥镜

硬性内窥镜由一个刚性的管道和光源组成，可以通过身体的自然孔道或小切口插入体内，通过光学系统成像，提供可观察的图像。硬性内窥镜的原理是光学成像。由于结构是硬性内窥镜，在操作中不可弯曲。

2. 光学纤维内窥镜

光学纤维内窥镜是将光导纤维的全反射导光原理与内窥镜技术相结合的内窥镜，利用光导纤维传像束成像。光学纤维内窥镜的原理也是光学成像，但结构属于软性内窥镜。

3. 电子内窥镜

电子内窥镜与纤维内窥镜的镜体构造基本相同，也属于软性内窥镜。两者不同之处是成

像方式不同，电子内窥镜是用微型图像传感器的 CCD 器件取代了光导纤维传像束成像，属于电子成像。随着电子学和数字视频技术的发展，电子内窥镜的图像分辨率更高，可达到 4～8K 的高清图像。电子内窥镜可以实现图像的直接数字化传输和图像后处理。

（二）按应用部位和使用功能分类

1. 按应用部位分类

（1）用于消化道的内窥镜，具体包括：①食管镜：硬式食管镜、纤维食管镜、电子食管镜、超声电子食管镜；②胃镜：纤维胃镜、电子胃镜、超声电子胃镜；③肠镜：纤维十二指肠镜、电子十二指肠镜，纤维小肠镜、电子小肠镜，纤维结肠镜、电子结肠镜，纤维乙状结肠镜和直肠镜等；④胆道镜：硬式胆道镜、纤维胆道镜、电子胆道镜等。

（2）用于呼吸道的内窥镜：硬式喉镜、纤维喉镜、电子喉镜；纤维支气管镜、电子支气管镜等。

（3）用于腹膜腔的内窥镜：硬式腹腔镜、光学纤维式腹腔镜、手术腹腔镜等。

（4）用于泌尿生殖道的内窥镜：①膀胱镜：检查用膀胱镜、输尿管插管用膀胱镜、手术用膀胱镜、示教膀胱镜、摄影用膀胱镜、小儿膀胱镜和女性膀胱镜；②输尿管镜；③肾镜；④宫腔镜、阴道镜等。

（5）用于关节的内窥镜：关节腔镜等。

（6）其他特殊内窥镜有：荧光内窥镜、胶囊内窥镜、超声内窥镜等。

美国癌症协会（ACS）根据人体区域，将内窥镜进行分类并列出内窥镜检查对应表，如表 7.1.1。

表 7.1.1　内窥镜检查部位对应表

类别	检查区域	插入位置	通常进行手术的医生
关节镜	关节	通过靠近检查关节的小切口	骨科医生
支气管镜	肺	经鼻腔或口腔	呼吸科医生或胸外科医生
结肠镜	结肠	通过肛门	消化科医生或肛肠科医生
膀胱镜	膀胱	通过尿道	泌尿科医生
肠镜	小肠	通过口腔或肛门	消化科医生
宫腔镜	内部子宫	通过阴道	妇科医生
腹腔镜	腹部或骨盆区域	通过靠近检查区域的小切口	各种类型的外科医生
喉镜	喉	通过口腔或鼻腔	耳鼻喉科医生
纵隔镜	纵隔、肺之间的区域	通过胸骨上方的切口	胸外科医生
乙状结肠镜	肠和大肠下部	通过肛门	消化科医生或肛肠科医生
胸腔镜	肺与胸壁之间的区域	通过胸部的小切口	呼吸科医生或胸外科医生
上消化道内窥镜	食管与上肠道	通过口腔	消化科医生
输尿管镜	输尿管	通过尿道	泌尿科医生

2. 按使用功能分类

内窥镜按照使用功能的不同，可以分为临床诊断用内窥镜和手术内窥镜两大类。

（1）临床诊断用内窥镜：包括上述各种用于消化道、呼吸道、泌尿生殖道、关节等各种部位的临床诊断使用的内窥镜。现在诊断用内窥镜也带有一些活检、息肉摘除、取结石等简单的手术功能，但基本上是临床诊断为主。

（2）手术内窥镜：手术内窥镜是目前微创手术应用的主要手术器械，包括腹腔镜、胸腔镜等。使用手术内窥镜进行手术，手术创伤很小，仅经手术行小切口进入内腔，使手术术野清晰地展现在电视显示屏上，扩大了视野，许多医生可以同时看到手术过程，利于技术的交流和研讨，可以使用许多新的手术器械和技术，如镜下缝合器械、冲洗泵、各种钳、剪、组合粉碎器、切割器等。在镜下止血的手段也多种多样，有单极电凝、双极电凝、结扎套圈、内缝合技术、钛夹、吻合器等技术的进步，使更复杂的手术在内窥镜下完成。

二、医用内窥镜系统的组成与基本原理

各类医用内窥镜系统的组成会有不同，基本上包含下面几个部分：镜体部分、照明系统（光源）、影像部分，以及附属设备。下面介绍几种主要内窥镜系统的组成与基本原理。

（一）硬性内窥镜组成与基本原理

硬性内窥镜主要由光学成像系统和照明系统（光源）组成。

1. 光学成像系统（光学部分）

硬性内窥镜镜体（光学部分）外观看是一个细长的金属管子，里面装着一个由许多透镜组成的完整的光学系统。光学成像系统由物镜系统、转像系统、目镜系统三大系统组成。被观察物经物镜所成的倒像，通过转像系统将倒像转为正像，并传输到目镜，再由目镜放大后，为人眼所观察。光学成像系统还可以与电荷耦合器件（CCD）摄像头接口，将光学影像转换为电子图像，传送到内窥镜摄像主机，经主机运算处理后输出到显示设备上。为构成不同的视向角，需加入不同的棱镜。不同用途的内窥镜根据使用要求制作成不同的外形、外径、长度，以达到使用所需的要求。

2. 照明传输系统

照明传输系统由照明光源（氙灯冷光源、卤素冷光源、LED光源）和导光束组成。导光束一端接光源，另一端与内窥镜光锥连接，将冷光源的光经过光导纤维传输到内窥镜前端，进而从内窥镜前端传输到患者体内，照亮被观察物（图7.1.1）。

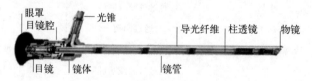

图 7.1.1　硬性内窥镜内部结构示意图

（二）光学纤维内窥镜组成与基本原理

光学纤维内窥镜是将光导纤维的全反射导光原理与内窥镜技术相结合的内窥镜，主要由内窥镜体（光导纤维光学系统）、照明传输系统（冷光源）组成。现在光学纤维内窥镜系统大多配置彩色电视摄像系统，通过摄像转接镜将光学图像转换成电视图像，通过监视器观察图像。

1. 光学纤维内窥镜镜体

光学纤维内窥镜镜体内有两条光导纤维束：一条叫导光束，由混编排列的多束导光纤维构成，它能将冷光源产生的光线传导至被观测的物体表面，从而将被观测物表面照亮；另一条是叫传像束的光导纤维束，一端对准目镜，另一端通过物镜片对准被观测物表面，医生通

过目镜能够非常直观地看到脏器表面的情况，便于及时准确地诊断病情。传导图像的光导纤维束构成了纤维内窥镜的核心部分，它由数万根极细的玻璃纤维组成，根据光学的全反射原理，所有玻璃纤维外面必须再被覆一层折射率较低的膜（包层），以保证所有纤芯传导的光线都能发生全反射。由于单根光纤的传递只能产生一个光点，要想看到完整的图像，就必须把大量的光纤集成束，而要保证把图像传递到另一端且成同样的图像，就必须由聚焦成像的物镜组、传输物镜组的传像系统和目视观察用的目镜或 CCD 摄像转接镜构成，实现光纤传像。光学纤维内窥镜镜体内部结构见图 7.1.1。

内窥镜镜体由机械操作手轮结构与内窥镜头端通过钢丝连接，通过转动主手轮和副手轮可以控制内窥镜头端的弯角方向，具有良好的柔软性和方便的可操作性，前端有可弯曲结构，可消除盲区。不同型号的光学纤维内窥镜镜体构造不完全相同。纤维内窥镜还包括送水（气）孔、闭孔器等。如图 7.1.2 所示，钳道口是抓钳、活检钳等手术配套器械的进出口，用于微创手术的活检、治疗等，由支撑并包裹前述系统并开有手术或冲洗孔道的医用金属或有机材料构成。

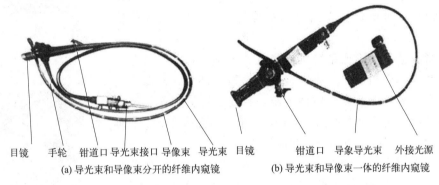

目镜　手轮　钳道口 导光束接口 导像束　导光束　目镜　　钳道口　导象导光束　外接光源
(a) 导光束和导像束分开的纤维内窥镜　　　　(b) 导光束和导像束一体的纤维内窥镜

图 7.1.2　光学纤维内窥镜镜体构造

2. 照明传输系统（光源）

照明传输系统由照明光源（有氙灯冷光源、卤素冷光源、LED 光源）和光源导光束组成。光源导光束与镜体导光束接口连接，光线传导到被观测的体内。

（三）电子内窥镜组成与基本原理

电子内窥镜成像原理是用微型图像传感器的 CCD 直接成像。系统结构是由镜体、照明传输系统（光源）和影像中心组成（图 7.1.3）。镜体结构除 CCD 取代了光导纤维传像束以外，其他部分与光学纤维内窥镜相似，冷光源也与光学纤维内窥镜相似。

电子内窥镜影像系统由镜体前端 CCD 彩色摄像系统和图像处理中心、监视器组成，CCD 摄像系统直接生成数字电子图像，再经由电缆传输至图像处理中心，可以将这些电信号经储存和处理，最后在监视器上显示出受检部位图像。目前电子内窥镜已经成为软性内窥镜的主流，逐渐替代光学纤维内窥镜。

（四）手术腔镜系统组成与基本原理

手术腔镜目前常用的主要有腹腔镜、胸腔镜、宫腔镜等，其组成结构和原理基本相同，内窥镜本节以手术腹腔镜为例展开介绍手术腔镜系统的组成及基本原理。

1. 手术腹腔镜系统组成

手术腹腔镜系统（图 7.1.4）由腹腔镜镜体、影像系统、冷光源系统、手术动力系统，

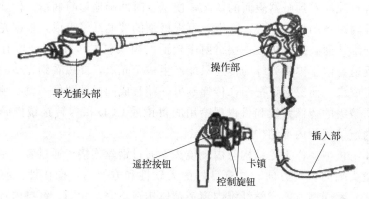

图 7.1.3　医用电子内窥镜结构示意图

气腹机、冲洗吸引系统组成。

（1）腹腔镜镜体：腹腔镜的镜体一般使用硬性内窥镜，可与影像系统（摄像头）接口连接，镜体内部是按照一定规则排列的柱状晶体，可以传输光信号到摄像头，经 CCD 实现图像转换。

（2）影像系统：影像系统由摄像机、光学接口、影像存储处理系统和显示器组成。是腹腔镜系统的核心部分。摄像头又分单晶片和三晶片以及高清摄像系统，目前腹腔镜影像系统已经实现直接数字化的手术可视化平台，具有 4K 成像功能、三维和红外成像功能，以及图像处理功能。

（3）冷光源系统：冷光源系统包括冷光源及光路，保证腔内手术空间明亮且清晰的视野，冷光源分氙灯光源和卤素光源。

（4）CO_2 气腹系统：气腹系统是向患者腹腔内注入二氧化碳的设备，由弹簧气腹针（Veness 针）、充气导管、气腹机（气泵）和 CO_2 气源组成。手术时建立有效气腹，其目的是为手术提供宽广的空间和视野。气腹机流量有 20L、30L 和 40L 之分。

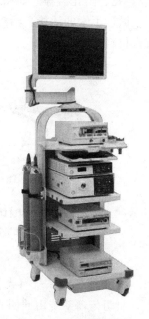

图 7.1.4　手术腹腔镜系统

（5）电外科和手术动力系统：在腹腔镜手术器械中的电外科和手术动力系统是提供手术动力源的设备总称，主要有：各种高频电外科手术设备（用于切割、凝固），如高频电刀、超声刀、刨削系统、激光手术系统等器械，不同设备组成发挥不同的手术动力特性。

（6）冲洗吸引系统：冲洗吸引系统主要分为冲洗过程和吸引过程，冲洗过程的作用是观察并且保护组织结构，避免出现粘连，实现组织修复管理功能；吸引过程则是利用导管完成吸引工作。

（7）专用手术器械：包括腹腔镜手术中使用的各种专用手术器械，如手术吻合器、电钩、分离钳、抓钳、肠钳、吸引管、穿刺针、持针钳、术中胆道造影、闭合器等。

2. 手术腔镜工作原理

手术腔镜是在外科手术中使用的内窥镜系统，由多个腔镜探头通道组成，这些探头经手术行小切口进入患者体腔，通过气腹系统提供手术的空间和视野；通过影像系统提供可视化手术功能，医生在内窥镜探头传输的影像下通过手术器械通道使用专用手术器械进行手术分离、切割、凝固、缝合（或吻合）等操作，提供一种安全性较高的微创手术。

（五）超声内窥镜组成与基本原理

超声内窥镜是超声探头和内窥镜技术的结合，是具有超声（回声）装置的内窥镜。

内窥镜 EUS 将超声探头集成在内窥镜末端，可以实现内窥镜和超声成像的同步进行。它可以提供高分辨率的图像，可用于评估深部病变的程度，如消化道肿瘤的深度、周围组织的侵犯程度等。

内窥镜超声技术在病变的诊断和治疗中具有非常重要的应用价值，可以提高病变的检出率和准确性，同时可以实现更精确的治疗策略。填补了普通内窥镜、体表超声和 CT 等所不能覆盖的一些特殊适应证的诊断和治疗。内窥镜超声技术实现了消化道内部（内腔）的超声检查，主要适用于胃、食管、十二指肠、大肠、胰脏与胆道，可以获取各脏器内部、周围脏器、血管、淋巴结等的信息。

（六）胶囊内窥镜系统的组成与基本原理

胶囊内镜（capsule endoscope），是一种胶囊形状的，通过无线信号传输的内窥镜，它是用来检查人体肠道的医疗仪器。通过口服内置摄像与信号传输装置的智能胶囊，借助消化道蠕动，使之在消化道内运动、拍摄图像，并以数字信号传输图像给患者体外携带的图像记录仪，进行存储记录。医生通过影像工作站分析所记录的图像，了解患者的整个消化道情况，从而对病情作出诊断。胶囊内窥镜系统主要包括胶囊内窥镜、传感器、接收器、工作站（图 7.1.5）。

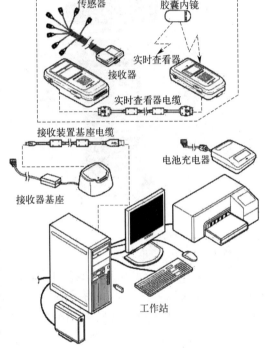

胶囊内窥镜系统中，胶囊内窥镜的作用是吞服后拍摄人体肠道内的图像，它由前端的 LED 灯、内置图像处理器、电池组成。传感器用于获取胶囊内窥镜在人体内窥镜拍摄的图像，它通常通过电极片黏附在人体表面来获取内窥镜图像，并存储于传感器中。接收器的作用是接收传感器中内窥镜图像数据。工作站则用于下载接收器中的数据，通过软件辅助定位出血点的照片（图 7.1.6 、图 7.1.7）。

图 7.1.5　胶囊内窥镜系统示意图

（七）三维内窥镜系统

三维内窥镜系统（图 7.1.8）由 3 个部分组成，分别是带有 2 个摄像头的电子腹腔镜，能够生成三维影像的图像处理装置和三维监视器。电子腹腔镜模拟人的左眼和右眼，同时获取两组图像信号，并将这些图像信号传输到图像处理装置中。系统中的图像处理装置将图像信号进行处理，并按照三维格式（如 line by line、side by side、dual stream 等）进行输出。带有三维功能的监视器可以将三维图像实时显示出来。

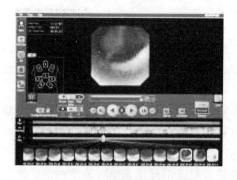

图 7.1.6　胶囊内窥镜系统工作站软件示意图

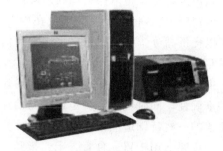

图 7.1.7　胶囊内窥镜系统工作站整体示意图

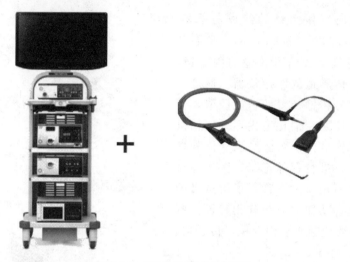

图 7.1.8　三维腔镜系统整体示意图

（八）4K 腔镜系统

4K 腔镜系统是一套全成像链的 4K 影像手术系统，如图 7.1.9 所示，4K 图像的横向分辨率在 3840pix 以上，色彩采用了 BT.2020 的广色域。在这套系统中，手术用的超清光学视管（也叫硬性内窥镜）搭配 4K 摄像头获取手术画面，通过 4K 图像处理中心将 4K 影像画面显示在 4K 监视器上。

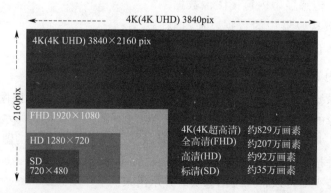

图 7.1.9　4K 图像分辨率示意图

三、内窥镜的技术进展

随着 20 世纪 90 年代以来微创手术的逐渐普及，手术内窥镜得到了越来越广泛的应用。目前在各类科室，针对人体的各主要器官，内窥镜都有普遍的诊断或治疗应用。例如，90% 的胆囊切除术已经被手术内窥镜引导的微创治疗取代，实现了微创手术取代传统手术。除消化道肿瘤和肺癌领域的应用之外，在美容领域中，内窥镜也得到了广泛的应用，如各式局部美容、肠道介入式减肥等。随着电子技术的发展，内窥镜追求视野更宽广，从窄视野 70° 到宽视野 120°，甚至全景视野，背后的技术有光学工艺的突破和多传感器融合拼接；追求视野更立体，从二维视野到三维立体视野，提供深度信息，缩短学习曲线；追求多维成像，从单光谱成像到多光谱成像、多维成像（声光结合），多路光谱融合从浅表到体内；追求更高的分辨率，从标清到高清再到 4K，细节把控越来越精细；从外径为 10mm 到外径为 1mm，物理尺寸越来越细；结合 AI 技术，追求智能图像信号处理（ISP）和智能识别，数据结构化，更智能化。内窥镜技术发展的方向有以下 5 点。

1. 应用拓展

近几年整体内窥镜技术正从检查向治疗扩展，随着适应证的扩大，如消化内窥镜已经逐渐成为内外科联合手术治疗的工具，其应用领域也从消化内科延伸至消化外科，成为多学科治疗的微创治疗设备。

2. 影像技术发展

图像的显示质量直接影响内窥镜的应用，医学诊断和治疗需要高清晰度的影像；超高清 4K 内窥镜摄像显示系统已由研发阶段走向市场，技术发展很快。如采用体积小、响应快的互补金属氧化物半导体器件（complementary metal oxide semiconductor，CMOS）作为摄像系统的核心，由现场可编程门阵列（field programmable gate array，FPGA）芯片结合图像处理算法进行降噪、锐化、放大和缩短显示延时等功能，使摄影图像可达 3840×2160 的高分辨率数字图像。高清晰度的图像显示技术，搭配 4K 超高清显示器可以满足高清显示的需求。通过高色域显示、实时画面增强等技术，实现超高清图像显示、真实色彩还原、超低延时的图像传输，结合 FPGA 芯片的数字图像处理技术，实现 4K 超高清显示内窥镜。

3. 内窥镜的微型化发展

微型化体现在两个方面：一是用于上消化道常规检查内窥镜的微型化，目的是使患者减少检查的痛苦，目前外径为 6mm 的产品已经进入商品化阶段；二是超细电子内窥镜，使电子内窥镜的应用领域扩展到以往只能用光学内窥镜观察的胰腺和胆道等细小器官。如用于胰腺疾病诊断的电子内窥镜，其外径仅有 2mm。这项技术目前应用于难以确诊的早期胰腺癌的诊断。

4. 内窥镜的多功能化

超声电子内窥镜结合了内窥镜技术与超声成像技术的优势，既可通过内窥镜观察黏膜表面的病变形态，又可进行超声扫描，获取器官各个断层的组织学特征，大幅扩展了内窥镜的应用范围。

5. 内窥镜的智能化

过内窥镜手术机器人来完成内窥镜的操作，甚至手术器具的操作。借助于机器人动作精确、工作可靠的优点，可使内窥镜手术更具安全性、准确性和便利性，大大减轻了医务人员的劳动强度。例如日本首套 AI 内窥镜诊断系统 EndoBRAIN 能够从内窥镜图像中判断病灶是否为肿瘤，仅用 0.4 秒便能输出判断结果，与病理诊断相比，准确率和灵敏度分别高达98％和97％，达到了可与专业医生匹敌的精度。国内武汉大学研发的内窥镜精灵，可辅助医生在内窥镜操作时降低漏诊率。

■ 第二节 硬性内窥镜使用质量检测技术

一、硬性内窥镜使用质量检测标准及相关要求

目前，硬性内窥镜使用质量检测国际、国内和行业相关的标准有很多，如 ISO 8600-1：2015《内窥镜—医用内窥镜—内治疗设备》中对医用硬式内窥镜的视场角、视向角、分辨力提出了要求。2008 年 4 月国家食品药品监督管理局发布了 YY 0068—2008《医用内窥镜 硬性内窥镜》，主要分为 4 个部分，分别是光学性能及测试方法、机械性能及测试方法、标签和随附资料以及基本要求。硬性内窥镜检测参考的相关国际标准及国内的行业标准主要见表 7.2.1。

表 7.2.1 硬性内窥镜检测相关的标准

标准号	标准名称
ISO 8600-1：2015	《内窥镜—医用内窥镜和内窥镜附件第 1 部分：一般要求》
ISO 8600-4：2023	《内窥镜—医用内窥镜及内窥镜治疗装置第 4 部分：插入部分最大宽度的测定》
ISO 8600-5：2020	《光学和光子学—医用内窥镜和内窥镜治疗装置第 5 部分：用光学元件确定刚性内窥镜的光学分辨率》
YY 0068.1—2008	《医用内窥镜 硬性内窥镜 第 1 部分：光学性能及测试方法》
YY/T 0068.2—2008	《医用内窥镜 硬性内窥镜 第 2 部分：机械性能及测试方法》
YY/T 0068.3—2008	《医用内窥镜 硬性内窥镜 第 3 部分：标签和随附资料》
YY 0068.4—2009	《医用内窥镜 硬性内窥镜 第 4 部分：基本要求》
YY/T 1081—2011	《医用内窥镜 内窥镜功能供给装置 冷光源》
YY/T 0763—2009	《医用内窥镜 照明用光缆》

二、硬性内窥镜使用质量检测指标定义与解析

硬性内窥镜的质量检测指标包括外观检测、密封性检测和光学质量检测。

（一）外观检测

外观检测是内窥镜质量检测的第一步，是排除故障内窥镜最直接最简便的方法。硬性内窥镜镜头的外观检测包括以下内容。

眼罩：确认眼罩有无破裂、缺损、磨损。

光锥：确认光锥有无变形、毛刺、缺损、磨损、凸起和划痕。

目镜腔：确认目镜腔有无变形、毛刺、缺损、磨损、凸起和划痕。

镜管：确认镜管有无变形、毛刺、缺损、磨损、凸起和刮伤。

物镜：确认物镜有无破裂、缺损、磨损和划痕。

（二）密封性检测

硬性内窥镜镜头的密封性关系到成像质量，如密封不好容易渗水，破坏光学系统，容易漏水影响手术，危害患者安全。

（三）光学质量检测

依据内窥镜 ISO 标准、国家标准、行业标准，医用硬性内窥镜检测性能指标如下。

1. 视向角

视向角是指光学镜的视轴对光学镜镜体主轴所构成的夹角，用 θ 表示，单位为度（°），视向角代表内窥镜能够观察的不同的人体组织的方位（图 7.2.1）。

2. 视场角

视场角是指光学内窥镜的视角范围，为顶点位于内窥镜镜头端部的锥角值，用 ω 表示，单位为度（°）。视场角决定了内窥镜在人体体腔内的观察范围，过小的观察范围会造成病变部位及周围的组织状态未知，从而引发诊断、治疗的困难（图 7.2.2）。

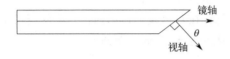

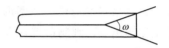

图 7.2.1　内窥镜视向角示意图　　　　　　　　　　图 7.2.2　内窥镜视场角示意图

3. 角分辨力

硬性内窥镜的成像角分辨力反映光学系统分辨物体细节的能力，角分辨力是内窥镜的一个重要指标，在临床应用中，若内窥镜分辨细节的能力较低，则会影响医师对病变部位的判断；同时如果观察到的图像边缘模糊不清，不仅会增加操作者的眼睛的压力，同时也在一定程度上缩小了观察范围。

目前国内外标准中，ISO 8600-5：2020《光学和光子学—医用内窥镜和内窥镜治疗装置第 5 部分：用光学元件确定刚性内窥镜的光学分辨率》及 YY 0068.1—2008《医用内窥镜硬性内窥镜 第 1 部分：光学性能及测试方法》对医用硬性内窥镜的角分辨力分别作出了定义。

在标准 ISO 8600-5：2020 中，光学镜的末端对给定工作距离 d 处的最小可辨等距条纹宽为极限分辨角，以度（°）表示，表达式见式(7.2.1)：

$$r_a(d) = arc\tan \frac{1}{d \times r(d)} \tag{7.2.1}$$

式中　$r(d)$——每毫米极限可分辨的线条数，lp/mm；

　　　　d——内窥镜的光学工作距离，mm。

该标准中规定在光学工作距离 d 处垂直视轴的平面上，测量视场中心的轴上角分辨力，及该视场平面两垂直方向上最大视场高度 70% 位置处的轴外角分辨力，如图 7.2.3 中，A 为轴上点，B1~B4 为最大视场高度 70% 位置处的轴外点，算出平均值之后再与轴上点进行比较。

在标准 YY 0068.1—2008 中，根据硬性内窥镜的光学成像原理及其实际应用，对其定义及其要求做了明确的规定。在该标准中角分辨力 $r_a(d)$ 定义为：光学镜的如同中心对定工作距离 d 处的最小可分等距条纹宽的极限分辨角的倒数。以周/度（C/°）表示，表达式见式(7.2.2)：

$$r_a(d) = \cfrac{1}{arc\tan\cfrac{1}{(d+a)\times r(d)}} \qquad (7.2.2)$$

式中　$r(d)$——每毫米极限可分辨的线条数，lp/mm；

　　　　a——内窥镜的末端与入瞳口之间的距离，mm；

　　　　d——内窥镜的光学工作距离，mm。

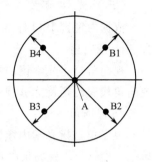

图 7.2.3　角分辨力
的测试位置

YY 0068.1—2008 中根据内窥镜的结构及实际成像原理，在计算中增加了内窥镜末端到入瞳的距离 a，提高了计算的准确性，同时以空间频率（周/度）表示角分辨力。此外，YY 0068.1—2008 对测量值增加了以下具体要求：第一，视场中心角分辨力标称值允差为－10％（上限不计）；第二，以相同光学工作距离处的垂直视轴的平面作视场，最大视场高度的 70％位置上任选 4 个正交方位测量，平均角分辨力应不低于实测视场中心角分辨力的 90％；第三，如果视场形状呈非圆形，测量的 4 个位置在对角线上；第四，若随附资料中未指定光学工作距离 d，则测量可在有效景深最远端但不超过 150mm 处进行。

4. 照度

照度指光照强度，表示单位面积上接受可见光的光通量，单位为勒克斯（lx 或 lux）。当物体被光均匀照射时，在 $1m^2$ 面积上所得的光通量是 1lm 时，它的照度就是 1lx。即 $1lx = 1lm/m^2$。

三、硬性内窥镜使用质量检测所需设备

（一）外观检测的设备

硬性内窥镜外观检测中使用的工具有手套、放大镜、擦镜纸和浓度为 99％的无水酒精。

（二）硬性内窥镜密封性检测设备

硬性内窥镜密封性的压力测试装置由密封水箱、压力表、加压泵等配件组成（图 7.2.4）。

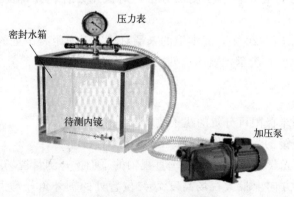

图 7.2.4　密封性测试装置示意图

（三）性能检测设备（工具）

1. 内窥镜视场角和视向角检测图纸

该图纸针对不同视角、不同型号的内窥镜提供了不同的检测图纸（图 7.2.5）。

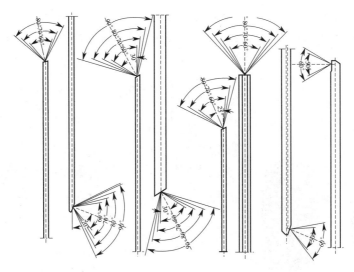

图 7.2.5 视场角、视向角检测图纸

2. 分辨力测试板

根据 YY 0068.1—2008 规定,角分辨力所用测试标准板应符合 JB/T 9328—1999 中 A 型的分辨力试验线对图案。

JB/T 9328—1999 规定 A 型分辨力板共有 A1、A2、A3、A4、A5、A6、A7 七种规格。每种规格分为 25 个不同单元,每个单元的图案均有 4 组等间距的条纹水平、竖直、斜 45°及斜 135°分辨力。其中 1～16 组线段组合单元由左上角位置开始沿顺时针方向以矩形形状分布在外周,17～25 组线段组合单元也以同样的方式分布在内周。25 个单元对应的分辨力各不相同,单元数值越高,相应分辨力越高(图 7.2.6)。

产品型号	线宽范围(μm)	分辨率范围 (lp/mm)
A1	160 - 40	3.125 - 12.5
A2	80 - 20	6.25 - 25
A3	40 - 10	12.5 - 50
A4	20 - 5	25 - 100
A5	10 - 2.5	50 - 200
A6	7.5 - 1.88	66.67 - 256.96
A7	5 - 1.25	100 - 400

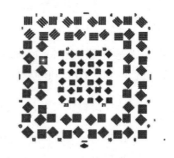

RT-GBA1-TPS001

(a) 分辨力板规格　　　　　　　(b) 分辨力测试板

图 7.2.6 分辨力板规格和分辨力测试板(样品图)

3. 照度计

照度计或称勒克斯计,是一种专门测量照度的仪器,其原理基于光电效应。如图 7.2.7 所示,照度计通常是由硒光电池或硅光电池配合滤光片和微安表组成。测量时照度计窗口平面应与测量位置点的所选视场切面重合。根据 GB/T 39388—2020《照度计和亮度计的性能表征方法》要求,照度计的测量范围在 0～600001x;测量精度建议最小使用量程为 0.01lx;误差精度在±3%以内;响应时间应≤1s。

图 7.2.8 为照度计的使用场景，测量时照度计窗口平面应与测量位置点的所选视场切面重合。在测量中心照度时内窥镜的视场中心应与照度计前端感应器的中心反光点重合。

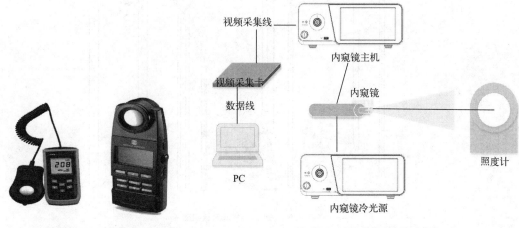

| 图 7.2.7　照度计 | 图 7.2.8　照度计使用场景示意图 |

4. 内窥镜密封性的压力测试装置

硬性内窥镜密封性的压力测试装置由密封水箱、压力表、加压泵等配件组成。

四、硬性内窥镜使用质量检测方法

（一）外观检测

1. 眼罩

检查工具：擦镜纸，浓度为 99％的酒精。

检查步骤：首先用蘸有无水酒精的擦镜纸擦拭眼罩，通过目视和手感，确认眼罩有无破裂、缺损、磨损。然后将内窥镜眼罩连接摄像头，观察内窥镜是否能完全卡住摄像头。

2. 光锥

检查工具：擦镜纸，浓度为 99％的酒精。

检查步骤：首先用蘸有无水酒精的擦镜纸擦拭光锥，通过目视和手感，确认光锥有无变形、毛刺、缺损、磨损、凸起和划痕。然后将内窥镜光锥接导光束，观察内窥镜能否正常连接导光束。

3. 目镜腔

检查工具：擦镜纸，浓度为 99％的酒精。

检查步骤：首先用蘸有无水酒精的擦镜纸擦拭目镜腔，通过目视和手感，确认目镜腔有无变形、毛刺、缺损、磨损、凸起和划痕。

4. 镜管

检查工具：擦镜纸，浓度为 99％的酒精。

检查步骤：首先用蘸有无水酒精的擦镜纸擦拭镜管，通过目视和手感，确认镜管有无变形、毛刺、缺损、磨损、凸起和刮伤。

5. 物镜

检查工具：放大镜，擦镜纸，浓度为 99％的酒精。

检查步骤：首先用蘸有酒精的擦镜纸擦拭物镜表面，通过放大镜和手感，确认物镜有无破裂、缺损、磨损和划痕。

（二）光学性能检测

硬性内窥镜的部分光学检测项目有明确的规定，如表7.2.2所示。

表7.2.2 硬性内窥镜检测项目标准

序号	产品名称		项目标准				
			工作距离	视场角	视向角	分辨力	照度
1	膀胱镜		3～50mm	60°−5%	12°±3°、30°±5°、70°±7°	≥9.36lp/mm	>5000lx
2	鼻窦镜		10mm	60°−5%	0°、30°、45°、70°±5°	≥9.92lp/mm，L=10mm	≥5000lx
3	宫腔镜		4～50mm	40°−5%	22°±5°	≥9.36lp/mm，L=10mm	>5000lx
4	腹腔镜		5～50mm	70°−10%	0°、30°±3°	7.43lp/mm，L=30mm	15000lx−5%
5	喉镜	φ8mm	10～50mm	50°−5%	70°、90°±5°	29.92lp/mm	>8000lx
		φ5mm		60°−5%		29.36lp/mm	
6	胸腔镜		5～50mm	70°±5%	0°±4°、30°±10%	7.43lp/mm−10%	10000lx−5%
7	椎间盘镜		10～20mm	70°±5%	25+10%	9.36lp/mm−10%	8000lx−5%
8	输尿管肾镜		2～30mm	35°−2°	0°±4°	7.43lp/mm−10%	2000lx−5%
9	脑室镜		5～20mm	35°−5%	0°、30°±4°	9.36lp/mm−10%	5000lx−10%
10	耳镜		2～50mm	50°±15%	0°±5°、30°±7°、70°±7°	≥7.43lp/mm	≥3000lx

1. 视场角和视向角的检测

（1）将图7.2.5所示的检测图纸放置在水平桌面上，根据待检测内窥镜视向角标称值和直径标称值找到与待检测内窥镜相匹配的图形。

（2）将内窥镜放置在对应图形上，调节视场中心轴与图形中心重合，将内窥镜物镜头端与图形镜头头端斜面在垂直方向上重合。

（3）在目镜端，通过肉眼观察，在视线方向上观察有几条垂直于视线的水平线条，对应图形上从镜头端往外数，找到对应图形上的视场角的角度。

（4）在目镜端，通过肉眼观察，若能观察到视线左右两端有对称的线条，说明待检测内窥镜视向角与标称值一致；若观察不到对称线条或者左右线条数目不对称，说明待检测内窥镜视向角与标称值存在偏差。

2. 分辨力检测

将分辨力测试板放置在内窥镜前工作距离处；根据内窥镜的视向角对分辨力测试板进行调整，使分辨力测试板垂直于内窥镜的轴向；通过内窥镜的目镜按照顺序从1号单元开始依次观察，直至发现能清晰观察到的组号最大的单元对应的序号（1～25）；通过查询分辨力图案单元号对应的1mm以上的条纹数，判断分辨力是否符合标准。

3. 照度

通过使用图7.2.7所示的照度计可以判断待检测内窥镜照度是否符合标准。

将导光束一端连接到氙灯冷光源，另一端对准照度计探头。调整冷光源光照强度，使照度计数值显示为10万lx；将导光束一端连接到氙灯冷光源，另一端接待检测内窥镜。将待检测内窥镜物镜端对准照度计探头，内窥镜物镜头端切面与探头镜片平面重合；观察照度计数值，如若数值为标准范围内，说明待检测内窥镜符合标准。

（三）密封性测试

光学硬性内窥镜需要检测目镜、物镜与壳体的密封性。通过使用如图 7.2.4 所示的压力测试装置可以判断待检测内窥镜密封性是否符合标准。

水箱注水至约水箱高度一半，将待检测内窥镜放置水箱底部；关闭水箱泄气阀，打开加压泵给水箱加压，当压力表数值达到 0.4MPa 时关闭压力泵。观察透明水箱内是否出现水泡，若没有水泡，说明待检测内窥镜符合标准。

（四）成像效果检查

将硬性内窥镜镜头与系统连接，连接摄像头与光纤（光源），观看图像显示屏显示效果。同时也可以通过肉眼直接观看内窥镜的色彩还原能力。

五、硬性内窥镜使用质量检测结果记录

根据上述检测步骤，设计硬性内窥镜质量检测报告如表 7.2.3 所示，将检测结果记录在表中。

表 7.2.3　硬性内窥镜使用质量检测原始记录表

＿＿＿＿医院硬性内窥镜使用质量检测原始记录表（参考模板）

记录档案编号：＿＿＿＿＿　　检测类型：□验收检测；□状态检测；□稳定性检测；□维修检测

被测设备型号		设备编号		
生产厂商		使用科室		
生产日期		启用日期		
软件版本		安全级别分类		
检测设备型号		设备序列号		
生产厂商		使用部门		
计量校正有效期		校正证书号		
外观检测	□符合　□不符合			
密封性测量	压力（MPa）	测量结果		
		□符合　□不符合		
性能检测				
视向角（°）测量	标称值	测量值		
		测量结果：□符合　□不符合		
视场角（°）测量	标称值	测量值		
		测量结果：□符合　□不符合		
照度测量（lx）	标称值	实测值	测量结果	
			□符合　□不符合	

分辨率测量（lp/mm）	工作距离（mm）	标称值	实测值	误差	允许误差	测量结果
						□符合　□不符合
检测结论	□合格　□不合格		性能偏离情况记录			

检测工程师签名：＿＿＿＿＿　使用科室签名：＿＿＿＿＿　检测日期：＿＿年＿＿月＿＿日

■ 第三节　软性内窥镜使用质量检测技术

软性内窥镜根据其组成结构和成像原理的不同可分为软性电子内窥镜和软性纤维内窥镜。软性内窥镜由可弯曲部分、光源及镜头等组成。

软性电子内窥镜和软性纤维内窥镜成像原理上有差异，但镜体结构相似，使用质量检测方法大体相同，本节主要以软性电子内窥镜为例进行检测方法的介绍。

一、软性内窥镜使用质量检测标准及相关要求

软性内窥镜质量检测标准及相关要求与硬性内窥镜基本一致。

二、软性内窥镜使用质量检测指标定义与解析

软性内窥镜光学质量检测参数与硬性内窥镜一致。除此之外，还有一些内窥镜独有的测试参数：外观测试、密封性测试、功能测试。

（一）外观检查

针对内窥镜的结构进行相应的目视检查确认完整性。主要包括以下几个部分。

1. 先端部检查

软性内窥镜先端部主要检查喷嘴、C 帽、CCD/LG 玻璃、辅助送水口、导光玻璃是否完好。软性内窥镜先端部结构如图 7.3.1 所示。

2. 弯曲部检查

软性内窥镜弯曲部（图 7.3.2）的检查主要检查弯曲橡皮的状态。

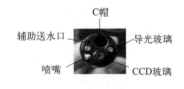

图 7.3.1　软性内窥镜先端部结构图

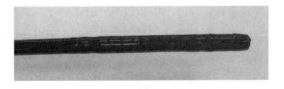

图 7.3.2　软性内窥镜弯曲部图

3. 插入部检查

软性内窥镜插入部（图 7.3.3）需要检查内窥镜插入管和护套状况。

4. 操作部检查

软性内窥镜操作部（图 7.3.4）检查包括旋钮、按钮、钳子口、安装座。镜体角度/抬钳/硬度可变检查，旋钮检测确认角度大小，插入管有无蛇形。旋转旋钮检查确认角度松紧、旷量。

（二）密封性（漏水）检测

密封性（漏水）检测，简称"测漏"，对于内窥镜使用价值的发挥和患者的安全具有重要意义。

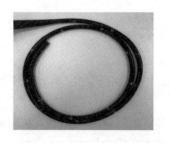

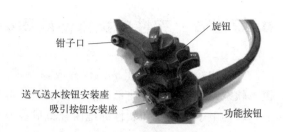

钳子口

旋钮

送气送水按钮安装座
吸引按钮安装座

功能按钮

图 7.3.3　软性内窥镜插入部图　　　　　　　　　图 7.3.4　软性内窥镜操作部图

由于软性内窥镜的特殊构造，尤其是活检管道的材质为特氟龙材质，在使用内窥镜的过程中由于操作不当，很有可能导致内窥镜漏水。内窥镜一旦发生漏水，镜腔中的水分和潮气会影响光学系统、照明系统及零件的性能，导致内窥镜的使用功能下降。如果测漏不及时，发现内窥镜故障较晚，会造成浸水故障范围扩大，导致 CCD 烧毁、线路板烧坏，LG 变脆断裂、金属部件生锈等，大大缩短内窥镜使用寿命，带来不必要的高额修理费用。因此，在进行清洗消毒之前及日常诊疗中进行测漏是非常必要的。测漏一是能及时发现漏水，避免后续因浸泡而导致更加严重的故障进而产生高额的维修费用；二是能避免院感风险，减少医疗事故的发生。

（三）性能检测

由于内窥镜的特殊性，内窥镜性能测试对于内窥镜的使用质量检测来说有很重要的意义，为保障内窥镜进入人体能够正常使用，使其图像质量和功能符合相关标准，使用单位应根据要求做好软性内窥镜的性能检测。

性能检测主要包含导光束检查、图像检查、分辨率检查、图像干扰（噪点）检查、图像模糊、图像阴影、色斑检查、弯曲角度检查、水气功能检查、吸引功能检查、遥控功能检查、副送水功能检查。

三、软性内窥镜使用质量检测所需设备

软性内窥镜质量检测需要使用的检测工具有：乳胶手套、擦镜纸、无水酒精、干净的无纺布/纱布、放大镜、格子板、竖条板、橙色板、角度板、测漏器保养装置（图 7.3.5～图 7.3.7）。

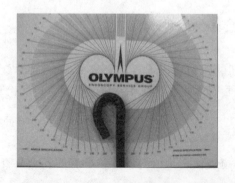

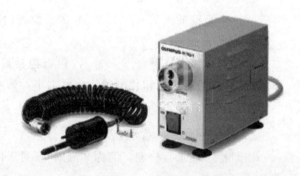

图 7.3.5　使用角度板测量角度图　　　　　　　图 7.3.6　测漏器保养装置

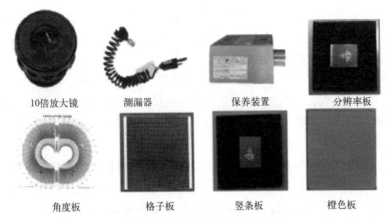

图 7.3.7　软性内窥镜使用质量检测工具

四、软性内窥镜使用质量检测方法与作业指导

软性内窥镜质量检测主要分为功能检测、漏水检测和功能检测三部分。

(一) 外观检查

将内窥镜导光插头部擦干，确认 LG 导光杆无松动、EL 座（电气接口）卡柱无缺失，S 端子、水瓶接口各部无锈蚀、变形、松脱，确认 EL 接点针无锈蚀，以及电缆安装无阻力。用手触摸、目测或使用放大镜观察，从内窥镜先端部开始，依次检查弯曲部、插入管、操作部、导光软管，最后是内窥镜的外观整体。

1. 先端部检查

喷嘴：用蘸有酒精的擦镜纸擦拭检测部位表面，目视并用放大镜观察喷嘴外观，用手轻轻触摸喷嘴并轻轻向上提拔，同时确认喷嘴外观有无变形、毛刺、缺损，喷嘴有无移位、松动。产生上述故障的原因多为先端部受到外力磕碰。在检查中应当注意，喷嘴开口异常会有黏膜意外划伤的危险，需要修理；喷嘴松动会增加体内脱落的可能，也会使送水方向发生改变。

先端帽状况：通过目视或使用放大镜及用手感觉，确认先端帽部无破裂、缺损、磨损、凸起和刮伤；确认钳子管道开口无磨损、破裂。确认 CCD 和导光/导像束盖玻璃无破损、划伤、裂纹，C 盖无破损，抬钳器钢丝无断裂、分叉。

在检查中应当注意，先端部出现裂口、破裂时有可能划伤黏膜，必须予以修理；C 盖有磨损时，如果没有毛刺导致划伤的可能，可判断为正常；CCD 和导光/导像束玻璃破裂不仅容易发生漏水还会影响图像，先端钳子口磨损或破裂导致金属裸露时，有高频电刀电灼伤的危险，需要予以修理。

2. 弯曲部检查

内窥镜弯曲部检查的主要步骤为：首先使内窥镜弯曲部呈垂直状态，用蘸有酒精的擦镜纸擦拭弯曲橡皮表面。其次，通过目测或手感确认弯曲橡皮状况。最后用手轻轻从后端向前端将弯曲橡皮，检查橡皮是否出现松弛。

在检查中应注意确认以下情况：以目视有无针孔、破裂；有无膨胀、劣化；有无因弯曲管挤伤而损坏，涂胶部有无裂缝、脱落，弯曲管有无凹陷。

3. 插入管的检查

内窥镜插入管检查的主要步骤是：首先用被酒精润湿的镜头纸擦拭插入管表面，目视插入管表面和根部护套状况；其次，双手握住插入部，弯曲半径在 40～60 cm 之间，依次挪动插入管检查其外观及弯曲性能，确认是否有蛇管起皱现象发生；再次，用手轻轻旋转护套确认护套与插入管连接处是否出现松动。

在检查中应注意确认以下情况：插入管有无损伤、凹陷、咬痕、挤压变形，有无过度弯折造成的起皱，插入管表面有无显著污垢、蛋白凝结，刻度标记是否清晰，插入管有无劣化、裂缝、起皱，以及护套有无破裂、划伤、松弛。

4. 操作部检查

内窥镜操作部检查的主要步骤：①目视钳子口阀有无破损、老化变色，用手轻轻挤压钳子口阀，确认有无破裂。②目视钳子口有无磨损。③确认有无吸引按钮无法拔出现象。④目视吸引口（吸引缸体）有无磨损。⑤确认目镜盖玻璃有无破损、裂纹，电子触点有无锈渍（纤维镜）。⑥电子按钮有无破损、老化，铭牌是否遗失、脱落。

在检查中应当注意：吸引缸体磨损，会导致体内充气不足，使内窥镜操作困难，同时吸引时体液溅出，出现交叉感染，所以需要修理。钳子口磨损会导致钳子口阀密封不严，同样有吸引不足的可能。

5. 导光软管检查

用手轻捋导光软管确认有无凹陷，轻轻弯曲导光软管确认有无起皱，确认导光软管护套有无松弛、破损等。

6. 外观整体

确认内窥镜整体清洁状态，无污迹、结晶、碎裂、松脱、划伤等。

（二）密封性（漏水）检测

密封性（漏水）检测步骤，如图 7.3.8 所示。

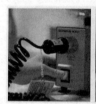 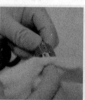 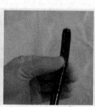 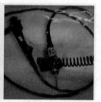

(a) 开启连接测漏器　　(b) 擦干测漏接头　　(c) 确认橡皮鼓胀　　(d) 全浸入式测试

图 7.3.8　漏水检测示意

首先，将测漏器接头连接保养装置，开启保养装置，手指按压测漏器连接内窥镜端接头的内部芯针，有"嗞嗞"声，确认有气输出（测漏器压力约为 28.4kPa）。

确认测漏器接头及内窥镜通气接口干燥，若不干燥应用洁净无纺布擦干。测漏器接头连接内窥镜通气接口，确认内窥镜充气后弯曲橡皮鼓起。

将整条内窥镜全浸没在水中。用 20mL 注射器向内窥镜所有管道中注水，包括钳子管道、吸引管道和水气管道，排空管道内的空气，直到没有气泡冒出。有副送水管道和抬钳器管道的内窥镜也需连接相应的灌流管，用注射器将管道里面的空气排出。用手轻拂整个插入部，将附着在镜身的气泡去除。旋转角度旋钮，四个方向分别旋至最大角度，观察约 30s，查看是否有气泡冒出。角度弯曲时，橡皮被拉开，气体容易从微小破口喷出，能发现内窥镜是否漏水。手指轻轻按压、拨动遥控按钮，观察遥控按钮橡皮是否有破损漏水。轻轻提起角度旋钮，观察是否有气泡逸出。用手拂拭并轻微扭动内窥镜电缆观察是否有漏水。最后观察导光插头杆部是否有漏水。

　　将整条内窥镜从水中取出，用干布擦干镜身，用高压枪吹走管道里的水。依序先关保养装置电源，拔出测漏器接头（连接保养装置的那一端）。观察内窥镜弯曲橡皮恢复成初始状态后，判断气已排出，从内窥镜通气接口上拔下测漏器接头。需要注意的是，内窥镜内残留过高气压可能造成损坏。

　　（三）性能检测

　　性能检测主要包括导光束检查、图像性能检查［包括分辨率检查、图像干扰（噪点）检查、图像模糊、图像阴影、色斑检查］和弯曲度检查。

　　1. 导光束检查

　　将内窥镜导光插头部对准光源，在显微镜或者放大镜下观察内窥镜先端 CCD 玻璃内导光束情况，确认光源和主机面板指示灯状态（图 7.3.9）。确认导光束无集中折损、发黄、断束，无盖玻璃破损、污物遮挡；光源灯泡寿命未达 500h，亮度设置在合适挡位上；主机调光模式合适；若台灯下观察折损或发黄＞30％，光源灯泡寿命＞500h，出现临床胃镜检查胃底亮度不佳，则需送修。

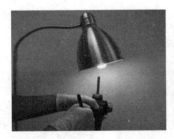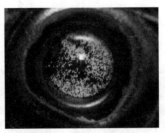

图 7.3.9　导光束检查

　　2. 图像性能检查

　　内窥镜连接光源、主机，打开主机、光源及监视器，点灯。用内窥镜观察手掌等物体，确认在监视器上显示的颜色、清晰度、亮度等是否正常。观察监视器上视野内没有明显大片阴影、模糊、颜色异常、闪烁、噪点、黑点多等影响诊断观察的不良图像。观察内窥镜先端 CCD 盖玻璃是否有磨损、污物遮挡；若出现图像黑屏、彩虹斑、模糊、图像中心阴影，则需送修。

　　（1）分辨率检查（目视）

　　固定内窥镜插入部，将分辨率板放置在内窥镜前工作距离处（不同内窥镜最佳观察距离不同），观察监视器中的内窥镜图像。判断分辨率是否符合标准。需要注意的是，不同内窥镜参考数据不同。分辨率检查如图 7.3.10 所示，需使用分辨率板。检查工具包括：成像系统检测卡 NJ2330/NJ3800/NJ2230 等、基座 NJ2288、平台 NJ2289、尺。

　　以图 7.3.11 读数举例：Optical：内窥镜最佳观察距离 7mm；观察中心点：D4/10（1/10 检测板，D 区域第四个）；Surrounding area：边缘区域能观察到 B5/10（1/10 检测板，B 区域第 5 个）；Far point（mm）：观察 C5（正常检测版 C 区域第 5 个）；以上均能观察正常，黑白条纹清晰。

　　（2）图像干扰（噪点）检查

　　内窥镜连接光源、主机，打开主机、光源及监视器，暂时不点灯，目视确认显示器有无干扰条纹、噪点、闪烁。变换内窥镜角度，观察图像有无变化（最大限度向各个方向变换角

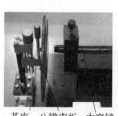
(a) 分辨率检查基座和平台

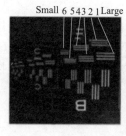

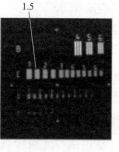
(b) 分辨率检查界面示意

图 7.3.10　分辨率检查

Observational resolution								
Optimal [mm]	Center	Surrounding area	Near point [mm]	Center	Surrounding area	Far point [mm]	Center	Surrounding area
7	H:D4/10	H:B5/10	2.5	H:D3/10 visible H:D5/10 not visible	-	100	H:C5	-
8	H:D3/10	H:B4/10	3	H:D2.5/10 visible H:D4.5/10 not visible	-	100	H:D1	-

图 7.3.11　分辨率读数

度），同时确认有无出现图像杂波或图像瞬间消失等异常。图像干扰（噪点）检查也是在影像系统下进行，如图 7.3.12 所示为图像干扰故障。

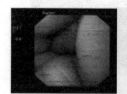
图像干扰

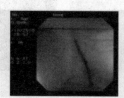
图像横纹

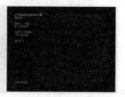
图像消失

图 7.3.12　图像干扰故障

（3）图像模糊检查

图像模糊检测，即先端内部气雾检测。

内窥镜连接光源、主机，打开主机、光源及监视器，并点灯观察；用蘸有酒精的擦镜纸擦拭镜头表面。将内窥镜先端对准格子板距离 5～40mm 或竖条板 7mm 处进行图像检测确认，若图像清晰则进行后续检测，若模糊则停止检测；将内窥镜先端部放入 55～65℃ 的热水中持续 1min，再立即将内窥镜先端全部放入 10～20℃ 的冷水中停留 1s。立即用擦镜纸擦拭镜头表面，将内窥镜先端对准格子板距离 5～40mm 进行图像检测确认。在检查中应当确认有无以下情况：内窥镜在自然状态时，观察到格子板图像模糊，判定图像不合格；内窥镜在冷热水检测后，观察格子板图像模糊（雾气）时，雾气 3 秒以上没有消失判定为图像不合格。需要注意的是，如测漏发现内窥镜弯曲橡皮有漏水点，可以使用胶带包或密封袋包裹漏水点，然后再进行冷热水检查（图 7.3.13）。图像模糊检查工具为影像系统、擦镜纸、冷热水、温度计、格子板。

（4）图像阴影/色斑检测

内窥镜连接光源、主机，打开主机、光源及监视器；点灯，完成内窥镜白平衡；继续将内窥镜置于白平衡杯中观察图像。若图像有异常，将内窥镜先端和橙色板放入黑箱中，内窥

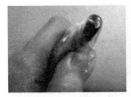
(a) 冷热水起雾测试方法

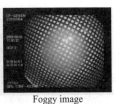
Normal　　　　　　Foggy image
(b) 起雾测试对比图

图 7.3.13　冷热水起雾测试

镜先端距离橙色板 3～100mm 距离，观察监视器图像。确认图像有无阴影、色斑、水印等异常；确认橙色板下图像有无光斑等异常。图像阴影、色斑检查的工具有影像系统、橙色板、黑箱。如图 7.3.14 所示为图像色斑，图 7.3.15 所示为橙色板检测示意图。

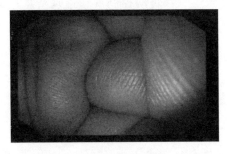

图 7.3.14　图像色斑示意

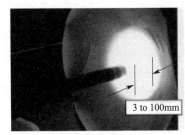
3 to 100mm
(a) 橙色板检测操作图

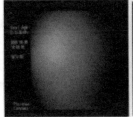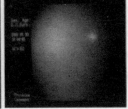
(b) 橙色板图像检测结果图

图 7.3.15　橙色板图像检测

3. 控制旋钮及弯曲度检测

（1）插入部弯曲角度测量

将软性内窥镜水平放置在桌面，轻轻抖动插入部使其摆直，四个方向分别旋转角度按钮至最大角度（U→D→R→L，插入部根部限标为上方向），并分别锁定卡锁，比照角度板读取最大角度值。读取角度时，务必在先端部浮起的状态下测量；确认角度是否符合规格，有无角度不足，弯曲形状是否正常。确认有无因弯曲管凹陷、变形等故障引起的角度异常。内窥镜弯曲角度检测工具是角度板（图 7.3.5）。

标准角度和低限度角度：①普通胃镜：上：210°，下：90°，左：100°，右：100°；②普通肠镜：上：180°，下：180°，左：160°，右：160°；③十二指肠镜：上：120°，下：90°，左：90°，右：110°；④超声胃镜：上：130°，下：90°，左：90°，右：90°。

检测要求：调节角度符合内窥镜标准角度要求，角度旋钮适度，不松动、旷量小、无卡锁联动，不影响诊断操作。在检测时应当注意：轻轻抖动插入部，避免内部结构偏向一侧，有助于提高测量的准确性。

（2）内窥镜弯曲度松紧、旷量检查

手感确认各个角度旋转到最大时的阻力；轻轻抖动插入管，使插入管摆直，四个方向分别旋转控制按钮至最大角度（U→D→R→L，插入部根部限标为上方向），并分别锁定卡锁，比照角度板读取最大角度值。读取角度时，务必在先端部浮起的状态下测量。慢慢回转旋钮直到弯曲部变直，停止动作，确认在此过程中角度的旷量。

确认角度运行过程有无明显阻力、异响。确认角度旷量是否在规格范围内：普通检查镜角度偏差＜30°、治疗镜角度偏差＜10°、超声胃镜角度偏差＜10°、角度紧/旷量＜20°；卡锁联动，不影响诊断操作；若旷量大于上述范围且影响诊断操作，需送修。在检查时应当注意：转动控制旋钮出现严重阻力需要停止旋转并判断原因，用力过大容易导致内部钢丝断裂。角度旷量部位如图 7.3.16 所示。

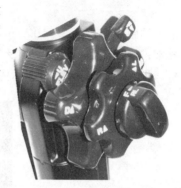

图 7.3.16 角度旷量部位

（3）内窥镜弯曲度卡锁联动检查

解除角度卡锁使其恢复 UD·RL 能够自由转动的状态。以每秒 60°的速度分别旋转 UD·RL 旋钮并且目视确认角度卡锁位置。确认有无角度卡锁联动，并且伴随角度锁死或旋转角度阻力增大等异常。

（四）功能检查

1. 送气功能检查

送气功能检查的工具有影像系统、水瓶、镜头纸、酒精、盛有无菌水的烧杯、量筒（100mL 和 1000mL）或替代容器、全管道灌流器。

用蘸了酒精的镜头纸擦拭物镜表面。内窥镜连接光源、主机，连接水瓶，打开主机、光源及监视器，将光源送气调节按钮设置为"高"。将插入部的先端浸入无菌水里大约 10cm 的深度。

确认不操作送气/送水按钮时没有气泡冒出。用手指盖住送气/送水按钮的小孔，确认送气/送水喷嘴有连续的气泡冒出。确认无气泡过小、不送气（无气泡被送出）现象。移开盖住送气/送水按钮小孔的手指，确认送气/送水喷嘴无气泡冒出。喷嘴送气量充足，能有效吹走镜面水珠。

2. 送水功能检查

将内窥镜先端部放在烧杯或其他容器中（以免弄湿地面），用手指盖住送气/送水按钮的小孔，按下按钮，进行送水，确认喷嘴出水状态；检查镜上残留水的清除：检查完送水功能后，一边观察内窥镜图像，一边用手指盖住送气/送水按钮中的小孔，进行送气。确认送出的气体清除了物镜上残留的水，并使内窥镜图像清晰。松开送气/送水按钮。

观察内窥镜图像，确认水流在整个物镜上。（注意：水流占全部视野面积的 70％以上为正常）。水流无分叉、堵塞；用量筒测算送水量，测定时间为 1 分钟。确认符合送水量规格：普通胃镜为 25mL/min，普通肠镜为 30mL/min。内窥镜松开送气/送水按钮。一边观察内窥镜图像，一边确认停止送水，并且按钮顺畅地返回其初始位置。图 7.3.17 所示为喷嘴送水示意图。

3. 送水中空气混入检查

将内窥镜先端部浸没水下 10cm 位置，确认此时没有空气从先端喷嘴中溢出。在水中进

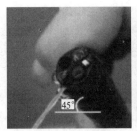
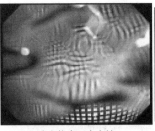
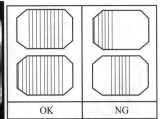

(a) 正常喷嘴喷水功能　　(b) 喷水状态下内窥镜　　(c) 喷嘴送水状态正常
　　　　　　　　　　　　　显示画面(正常状态)　　　和异常对比示意图

图 7.3.17　喷嘴送水示意图

行 10s 送水操作，确认无气泡产生；内窥镜插入部从水中取出，喷嘴倾斜角度为 45°，进行 10s 送气，确认喷嘴中不会有水流出。

4. 吸引功能检查

内窥镜的吸引功能：在做内窥镜检查时，通过吸引按钮将镜头前的分泌物、污物或其他液体吸出，保持术野清晰。吸引功能检查的工具包括影像系统、吸引泵、量筒（100mL 和 1000mL）或替代容器。

将无菌水容器与内窥镜置于同一高度。检查时，将吸引压力调节到手术过程中的同一水平。使内窥镜的钳子管道口与水瓶的水面高度相同。将插入部的先端浸入无菌水中；按下吸引按钮，确认水已连续吸引到吸引泵的吸引瓶里。松开吸引按钮。确认吸引停止，并且按钮顺畅地返回其初始位置；按下吸引按钮，吸引水 1s；松开吸引按钮 1s。重复若干次，确认钳子管道开口阀没有漏水；从水中取出内窥镜先端。按下吸引按钮，吸引空气若干秒，除去钳子管道和吸引管道中的水。

吸引器的压力设定为 26.7kPa；量杯（1000mL）装满水，读取刻度，确认吸引前的水量；按住吸引按钮持续吸引 1min，将插入部从量杯中取出读取刻度，计算吸引量；确认无空气混入、吸引量小、无法吸引（漏气）等问题出现。在检查时应当注意：如果弯曲橡皮有针孔的话，要用胶布封住孔部以免进水。测定时间可以为 30s，实际测定值乘以 2 即可。测试双管道内窥镜吸引量时，单侧、双侧吸引量都要确认。

注：常见胃肠镜送水量数据参考：肠镜 500mL/min；胃镜 400mL/min。

5. 遥控按钮功能检查

将无菌水容器与内窥镜置于同一高度。检查时，将吸引压力调节到手术过程中的同一水平。使内窥镜的钳按压键盘"Scope Information"按键，监视器图像左下角出现按钮信息和内窥镜信息；按压遥控按钮，确认相应设定的功能选项是否有反应。按压遥控按钮时，确认相应设定的功能选项显示绿色。

6. 副送水管检查

副送水管的功能是向病变部位附近喷射水流，以清洗病变部位，同时还可以提高视野，帮助医生更好地观察病变部位，从而提高诊疗准确性。副送水管检查的工具有 5mL 注射器、副送水管连接管。图 7.3.18 为测试工具连接方法。图 7.3.19 为副送水口堵塞和通畅的软镜。

五、软性内窥镜使用质量检测结果记录

软性内窥镜使用质量检测原始记录表如表 7.3.1 所示。

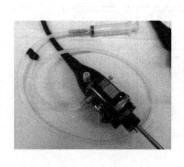
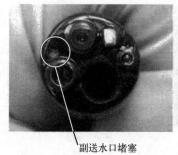
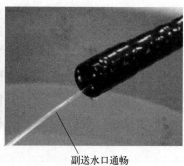

副送水口堵塞

副送水口通畅

图 7.3.18　副送水管
功能测试连接图

图 7.3.19　副送水口堵塞和通畅情况

表 7.3.1　软性内窥镜镜头使用质量原始记录表

_____医院软性内窥镜镜头使用质量检测原始记录表（参考模板）

记录档案编号：_____　　　　　　　检测类型：□验收检测；□状态检测；　□稳定性检测；□维修检测

被测设备型号		设备编号	
生产厂商		使用科室	
生产日期		启用日期	
软件版本：		安全级别分类	
检测设备型号		设备序列号	
生产厂商		使用部门	
计量校正有效期		校正证书号	

外观检测

喷嘴	□合格　□不合格	C 帽	□合格　□不合格
CCD/LG 盖玻璃	□合格　□不合格	弯曲部	□合格　□不合格
插入部	□合格　□不合格	钳子口、吸引按钮安装座、送水送气按钮安装座	□合格　□不合格
漏水检测	□合格　□不合格		

性能检测

导光束检查	□合格　□不合格	图像检查	□合格　□不合格
分辨率检查	□合格　□不合格	图像干扰检查	□合格　□不合格
图像模糊检查	□合格　□不合格	图像阴影/色斑检测	□合格　□不合格
弯曲角，检查	□合格　□不合格	内窥镜弯曲角度松紧、旷量检查	□合格　□不合格

功能检查

内窥镜弯曲角度卡锁联动检查	□合格　□不合格	送气检查	□合格　□不合格
送水检查	□合格　□不合格	送水中空气混入检查	□合格　□不合格
吸引检查	□合格　□不合格	遥控按钮检查	□合格　□不合格
副送水管检查	□合格　□不合格		
检测结论	□合格　□不合格	性能偏离情况记录	

检测工程师签名：_____　　使用科室签名：_____　　检测日期：____年____月____日

■ 第四节 内窥镜光源使用质量检测技术

一、硬性内窥镜光源使用质量检测技术

硬性内窥镜光源是内窥镜中非常重要的配套装置，光源性能的优劣直接影响内窥镜使用者的观察效果及手术操作质量。光源主要包含光源主机和导光束两部分。

（一）硬性内窥镜光源质量使用检测标准及相关要求

硬性内窥镜光源使用质量检测参考的国家标准为 GB 9706.1—2020《医用电气设备 第 1 部分：基本安全和基本性能的通用要求》，业标准为 YY/T 0763—2009《医用内窥镜 照明用光缆》。

（二）硬性内窥镜光源的使用质量检测指标定义与解析

1. 功能检测

硬性内窥镜光源主机和导光束功能检测包括：①主机：外观、主机接口与面板亮度调节的功能，主机遮光板功能；②导光束：外观、导光束有无集中折损、发黄、断束，有无盖玻璃破损、污物遮挡，以及导光性能（光区灰影）的检测。

2. 性能检测

硬性内窥镜光源性能检测指标主要是光源照度。光照强度是一种物理量，指单位面积上所接受可见光的光通量，简称照度，用 E 表示，单位是勒克斯（lx）；部分品牌光源上使用"光通量"作为指标，光通量用 $\varPhi$ 表示，单位为流明（lm）。两者关系为：$E = \varPhi/S$，其中 S 为受照面积（m^2）；1 勒克斯等于 1 流明的光通量均匀分布在 1 平方米面积上的照度。

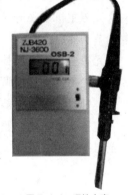

图 7.4.1 硬性内窥镜光源检测照度计

（三）硬性内窥镜光源的使用质量检测设备

硬性内窥镜光源的使用质量检测设备主要是图 7.4.1 所示的照度计。

（四）硬性内窥镜光源的使用质量检测操作方法与作业指导

1. 硬性内窥镜导光束的质量检测（功能检查）

（1）检测内容

导光束的检查：导光束有无集中折损、发黄、断束，有无盖玻璃破损，有无污物遮挡。导光性能检查。定期检查导光束（光导纤维）的导光性能。

（2）检测方法

将导光束的一端 A 对准自然光源，观察另一端 B。通过移动拇指让 A 端在无自然光源状态和有自然光源状态切换；观察 B 端有无漏区，光区灰影表明纤维断裂，如灰影部分超过 2/3，应维修或更换。如图 7.4.2 所示的灰影、黑斑。

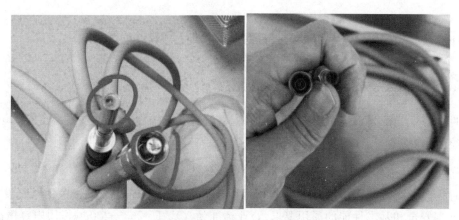

图 7.4.2　导光束光区灰影、黑斑

2. 硬性内窥镜光源主机的质量检测操作方法

（1）光源主机外观检测

整体外观：检查有无明显划痕、污垢、变形。

主机接口和面板无损伤：检查各接口和面板有无破损、异物，如输出接口上有无灰尘。

（2）光源主机功能检测

光源主机电源开关及面板调节功能检测：按压电源开关，指示灯工作是否正常，能否正常调节功能亮度。

光源主机遮光板检测：遮光板的旋转功能是否正常，有无卡顿，是否锁死，是否可以正常调节光亮度。亮度调到最亮时应当对应最高的亮度，调到最暗时应当对应相应的亮度。

（3）光源主机性能检测（照度检测）

连接光源主机与照度计，如图 7.4.3 所示，打开光源主机，切换至"menu"状态，同时将光源亮度调至最高，读取数值，若读取值在出厂值的 10% 误差内，则说明光源亮度合格。

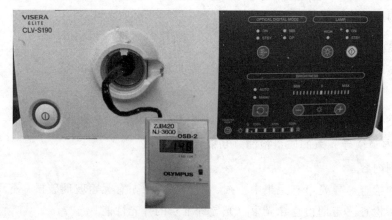

图 7.4.3　光源主机照度检测连接图

（4）光源主机电气安全检测

冷光源单独的电气安全质量检测标准按照 GB4793.1—2007《测量、控制和实验室用电气设备的安全要求 第 1 部分：通用要求》规定的方法进行设备通用电安全检测，详见本书

第三章第一节。

（五）硬性内窥镜光源使用质量检测结果记录

根据上述检测步骤，设计硬性内窥镜光源使用质量检测原始记录表如表 7.4.1 所示。

表 7.4.1　硬性内窥镜光源使用质量检测原始记录表

_____医院硬性内窥镜光源使用质量检测原始记录表（参考模板）				
记录档案编号：_____		检测类型：□验收检测；□状态检测；□稳定性检测；□维修检测		
被测设备型号		设备编号		
生产厂商		使用科室		
生产日期		启用日期		
软件版本：		安全级别分类		
检测设备型号		设备序列号		
生产厂商		使用部门		
计量校正有效期		校正证书号		
功能检测				
启动检查	电源指示灯，电池寿命指示灯显示正常；通风正常，无异响		□合格　□不合格	
按键功能检查	按键功能均正常实现		□合格　□不合格	
遮光板	遮光板的旋转功能是否正常，有无卡顿，是否锁死		□合格　□不合格	
	调节光亮度		□合格　□不合格	
导光束	导光束两端无污渍、黑斑		□合格　□不合格	
	与设备、硬镜接口匹配，表皮无破损		□合格　□不合格	
性能检测				
光源亮照度测试（误差：±10%）	标称值	实测值	□合格　□不合格	
检测结论	□合格　□不合格		性能偏离情况记录	
检测工程师签名：_____　　使用科室签名：_____　　检测日期：____年____月____日				

二、软性内窥镜光源系统使用质量检测

与硬性内窥镜光源相比，软性内窥镜光源系统的光源模式较多，一般还内置气泵，保障内窥镜送气送水功能。

（一）软性内窥镜光源使用质量检测标准及相关要求

国家标准：GB 9706.218—2021《医用电气设备 第 2-18 部分：内窥镜设备的基本安全和基本性能专用要求》；GB 9706.1—2020《医用电气设备 第 1 部分：基本安全和基本性能的通用要求》。

行业标准：YY/T 1081—2011《医用内窥镜 内窥镜功能供给装置 冷光源》；DB61/T 1207—2018《在用医用电子内窥镜系统检验规范》。

软性内窥镜冷光源设备是为内窥镜提供光源照明、亮度调节、气泵送气功能的装置。为了确保医用冷光源的安全性能，需要进行各项质量安全检测。

（二）软性内窥镜光源系统的使用质量检测指标定义与解析

1. 功能检测

冷光源外观状态包括外观整洁，灯泡寿命提示灯，遮光板，亮度调节，散热风扇等。

2. 性能检测

（1）光源照度

参考硬性内窥镜光源照度的定义。

（2）内置气泵性能检测

软性内窥镜送气送水功能都依靠光源内部气泵。因此气泵性能检测至关重要。

（三）软性内窥镜光源使用质量检测设备

软性内窥镜光源性能检测工具主要有：光亮度检测工具照度计、气流量检测工具流量计，如图 7.4.4 所示。

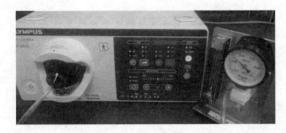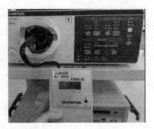

图 7.4.4 流量计（左）和照度计（右）

（四）软性内窥镜光源使用质量检测方法

1. 功能检测

灯泡寿命提示灯：该提示灯报警时，可提供更换灯泡的参考，我们实际工作中应当根据具体情况，在节约成本的前提下按需更换灯泡。

遮光板：遮光板旋转正常，无卡顿，无锁死，并可以正常调节光亮度。

模式切换功能：连接内窥镜后，主机能够识别该内窥镜型号，且 RGB 转盘可以转动至相应模式，切换功能应正常。

2. 性能检测

（1）光源照度检测

通过照度计检查，设备正常要求内窥镜在 OES 模式下，亮度在 300lx 或以上；EVIS 模式下，亮度在 80lx 或以上，说明氙灯正常。如果 OES 模式下亮度小于 200lx，EVIS 模式下亮度小于 40lx，建议更换氙灯。

（2）气泵性能检测

通过切换送气量大小，当送气设置为"H""M""L"，检测气量大小变化。

将气压调制 26.5～27.5kPa 时，观察气柱刻度，流量计气流量是否大于 1L/min.

将气压调制 21.6～22.6kPa 时，观察气柱刻度，流量计气流量是否大于 0.68L/min.

将气压调制 19.6～20.6kPa 时，观察气柱刻度，流量计气流量是否大于 0.5L/min.

注：送气模式应按照制定的顺序进行切换。

（五）软性内窥镜光源使用质量检测结果记录

根据上述检测步骤，设计软性内窥镜光源及导光束的使用质量检测原始记录表，如表7.4.2所示。

表 7.4.2 软性内窥镜光源使用质量检测原始记录表

_____医院软性内窥镜光源使用质量检测原始记录表（参考模板）			
记录档案编号：_____		检测类型：□验收检测；□状态检测；□稳定性检测；□维修检测	
被测设备型号		设备编号	
生产厂商		使用科室	
生产日期		启用日期	
软件版本		安全级别分类	
检测设备型号		设备序列号	
生产厂商		使用部门	
计量校正有效期		校正证书号	

功能检测			
启动检查	电源指示灯，电池寿命指示灯显示正常；通风正常，无异响	□合格 □不合格	
按键功能检查	按键功能均正常实现	□合格 □不合格	
遮光板	遮光板的旋转功能是否正常，有无卡顿，是否锁死	□合格 □不合格	
	调节光亮度	□合格 □不合格	
模式切换	光源模式正常切换	□合格 □不合格	

性能检测				
光源亮照度测试	OES 模式 大于 300 lx	实测值		
			□合格 □不合格	
	EVIS 模式 大于 80 lx	实测值		
			□合格 □不合格	
气泵检测	压力设置值	流量标准值	实测值	
	26.5~27.5kPa	大于 1L/min		□合格 □不合格
	21.6~22.6kPa	大于 0.68L/min		□合格 □不合格
	19.6~20.6kPa	大于 0.5L/min		□合格 □不合格
检测结论	□合格 □不合格	性能偏离情况记录		

检测工程师签名：_____ 使用科室签名：_____ 检测日期：___年___月___日

第五节 内窥镜影像系统使用质量检测技术

内窥镜影像系统是由彩色摄像系统、图像处理中心、显示器组成的系统。通过摄像系统将动态的光学图像转换成电信号，通过图像处理中心将电信号数字化处理后存储、传输，在显示器上还原出图像的影像链。

一、内窥镜影像系统使用质量检测标准及相关要求

国际标准：ISO 12233：2023《Photography—Electronic still picture imaging— Resolution and spatial frequency responses》，ISO 8600-1：2015《内窥镜 医用内窥镜和内窥镜附件 第1部分：通用要求》。

国家标准：GB 9706.218—2021《医用电气设备 第2-18部分：内窥镜设备的基本安全和基本性能专用要求》，GB/T 18910.61—2021《液晶显示器件 第6-1部分：液晶显示器件测试方法 光电参数》。

行业标准有：YY/T 1603—2018《医用内窥镜 内窥镜功能供给装置 摄像系统》。

团体标准和地方标准：T/CAME 33—2021《医用诊断显示器》，DB13/T 1283.10—2020《医学影像学诊疗技术 第10部分：医学影像显示器应用技术规范》。

二、内窥镜影像系统的使用质量检测指标定义

内窥镜影像系统的使用质量检测指标包括外观检测与性能检测。

（一）外观检测

内窥镜影像系统外观检测主要包括摄像主机、摄像头及显示屏三者的外观检测。

1. 内窥镜主机外观检测

内窥镜主机外观检测内容主要包括：内窥镜主机外壳是否存在破损变形，各信号接口是否破损，各模块指示灯是否可以正常显示，各功能按钮如白平衡、菜单按钮是否操作正常。

2. 摄像头外观检测

摄像头外观检测内容主要有：摄像头外壳是否有破损，线缆是否有破皮和折痕，电气切口是否有腐蚀，摄像头表面是否干净，摄像头功能按键功能是否正常。

3. 显示屏外观检测

显示屏外观检测内容主要有：显示屏外观有无破损，各类信号接头有无腐蚀、破损，功能按钮是否可以正常操作；显示屏上的图像画质是否正常，无干扰，无色晕，无明显漏光、像素缺损、叠影。

（二）性能检测指标

内窥镜影像系统的性能指标是整个影像链的性能指标，包括摄像系统、图像处理中心、显示器综合性能指标，主要通过终端显示屏可视观察验证。

1. 亮度

亮度是衡量显示器屏幕发光强度的重要指标，对于显示器面板来说，高亮度也意味着对其工作环境的抗干扰能力更高，其单位为坎德拉每平方米（cd/m²）。

2. 对比度

对比度指的是一幅图像中明暗区域最亮的白和最暗的黑之间不同亮度层级的测量，差异范围越大代表对比越大，差异范围越小代表对比越小，好的对比率120：1就可容易地显示生动、丰富的色彩，当对比率高达300：1时，便可支持各阶的颜色，一般腔镜显示的要求为1000：1。

3. 分辨率

内窥镜影像系统的分辨率包括摄像头分辨率和显示器分辨率。

摄像头分辨率是指内窥镜摄像头的影像传感器的像素数。目前主流内窥镜摄像头分辨率为 1920×1080（高清内窥镜），3840×2160（4k 超高清内窥镜）。其中，高清内窥镜摄像头又包括了二维内窥镜摄像头与三维内窥镜摄像头。三维内窥镜摄像头还包括了左、右眼分辨率及其差异值。

显示器分辨率确定显示屏上显示多少信息的设置，以水平和垂直像素来衡量。目前主流医用显示屏分辨率为 1920×1080（高清显示屏），3840×2160（4k 超高清显示屏）。

4. 色温

光源的辐射在可见区和绝对黑体的辐射完全相同时，此时黑体的温度就称为此光源的色温。色温越低，红色就越多，蓝色就越少，颜色偏暖；色温越高，蓝色就越多，颜色就偏冷。主要与摄像机的性能和显示屏的彩色还原性能相关。

5. 色域

色域是指某种表色模式所能表达的颜色构成的范围区域，也指具体设备如显示器、打印机等印刷复制所能表现的颜色范围。自然界中可见光谱的颜色组成了最大的色域空间，该色域空间中包含了人眼所能见到的所有颜色，可以用 CIELAB 颜色空间来表示。设备的色域空间大小与设备、介质和观察条件有关。设备的色域空间越大，表明能够再现的颜色越多。一般医用显示器使用的色域是 Rec709。

6. 图像失真

评估输出图像是否存在失真问题，如畸变、伪影、拉伸等。

7. 荧光灵敏度（可选）

荧光灵敏度是指荧光内窥镜系统对不同浓度的吲哚菁绿溶液的识别能力。荧光内窥镜系统的荧光灵敏度检测可以有效反映出荧光内窥镜在临床使用中的荧光功能的优劣。

三、内窥镜影像系统的使用质量检测设备

1. 彩色分析仪

如图 7.5.1 所示的色彩分析仪，如柯尼卡 CA-410、远方 SRC-200M，用于检测显示屏性能指标。

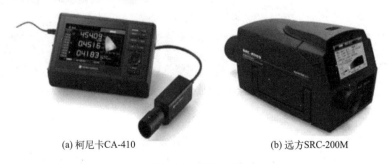

(a) 柯尼卡CA-410　　　　　　　(b) 远方SRC-200M

图 7.5.1　色彩分析仪

2. 分辨率测试卡

ISO 12233:2023 是 ISO 制定的一个关于数字相机和摄影机测试分辨率和锐度的标准。

它规定了一种标准测试图样和测试方法，用于评估相机的分辨率、对比度和锐度等方面的性能。测试图样是一幅包含有线条、区域和模式的复杂图像，能够用来检测相机在不同条件下的分辨率细节再现能力。根据这个标准，相机的分辨率可以通过测试图样中各个细节的清晰度来测量和比较。如图 7.5.2 所示。

3. 棋盘格测试卡

如图 7.5.3 所示的棋盘格测试卡主要用于摄像头的图像失真测试。

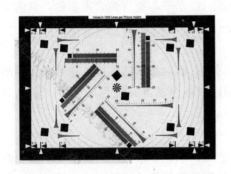 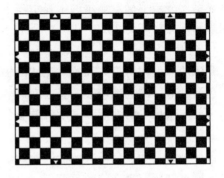

图 7.5.2　ISO12233：2023 标准的分辨率测试卡　　　　　图 7.5.3　棋盘格测试卡

4. 电脑主机及相关软件

4k 电脑主机 1 台，安装图像检测软件，如 imatest 软件。借助 imatest 软件分析摄像头畸变系数，并提供分辨率测试卡（图 7.5.4）信号源。

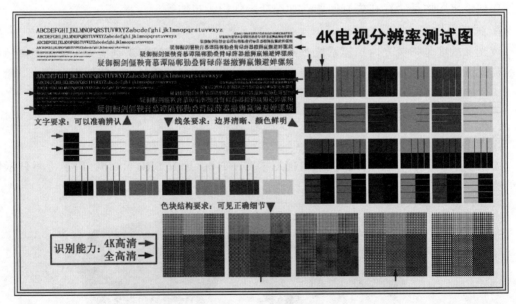

图 7.5.4　4k 分辨率测试卡

5. 其他

录像设备 1 台，用于检测延迟参数时拍摄使用。准备如图 7.5.5 所示的 PCR96 孔板 1 块，如图 7.5.6 所示移液枪 1 把，注射用吲哚菁绿（ICG），血清溶液，用于荧光内窥镜荧光敏感度测试。

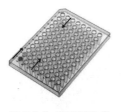

图 7.5.5　PCR96孔板

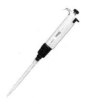

图 7.5.6　移液枪

四、内窥镜影像系统的使用质量检测操作方法

（一）外观检测

外观检测内容主要包含摄像主机、摄像头、显示屏的外观检测。

1. 内窥镜主机外观检查

观察主机外观是否无明显划痕、污垢、变形。若外观良好，连接电源与摄像头，点击主机开关进行开机操作，观察开机后主机是否有异响，指示灯是否正常亮起，开启后观察内窥镜主机时间是否正确。

连接摄像头、内窥镜、光源，将光源开启后，内窥镜对着白色纱布，点击主机上白平衡按钮，观察内窥镜主机白平衡功能是否正常。

观察显示屏上内窥镜图像是否显示正常，文字信息是否完整。通过更换不同功能的内窥镜，观察特殊光（如荧光）功能是否正常。

2. 内窥镜摄像头外观检查

观察摄像头整体是否完好，然后连接摄像头与内窥镜主机，观察显示屏，确认摄像头图像可以有效连接并完好显示。

点击摄像头上的按钮，测试白平衡、拍照、录像等功能是否可以正常操作。

3. 内窥镜显示屏外观检查

观察显示屏外观，电源接口、信号接口，以及功能按键是否完好。

观察内窥镜显示屏上图像是否正常显示，有无明显漏光、像素缺损等问题。

（二）性能检测

1. 亮度检测

在暗室中，开启显示屏。在显示屏输入全白场信号（DDL＝255），将色彩分析仪的探头放置于显示屏面板中心点测量亮度值，记为 Lumc_{max}，输入全黑场信号（DDL＝0），测试面板中心点的亮度记为 Lumc_{min}，测量亮度 $C＝\text{Lumc}_{max}－\text{Lumc}_{min}$。若亮度可以达到出厂值的10％误差内，则说明显示屏亮度正常。

2. 对比度检测

在暗室中，开启显示屏。在显示屏输入全白场信号（DDL＝255），将色彩分析仪的探头放置于显示屏面板中心点测量亮度值，记为 Lumc_{max}，输入全黑场信号（DDL＝0），测试面板中心点的亮度记为 Lumc_{min}，对比度 $\text{Contrast}＝\text{Lumc}_{max}/\ \text{Lumc}_{min}$。若对比度可以达到出厂值的10％误差内，则说明显示屏对比度正常。

3. 分辨率检测

① 系统分辨率检测

环境要求：测试环境照度≥2000lx，色温为 6500，照度均匀，采用透射式 ISO 12233：2023 测试卡纸。将内窥镜摄像头接入内窥镜主机，打开内窥镜主机和内窥镜显示器。准备一张符合 ISO 12233：2023 标准的分辨率测试卡，调节摄像头与测试板间的距离，使测试板边缘与拍摄边缘对齐，其水平方向的粗框与画面水平框平行（要求根据摄像系统的宽高比将测试版中规定的范围满幅占满画面），执行内窥镜摄像头自动（手动）聚焦，使成像清晰。

对于二维摄像头，通过读取分辨卡的参数，包括中心水平分辨率、中心垂直分辨率、斜 45°分辨率、四角水平分辨率、四角垂直分辨率。其中，标清内窥镜摄像头 1280×720 分辨率≥650 线，高清摄像头 1920×1080 分辨率≥950 线，4k 摄像头 3840×2160 分辨率≥1600 线。

对于三维摄像头，通过切换左、右眼信号，可以在显示屏端分辨显示出左眼信号、右眼信号。目视分别读出左、右眼的成像分辨率 r_L 和 r_R；双眼成像分辨率差异 $r_d = 2|r_L - r_R|/(r_L + r_R) \times 100\%$，双眼成像分辨率差异误差在出厂值 10% 以内认为正常。

对于支持荧光成像功能的内镜摄像头，需要调整主机对应的荧光参数功能使得在荧光图像模式下进行分辨率检测。测试方法与白光模式下相同，包括中心水平分辨率、中心垂直分辨率、斜 45°分辨率、四角水平分辨率、四角垂直分辨率。

ISO 12233：2023 线数的读取可以采用人眼识别判读或软件识别判读的方式。

a. 人眼判读线数：仔细观察拍摄的测试图像线条，特别是水平和垂直方向上的线条，如图 7.5.7，能够清晰地分辨线条的数量，包括线条之间的间隔（下图能够分清的部位是 4.25 左右）。由于该 ISO 12233 测试卡的标度是 100X，即测试结果为 425 线。通常情况下，人眼对于分辨率的感知是有限的，特别是在观察高分辨率的图像时。人眼的视力取决于观察距离、光照条件和个体差异等因素。

b. 软件判读线数：用 HIKMEDiTest 软件打开图片，选择出读数区域；选择当前测试所使用的卡纸类型；选择要计算的区域类型，如水平方向 TVL/PW；点击"线数分析"，软件自动读出线数（图 7.5.8）。注意，如果拍摄的图片质量不好或图片中线条受到信号干扰较严重时，可能无法读出数值。此时，仍然需要通过人眼目测来读数。

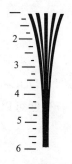

图 7.5.7 人眼线数判读图

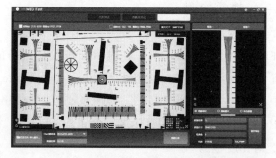

图 7.5.8 HIKMEDiTest 软件线数测试图

② 显示器分辨率检测

开启 4k 电脑主机，通过数据连接线将图 7.5.4 所示信号传输至医用显示屏，通过目视文字、线条可以判定显示屏分辨率是否合格。

4. 内窥镜色温检测

在暗室中，开启显示屏，通过菜单界面 OSD 设置显示屏的色温值，其单位为 K。在显示屏输入全白场信号（DDL＝255），将色彩分析仪的探头放置于显示屏面板中心点测量色温，若色温值与设置的值在 10% 误差内，则说明显示器色温正常。

5. 显示屏色域检测

在暗室中，开启显示屏，将液晶面板点亮，将色彩分析仪的探头放置于显示屏面板中心点测量，输入全红场信号（$R=255$，$G=0$，$B=0$），测量（X_r,Y_r）空间色坐标，记为（X_r,Y_r），输入全绿场信号（$R=0$，$G=255$，$B=0$），测量（X_g,Y_g）空间色坐标，输入全蓝场信号（$R=0$，$G=0$，$B=255$），测量（X_b,Y_b）空间色坐标，记为（X_b,Y_b），计算得出色域值 $N_{rgb}=3.18\times[(X_r-X_b)(Y_g-Y_b)-(X_g-X_b)(Y_r-Y_b)]$，记录计算得出的色域值与显示器的参数进行对比。若计算得出的色域值在显示屏出厂参数的 10% 误差内，认为色域参数合格。

6. 影像系统延迟检测

将内窥镜摄像头接入内窥镜主机，打开内窥镜主机和内窥镜显示器，并将电子秒表放置于显示器旁，并将内窥镜摄像头对准电子秒表，具体操作如图 7.5.9 所示。电子秒表开始计时。用另外 1 台相机拍摄电子秒表和医用显示器在同一个画面的照片。在相机拍摄的画面中可以同时显示电子秒表读数和医用显示器显示的秒表数，计算两者差值，即可得出内镜视频传输延时参数。如延迟时间在出厂参数的 10% 误差内，则说明此参数正常。

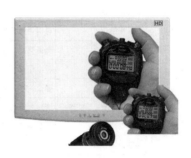

图 7.5.9　影像系统延迟检测方法图

7. 图像失真检测

开机后摄像头对准棋盘格测试卡，将拍摄图像导入检测软件，可以读取畸变系数。正常畸变系数为 0，误差在出厂值 10% 认为正常。

8. 内镜摄像头荧光灵敏度检测（可选项）

检测溶液配制：采用 2 倍梯度稀释法配制 ICG 与血清溶液梯度测试板。以 1mL ICG 溶液配比 1mL 血清为基础液，首先用移液枪取 200μL 基础液滴入 96 孔板中（A,1）位置。然后用移液枪从（A,1）位置取 100μL 基础液滴入（A,2）位置，再用移液枪取 100μL 血清对（A,2）位置进行稀释。用移液枪从（A,2）位置取 100μL 溶液滴入（A,3）位置的溶液稀释以上述方法配制。其他孔内溶液稀释按上述方法配制。最终 96 孔板中的所有位置应有 100μL ICG 与血清的混合液。

将配置好的 ICG 浓度测试板放置在距离摄像头镜头 100mm 处。调整内窥镜主机配置图像稳定即可对焦完成图像采集。系统正常运行后，系统能探测到荧光的 ICG 溶液最低浓度，即为灵敏度。荧光灵敏度在出厂参数值的 20% 误差范围内则属于正常。

五、内窥镜影像系统使用质量检测结果记录

内窥镜影像系统使用质量检测原始记录参见表 7.5.1。

表 7.5.1 硬性内窥镜成像系统使用质量原始记录表

_____医院内窥镜影像系统使用质量检测原始记录表（参考模板）

记录档案编号：_____　　　　　检测类型：□验收检测；□状态检测；□稳定性检测；□维修检测

被测设备型号		设备编号	
生产厂商		使用科室	
生产日期		启用日期	
软件版本		安全级别分类	
检测设备型号		设备序列号	
生产厂商		使用部门	
计量校正有效期		校正证书号	

外观检测/功能检测

内窥镜主机	外观检测	主机、显示屏、视频端口无破损变形	□合格	□不合格
	启动检查	电源指示灯正常；通风正常，无异响	□合格	□不合格
	系统时间确认	开机后系统时间正确	□合格	□不合格
	白平衡确认	可以通过按白平衡键手动调整白平衡	□合格	□不合格
	正确光观察	图像亮度、颜色、色调显示正常；内窥镜图像显示正常；文字显示信息完整	□合格	□不合格
	特殊光观察	可以正确切换特殊光模式，特殊光模式下内窥镜图像颜色正常	□合格	□不合格
内窥镜摄像头	外观检测	摄像头的主体表面无损伤，线缆无破损，电气接口无弯曲或锈蚀，摄像头表面无污渍	□合格	□不合格
	确认与摄像主机的连接	连接图像处理装置的摄像头能够顺利且安装牢固	□合格	□不合格
	按键功能确认	各功能正常运作	□合格	□不合格
	内窥镜图像确认	摄像头的上下方向与内窥镜图像的上下方向是否一致	□合格	□不合格
	白平衡确认	能够调整白平衡	□合格	□不合格
内窥镜显示屏	画质	显示屏上的内窥镜图像的画质正常，无干扰，无色晕，无明显漏光、像素缺损、叠影	□合格	□不合格
	像素缺损确认	没有超过最高限度样本亮度的像素缺损	□合格	□不合格

性能测试

分辨率	通过 ISO12233 标准的分辨率测试卡测试摄像头的分辨率，结果是否符合出厂标准		□合格	□不合格
色温（±10%）	设置值（K）	测量值（K）	□合格	□不合格
色域（±10%）	出厂值	测量值	□合格	□不合格
摄像头线束（白光）（高清≥950线，4k≥1600线）	中心水平分辨率（线）		□合格	□不合格
	中心垂直分辨率（线）			
	斜45°分辨率（线）			
	四角水平分辨率（线）			
	四角垂直分辨率（线）			
三维摄像头双目成像分辨率	出厂标称值	测量值	□合格	□不合格
摄像头线束（荧光）	中心水平分辨率（线）		□合格	□不合格
	中心垂直分辨率（线）			
显示屏对比度（误差：±10%）	出厂标称值	测量值	□合格	□不合格

续表

性能测试			
显示屏亮度（误差：±10%）	出厂标称值	测量值	□合格　□不合格
系统延迟（误差：±10%）	出厂标称值	测量值	□合格　□不合格
图像失真检测（误差：±10%）	出厂标称值	测量值	□合格　□不合格
荧光灵敏度（误差：±20%）			□合格　□不合格
检测结论	□合格　□不合格	性能偏离情况记录	

检测工程师签名：_____　　使用科室签名：_____　　检测日期：____年___月___日

■ 第六节　医用内窥镜附属设备使用质量检测技术

医用内窥镜系统还包含部分附属设备，如气腹机、膨腔泵、二氧化碳送气泵、水泵等，在临床上按照不同专科的使用需求协同内窥镜主机共同工作，本节介绍这些附属设备的质量检测技术。

一、气腹机使用质量检测

（一）气腹机使用质量检测概述

气腹机是手术腹腔镜中使用的附属设备，用于腹腔镜手术时建立和维持气腹的专用设备。它主要是在腹腔镜检查和手术中，向腹腔内灌注医用二氧化碳气体，用气体将腹壁与腹腔内脏器隔开，形成手术操作的视野、空间。当达到预定压力时能自动停止进气，并维持一定量的气体使腹腔内一直处于预定的压力充气状态。当手术操作中腹腔内气压降低时，能自动充气维持手术所需的必要操作和观察空间。

气腹机由主机、进气管、气腹管、过滤器及气腹针等组成。其中主机主要由减压系统、电磁阀、气压传感器、流量传感器、安全阀、电源及显示装置组成。

（二）气腹机使用质量检测标准及相关要求

对于气腹机的使用质量检测参考的相关标准和规范，参见表7.6.1。

表7.6.1　气腹机检测的相关标准和规范

标准号	标准名称
GB 9706.1—2020	《医用电气设备 第1部分：基本安全和基本性能的通用要求》
GB 9706.218—2021	《医用电气设备 第2-18部分：内窥镜设备的基本安全和基本性能专用要求》
YY 0843—2011	《医用内窥镜 内窥镜功能供给装置 气腹机》
JJF 1892—2021	《气腹机校准规范》

（三）气腹机使用质量检测指标定义与解析

气腹机的使用质量检测指标包括外观检查、性能检测、功能检测等。

1. 外观检测

外观检测是气腹机质量检测的第一步，是检测前目测排除故障气腹机最直接最简便的方法。

2. 性能检测

（1）气压设置值误差：气压设置值误差，是指气腹机压力设置值与检测设备气压显示值之差，最大误差不应超过±2mmHg。

（2）气压显示值误差：气压显示值误差，是指气腹机压力显示值与检测设备气压显示值之差，最大误差不应超过±2mmHg。

（3）流量设置值误差：流量设置值误差，是指气腹机流量设置值与检测设备流量显示值之差。最大误差不应超过：±2L/min（≤10L/min），设置值的±20%（＞10L/min）。

（4）流量显示值误差：流量显示值误差，是指气腹机流量设置值与检测设备流量显示值之差。最大误差不应超过：±2L/min（≤10L/min），显示值的±20%（＞10L/min）。

3. 功能检测

功能检测包括过压释放功能、过压报警功能、管道堵塞报警功能、供气压力不足报警功能等。

（1）过压释放功能：腹腔气压超过设定值5mmHg或更多，气腹机会自动打开设备内部的管道，释放内部气体，直到腔内气压降低到设定好的当前气压值。

（2）过压报警功能：腹腔气压超过设定值5mmHg，过压提示灯会亮起，并且响起提示音。

（3）管道堵塞报警功能：当送气管存在缠绕导致气腹机无法正常给患者气腹供气，主机会有报警提示。

（4）供气压力不足报警功能：当压力不足时，主机有报警提示。

（四）气腹机使用质量检测所需设备

1. 气压测量仪器

测量范围：量程范围应能覆盖测量时的最大实际气压；最大允许误差：±0.5mmHg（±66.6Pa）。

2. 气体流量测量仪器

测量范围：（0~100）L/min；最大允许误差：±0.5L/min（≤10L/min）；读数的±5%（＞10L/min）。

3. 模拟腹腔

具有能模拟临床使用情况调节微小放气或密闭状态的气体开关；测量用连接管路接口的通气孔道横截面应足够大，不应对被测系统的通气能力产生不利影响。

（五）气腹机使用质量检测方法

1. 外观检测

（1）外壳：通过目视，确认气腹机外壳有无破裂、缺损。观察气腹机上所有标签和标志是否完好，有无缺损。

（2）电缆和连接器：通过目视和手感，确认所有电缆和连接器有无变形、破皮、磨损。

（3）按钮：连接电源线，开启气腹机。通过目视和手感，确认显示界面有无凸起、划痕，能否正常显示。确认所有按钮，如主要按键，控制旋钮和触摸屏输入部分是否正常。

2. 性能检测

（1）气压设置值和显示值误差

① 按照图7.6.1. 将气腹机进气端用进气管与二氧化碳气源相连接，打开气源阀门，检查有无漏气。

② 调节模拟腹腔，要求实际压力和实际流量显示为零。

③ 将一个具有三通道的球囊（模拟腹腔），一通道用气管连接到气腹机输出口，一通道连接气压测量表，一通道处于未漏气状态。

④ 将气腹机流量设置成最大值，运行气腹机。

⑤ 将压力分别调至制造商规定范围内的最高值、15mmHg、最低值或5mmHg（两者取较大者）三个测量点，每点各测3次，取3次平均值作为该点测量值，计算出气压设置值与测量值之差，确认偏差是否在误差范围内，并做好记录。

（2）流量设置值和显示值误差

① 按照图7.6.2将气腹机进气端用进气管与二氧化碳气源相连接，打开气源阀门，检查有无漏气。

② 调节模拟腹腔，要求实际压力和实际流量显示为零。

③ 将气体流量计用气管连接到气腹机输出口。

④ 将气腹机压力设置成15mmHg，运行气腹机。

⑤ 将流量分别调至制造商规定范围内的最高值、中间值、最低值或5L/min（两者取较大者）三个测量点，每点各测3次，取3次平均值作为该点测量值，计算出流量设置值与测量值之差，确认偏差是否在误差范围内，并做好记录。

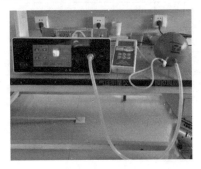

图7.6.1 气腹机气压测量连接示意图

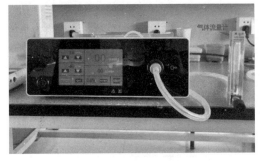

图7.6.2 气腹机流量测量连接示意图
（需进入气腹机测试或维修模式）

3. 功能检测

（1）过压释放功能：调节腹腔气压超过设定压力5mmHg时，确认主机是否可识别并开启泄压功能。

（2）过压报警功能：调节腹腔气压超过设定值5mmHg，确认主机是否有听觉或视觉的提示报警信号。

（3）管道堵塞报警功能：①确认气腹管被扭缠或堵塞，管道堵塞报警灯可以点亮。②确认气腹管扭结处解开后，管道堵塞报警灯可以解除。

（4）供气压力不足报警功能：确认钢瓶内部或管道气压不足时，主机有相关提示信息，同时伴有报警提示音。

（六）气腹机使用质量检测结果记录

根据上述检测步骤，设计气腹机使用质量检测报告，可参考表7.6.2。

二、膨腔泵使用质量检测

（一）膨腔泵使用质量检测概述

膨腔泵是宫腔镜系统使用的附属设备，临床上用于引导液体进入患者的子宫腔内，使子宫膨胀，从而便于宫腔镜手术操作时观察。因宫腔内手术操作器械的不同，可通过膨腔泵注入低黏度液体介质膨胀宫腔，包括电解质和非电解质液体。临床上常见的电解质灌流液体：生理盐水——用于双极电凝宫腔镜系统，常见的非电解质灌流液体：5％葡萄糖溶液——用于单极电凝宫腔镜系统。

表 7.6.2　气腹机使用质量检测原始记录表

_____医院气腹机使用质量检测原始记录表（参考模板）							
记录档案编号：_____			检测类型：□验收检测；□状态检测；□稳定性检测；□维修检测				
被测设备型号			设备编号				
生产厂商			使用科室				
生产日期			启用日期				
软件版本			安全级别分类				
检测设备型号			设备序列号				
生产厂商			使用部门				
计量校正有效期			校正证书号				

性能检测

气压设置值误差	设置值		实测值	平均实测值	误差	允许误差	测量结果
	最高值						□合格　□不合格
	15mmHg						
	最低值或 5mmHg（两者取较大者）						

气压显示值误差	实测值	平均实测值	显示值	平均显示值	误差	允许误差	测量结果
							□合格　□不合格

流量设置值误差	设置值		实测值	平均实测值	误差	允许误差	测量结果
	最高值						□合格　□不合格
	中间值						
	最低值或 5L/min（两者取较大者）						

流量显示值误差	实测值	平均实测值	显示值	平均显示值	误差	允许误差	测量结果
							□合格　□不合格

功能检测

过压释放功能		管道堵塞报警功能		过压报警功能		供气压力不足报警功能	
测量结果	□合格　□不合格	测量结果	□合格　□不合格	测量结果	□合格　□不合格	测量结果	□合格　□不合格
检测结论	□合格　□不合格			性能偏离情况记录			

检测工程师签名：_____　　使用科室签名：_____　　检测日期：____年___月___日

膨腔泵由膨腔泵主机、显示单元、称量单元、连接管路和支架组成。膨腔泵基于滚轮式泵的原理，能对压力及流速作出监测，排出的膨腔液在配件天平上的玻璃瓶收集后，可计算出流失液体的容量。

（二）膨腔泵使用质量检测标准及相关要求

膨腔泵使用质量检测的内容和指标是参考行业标准 YY/T 0864—2011《医用内窥镜 内窥镜功能供给装置 液体膨腔泵》相关要求，并结合实际可操作性和临床质量管理要求设定。

国家标准：GB 9706.1—2020《医用电气设备 第 1 部分：基本安全和基本性能的通用要求》，GB 9706.218—2021《医用电气设备 第 2-18 部分：内窥镜设备的基本安全和基本性能专用要求》。

（三）膨腔泵使用质量检测指标定义与解析

膨腔泵的使用质量检测指标包括外观检查、性能检测、功能检测等。

1. 外观检测

外观检测是膨腔泵质量检测的第一步，是检测前目测排除故障膨腔泵最直接最简便的方法。

2. 性能检测

（1）压力设置值误差：压力设置值误差，是指膨腔泵压力设置值与检测设备压力显示值之差。最大误差不应超过：±2.5mmHg（≤50mmHg），设置值的±5%（>50mmHg）。

（2）流量设置值误差：流量设置值误差，是指膨腔泵流量设置值与检测设备流量显示值之差。最大误差不应超过：±10mL/min（≤100mL/min），设置值的±10%（>100mL/min）。

3. 功能检测

功能检测包括过压减压功能、过压报警功能、临界过压报警功能等。

（1）过压减压功能：腔内压力超过设定值 10mmHg 或更多，泵轮会自动向后转动，进行回流减压，直到腔内气压降低到设定好的当前气压值。

（2）过压报警功能：腔内压力超过设定值 10mmHg，过压提示灯会亮起，并且响起提示音。

（3）临界过压报警功能：压力超过 150mmHg，超压提示灯亮起，并且响起提示音，泵轮停止转动，人工降低压力到 200mmHg 以下，泵轮会自动转动。

（四）膨腔泵使用质量检测所需设备

1. 液压表

测量范围：量程范围应能覆盖测量时的最大实际压强范围；最大允许误差：±0.5mmHg（±66.6Pa）。

2. 量筒

量筒是具有指示容积的刻度，可测量注入液体的体积，容积指示的准确度优于要求的最小读数的 10%，量程范围应能满足膨腔泵最大流量的测量。

3. 计时器

精度在 0.1s 之内。

（五）膨腔泵使用质量检测方法

1. 外观检测

（1）外壳：通过目视，确认膨腔泵外壳有无破裂、缺损。观察膨腔泵上所有标签和标志是否完好，有无缺损。

（2）电缆和连接器：通过目视和手感，确认所有电缆和连接器有无变形、破皮、磨损。

（3）按钮：连接电源线，开启膨腔泵。通过目视和手感，确认显示界面有无凸起、划痕，能否正常显示。确认所有按钮，如控制按键，控制旋钮和触摸屏输入部分是否正常。

2. 性能检测

（1）压力设置值误差

① 按照图 7.6.3. 将膨腔泵与管路连接，并提供水源。

② 将管路的出口与液压表连接，保持液压表与膨腔泵处于同一水平面。

③ 将膨腔泵流量设定为最大值，并运行膨腔泵。

④ 将压力分别调至制造商规定范围内的最高值、中间值、最低值或 30mmHg（两者取较大者）3 个测量点，每点各测 3 次，取 3 次的平均值作为该点测量值，计算出显示值与测量值之差，确认液压表测量值与膨腔泵设置值偏差是否在误差范围内，并做好记录。

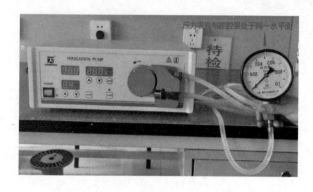
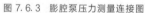
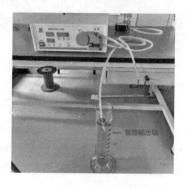

图 7.6.3 膨腔泵压力测量连接图　　　　图 7.6.4 膨腔泵流量测量连接图

（2）流量设置值误差

① 按照图 7.6.4. 将膨腔泵与管路连接，并提供水源。

② 将管路的出口与量筒连接。

③ 将膨腔泵压力设定为最大值，并运行膨腔泵。

④ 将流量分别调至制造商规定范围内的最高值、中间值、最低值或 50mL/min（两者取较大者）三个测量点，运行膨腔泵 1 分钟，读取量筒内水体积数值，每点各测 3 次，取 3 次平均值作为该点测量值，计算出流量，确认流量测量值与膨腔泵设置值偏差是否在误差范围内，并做好记录。

3. 功能检测

（1）过压减压功能：调节患者腔内压力超过设定压力 10mmHg 时，主机是否可识别并开启过压减压功能。

（2）过压报警功能：调节腔内压力超过设定值 10mmHg，主机是否发出听觉或者视觉上的提示报警信号。

（3）临界过压报警功能：调节实际压力＞200mmHg 的最大压力，主机是否有听觉或者视觉上的提示报警信号。

（六）膨腔泵质量使用检测方法及结果记录

根据上述检测步骤，设计膨腔泵使用质量检测报告，可参见表 7.6.3。

三、二氧化碳送气泵使用质量检测

（一）二氧化碳送气泵使用质量检测概述

二氧化碳送气泵是在消化内窥镜下手术（如息肉摘除）时使用的附属设备，以及胃肠镜下手术中向体内注入二氧化碳气体的装置。注入的气体是医用二氧化碳气体，不可使用其他气体代替。使用二氧化碳送气泵的目的是防止术中及术后腹部疼痛。

表 7.6.3　膨腔泵使用质量检测原始记录表

<table>
<tr><td colspan="3" align="center">_____医院膨腔泵使用质量检测原始记录表（参考模板）</td></tr>
<tr><td>记录档案编号：_____</td><td colspan="2">检测类型：□验收检测；　□状态检测；　□稳定性检测；　□维修检测</td></tr>
</table>

<table>
<tr><td>被测设备型号</td><td></td><td>设备编号</td><td></td></tr>
<tr><td>生产厂商</td><td></td><td>使用科室</td><td></td></tr>
<tr><td>生产日期</td><td></td><td>启用日期</td><td></td></tr>
<tr><td>软件版本</td><td></td><td>安全级别分类</td><td></td></tr>
<tr><td>检测设备型号</td><td></td><td>设备序列号</td><td></td></tr>
<tr><td>生产厂商</td><td></td><td>使用部门</td><td></td></tr>
<tr><td>计量校正有效期</td><td></td><td>校正证书号</td><td></td></tr>
</table>

性能检测

气压设置值误差	设置值	实测值	平均实测值	误差	允许误差	测量结果
	最高值				±2.5mmHg（≤50mmHg）设置值的±5%（>50mmHg）	□合格 □不合格
	15mmHg					
	最低值或 5mmHg（取两者较大者）					

流量设置值误差	设置值	实测值	平均实测值	误差	允许误差	测量结果
	最高值				±10mL/min（≤100mL/min）设置值的±10%（>100mL/min）	□合格 □不合格
	中间值					
	最低值或 5L/min（取两者较大者）					

功能检测

过压减压功能		过压报警功能		临界过压报警功能	
测量结果	□合格　□不合格	测量结果	□合格　□不合格	测量结果	□合格　□不合格
检测结论	□合格　□不合格	性能偏离情况记录			

检测工程师签名：_____　　使用科室签名：_____　　检测日期：____年____月____日

二氧化碳送气泵由电源电路、控制电路和管道系统（气体压力传感器、减压器、用于打开/关闭二氧化碳管道的电磁阀和管孔单元）组成，主要作用是把中央供气的或钢瓶的二氧化碳通过送气泵的减压和流量流速控制后进行输出，以适合消化内窥镜使用。

（二）二氧化碳送气泵使用质量检测标准及相关要求

二氧化碳送气泵使用质量检测参考的标准有 GB 9706.1—2020《医用电气设备 第 1 部分：基本安全和基本性能的通用要求》，GB 9706.218—2021《医用电气设备 第 2-18 部分：内窥镜设备的基本安全和基本性能专用要求》。

（三）二氧化碳送气泵使用质量检测指标定义与解析

二氧化碳送气泵的使用质量检测指标包括外观检查、性能检测和功能检测等。

1. 外观检测

外观检测是二氧化碳送气泵质量检测的第一步，是排除故障二氧化碳送气泵最直接最简便的方法。

2. 性能检测

（1）供气压力误差

供气压力误差，用于判断供气源的压力是否达到使用压力范围，不同制造商的压力值与示值误差不同。以某品牌为例，当流量为 0L/min 时，供气压力值＝41.5kPa，示值误差不应超过±3.5kPa。

（2）流量误差

流量误差，判断二氧化碳送气泵流量值是否存在误差。不同制造商规定的送气管流量与示值误差会不同，在此以某品牌为例。不接内窥镜的前提下，粗流量送气管（MAJ-1741）的气体流量：3.5L/min，最大误差不应超过±0.5L/min；中流量送气管（MAJ-1742）的气体流量：1.9L/min，最大误差不应超过±0.3L/min；细流量送气管（MAJ-1816）的气体流量：1.3L/min，最大误差不应超过±0.2L/min。

（四）二氧化碳送气泵使用质量检测所需设备

1. 气压测量仪器

测量范围：量程范围应能覆盖测量时的最大实际气压；最大允许误差：±0.5mmHg（±66.6Pa）。

2. 气体流量测量仪器

测量范围：（0～100）L/min；最大允许误差：±0.5L/min（≤10L/min）；读数的±5%（＞10L/min）。

（五）二氧化碳送气泵使用质量检测方法

1. 外观检测

（1）外壳：通过目视，确认二氧化碳送气泵外壳有无破裂、缺损。观察二氧化碳送气泵上所有标签和标志是否完好，有无缺损。

（2）电缆和连接器：通过目视和手感，确认所有电缆和连接器有无变形、破皮、磨损。

（3）按钮：连接电源线，开启二氧化碳送气泵。通过目视和手感，确认显示界面有无凸起、划痕，能否正常显示。确认所有按钮，如控制按键、控制旋钮和触摸屏输入部分是否正常。

2. 性能检测

（1）供气压力误差

① 按照图 7.6.5 将二氧化碳送气泵连接气瓶或医用气体管道接头。

② 确认送气功能和送水功能。

③ 将气体流量计。压力计和送气管连接到气泵的二氧化碳气体出气口上。

④ 按下二氧化碳送气泵"启动/停止"按键启动送气，确认二氧化碳无泄漏。

⑤ 检测送气泵的出气压力，确认压力

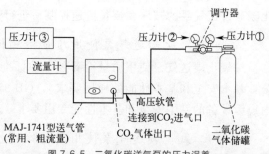

图 7.6.5 二氧化碳送气泵的压力误差、
二氧化碳流量误差检测连接示意

计的最大值为 38～45kPa，计算设置值和实际压力误差。

（2）流量误差

重复上述①～④步骤，更换不同规格的送气管，依次确认流量计的读数是否在检测要求范围内。

3. 功能检测

供气启动/停止功能响应检测：确认按下"启动/停止"按钮，气泵是否出气；再次按下"启动/停止"按钮，是否停止出气。

（六）二氧化碳送气泵使用质量检测结果记录

根据上述检测步骤，设计二氧化碳送气泵使用质量检测报告，可参见表 7.6.4。

表 7.6.4　二氧化碳送气泵使用质量检测原始记录表

_____医院二氧化碳送气泵使用质量检测原始记录表

记录档案编号：_____　　　　检测类型：□验收检测；□状态检测；□稳定性检测；□维修检测

被测设备型号		设备编号	
生产厂商		使用科室	
生产日期		启用日期	
软件版本		安全级别分类	
检测设备型号		设备序列号	
生产厂商		使用部门	
计量校正有效期		校正证书号	

性能检测

供气压力误差	出厂标准值	实测值	误差	允许误差	测量结果
					□符合 □不符合

流量误差	流量送气管规格	出厂标准值	实测值	误差	允许误差	测量结果
	粗流量送气管					□符合 □不符合
	中流量送气管					□符合 □不符合
	细流量送气管					□符合 □不符合

功能检测

供气启动/停止功能响应功能	测量结果	□符合　□不符合
检测结论	□合格　□不合格	

检测工程师签名：_____　　使用科室签名：_____　　检测日期：____年____月____日

四、内窥镜用水泵使用质量检测

（一）内窥镜用水泵使用质量检测概述

在内窥镜检查时，送水泵用于冲洗组织以去除血液、排泄物和其他有机物质，以便在内窥镜诊疗过程中提高诊断和治疗的可视度。送水泵通过滚轮式蠕动泵，带动送水管将无菌水持续注入到消化道，使其形成一种可以用来完成超声内窥镜检查的介质。应注意，在冲洗开始时检查流量，并根据患者的临床状况和所需的冲洗程度逐步增加或降低该流量。

（二）内窥镜用水泵质量检测标准及相关要求

内窥镜用水泵质量检测参考的标准有 GB 9706.1—2020《医用电气设备 第 1 部分：基本安全和基本性能的通用要求》，GB 9706.218—2021《医用电气设备 第 2-18 部分：内窥镜设备的基本安全和基本性能专用要求》。

（三）内窥镜用水泵使用质量检测指标

1. 外观检测

外观检测是内窥镜用水泵使用质量检测的第一步，是使用前目测排除故障内窥镜用水泵最直接最简便的方法。

2. 性能检测

性能检测即流量检测，流量检测是判断内窥镜用水泵流量是否不足的依据。不同制造商规定的流量不同，以某品牌为例，要求内窥镜用水泵在 20s 内至少输送 200mL，即流量至少在 600mL/min。

3. 功能检测

水泵启动/停止功能检测：踩脚踏开关启动、松开停止，判断联动的蠕动泵能够正常运转/停止。

（四）内窥镜用水泵使用质量检测所需设备

内窥镜用水泵使用质量检测所需要的设备是量筒，量筒具有指示容积的刻度，可测量注入液体的体积，容积指示的准确度优于要求的最小读数的 10%，量程范围应能满足内窥镜用水泵最大流量的测量。

（五）内窥镜用水泵使用质量检测方法

1. 外观检测

（1）外壳：通过目视，确认内窥镜用水泵外壳有无破裂、缺损。观察内窥镜用水泵上所有标签和标志是否完好，有无缺损。

（2）电缆和连接器：通过目视和手感，确认所有电缆和连接器有无变形、破皮、磨损。

（3）按钮：连接电源线，开启内窥镜用水泵。通过目视和手感，确认显示界面有无凸起、划痕，能否正常显示。确认所有按钮，如控制按键、控制旋钮和触摸屏输入部分是否正常。

2. 性能检测

内窥镜用水泵性能检测项目开展的是流量检测，由于各制造商规定的流量数值不同，以某品牌送水泵为例介绍检测流量，主要是流量设置值误差的测量。

（1）按照图 7.6.6 将送水管卡在送内窥镜用水泵上，一端插入水瓶，连接脚踏开关。

（2）将流量设定为最大值，然后吸水，除去送水管内空气。

（3）将送水管末端放入一个带刻度的量筒。

（4）按下脚踏开关，启动送气泵 20s。

（5）确认量筒内水的体积是否大于 200mL。

3. 功能检测

水泵启动/停止功能检测：确认踩下脚踏开关时水泵是否运转，松开时水泵是否停止运转。

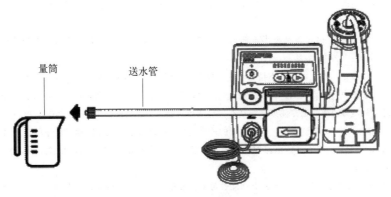

图 7.6.6 内窥镜用水泵流量检测连接示意

（六）内窥镜用水泵使用质量检测结果记录

根据上述检测步骤，设计内窥镜用水泵使用质量检测报告，可参见表 7.6.5。

表 7.6.5 内窥镜用水泵使用质量检测原始记录表

_____ 医院内窥镜用水泵使用质量检测原始记录表（参考模板）			
记录档案编号：_____	检测类型：□验收检测；□状态检测；□稳定性检测；□维修检测		
被测设备型号		设备编号	
生产厂商		使用科室	
生产日期		启用日期	
软件版本		安全级别分类	
检测设备型号		设备序列号	
生产厂商		使用部门	
计量校正有效期		校正证书号	
性能检测			
流量	出厂标准值	实测值	测量结果
			□符合 □不符合
功能检测			
水泵启动/停止功能	测量结果	□符合 □不符合	
检测结论			
检测工程师签名：_____ 使用科室签名：_____ 检测日期：___年___月___日			

本章编写人员：黄天海，娄海芳，金磊，朱锋杰，张克，郭锐

参考文献

[1] 陈书勇 . 180 例腹腔镜胆囊切除术的临床分析 [J]. 求医问药（下半月），2012，10（8）：63-64.

[2] 张伟，赵国良 . 经自然腔道内窥镜手术及其在临床中的应用进展 [J]. 胃肠病学和肝病学杂志，2015，24（3）：3.

[3] 顾析玲 . 耳内窥镜在儿童耳鼻喉疾病诊治中的应用 [J]. 安徽医药，2007，11（6）：1.

[4] 鲁臣溪 . 纤维内窥镜吸引十二指肠液检查对胆道疾病的诊断价值 [J]. 安徽医学，1982（5）.

[5] 程里礼，唐超峰，赵继航，et al. 消化内窥镜技术在胆胰领域的应用现状 [J]. 临床肝胆病杂志，2019，35（1）：222-225.

[6] 高起学，刘争，王春芳. 内窥镜鼻窦手术前后鼻气道阻力的变化 [J]. 中华耳鼻咽喉头颈外科杂志，1999，34（3）：141-142.

[7] 顾敏琪，刘沂，李治斌，等. 内窥镜下植骨术在骨科中的应用 [J]. 中国中西医结合杂志，2001，（10）：779-780.

[8] 刘晶，杨燕生. 激光内窥镜术在妇产科的应用 [J]. 国外医学：妇产科学分册，1991，18（5）：3.

[9] 李德明. 内窥镜气压弹道碎石治疗泌尿系统结石护理效果观察 [J]. 当代临床医刊，2015，28（2）：1.

[10] Max Epstein，陈诚献. 内窥镜检查：光学器械的改进 [J]. 国外医学. 生物医学工程分册，1984（2）：58-60.

[11] 陈云亮，陈超，郑旭君. 具有立体电路部件的内窥镜硬质部及内窥镜：CN201510285722.0 [P]. CN104997478A [2024-05-21].

[12] 杨晓琦，罗兆义，田洪旭. 慢性鼻-鼻窦炎功能性鼻窦内窥镜手术 426 例临床治疗分析 [J]. 医学信息：医学与计算机应用，2014（10）：1.

[13] 胡善云，刘鹏. 医用内窥镜，内外鞘套件及医用内窥镜系统：CN201510677385.X [P]. CN105231979B [2024-05 21].

[14] 彭小健. 高分辨率消化道超声内窥镜的设计与研制 [D]. 深圳大学 [2024-05-21].

[15] 付延安. 无线胶囊内窥镜图像处理技术研究 [D]. 山东大学，2013.

[16] 陈莹，王宗芳. 术中消化内窥镜检查在基层医院外科手术治疗中的应用研究 [J]. 健康之友 2020，（14）：105.

[17] 王旭开，赵彤，邵幸丽. 基于 CMOS 的高清医用电子内窥镜图像处理器：CN201921990260.2 [P]. CN211408974U [2024-05-21].

[18] 金讯波，王荣兵，贾泽明. 中国内窥镜新闻网推进医学、工业多行业内窥镜应用发展 [J]. 中国内窥镜杂志，2014，20（5）：3.

[19] 张美，杨朝霞. 窄带成像技术在胃部疾病诊断中的应用价值研究进展 [J]. 现代医药卫生，2019，35（13）：4.

[20] 陈红波，刘立强. 浅析内窥镜辅助下的隆乳手术 [J]. 中国美容整形外科杂志，2019，30（6）：4.

[21] 赵媛媛. 窄带光成像和放大内窥镜图像在早期食管鳞癌诊断中的应用研究及其计算机辅助诊断研究方法的探索性研究 [D]. 安徽医科大学，2019.

[22] 祝毛玲. 计算机辅助诊断超声内窥镜图像在胰腺癌诊断中的应用 [D]. 第二军医大学 [2024-05-21].

[23] 韦敏克. 显微内窥镜技术在脊柱外科的临床应用进展 [J]. 广西医学，2004，26（8）：4.

[24] 韦敏克. 显微内窥镜技术在脊柱外科的临床应用进展 [J]. 广西医学，2004，26（8）：4.

[25] 陈艳. 微创手术治疗胆囊结石的围手术期护理 [C] //2012（昆明）全国护理新理论，新进展学术研讨会. 2012.

[26] 李兆申.2013 年消化内窥镜发展状况 [J]. 中华消化内窥镜杂志，2014，31（1）：4.

[27] 熊明辉，张挽时，王东，等.CT 仿真支气管内窥镜在中央型肺癌诊断中的应用 [J]. 中华肿瘤杂志，2001，23（2）：148-150.

[28] 林晓曦. 面部年轻化的激光治疗进展与评价 [J]. 中国美容整形外科杂志，2008，19（005）：321-324.

[29] 黄德球，樊翔，黄志强，等. 医用硬性内窥镜单位相对畸变测定 [J]. 中国医疗器械信息，2013，19（9）：3.

[30] 周文卫，祁飞. 腹腔镜系统常见故障及术中紧急处置措施分析 [J]. 中国医疗设备，2020，35（2）：3.

[31] 贾智伟. 胃肠道微型介入式诊疗装置无线供能技术的优化与应用研究 [D]. 上海交通大学，2012.

[32] 黄德球，樊翔，黄志强，等. 医用硬性内窥镜单位相对畸变测定 [J]. 中国医疗器械信息，2013，19（9）：3.

[33] 汪正道. 医用电子内窥镜系统的设计与实现 [D]. 重庆邮电大学 [2024-05-21].

[34] 葛静，崔相涛，吕光阳. 一种智能 4K 超高清内窥镜摄像系统 .CN202221858255.8 [2024-05-21].

[35] 陈全，连世海，高鸿举. 电子内窥镜在消化系统的应用现状及前景 [J]. 中国医学影像技术，1990（3）：1.

[36] 彭俊，徐一青，李金慧. 多功能消化内窥镜器械治疗车的研制与应用 [J]. 护理研究：上旬版，2014，000（034）：4353-4353.

[37] 陈广飞，周丹，张茜. 达芬奇手术机器人系统在医疗中的应用 [J]. 机器人技术与应用，2011（4）：3.

[38] Katrevula A，Katukuri G R，Singh A P, et al. Real-World experience of ai-assisted endocytoscopy using endobrain—an observational study from a tertiary care center [J]. Journal of Digestive Endoscopy [2024-05-21].

[39] 王雪梅，吴练练，于红刚. 内窥镜精灵结肠镜检查对结肠息肉检出率的影响 [J]. 中华消化内窥镜杂志，2020，

37（11）：5.

［40］ 姬军，王丹，王云龙，等. CIELAB 色空间内窥镜色彩还原能力对比分析［J］. 中国测试，2015（5）：4.

［41］ 蒋昌松. 医用硬性内窥镜光学性能质量控制检测技术研究［D］. 南方医科大学，2013.

［42］ 张志勇，吴金波，姜红军. 医用 CO_2 气腹机的结构原理与故障维修［J］. 中国医学装备，2020，17（7）：2.

［43］ 胡三元. 腹腔镜手术过程中设备器械意外情况的处理［J］. 腹腔镜外科杂志，2020，25（2）：2.

第八章

医疗器械消毒灭菌设备使用质量检测技术

医疗器械消毒灭菌设备是指通过物理或化学的方法对医疗器械表面的微生物进行杀灭的医疗设备，应用于手术器械、医用卫生敷料等可重复使用的医疗器械的消毒和灭菌，是医院控制感染的主要设备。消毒设备和灭菌设备属于两类不同的设备，区别在于杀灭或去除的目标微生物和程度不同。其中，消毒是指杀灭或去除病原微生物的过程，使之无害化，不致引起感染或致病；灭菌是指杀灭或去除一切微生物的过程，包括病原微生物和非病原微生物及细菌芽孢，使之完全无菌。医疗器械消毒灭菌设备根据不同工作原理、方法和适用范围，有不同的类型。本章以医院最常用的高温高压灭菌器设备、低温等离子灭菌器、环氧乙烷灭菌器和全自动内镜清洗设备为例，介绍医疗器械消毒灭菌设备使用质量检测技术。

■ 第一节　高温高压灭菌设备使用质量检测技术

一、高温高压灭菌设备分类、基本原理与技术进展

（一）高温高压灭菌设备分类

根据排放冷空气的方式和程度不同，高温高压灭菌设备分为下排气式压力蒸汽灭菌器和预真空压力蒸汽灭菌器两大类。

根据抽真空次数的多寡，高温高压灭菌设备分为预真空型和脉动预真空型两种。

（二）基本原理

（1）下排气式压力蒸汽灭菌器：利用重力置换的原理，使热蒸汽在灭菌器中从上而下，将冷空气由下排气孔排出，排出的冷空气由饱和蒸汽取代，利用蒸汽释放的潜热使物品达到灭菌的目的。适用于耐高温高湿物品的灭菌，首选用于微生物培养物、液体、药品、实验室废物和无孔物品的处理，不能用于油类和粉剂的灭菌。

（2）预排气式压力蒸汽灭菌器：利用机械抽真空的原理，使灭菌器内形成负压，蒸汽得以迅速穿透到物品内部，利用蒸汽释放的潜热使物品达到灭菌的目的。适用于管腔物品、多孔物品和纺织品等耐高温高湿物品的灭菌，不能用于液体、油类和粉剂的灭菌。

（3）正压脉动排气式压力蒸汽灭菌器：利用脉动蒸汽冲压置换的原理，在大气压以上，用饱和蒸汽反复交替冲压，通过压力差将冷空气排出，利用蒸汽释放的潜热使物品达到灭

菌。适用于不含管腔的固体物品及特定管腔、多孔物品的灭菌。用于特定管腔、多孔物品灭菌时，需进行等同物品灭菌效果的检验；不能用于纺织品、医疗废物、液体、油类和粉剂的灭菌。

（三）新技术进展

随着科技的不断进步，高温高压灭菌设备在自动化控制、快速循环、安全保护、数据记录和节能环保等方面都有了显著的进展，为医疗和实验室领域的杀菌工作提供了更高效、更安全的解决方案。

（1）自动化控制：现代高温高压灭菌设备通常配备先进的自动化控制系统，可以精确控制温度、压力和时间等参数，提高操作的准确性和稳定性。

（2）快速循环功能：一些新型的高温高压灭菌设备具有快速循环功能，可以在较短的时间内完成灭菌过程，提高工作效率。

（3）多重安全保护：为了确保操作的安全性，现代高温高压灭菌设备通常配备多重安全保护装置，如超温保护、超压保护和紧急停止按钮等，以防止意外事故的发生。

（4）数据记录和追溯：一些新型的高温高压灭菌设备具有无线数据记录和追溯功能，拥有更高级的分析软件，可以记录每次灭菌的参数和结果，分析并生成相应的报告，方便后续的质量控制和追溯工作。

（5）节能环保：随着对节能环保的要求日益提高，一些新型的高温高压灭菌设备采用了节能技术，如热回收系统和低能耗加热元件等，以降低能源消耗并减少对环境的影响。

二、高温高压灭菌设备使用质量检测相关标准和要求

（一）相关标准

高温高压灭菌设备使用质量检测相关标准有：GB 4793.4—2019《测量、控制和实验室用电气设备的安全要求 第4部分：用于处理医用材料的灭菌器和清洗消毒器的特殊要求》，GB 8599—2008《大型蒸汽灭菌器技术要求 自动控制型》，GB/T 30690—2014《小型压力蒸汽灭菌器灭菌效果监测方法和评价要求》，JJF 1308—2011《医用热力灭菌设备温度计校准规范》，TSG 08—2017《特种设备使用管理规则》，TSG 21—2016《固定式压力容器安全技术监察规程》，YY 0504—2016《手提式蒸汽灭菌器》，YY 1277—2023 压力蒸汽灭菌器 生物安全性能要求，YY/T 0646—2022《小型压力蒸汽灭菌器》，YY/T 1007—2018 立式蒸汽灭菌器，YY/T 1609—2018 卡式蒸汽灭菌器。

（二）使用质量检测相关要求

（1）使用质量检测应遵循设备生产厂家的使用说明或指导手册对高温高压灭菌设备定期进行预防性维护与保养、日常清洁和检查。

（2）消毒供应中心应定期对高温高压灭菌设备进行日常的效果监测，同时医院医疗器械管理部门应定期对高温高压灭菌设备进行性能检测，不具备条件的也可以委托第三方检测机构进行检测。性能检测的周期一般每年一次。

（3）对于容积大于30升的压力蒸汽灭菌器，由于其属于固定式压力容器，需按照特种设备的相关要求进行管理。应当按照《特种设备使用管理规则》的有关要求，对压力容器进行使用安全管理，设置安全管理机构，配备安全管理负责人、安全管理人员和作业人员，办理使用登记，建立各项安全管理制度，制定操作规程，每月进行压力容器安全检查，每半年

进行一次压力表计量校准，每一年进行一次安全阀计量校准，每年完成一次特种设备（压力容器）年度检查。

三、高温高压灭菌设备使用质量检测内容、各项性能指标及定义

高温高压灭菌器的使用质量检测内容包括性能检测、电气安全检测、效果监测，以及功能检测。

（一）性能检测指标定义与要求

每次灭菌应监测并记录灭菌时的温度、压力、时间等灭菌参数。灭菌参数应符合灭菌器的使用说明或操作手册的要求。从温度偏差、温度均匀度、温度波动度，相对湿度偏差、抽真空时间等参数对设备性能进行检测（表 8.1.1）。

表 8.1.1　高温高压灭菌设备性能检测指标定义与要求

性能检测指标	定义	检测要求
灭菌示值温度误差	在灭菌保持过程中，灭菌器多个示值的平均值与设定值之差	在灭菌保持阶段，取多个示值，求出平均值，计算出与设定值之差示值误差为 ±1℃
灭菌温度波动度	温度测量器在灭菌舱室工作空间中心点灭菌保持时间内测得的最高温度与最低温度之差的平均值	波动度为 ±1.5℃
灭菌温度均匀度	温度测量器在灭菌保持时间内测得的最高温度与最低温度之差的最大值	均匀度 ≤2℃
灭菌温度上偏差	在灭菌保持时间内，各测量点全部温度测得值的最大值与示值之差	上偏差为 0～3℃
灭菌温度下偏差	在灭菌保持时间内，各测量点全部温度测得值的最小值与示值之差	下偏差 0～3℃
灭菌示值压力误差	在灭菌保持过程中，灭菌器多个示值的平均值与设定值之差	在灭菌保持阶段，取多个示值，求出平均值，计算出与设定值之差示值误差为 ±5kPa
灭菌时间误差	从温度测量标准器记录值中，读取灭菌器舱室内所有温度测量标准器达到灭菌温度的时间示值至任意一点低于灭菌温度的时间示值，该段时间间隔即为灭菌保持时间实测值 T，与灭菌器设定的灭菌时间 T_0 之差	灭菌保持实际时间与设定值之差，灭菌时间误差为 (0～10%)×设定值
泄漏测试	灭菌器在运行过程中会产生一定泄漏量，为保证灭菌效果，应定期检测泄漏值	运行泄漏测试程序，泄漏值应在 0.05～0.2MPa 之间

高温高压灭菌器的性能检测是指对灭菌器灭菌过程中的物理指标，如温度、压力、时间、泄漏等各项指标进行监测。通过测量和记录这些指标，可以判断灭菌过程是否符合规定的参数范围。

（二）电气安全检测

高温高压灭菌器的电气安全检测可按照 GB 4793.4—2019《测量、控制和实验室用电气设备的安全要求 第 4 部分：用于处理医用材料的灭菌器和清洗消毒器的特殊要求》进行，具体方法详见本书第三章第一节。

（三）灭菌效果检测

高温高压灭菌器的效果检测是指对高温高压灭菌器灭菌效果的各个方面验证和检测，借此检验灭菌器的灭菌过程是否符合要求，防止由于设备故障或操作失误导致灭菌不彻底，从而保证被灭菌物体的安全性和质量，高温高压灭菌器效果监测内容及检测要求如表8.1.2所示。

表 8.1.2　效果指标定义与要求

效果检测指标	定义	检测要求
蒸汽渗透试验	医疗器械包装被暴露在高温、高湿和高压的蒸汽环境中，以模拟真实使用条件下的情况。通过观察蒸汽是否能够渗透到包装内部以及包内温度升高的情况，可以判断灭菌器的升温性能以及包装的密封性能是否符合要求	灭菌完成后，BD测试图案由淡黄色变为均匀的深褐色或黑色，即中央部分和边缘部分一致
化学指示物检测	一种快速验证蒸汽灭菌过程是否成功的检测方法。在蒸汽灭菌过程中，使用含有化学指示物的指示剂，这些化学指示物会发生可见变化，以指示灭菌过程是否达到预期的条件	灭菌完成后通过观察化学指示物的颜色，指示物颜色达到或深于标准色，则判定为合格
微生物杀灭试验	使用含有特定菌种（如孢子）的生物指示物，在灭菌过程中暴露在最难以灭菌的区域，然后将其送回实验室培养，观察是否有微生物生长	灭菌完成后取出生物指示物，培养后观察颜色变化，并设置阴性对照和阳性对照，测试结果阴性为合格

（四）功能检测

高温高压灭菌器的功能检测应包含以下内容。

（1）自检功能：高温高压灭菌器应具有开机自检功能，正常操作时应能够显示自检通过标记。

（2）电源开关检测：电源开关按钮正常，可以正常启动设备。

（3）超温超压报警：当温度和压力超过允许范围后，设备可以发出报警音。

（4）门安全联锁装置检测：当门达到预定关闭部位方能升压运行的联锁功能。当压力容器内部压力完全释放，安全联锁装置脱开后，方能打开快开门的联锁装置联动功能。

（5）门检测装置检测：电动门应具备自动检测异物功能。上下开合的机械门应有保护装置保证门在开启状态时不会意外下落。

（6）水位检测报警：当灭菌器内水位低于下限时，设备将报警。

（7）防干烧保护检测：当灭菌器内无水时，设备将无法运行。

四、高温高压灭菌设备使用质量检测工具原理与要求

（一）多通道温度压力数据采集设备

多通道温度湿度压力数据采集设备是消毒灭菌类设备较常用的温度、湿度与压力校准器具，包括数据记录器、温度传感器（不少于7个）、压力传感器（不少于1个）、湿度传感器（不少于2个）以及检测数据分析系统等。其工作流程是将传感器按照要求置于被检测设备的内部，然后启动程序，待程序结束后将传感器置于数据记录器上，读取传感器内部记录的数据，并上传至电脑，通过软件分析数据判断是否合格。设备参数见表8.1.3。

表 8.1.3　检测设备参数

名称	测量范围	技术要求
温度测量传感器	−40～150℃	分辨率：0.01℃，允许误差：±0.1℃
压力测量传感器	1～4000mbar	分辨率：1mbar，允许误差：±10mbar
湿度测量传感器	0～100%RH	分辨率：0.01%RH，允许误差：±2%RH

（二）Bowie-Dick 测试包

Bowie-Dick 测试，简称 B-D 测试，是一种对高温高压灭菌器真空系统检测的试验方法。该试验能评估不充分的真空状态，如从灭菌器柜内空气排除不完全或门的密封垫圈漏气所造成空气残留在灭菌器柜内。这些残留空气在灭菌过程的蒸汽暴露阶段阻止了蒸汽对灭菌器柜内物品的穿透。B-D 测试包由 100% 脱脂纯棉布或 100% 全棉手术巾折叠成长（30±2）cm、宽（25±2）cm、高 25～28cm 大小的布包；将专用 B-D 测试纸放入上述布包的中间；制成的 B-D 测试包的重量要求为（4±2）kg，可采用一次性使用或反复使用的 B-D 测试包。

（三）化学指示卡和指示胶带

蒸汽压力灭菌化学指示卡由特殊卡纸、标准色块和指示色块组成。在饱和蒸汽作用下，指示卡发生化学反应，指示色块的颜色发生变化。通过颜色变化的深浅，来判断温度和温度持续时间是否达到灭菌处理的要求。常用的蒸汽压力灭菌化学指示卡根据指示温度的不同有 121℃、132℃ 和 134℃ 等不同类型（图 8.1.1）。

蒸汽压力灭菌指示胶带，以医用美纹纸为基材，涂以变色油墨作灭菌指示剂，背涂以压敏胶而成。专用于粘贴在待灭菌物品包外，用于标示该物品包是否已经过压力蒸汽灭菌处理过程，以防与未经灭菌处理的物品包相混。经灭菌后，指示胶带上的斜纹指示标记由浅黄色变为黑色，可判定该灭菌包已经过灭菌处理。灭菌情况及记录可直接书写在指示胶带背面。

（四）生物阅读器

生物阅读器是一种对嗜热脂肪芽孢杆菌、枯草杆菌芽孢黑色变种等生物指示剂进行生物培养，并通过专门的荧光探测器检查其特殊酶的活力，快速判断灭菌结果的设备（图8.1.2）。

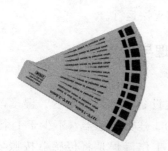

图 8.1.1　蒸汽压力灭菌化学指示卡

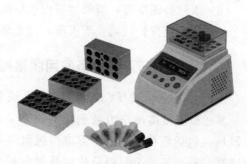

图 8.1.2　生物阅读器及生物指示剂

五、高温高压灭菌设备检测方法、步骤与作业指导

(一) 检测前准备

检测前准备包括设备运行条件确认和设备完好性检查。首先应对设备的运行条件进行确认，保证水电蒸汽、压缩空气、排水排风正常，建议前期进行一次蒸汽质量检测。设备的完好性主要通过视觉观察和简单操作来检查，目视检查包括以下内容。

1. 外观检查

外观检查包括但不限于以下几点。

(1) 检查所有标志/标签的完整性与易读性。

(2) 检查外壳部件是否有污垢和损坏。

(3) 检查控制台是否有影响操作和性能的划痕。

(4) 检查所有附件和支架的完整性和功能性。

(5) 检查所有电缆和连接器是否有明显损伤。

(6) 检查接地线 (如果适用) 是否有明显损坏。

2. 开机检查

通电后检查设备电源指示灯是否正常亮起；设备按程序开机，观察设备自检状态，自检程序和结果是否正常；检查设备主要按键、触摸屏等输入部分是否工作正常。

(二) 高温高压灭菌设备性能检测

不同高温高压灭菌设备性能检测步骤会有差异，如一些高温高压灭菌设备自身具备温度、压力、时间等参数的自动检测和记录功能，通过自身检测这些数据指标的变化来实现设备性能的评判，也可以请专业人员或委托第三方测试单位利用性能检测装置对不同负载下腔内压力及物品表明的温度进行检测，来评定灭菌器使用性能。

常用的性能检测方法是利用温度湿度压力数据采集器将传感器采集到的温度及压力数据记录在采集器内，通过计算机配套的信号转换器以及软件读取和分析记录到的数据。温度湿度压力数据采集设备的操作步骤如下。

(1) 打开 PC 上的专用检测软件，连接数据记录器，对即将使用的温度和压力传感器进行设置。

(2) 第一个温度传感器放置在尽量靠近参考温度测量点位置。

(3) 将标准测试包的包装打开，把五个温度传感器按照图 8.1.3 所示位置放在标准测试包中，并把标准包重新进行包装放置在层架上 (图 8.1.4)。

(4) 把测试包放置于灭菌室水平面的几何中心，离灭菌室底面高度为 10~20mm。

(5) 将第 7 个用于测量灭菌室温度的温度传感器固定于距离测试包上表面 50mm 的垂直中心处。压力传感器可放置于灭菌室内任意位置。

(6) 运行一个灭菌周期，灭菌过程要求无任何报警提示，程序正常结束，然后取出所有传感器。

(7) 通过数据记录器读取所有传感器的数据，检测软件进行数据分析自动生产检测报告，得出检测结果 (图 8.1.5)。

(8) 按标准要求重复 3 次上述步骤 (注意标准测试包需进行清洗干燥处理)。

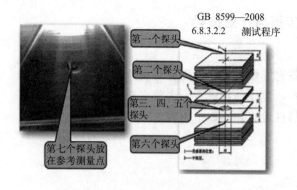

图 8.1.3 温度传感器位置分布

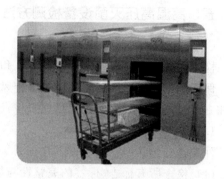

图 8.1.4 标准测试包位置放置

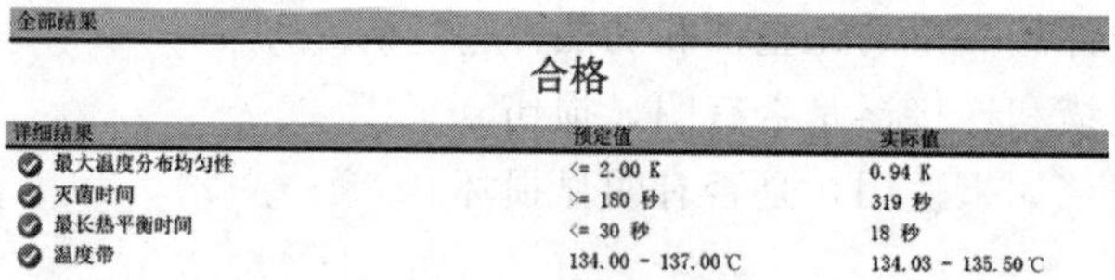

全部结果		
合格		
详细结果	预定值	实际值
✓ 最大温度分布均匀性	<= 2.00 K	0.94 K
✓ 灭菌时间	>= 180 秒	319 秒
✓ 最长热平衡时间	<= 30 秒	18 秒
✓ 温度带	134.00 - 137.00 ℃	134.03 - 135.50 ℃

图 8.1.5 检测报告结果

（三）灭菌效果检测

1. B-D 测试

（1）测试频率：①每日：预真空/脉动真空灭菌器应每日开始灭菌运行前空载进行 B-D 测试，测试合格后才可使用。②新安装、移位、大修后：应进行三次 B-D 测试，合格后方可使用。图 8.1.6 为 B-D 测试的示意图。

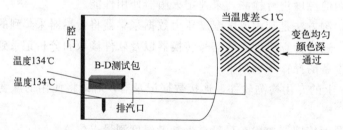

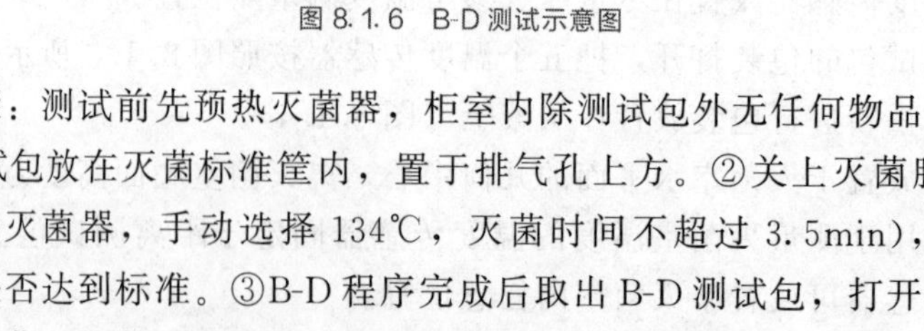

图 8.1.6 B-D 测试示意图

（2）测试步骤：测试前先预热灭菌器，柜室内除测试包外无任何物品，然后进行如下步骤：①将 B-D 测试包放在灭菌标准筐内，置于排气孔上方。②关上灭菌腔门，选用 B-D 测试程序（非全自动灭菌器，手动选择 134℃，灭菌时间不超过 3.5min），观察程序中的压力、温度和时间是否达到标准。③B-D 程序完成后取出 B-D 测试包，打开包装纸取出包内测试纸，观察颜色变化，均匀一致变色，说明冷空气排出效果良好，灭菌器可以使用，反之，则灭菌器有冷空气残留，应检查 B-D 测试失败原因，直至 B-D 测试通过后方能使用。图 8.1.7 为 B-D 测试纸不同变色情况对照图。

2. 化学指示物检测

蒸汽压力灭菌化学指示物检测是一种常用的灭菌过程检测方法，用于验证灭菌器中的物品是否在正确的温度、压力和时间下得到适当的灭菌，操作步骤介绍如下。

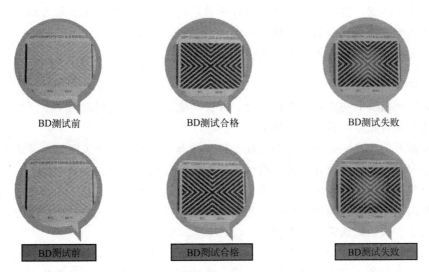

图 8.1.7　B-D 测试纸不同变色情况对照图

（1）选择适当的化学指示物：根据需要选择适合的化学指示物，常见的有包外化学指示胶带和包内化学指示卡。确认所选化学指示物能够与灭菌过程中的条件匹配，且处于有效期内。

（2）准备物品：将要灭菌的物品放置在适当的容器或包装中，确保它们可以受到灭菌过程的影响。

（3）放置化学指示物：将选择的化学指示物放置在灭菌容器或包装的合适位置。包外化学指示胶带贴于待灭菌物品包封口处或表面（为使效果明显，截取长度可适当加长，或者直接螺旋状缠绕物品包）。在灭菌包内放置化学指示卡时，应将其放置于灭菌包中间，避开过热部位，确保检测准确性。

（4）进行灭菌过程：将灭菌器设置为适当的温度、压力和时间，启动灭菌过程。确保灭菌过程符合相关的操作规程和标准要求。在灭菌周期结束后，关闭灭菌器并等待其冷却至安全温度后打开，取出被灭菌的物品和化学指示物进行观察。

（5）检查化学指示物：观察化学指示物是否有颜色变化，通常会变成预定的颜色或显示特定的图案。如果化学指示物显示了正确的颜色变化，表示该灭菌过程在正确的条件下进行且有效。如果化学指示物未显示正确的颜色变化，表示该灭菌过程可能存在问题，需要重新评估并采取必要的措施。

需注意，在执行压力蒸汽灭菌化学指示物检测前，应仔细阅读说明书，按照上面的步骤进行操作。建议在使用前由专业人员进行培训。每件消毒物品每次消毒时都应使用包外化学指示胶带和包内化学指示卡。

3. 微生物杀灭试验（生物阅读器法）

（1）将蒸汽压力灭菌生物培养指示剂放进一个标准测试包内。

（2）将生物测试包放于灭菌器内不易被灭菌的地方。

（3）灭菌完成后，取出测试包内的灭菌指示剂，按压关闭生物指示剂帽。

（4）挤破含培养基的玻璃安瓿，使培养基湿润小瓶底部的芽孢片。

（5）生物阅读器预热至工作温度，将对照管和含有生物指示剂的指示管放进合适的培养或阅读孔。

（6）关闭生物阅读器孔盖，等待指示灯亮显示结果。灭菌后指示管培养结果阴性，且对照管培养结果为阳性，表明测试合格。

微生物灭杀试验每月应不少于 1 次。

（四）功能检查

高温高压灭菌器的功能检测包括安全、保护功能，应按照使用说明书或厂家指导手册的内容检测功能是否正常，具体步骤如下。

（1）电源开关检测：确保空气开关处于打开状态，按下电源开关键，设备正常开机，在设备待机情况下，按下电源开关键，设备可以正常断电关机。

（2）自检功能：设备开机后，机器自检正常，无异常报警。

（3）超温超压报警：当温度和压力超过允许范围后，设备有明显的提示声音，并且中断程序，需要工作人员确认后停止报警。

（4）门安全联锁装置检测：当门达到预定关闭部位方能升压运行的联锁功能。当压力容器内部压力完全释放，安全联锁装置脱开后，方能打开快开门的联锁装置联动功能。

（5）门检测装置功能：电动门应具备自动检测异物功能，电动门正在运行时，给它施加一个反向的力，设备门应该停止工作，并且报警。上下开合的机械门应有保护装置保证门在开启状态时不会意外下落。

（6）水位检测报警：将灭菌器的水位加注到正常水位检测范围以外，运行程序，灭菌器应发出水位检测报警。

（7）防干烧保护检测：循环过程中当灭菌器内无水或水位极低时，设备将停止工作，并发出报警。

六、高温高压灭菌设备检测结果记录与分析

（一）检测结果数据计算

1. 温度偏差

$$\Delta t_H = t_{max} - t$$
$$\Delta t_L = t_{min} - t$$

式中　Δt_H——灭菌温度上偏差；

Δt_L——灭菌温度下偏差；

t_{max}——在灭菌保持时间内，各测量点全部温度测量值的最大值；

t_{min}——在灭菌保持时间内，各测量点全部温度测量值的最小值；

t——该次测量的校准温度点（灭菌温度设定值）。

2. 温度均匀度

$$\Delta t_u = \max(t_{imax} - t_{imin})$$

式中　Δt_u——温度均匀度；

t_{imax}——在灭菌保持时间内，第 i 次测量时各测量点测得的最高温度；

t_{imin}——在灭菌保持时间内，第 i 次测量时各测量点测得的最低温度。

3. 温度波动度

$$\Delta t_f = \pm \frac{t_{fmax} - t_{fmin}}{2}$$

式中　Δt_f——温度波动度；

　　t_{fmax}——温度测量器在灭菌舱室工作空间中心点灭菌保持时间内测得的最高温度；

　　t_{fmin}——温度测量器在灭菌舱室工作空间中心点灭菌保持时间内测得的最低温度。

4. 温度示值误差

对于可以按等时间间隔自动记录被校灭菌器示值的设备，取灭菌保持时间内被校灭菌器温度示值的平均值作为灭菌器温度示值平均值 $\overline{t_1}$，计算方法如下。

$$\overline{t_1} = \frac{\sum_{i=1}^{n} t_{1i}}{n}$$

式中　t_{1i}——灭菌保持时间开始后第 i 次灭菌器温度示值；

　　i——记录值序号；

　　n——灭菌保持时间内总的记录数。

对于不能自动记录灭菌器温度示值的设备，在设备提示进入灭菌程序后，人工记录灭菌器温度示值，用秒表计时，每间隔30s读取1次。记录灭菌程序起始时间，以便处理时间时与温度测量标准器的开始取样时间对应。上述公式计算灭菌器温度示值平均值 $\overline{t_1}$。取参考温度测量标准在灭菌保持时间内，对应采样时间的温度记录，按等时间间隔，对此温度记录求平均值 $\overline{t_2}$，计算方法如下。

$$\overline{t_2} = \frac{\sum_{i=1}^{n} t_{2i}}{n}$$

式中　t_{2i}——灭菌保持时间开始后第 i 次的温度测量值；

　　i——记录值序号；

　　n——灭菌保持时间内总的记录数。

温度示值误差为：

$$\Delta t = \overline{t_1} - \overline{t_2}$$

5. 压力示值误差

对于可以按等时间间隔自动记录被校灭菌器示值的设备，取灭菌保持时间内被校灭菌器压力示值的平均值作为灭菌器压力示值平均值 $\overline{p_1}$，计算方法如下。

$$\overline{p_1} = \frac{\sum_{i=1}^{n} p_{1i}}{n}$$

式中　p_{1i}——灭菌保持时间开始后第 i 次的灭菌器压力示值；

　　i——记录值序号；

　　n——灭菌保持时间内总的记录数。

对于不能自动记录灭菌器压力示值的设备，在设备提示进入灭菌程序后，人工记录灭菌器压力示值，用秒表计时，每间隔30s读取1次。记录灭菌程序起始时间，以便处理时间时与压力测量标准器的开始取样时间对应。根据上述公式计算灭菌器压力示值平均值 $\overline{p_1}$。取参考压力测量标准在灭菌保持时间内，对应采样时间的压力记录，按等时间间隔，对此压力记录求平均值 $\overline{p_2}$，计算方法如下。

$$\overline{p_2} = \frac{\sum\limits_{i=1}^{n} p_{2i}}{n}$$

式中　p_{2i}——灭菌保持时间开始后第 i 次的压力测量值；

　　　i——记录值序号；

　　　n——灭菌保持时间内总的记录数。

压力示值误差为：

$$\Delta p = \overline{p_1} - \overline{p_2}$$

6. 灭菌保持时间

从温度测量标准器记录值中，读取灭菌器舱室内所有温度测量标准器达到灭菌温度的时间示值至任意一点低于灭菌温度的时间示值，该段时间间隔即为灭菌保持时间实测值 T，与灭菌器设定的灭菌时间 T_0 比较。

$$\Delta T = T - T_0$$

（二）检测结果记录

全部检测过程的数据应记录在质量检测原始记录表中，在信息化管理条件下可以电子记录。根据相关法规规定，记录应保存使用周期后或设备报废后 5 年，高温高压蒸汽灭菌设备使用质量检测原始记录表参考模板见表 8.1.4。

表 8.1.4　高温高压蒸汽灭菌设备使用质量检测原始记录表

＿＿＿＿＿＿＿医院高温高压蒸汽灭菌设备使用质量检测原始记录表（参考模板）

被测设备型号			被测设备编号		
生产厂商			使用科室		
生产日期			启用日期		
软件版本号			被测设备序列号		
检测设备			检测设备编号		
生产厂商			使用部门		
计量校准有效期			校准证书编号		

性能检测

环境温度			大气压力		
灭菌温度设定值			灭菌保持时间设定值		

次数	时间	灭菌器示值		各测量点实测温度值				第 i 次	实测压力
		t_{1i}	p_{1i}	参考点	2	3	…	$t_{imax} - t_{imin}$	p_{2i}
1									
2									
3									
…									
平均值					/			/	

中心点实测最高温度		中心点实测最低温度			灭菌保持时间实测值	
检测项目	数值	结果			参考值	
灭菌温度示值误差		□符合 □不符合			±1℃	
灭菌温度波动度		□符合 □不符合			±1.5℃	
灭菌温度均匀度		□符合 □不符合			≤2℃	
灭菌温度上偏差		□符合 □不符合			0~3℃	
灭菌温度下偏差		□符合 □不符合			0~3℃	
灭菌压力示值误差		□符合 □不符合			±5kPa	
灭菌保持时间误差		□符合 □不符合			(0~10%)×设定值	
真空泄漏测试		□符合 □不符合			0.05~0.2MPa	
效果监测						
BD测试通过				□符合 □不符合		
每次灭菌后化学指示物监测正常				□符合 □不符合		
微生物杀灭试验合格				□符合 □不符合		
功能测试						
自检功能正常				□符合 □不符合		
超温超压报警指示正常				□符合 □不符合		
门安全联锁装置功能正常（门检测装置，有压力时门无法打开，门关闭不到位程序不能运行）				□符合 □不符合		
门检测装置功能正常				□符合 □不符合		
水位检测报警功能				□符合 □不符合		
防干烧保护装置				□符合 □不符合		
检测结论	□合格 □不合格		性能偏离情况记录			

检测工程师签名：_____　　使用科室签名：_____　　检测日期：___年___月___日

■ 第二节　低温等离子灭菌设备使用质量检测技术

一、低温等离子灭菌设备分类、基本原理与最新技术进展

（一）设备分类

低温等离子灭菌设备使用等离子体产生化学反应来杀灭细菌和病毒。等离子体是一种带电离子的气体，通过高频电场或微波激励产生，并具有强氧化性和杀菌性能。低温等离子灭菌设备适用于医疗器械、实验室物品等的消毒。根据等离子体技术的不同可分为以下几种类型。

1. 微波等离子灭菌器

微波等离子灭菌器是一种应用微波等离子技术进行灭菌的设备，操作简单、灭菌速度快、使用寿命长、无污染，适用于各种形状、大小的器具或物品的灭菌。但是，微波

等离子灭菌器需要使用特殊的微波灭菌袋，在灭菌过程中可能会产生臭氧，需要注意安全问题。

2. 自然等离子灭菌器

自然等离子灭菌器是一种利用空气中的氧分子和水分子等自然气体通过等离子体化产生高效致死的离子来进行杀菌的设备，操作简单方便、灭菌效果显著、价格较便宜，适用于较小的物品或者器具的灭菌。但是，自然等离子灭菌器只适用于小空间内的灭菌，无法对大物件进行深度杀菌。

3. 超声波等离子灭菌器

超声波等离子灭菌器是一种利用超声波产生高能量等离子体，进而对待灭菌物品进行杀菌的设备，具有操作简单、杀菌效果好、使用寿命长、适用广泛等优点，适用于各类生物医学仪器设备、各种器械、耗材和器皿的深度杀菌。但是，超声波等离子灭菌器价格较高。

4. 活性氧等离子灭菌器

活性氧等离子灭菌器是一种利用氧分子在等离子体气相产生活性氧自由基，使此类自由基进一步杀灭细菌的设备，具有杀菌效果好、无污染、使用方便等特点，适合于各种器具和物品的细菌杀灭和干燥处理。

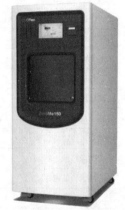

图 8.2.1 过氧化氢低温等离子灭菌器

过氧化氢低温等离子灭菌器（图 8.2.1）是活性氧等离子灭菌器的一种典型应用，在各大医疗机构中广泛使用，本节将以过氧化氢低温等离子灭菌器为例介绍其基本原理及其使用质量检测技术。

（二）基本原理

过氧化氢低温等离子灭菌器是在低温和低压状态下（接近于真空状态），通过高压射频等离子激发器产生出等离子体，然后利用过氧化氢（H_2O_2）的强氧化性在真空状态下进行电离，过氧化氢（H_2O_2）电离出大量活性氧原子、自由基等成分，它们与细菌中的蛋白质和核酸发生氧化反应，使各类微生物死亡；在激发过氧化氢（H_2O_2）形成等离子体的过程中，伴随有部分紫外线产生，也能够使微生物中的蛋白质氧化，致使微生物分子变性失活，从而达到灭菌效果。

过氧化氢低温等离子灭菌器在灭菌过程结束后排出的仅有水和氧气，对人体无任何毒副作用。常规消毒方法无法应用于临床上非耐热医疗器械特别是微创手术的器械消毒，而过氧化氢低温等离子灭菌器在低温状态下能够对器械进行迅速且高效的消毒，可以极大程度地提高消毒质量，而且可以根据消毒需要或消毒器械规格、种类、包装、装载量等要求进行及时调整，及时选择适合消毒器械的灭菌过程。此外，由于该灭菌器是一种环保的消毒设备，可以在多种场所内进行消毒，可以减少器械或消毒设备在运输中产生的不同程度的损坏，提高器械的利用率与手术效率。

过氧化氢低温等离子灭菌器主要由以下几部分组成：①低温等离子体发生器：用于产生低温等离子体，通过高压电场激发气体分子产生等离子体。②过氧化氢供给系统：用于将过氧化氢溶液转化为过氧化氢气体，并使之均匀地分布在待消毒器械的表面。③控制系统：用于控制设备的开关、温度、压力等参数，确保设备的正常运行和安全性。

（三）最新技术进展

等离子灭菌技术是新一代的高科技灭菌技术，国外过氧化氢低温等离子灭菌器最早于1997年经 FDA 批准上市，现已在医疗机构中广泛用于非耐热医疗器械的快速灭菌。目前国内的过氧化氢低温等离子灭菌器已经不再是模仿国外的技术，而是更加关注自身技术的研究。包括等离子高压高频电源、真空泵、过氧化氢溶液注入方式、自动化的灭菌程序控制系统，这些是整个灭菌器灭菌流程能够顺利完成及对灭菌效果和安全性的重要保障，也是研究重点。采用高压高频的等离子电源，使激发过氧化氢电力的频率更加稳定，效果更好，且降低成本；使用定量的过氧化氢溶液，保证每次灭菌使用相同计量的过氧化氢溶液，能够保证灭菌器的灭菌效果；采用可编程逻辑控制器（PLC）及自己编写的控制程序，使高度集成化的控制更加稳定及准确，能够在整个灭菌周期监控温度、压强、过氧化氢浓度等；同时具备网络软件升级技术，使得技术升级更加方便，通过保证灭菌环境、加强灭菌能力进行智能补偿；通过网络通信接口，可提供网络化管理的数据端口连接。这些技术的发展都为国产设备在临床使用中提供了更加安全和可靠的基础。

过氧化氢低温等离子灭菌器是一种新型的灭菌设备，开创了低温消毒灭菌的新领域。由于该灭菌器的灭菌效果受到过氧化氢气体浓度、温度和作用时间等因素的影响，使用时需要采取严格的质量控制措施，避免各种因素对灭菌效果的不良影响。只有完善管理制度，掌握技术要领，严格遵守操作规程，定期核查，全程监控，才能提高灭菌效果和质量。

二、灭菌设备使用质量检测相关标准和要求

（一）质量检测相关标准

GB 27955—2020《过氧化氢气体等离子体低温灭菌器卫生要求》，WS 310.3—2016《医院消毒供应中心 第 3 部分：清洗消毒及灭菌效果监测标准》，GB 4793.1—2007《测量、控制和实验室用电气设备的安全要求 第 1 部分：通用要求》，GB 4793.4—2019《测量、控制和实验室用电气设备的安全要求 第 4 部分：用于处理医用材料的灭菌器和清洗消毒器的特殊要求》，GBZ 2.1—2019《工作场所有害因素职业接触限值 第 1 部分：化学有害因素》，GB/T 32309—2015《过氧化氢低温等离子体灭菌器》。

（二）检测相关要求

低温等离子体灭菌设备的使用质量检测是确保设备正常运行和灭菌效果可靠的重要环节。检测要求可以参考相关的国家法规和标准，遵循设备生产厂家的使用说明或指导手册，包括且不限于以下几个方面的内容。

（1）过氧化氢低温等离子灭菌设备应定期进行校准和验证，以确保设备的准确性和可靠性。校准包括温度、压力、湿度等关键参数的检测和调整；验证则是通过灭菌指示剂或生物指示剂等方法验证设备的灭菌效果。

（2）在每次使用设备进行灭菌前，必须对负载进行监测。监测包括负载的清洁程度、负载类型、负载的放置位置和方式等。负载的放置位置和方式应符合设备使用说明书中的要求，以确保灭菌效果均匀和可靠。

（3）使用过氧化氢低温等离子灭菌设备后，应对灭菌效果进行监测。监测方法包括生物指示剂、化学指示剂和物理指示剂等。生物指示剂是最可靠的监测方法，应定期使用，并保留记录。

（4）过氧化氢低温等离子灭菌设备应按照设备制造商的要求进行维护和保养。维护包括

设备清洁、故障排除和零部件更换等工作。保养则是确保设备长期稳定运行的关键措施。

同时，需建立完整的记录系统，记录设备的操作情况、校准和验证结果、灭菌效果检测结果等信息。

三、低温等离子灭菌设备使用质量检测内容、各项性能指标及定义

低温等离子灭菌设备使用质量检测内容包括性能检测、电气安全检测、效果检测，以及功能检测。

（一）性能检测

每次灭菌应检测并记录灭菌时的温度、压力、时间和等离子电源输出功率等灭菌参数。灭菌参数应符合灭菌器的使用说明或操作手册的要求。性能检测指标及要求见表8.2.1。

表 8.2.1 性能检测指标定义与要求

性能检测指标	定义	检测要求
灭菌温度	整个灭菌过程中的腔体温度示值	过程中温度不应超过 60℃
灭菌压力	整个灭菌过程中的腔体压力示值	舱体压力下限应不高于制造商规定的压力，且应不大于 80Pa
灭菌时间	一个灭菌周期所需的时间	应符合制造商的要求
等离子电源输出功率	在等离子体发生阶段，等离子体发生器的放电功率	应符合制造商的要求

（二）电气安全检测

过氧化氢低温等离子灭菌器的电气安全按照 GB 4793.4—2019 规定的方法进行设备通用电安全检测，具体检测步骤、方法详见本书第三章第一节。

（三）效果检测

效果检测指标定义与要求见表8.2.2。

表 8.2.2 效果监测指标定义与要求

效果检测指标	定义	检测要求
化学检测	一种快速验证低温等离子灭菌过程是否成功的检测方法。在过氧化氢低温等离子灭菌过程中，使用含有化学指示物的指示剂，这些化学指示物会发生可见变化，以指示灭菌过程是否达到预期的条件	灭菌完成后通过观察化学指示物颜色，指示物颜色达到或深于标准色，则判定为合格
生物检测	使用含有特定菌种（如孢子）的生物指示物，在灭菌过程中暴露在最难以灭菌的区域，然后将其送回实验室培养，观察是否有生长	灭菌完成后取出生物指示物，培养后观察颜色变化，并设阴性对照和阳性对照，测试结果阴性为合格

（四）功能检查

过氧化氢低温等离子灭菌器的功能检测应包含以下内容。

（1）自检功能：高温高压灭菌器应具有开机自检功能，正常操作时应能够显示自检通过标记。

（2）电源开关检测：电源开关按钮正常，可以正常启动设备。

（3）超温超压报警功能：当设备的温度及压力超过设定范围，机器可以正常报警。

（4）过氧化氢耗品报警功能：出现过氧化氢卡夹安装错误、浓度不足或超限时，机器正常报警。

（5）门安全联锁装置功能：灭菌程序运行时，门锁将无法打开。

（6）等离子体发生器报警功能：灭菌器在周期运行过程中，手动关闭等离子体发生器，检查灭菌器报警状态。

（7）工作场所有害气体浓度监测：监测工作间内过氧化氢有害气体的浓度。

四、低温等离子灭菌设备检测工具原理与要求

（一）化学指示卡

物品进行过氧化氢等离子灭菌后，化学指示卡上的指示条的颜色应变成对比色或比对比色更浅。用于对已处理和未处理的灭菌物品进行区分。

（二）生物阅读器

一种通过荧光扫描技术实现过氧化氢低温等离子灭菌后快速生物检测的仪器。图 8.2.3 为过氧化氢快速生物阅读器。

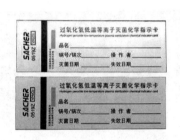

图 8.2.2　过氧化氢低温等离子灭菌化学指示卡

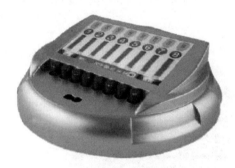

图 8.2.3　过氧化氢快速生物阅读器

五、低温等离子灭菌设备检测方法、步骤与作业指导

（一）检测前准备

首先需要对设备和操作环境进行准备。确保设备外观无损坏、各项显示正常、操作环境干净整洁，并准备好所需的过氧化氢溶液和其他辅助设备。

（二）性能检测

低温等离子灭菌设备的性能检测是针对设备工作状态的检测，包括仓门温度、仓壁温度、过氧化氢浓度、等离子体电源输出功率和灭菌时间，一般是由设备内置的自检程序自动完成。通过设备自带的高精度传感器检测获取这些参数，在操作界面显示（图 8.2.4），系统会和已设定值相比较，在厂家允许的误差内，则低温等离子设备能够正常使用，每次灭菌后都有自动打印凭条信息，经过操作员签字保存（图 8.2.5），也可以录入检测原始记录表保存。

（三）效果监测

1. 化学监测

低温等离子灭菌设备的化学监测是检测设备的灭菌效果。一般使用的是化学指示卡和化学指示标贴。消毒物品按照器械刷洗流程处理后烘干，确保没有残留的水分，然后选择低温特卫

强包装管袋或双层无纺布进行包装，其中包内需要放置"过氧化氢低温等离子灭菌器化学指示卡"，包外需要粘贴"过氧化氢低温等离子灭菌器化学指示标贴"，用黑色记号笔按照化学指示标贴内容填写完毕后，放入低温等离子设备灭菌，灭菌完成后通过观察化学指示物颜色或形态等变化，判断是否达到灭菌要求，并记录信息与打印凭条一起保存（图8.2.6～图8.2.8）。

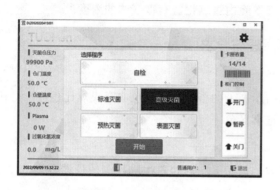

图8.2.4 显示屏显示性能检测（自检）信息

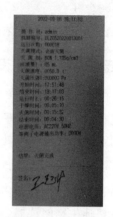

图8.2.5 性能检测（自检）自动打印监测信息

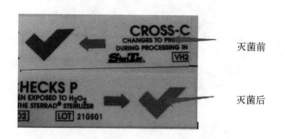

图8.2.6 化学指示卡灭菌前后对比

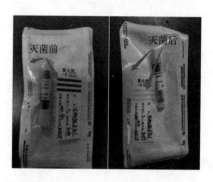

图8.2.7 化学指示标贴灭菌前后对比

2. 生物监测

生物监测使用设备有生物阅读器和生物培养器，此设备针对于低温等离子设备的生物项检测，其中生物阅读器速度快，生物培养器速度慢，采用嗜热脂肪芽孢杆菌，通过专门的荧光探测器检查其特殊酶的活力，快速判断灭菌结果是否合格。快速生物阅读器配合快速生物指示剂使用，一般快速生物指示剂在阅读器中培养时间为30min，比较慢的生物指示剂一般在48h后出结果，指示剂的选择应根据当时低温等离子设备的使用情况来确定（图8.2.9）。

（1）嗜热脂肪芽孢杆菌生物指示物

载体应对过氧化氢无吸附作用，每一载体上的菌量应达到1×10^6CFU，所用芽孢杆菌对过氧化氢气体的抗力应稳定并鉴定合格，应使用符合国家相关管理要求的管腔生物监测包或非管腔生物监测包对灭菌器的灭菌质量进行生物检测。

（2）管腔生物监测包的检测方法

灭菌管腔器械时，使用管腔生物灭菌过程验证装置（process challenge device，PCD）或使用等同于管腔生物PCD的验证装置进行监测。该装置应该被证明其是与管腔PCD具有同等的甚至更强抗力的灭菌挑战装置。应将管腔生物监测包放置于灭菌器内最难灭菌的部位（按照制造商说明书建议，远离过氧化氢注入口，如灭菌舱下层器械搁架的后方）满载进行灭菌。灭菌周期完成后立即将管腔生物 PCD 从灭菌器中取出，（56±2）℃培养 7d（或按产品说明书执行），观察培养结果。

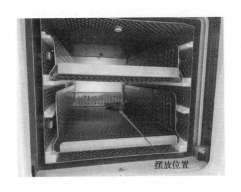

图 8.2.8　生物指示剂灭菌摆放位置

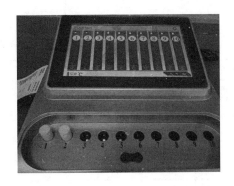

图 8.2.9　生物指示剂通过快速生物阅读器培养

（3）非管腔生物监测包的检测方法

灭菌非管腔器械时，应使用非管腔生物监测包进行监测，应将自含式生物指示物，置于特卫强包装袋内，密封式包装后，放置于灭菌器内最难灭菌的部位（按照制造商说明书建议，远离过氧化氢注入口，如灭菌舱下层器械搁架的后方）。灭菌周期完成后立即将非管腔生物监测包从灭菌器中取出，按自含式生物指示物说明书进行培养，观察培养结果。

（4）结果判定

阳性对照组培养阳性，阴性对照组培养阴性，实验组培养阴性，判定为灭菌合格。阳性对照组培养阳性，阴性对照组培养阴性，实验组培养阳性，判定为灭菌失败；同时应进一步鉴定实验组阳性的细菌是否为指示菌或污染所致。

（四）功能检查

（1）电源开关：按下电源开关，设备能够正常开机；在设备待机状态下，按下电源开关，设备可以正常关机。

（2）自检功能：确保设备供电正常，开机之后设备进入自动自检程序，自检完成后，设备进入待操作状态。

（3）超温超压报警功能：循环开始后，如果设备的温度或者压力超过或者低于设备设定的范围，设备会立即报警，并且终止程序。

（4）过氧化氢耗品报警功能：过氧化氢耗品如果外观异常、条形码异常或不在有效期内，设备将无法识别，并且报警提示。

（5）门安全联锁装置功能：设备在循环程序时，门将无法被开启。

（6）门检测装置功能：电动门在关闭或者打开时，在门上施加一个反向力，设备将会报警。

（7）工作场所有害气体检测：通过手持式有害气体检测仪，检测工作间内过氧化氢气体残留。确保每年应对测试仪进行一次校准，以确保探头的准确性。

六、低温等离子灭菌设备检测结果记录与分析

GB 27955—2020《过氧化氢气体等离子体低温灭菌器卫生要求》明确规定过氧化氢低

温等离子灭菌设备必须具备灭菌过程温度、时间和压力参数，等离子体电源输出功率和等离子体强度，以及灭菌舱过氧化氢浓度的自动检测和打印功能。过氧化氢低温等离子体灭菌设备的物理检测可根据打印纸记录的参数数据（图8.2.10）按照设备说明书的要求进行评判。过氧化氢气体等离子体低温灭菌设备使用质量检测记录可参考表8.2.3。

表8.2.3 过氧化氢低温等离子灭菌器使用质量检测记录表

_____医院过氧化氢低温等离子灭菌器使用质量检测记录表（参考模板）

被测设备型号		被测设备编号	
生产厂商		使用科室	
生产日期		启用日期	
软件版本号		被测设备序列号	
检测设备		检测设备编号	
生产厂商		使用部门	
计量校准有效期		校准证书编号	

性能检测

次数	时间	灭菌器示值		记录值	
		灭菌温度	灭菌压强	灭菌温度	灭菌压强
1					
2					
3					
...					

灭菌时间设定值		灭菌时间记录值		
检测项目	数值	结果		参考值
温度示值误差		□符合　□不符合		±1℃
压力示值误差		□符合　□不符合		符合制造商规定
等离子电源输出功率		□符合　□不符合		±10%
电源电压		□符合　□不符合		符合制造商规定

效果监测

每次灭菌后化学指示物监测正常	□符合　□不符合	
微生物杀灭试验合格	□符合　□不符合	

功能测试

电源开关正常	□符合　□不符合	
自检功能正常	□符合　□不符合	
超温超压报警功能正常	□符合　□不符合	
过氧化氢耗品报警功能正常	□符合　□不符合	
门安全联锁装置功能正常	□符合　□不符合	
门检测装置功能正常	□符合　□不符合	
工作场所有害气体监测合格	□符合　□不符合	
检测结论	□合格　□不合格	性能偏离情况记录	

检测工程师签名：_____　　　　使用科室签名：_____　　　　检测日期：____年___月___日

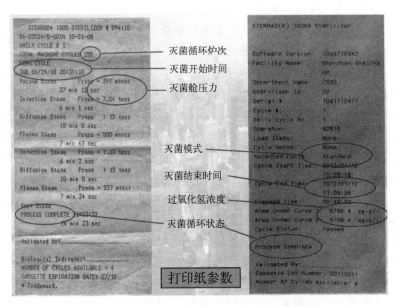

图 8.2.10　过氧化氢气体等离子体低温灭菌器打印纸参数

■ 第三节　其他灭菌设备使用质量检测技术

一、其他灭菌设备分类、基本原理与最新技术进展

（一）设备分类

医疗机构常用灭菌设备除了高温高压蒸汽灭菌器、低温等离子灭菌器之外，还有环氧乙烷灭菌器、低温蒸汽甲醛灭菌器等。

（二）基本原理和组成

1. 环氧乙烷灭菌器

环氧乙烷灭菌器（图 8.3.1）主要是通过真空状态下环氧乙烷（ethylene oxide，EO）气体对微生物的蛋白质、DNA 和 RNA 发生非特异性的烷基化作用，使其正常的生化反应和新陈代谢受阻，从而起到杀灭微生物的作用。

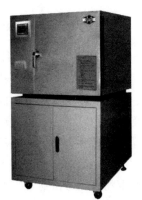

环氧乙烷灭菌器的灭菌程序包括预热，抽真空，预湿，注入环氧乙烷气体，维持灭菌时间，排气，通风解析环氧乙烷残留等过程。灭菌时应采用 100% 纯环氧乙烷气体或环氧乙烷和二氧化碳混合气体，遵循生产厂家的用户手册，根据灭菌物品种类、包装材料、装载方式的不同选择合适的灭菌程序，不同的灭菌程序，温度、浓度及时间等灭菌参数有所不同。

图 8.3.1　台式环氧乙烷灭菌器

2. 低温蒸汽甲醛灭菌器

低温蒸汽甲醛灭菌器适用于不耐热、不耐湿的诊疗器械的灭菌，如电子仪器、光学仪器、管腔器械、金属器械、玻璃器皿和合成材料等。

灭菌原理：甲醛是一种具有刺激性气味的无色气体，其感知阈值介于 $0.1\sim0.5mg/m^3$ 之间。发生健康危害前，可以感知到甲醛难闻的刺鼻气味。甲醛可微溶于水。低温蒸汽甲醛灭菌（low temperature steam and formaldehyde sterilization，LTSF）是指以甲醛（不超过 3% 的水溶液）为灭菌介质，在预设的可控浓度、温度、压力、作用时间条件下，借助饱和蒸汽的穿透作用，在全自动预真空压力蒸汽灭菌器内完成对医疗器械灭菌的过程。

灭菌方法：灭菌过程与高温蒸汽类似，负压状态下，通过若干次脉动真空向灭菌舱内注入甲醛蒸汽，达到一定浓度后，进入灭菌维持阶段，最后是灭菌介质残留的解析，通过若干次脉动真空注入纯水蒸气对甲醛残留进行解析和置换。低温蒸汽甲醛灭菌程序应包括以下过程：预热，预真空，排气，蒸汽注入，湿化，升温，反复甲醛蒸发，蒸汽注入，甲醛穿透，灭菌（在预设压力，温度下持续一定时间），反复空气冲洗，干燥，冷却，恢复灭菌舱内正常压力。根据低温蒸汽甲醛灭菌器的要求，采用 2% 复方甲醛溶液或福尔马林溶液（35%～40% 甲醛）进行灭菌，灭菌参数为：温度 55～80℃，灭菌维持时间为 30～60min。处理流程如下：①预处理：抽出腔体内的空气、16 个蒸汽/甲醛混合气体脉冲增强甲醛气体渗透及热分布均匀性。②灭菌：60℃ 的蒸汽/甲醛混合气体维持 1 个小时。③解析：70 次甲醛吸附蒸汽脉冲＋10 次无菌空气脉冲充分去除甲醛残留（图 8.3.2）。

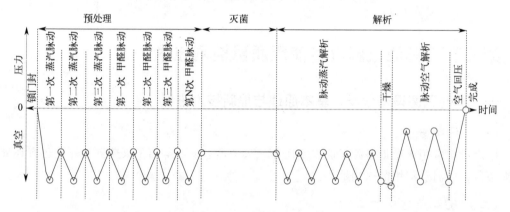

图 8.3.2　低温蒸汽甲醛灭菌器灭菌过程

（三）最新技术进展

1. 环氧乙烷灭菌器的最新技术进展

环氧乙烷灭菌器的技术进展体现在以下几个方面。

（1）环境友好型灭菌剂：传统的环氧乙烷灭菌剂存在环境和健康安全的顾虑，因此，研究人员一直在寻找更加环保、可持续的替代品。近年来，一些新型灭菌剂如丙酮和过氧乙酸等被提出并应用于环氧乙烷灭菌器，具有更低的毒性和更好的生物降解性。

（2）微生物监测技术：环氧乙烷灭菌器在使用过程中需要对灭菌效果进行监测。传统的微生物监测方法通常需要较长时间才能获取结果，而近年来的新技术如基于 PCR 的快速微生物检测方法能够提供更快速、准确的结果，从而增强了灭菌器的监测能力。

（3）自动化控制系统：随着自动化技术的发展，一些环氧乙烷灭菌器逐渐引入了自动化控制系统。这些系统可以监测和控制灭菌过程中的温度、湿度、压力等参数，实现更加准确和可靠的灭菌操作，并能够提供记录和报告功能，方便审计和追踪。

（4）安全性改进：由于环氧乙烷具有毒性，对操作人员和环境有潜在风险。因此，新技术的发展也着重关注环氧乙烷灭菌器的安全性改进。例如，改进的系统设计可以降低操作人员暴露于环氧乙烷的风险，同时加强了设备的气味处理和排放控制，减少对环境的影响。

2. 低温蒸汽甲醛灭菌器的最新技术进展

低温蒸汽甲醛灭菌器的最新技术进展体现在以下几个方面。

（1）自动化控制：近年来，低温蒸汽甲醛灭菌器的自动化程度不断提高。通过引入先进的传感器和控制系统，可以实现更精确的温度、湿度和浓度控制，提高灭菌效果并减轻操作人员的工作负担。

（2）节能环保：随着社会对环境保护意识的增强，低温蒸汽甲醛灭菌器在节能环保方面也有了新的进展。一些厂家开始使用高效节能的加热系统和循环利用技术，降低能耗，并采用更环保的材料和工艺，减少对环境的影响。

（3）快速灭菌：传统的低温蒸汽甲醛灭菌过程需要较长的时间，通常需要几小时甚至更长时间才能完成。而现在一些新技术的应用可以缩短灭菌时间，提高工作效率。例如，使用超声波技术可以加速甲醛的挥发和扩散，从而缩短灭菌时间。

（4）安全性改进：低温蒸汽甲醛灭菌器在操作过程中存在一定的安全风险，例如甲醛泄漏或者误操作导致的工作人员暴露风险。近年来，厂家在产品设计和技术改进方面加强了安全性，增加了防护装置和报警系统，提高了设备的安全性能。

（5）技术融合：甲醛的穿透能力较弱，因此，在灭菌时为了使甲醛能够充分接触被灭菌的物体，增强其穿透能力，通常采用甲醛伴随蒸汽的方式进行灭菌。目前有将蒸汽灭菌和低温蒸汽甲醛灭菌的功能合二为一，研发出一种新型的灭菌器，它既可以作为常规的蒸汽灭菌器使用，也可以作为低温蒸汽甲醛灭菌器使用。

二、其他灭菌设备使用质量检测相关标准和要求

（一）质量检测相关标准

其他灭菌设备使用质量检测参考的标准有：WS 310.3—2016《医院消毒供应中心 第 3 部分：清洗消毒及灭菌效果监测标准》，GB 18279.1—2015 医疗保健产品灭菌-环氧乙烷-第 1 部分：医疗器械二灭菌过程开发、确认和常规控制要求《医疗保健产品灭菌 环氧乙烷 第 1 部分：医疗器械灭菌过程的开发、确认和常规控制的要求》，YY 0503—2023《环氧乙烷灭菌器》，JJF（冀）199—2021《环氧乙烷灭菌设备温度、湿度参数校准规范》，WS/T 649-2019《医用低温蒸汽甲醛灭菌器卫生要求》，YY/T 0679-2016《医用低温蒸汽甲醛灭菌器》，GB 4793.4—2019《测量、控制和实验室用电气设备的安全要求 第 4 部分：用于处理医用材料的灭菌器和清洗消毒器的特殊要求》。

（二）检测相关要求

为了保证医疗机构控制感染的安全，应遵循设备生产厂家的使用说明或指导手册对灭菌设备定期进行预防性维护与保养、日常清洁和检查，消毒供应中心应定期对灭菌设备进行灭菌效果检测，同时医院医疗器械管理部门应每年对灭菌设备进行一次电气安全检测、性能检测和功能检测。本节将以环氧乙烷灭菌器为例，对其使用质量检测内容及检测方法进行阐述。

三、环氧乙烷灭菌器使用质量检测内容、各项性能指标及定义

环氧乙烷灭菌设备使用质量检测内容包括性能检测、电气安全检测、效果监测，以及功能检测。

（一）性能检测

每次灭菌应检测并记录灭菌时的温度、压力、时间和相对湿度等灭菌参数。灭菌参数应符合灭菌器的使用说明或操作手册的要求。从温度偏差、温度均匀度、温度波动度，以及相对湿度偏差、抽真空时间等参数对设备性能进行检测。表 8.3.1 是环氧乙烷灭菌器主要性能检测指标定义及其检测要求。

表 8.3.1　环氧乙烷灭菌器主要性能检测指标定义与要求

性能检测指标	定义	检测要求
腔内空间温度均匀度	灭菌器腔内空间温度分布均匀性	灭菌器腔内空间温度的平均误差应不超过±3℃
腔内空间温度波动度	灭菌器腔内空间温度的稳定性	灭菌器腔内空间温度向上偏离和向下偏离均小于±2℃ 或符合制造商规定
腔内空间相对湿度	加湿系统的有效性、空间湿度分布的均匀性	加湿后，灭菌器腔内的相对湿度应出现有效变化,各测试点的湿度应＞30%RH 或符合制造商规定
抽真空时间	反映灭菌器从 0Pa 到规定真空度的响应能力,是体现灭菌器安全运行的重要指标	抽真空的时间应不大于制造商的规定

（二）电气安全检测

环氧乙烷灭菌器的电气安全按照 GB 4793.1—2007《测量、控制和实验室用电气设备的安全要求 第 1 部分：通用要求》和 GB 4793.4—2019 规定的方法进行，检测方法详见本书第三章第一节。

（三）效果检测指标

1. 化学检测

每个灭菌物品包外应使用包外化学指示物，作为灭菌过程的标志。在每包内最难灭菌位置放置包内化学指示物，通过观察其颜色变化，判定其是否达到灭菌合格要求。

2. 生物检测

每个灭菌批次应进行生物监测，根据生物培养情况判定其是否达到灭菌合格要求。根据生物指示剂的 D 值、ST 时间和 KT 时间，选定环氧乙烷气体暴露时间（通常不大于 KT 时间）（表 8.3.2），按照 GB 18281.2—2015《医疗保健产品灭菌 生物指示物 第 2 部分：环氧乙烷灭菌用生物指示物》附录 A 的试验方法进行试验操作。生物指示物应根据产品说明书的介绍置于产品灭菌条件最难达到的位置。

表 8.3.2　工作场所有害气体容许浓度的要求

化学物质名称	瞬间最大值（mg/m³）	8h 加权平均值（mg/m³）	15min 加权平均值（mg/m³）
环氧乙烷	—	2	5

（四）功能检查

环氧乙烷灭菌器的功能检测应包含但不限于以下内容（表 8.3.3）

表 8.3.3　环氧乙烷灭菌器主要功能检测指标

功能检测指标	功能要求
电源开关功能	电源开关工作正常,能够正常开关机
打印机功能	打印机能够正常走纸打印
显示屏功能	显示屏显示无异常,触摸功能正常
电磁阀测试	设备内部各个电磁阀工作正常
循环测试	设备内预设的循环模式能正常运行
门安全联锁装置功能	开始灭菌周期后,在周期完成之前,不使用制造商提供的专用维修钥匙或密码工具应不能打开灭菌器灭菌舱的门
门保护装置功能	电动门应具备自动检测异物功能。上下开合的机械门应有保护装置保证门在开启状态时不会意外下落
工作场所有害气体浓度监测	医用环氧乙烷灭菌器使用的工作场所宜安装空气中有害化学物质浓度报警装置,其空气中主要有害化学物质容许浓度应符合表 8.3.2 的要求
环氧乙烷气雾罐检测功能	气雾罐外观无破损,并且在有效期内,瓶身条码有效可识别
密封性测试	环氧乙烷灭菌时,应对灭菌器真空程度和达到真空的速度进行检测,也可以通过定期用含 1% 酚酞的硫代硫酸钠溶液浸湿的试纸进行测漏检查

注:至少每年应检查上述功能是否正常,如有异常现象应及时进行调试和维修。

四、环氧乙烷灭菌器使用质量检测工具原理与要求

(一) 无线温度湿度压力检测装置

无线温度湿度压力检测装置是近年来出现的一种用于验证设备和环境温度湿度和压力的重要工具,相对于传统的有线验证系统,可方便快捷地布置探头,检测点位置不受物理束缚,大大提高验证效率,如图 8.1.1 示。具体的使用操作应根据产品使用说明书进行。表 8.3.4 为无线温度湿度压力检测装置的一般性能指标列表。

表 8.3.4　无线温度湿度压力检测装置性能指标

	温度验证仪	温湿度验证仪	压力验证仪
量程	−50~150℃	0~100%RH	−500~0kPa
分辨率	0.01℃	0.01%RH	0.02kPa
精准度	±0.5℃	±10%RH	±0.5kPa
最大记录点数	64000	8000	8000
响应时间	≤1s	≤10s	≤1s

(二) 化学指示卡

环氧乙烷化学指示卡是一种用于验证环氧乙烷灭菌过程中是否达到灭菌条件的重要工具,可用于检测 100%EO 和 EO/HCFC 气体混合物灭菌过程,灭菌完成后通过颜色变化来表明灭菌是否成功。具体的颜色判读应根据化学指示卡的使用说明书进行。图 8.3.3 为一种环氧乙烷化学指示卡及其变色说明。化学指示物的选用应当符合 GB 18282.1—2015 标准的要求。

(三) 生物阅读器

适用于环氧乙烷效果检测的生物试剂及自动阅读器,如图 8.3.4、图 8.3.5 所示。生物指示

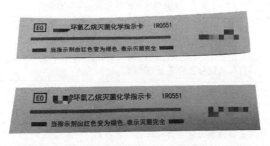

图 8.3.3　一种环氧乙烷化学指示卡及其变色说明

物应符合 GB 18282.1—2015 标准的要求，宜选用萎缩芽孢杆菌（ATCC 9372），活菌数 $\geqslant 1.0 \times 10^{6}$，54℃时 D 值 $\geqslant 2.5\min$，并至少与待灭菌产品的生物负载具有相同的环氧乙烷抗力。

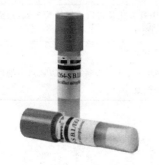

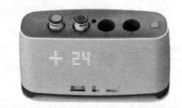

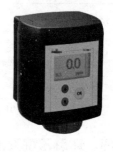

图 8.3.4　生物试剂　　　　　图 8.3.5　生物阅读器　　　　　图 8.3.6　浓度检测装置

（四）化学物质浓度检测装置

化学物质浓度检测装置是一种 24 小时全天候连续监测的固定式气体检测设备，用于实时监测灭菌工作间内空气中环氧乙烷气体的浓度，如图 8.3.6 所示。化学物质浓度检测装置的基本性能要求如表 8.3.5 所示。

表 8.3.5　化学物质浓度检测装置性能指标

传感器	测量范围	反应时间(秒)	使用寿命(年)
EX 传感器	0～100%LEL 或 0～5%VOL	≤8	≥4
报警功能	要求		
光报警	180°可视		
声报警	>90dB(A)，在 30cm 距离内		

五、环氧乙烷灭菌器使用质量检测方法步骤与作业指导

（一）使用前准备

1. 环境评估

环境评估包括对温度、湿度、压力、负载等的评估，应按照产品说明书的要求进行，一般的环境要求如下。

（1）环境温度：5～40℃。

（2）相对湿度：≤60%。

（3）大气压力（绝对压力）：70～106kPa。

（4）负载：一般在空载的条件下校准，根据用户需要可以在负载条件下进行，但需根据用户验证或厂家指导意见，装载物品和内壁要保持一定距离，且堆放总装载量应≤80％。

2. 物品检查

包括带灭菌的物品、生物测试包、环氧乙烷气瓶、装载篮筐、打印记录纸、防护手套、转运车。

3. 设备状态检查

检查设备是否处于待机状态，包括环氧乙烷灭菌器、空气压缩机、信息追溯系统、有毒气体报警，以及解析器等。

4. 附属设施检查

检查附属设施如尾气排放管道、排风装置等的完好性。

（1）排气管道应畅通无阻，不应对灭菌器排气口施加反向压力，顶端出口处管口反转向下，以防止水汽残留在管壁或造成管腔阻塞。

（2）独立排风装置通风换气次数应≥10次/h。

（二）物理检测

1. 温度示值误差和压力示值误差

GB 18279.1—2015规定环氧乙烷灭菌器应能记录并保存每一灭菌周期数据，以证明满足灭菌过程规范。可以通过记录这些参数观测设备的温度和压力示值误差。一般操作过程如下。

（1）将要灭菌的物品放入灭菌包装中，确保包装的密封性。

（2）调整环氧乙烷灭菌器的参数，包括温度、湿度、灭菌时间等，根据灭菌物品的特性和要求进行设置。

（3）打开灭菌舱门，将灭菌包装放入灭菌舱后关门。

（4）启动灭菌设备，开始灭菌过程。记录至少三个时间节点时间显示屏显示的实时温度和压力值。

（5）灭菌结束后，关闭灭菌设备，等待灭菌室内的环氧乙烷气体排出。

（6）打开灭菌舱门，取出灭菌包装。

（7）取下打印纸，对照记录的显示值检查相应的温度和压力示值误差是否处于正常范围。

此外，还可利用无线温湿度压力检测装置对环氧乙烷灭菌器的腔内空间温度均匀度、腔内空间温度波动度、腔内空间相对湿度、抽真空时间等主要性能指标进行测试。

2. 腔内空间温度均匀度

在灭菌柜空载的条件下，用4个预先校准的温度传感器，分别放置在灭菌器上篮筐的前方右侧位置、上篮筐的后方左侧位置、下篮筐的前方左侧位置、下篮筐的后方右侧位置（图8.3.7），进行同步测量。在EO暴露阶段（腔内设置温度应为55℃），四个温度传感器以1分钟间隔记录模式，记录各检测点的温度值。以同样的控制条件，重复试验1次。计算灭菌器腔内空间温度的平均误差。

3. 腔内空间温度波动度

在灭菌器空载的条件下，用4个预先校准的温度传感器，分别放置在灭菌器上篮筐的前方右侧位置、上篮筐的后方左侧位置、下篮筐的前方左侧位置、下篮筐的后方右侧位置（图

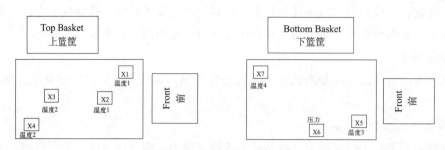

图 8.3.7　环氧乙烷灭菌器传感器布点图

8.3.7），进行同步测量。在 EO 暴露阶段（腔内设置温度应为 55℃），四个温度传感器以 1 分钟间隔记录模式，记录各检测点的温度值。以同样的控制条件，重复试验 1 次。计算灭菌器腔内空间温度的波动范围，即温度向上偏离和向下偏离的范围。

4. 腔内空间相对湿度

用 2 个预先校准的湿度传感器，在空载条件下，分别放置在灭菌器上篮筐中间前 1/3 位置和中间后 1/3 位置，进行同步测量。在 EO 暴露阶段，2 个湿度传感器以 1 分钟间隔记录模式，记录各检测点的湿度值。以同样的控制条件，重复试验 1 次。灭菌器腔内湿度应有明显变化。

5. 抽真空时间

按照使用说明书将抽真空的压力预设在最低值，运行 1 个灭菌周期，记录抽真空开始到压力为 −50kPa 和 −75kPa 时所需时间。以同样的控制条件，重复试验 2 次，计算灭菌器抽真空时间的平均值。

（三）效果监测

1. 化学指示物监测

环氧乙烷灭菌器的化学监测，主要是通过肉眼观察放入的化学指示剂发生的化学（颜色）变化，来测试灭菌过程的参数。化学监测主要用于每个包裹的包外，以区分已灭菌和未灭菌的物品，常用化学指示胶带、无菌包装袋上的变色条和标签等。此外，还有单一参数化学指示剂和多参数指示剂等其他化学测试手段。

化学指示胶带一面涂有胶黏剂，另一面涂有化学指示剂。既可作为区分"已灭菌"和"未灭菌"的指示使用，又可作为包裹封条粘贴在敷料包外表。灭菌结束后，通过指示剂颜色的均匀变色，可指示是否经过了灭菌处理，从而进一步证明灭菌成功的可能性。

2. 微生物测试

测试用的指示物的数量取决于可用空间的大小。指示物的数量应能准确评估灭菌过程的有效性。将每个指示物放入 PCD 中，但是不要放置阳性对照，PCD 用双层包装，并用符合 GB/T 19633.1—2015《最终灭菌医疗器械包装 第 1 部分：材料、无菌屏障系统和包装系统的要求》和 GB/T 19633.2—2015《最终灭菌医疗器械包装 第 2 部分：成形、密封和装配过程的确认的要求》标准规定的灭菌包装和封口。

将双层包装的 PCD 平均放置在灭菌室的可用空间中，记录分布情况。开始灭菌周期。在灭菌周期结束之后，取出物品前检查周期完成指示灯是否亮。根据 GB 18281.1—2015《医疗保健产品灭菌 生物指示物 第 1 部分：通则》的要求培养经过灭菌周期和未经过灭菌周期的生物指示物。检查记录是否符合要求。

（四）功能检查

环氧乙烷灭菌器的功能检测应按照使用说明书或厂家指导手册的内容检测功能是否正常。

（1）电源开关功能：确保空气开关处于打开状态，按下设备电源开关，机器能够正常开机；设备在待机状态时，按下电源开关，机器能够正常关机断电。

（2）打印机功能：循环结束后，打印机能够正常打印记录，且记录完整清晰。

（3）显示屏功能：显示屏显示正常，且触摸灵敏准确，当触点漂移时，需对触摸屏进行校准。

（4）电磁阀测试：循环开始后，观察各个电磁阀是否能够正常开合。

（5）循环测试：完成一次快速循环，循环正常结束且无任何错误或报错。

（6）门安全联锁装置功能：在设备处于周期运行时门处于安全联锁状态，不使用专用钥匙或工具无法打开。

（7）门保护装置功能：配置有电动门的设备，在门内有异物时能自动检测并报错。上下开合机械门的设备，在门处于向上升起打开的状态下不会意外下坠。

（8）工作场所有害气体浓度检测：进入工作间前，观察工作间外墙上有害气体浓度检测仪的数值，确保读数为 0，方可进入。

（9）环氧乙烷气雾罐检测功能：能正确读取气雾罐信息，能对过期信息或错误的气雾罐信息进行报警。

（10）密封性测试：①真空测试：按照使用说明书将抽真空的压力预设在最低值，运行1 个灭菌周期。记录自抽真空开始至真空度达到 $-50kPa$ 和 $-75kPa$ 的时间（应不超过制造商规定的时间），并观察记录 5min 时间内压力变化情况（<0.1kPa/min）。②侧漏检测：将含 1% 酚酞的硫代硫酸钠溶液浸湿的试纸贴于可能漏气处，如试纸不变色则检测通过，如试纸变红，即证明有环氧乙烷漏出，测漏试验失败。

六、环氧乙烷灭菌器使用质量检测结果记录与分析

（一）检测结果记录

灭菌器检测结果记录到原始记录表中，记录表的参考格式见表 8.3.6，并建立电子档案。记录保存期限不得少于设备停止使用后 5 年。

（二）检测合格的评定

性能检测的结果可参考表 8.3.6 的参考值进行评定。灭菌设备电气安全检测应符合 GB 4793.1—2007 和 GB 4793.4—2019 规定的要求。效果检测应符合 YY 0503—2023 规定的要求。功能检测结果评定应符合环氧乙烷灭菌器制造商的规定。根据所有检测内容的结果评定最终检测结果，给出检测结果合格与不合格的结论。

（三）检测评定结果的处理

对于检测合格的设备应贴合格标签，合格标签上标明检测时间、有效期或下次检测时间周期（检测周期 1 年）、检测人等。

对检测结果不合格的设备，不能继续使用，可以调试或维修后再次进行检测。检测合格

后方可重新使用。再次检测仍达不到合格要求的设备，必要时可考虑申请报废处理。

表 8.3.6　环氧乙烷灭菌器使用质量检测原始记录表

_____医院环氧乙烷灭菌器使用质量检测原始记录表（参考模板）

被测设备型号		被测设备编号	
生产厂商		使用科室	
生产日期		启用日期	
软件版本号		被测设备序列号	
检测设备		检测设备编号	
生产厂商		使用部门	
计量校准有效期		校准证书编号	

性能检测

次数	时间	灭菌器示值		记录值	
		灭菌温度	灭菌压强	灭菌温度	灭菌压强
1					
2					
3					
...					

灭菌时间设定值		灭菌时间记录值	
检测项目	数值	结果	参考值
温度示值误差		□符合　□不符合	小于 ± 3℃
压力示值误差		□符合　□不符合	符合制造商规定
腔内空间温度均匀度		□符合　□不符合	小于 ± 3℃
腔内空间温度波动度	最大向上偏离： 最大向下偏离：	□符合　□不符合	小于 ± 2℃ 或符合制造商规定
腔内空间相对湿度	最大值： 最小值：	□符合　□不符合	＞30%RH 或符合制造商规定
抽真空时间		□符合　□不符合	符合制造商规定

效果监测

每次灭菌后化学指示物监测正常	□符合　□不符合	
微生物杀灭试验合格	□符合　□不符合	

功能测试

电源开关正常	□符合　□不符合	
打印机功能正常	□符合　□不符合	
显示屏功能正常	□符合　□不符合	
电磁阀测试正常	□符合　□不符合	
循环测试正常	□符合　□不符合	
门安全联锁装置功能正常	□符合　□不符合	
门检测装置功能正常	□符合　□不符合	
工作场所有害气体浓度监测合格	□符合　□不符合	
环氧乙烷气雾罐检测功能正常	□符合　□不符合	
密封性测试正常	□符合　□不符合	
检测结论	□合格　□不合格	性能偏离情况记录	

检测工程师签名：_____　　　使用科室签名：_____　　　检测日期：___年___月___日

■ 第四节　医用清洗消毒设备使用质量检测技术

一、医用清洗消毒设备分类、基本原理与最新技术进展

医用清洗消毒设备是一种通过机械原理的运作，从而产生物理或化学消毒元素作用于有毒物进而达到消毒目的的设备。

（一）设备分类

医用清洗消毒设备根据清洗方式和清洗对象的不同可分为以下几类。

1. 喷淋式清洗消毒机

喷淋式清洗消毒机也称全自动清洗消毒机，是一种集清洗、消毒、干燥于一体的设备。它通过喷淋、冲洗和高温消毒等方式，对器械进行全面彻底的清洗消毒处理。根据清洗腔体的数量和容积大小不同又可分为单腔清洗消毒器、多腔清洗消毒器和大型清洗消毒器。

2. 化学清洗消毒器

化学清洗消毒器是利用特定化学溶液对器械进行浸泡、喷淋或超声波震荡，以去除污垢和杀灭病原微生物。常用的化学清洗消毒剂包括过氧乙酸、过氧乙酸氢酯等。常见的化学清洗消毒器有全自动内镜清洗消毒机、内镜清洗工作站等。

3. 超声波清洗消毒器

超声波清洗消毒器利用超声波振动产生的微小气泡，在液体中形成高频振动，从而达到清洗消毒的效果。这种设备适用于清洗各种金属器械和器皿等。

4. 减压沸腾清洗消毒器

减压沸腾清洗消毒器具有高效、安全、环保的特点。它采用物理方法进行消毒，无需化学药剂，对环境无害，并且能够有效地保护操作人员的安全。

这些设备在医疗机构中广泛应用，能够有效清洗和消毒医疗器械，确保其安全可靠。

（二）基本原理

1. 喷淋式清洗消毒机

喷淋式清洗消毒机通过对水、电、气的控制，提供相应的程序，自动完成对处理物品的预冲洗-清洗-漂洗-消毒-烘干全部过程的运行，达到对物品的清洗消毒功能，并保证处理物品的干燥，为进入下一步的处理提供良好的条件。

单腔清洗消毒器指的是以上所有的流程都在一个清洗腔内进行；多腔清洗消毒器是把预洗、清洗、漂洗、消毒、烘干分别放在串联在一起的几个腔体进行处理，适合大批量处理器械；大型清洗消毒器则是提供了一个超大的清洗腔，特别适合用来处理大的容器、转运筐、推车、手术床等体积较大的设备。图 8.4.1 为多腔全自动清洗消毒机。

2. 全自动内镜清洗消毒机

全自动内镜清洗消毒机实质是一种使用清洗剂（酶液）及消毒剂以自动控制程序完成内镜的初洗、酶洗、漂洗、消毒、终末漂洗等工作来替代传统人工清洗消毒内镜的设备，它将内镜浸泡于酶液或消毒液中，另有加压循环装置将酶液或消毒液加压循环冲洗内镜管道的内壁和外壁，最后通过气体吹干装置干燥内镜管道内壁完成内镜的清洗消毒工作。内镜清洗消

毒机基本结构一般包括设备支撑机架及外壳、液体输送系统（包括电动阀门、液体泵、管道、喷淋过滤器等）、气体输送系统（包括气泵、空气过滤器）、软式内镜装载空间（包括槽体或洗消腔体，内镜管腔连接管道、槽盖或腔体门）、自动控制系统（包括嵌入式控制软件、控制电路板、传感器、温度控制装置）、电源等组成。图8.4.2为全自动内镜清洗消毒机。

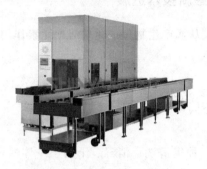

图 8.4.1　多腔全自动清洗消毒机

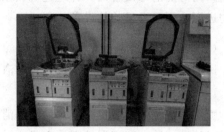

图 8.4.2　全自动内镜清洗消毒机

3. 超声波清洗消毒器

超声波清洗消毒器原理为：由超声波发生器发出高频振荡信号，通过换能器转化成高频机械振动波而传播到清洗介质中，使清洗液体流动并产生成千上万的微小气泡，气泡受到20kHz以上的超声波冲击，形成正、负交替作用，使气泡迅速增大又突然闭合，这种现象叫"空化效应"。气泡闭合瞬间产生局部高温高压，能把污物层剥离工件表面，又能削弱油污分子间力，从而达到清洗效果。所以超声波清洗的效果主要取决于发生器与换能器的匹配，超声波震头的安装，以及清洗介质的种类、浓度、流量等。超声波清洗消毒器主要由以下几部分构成。

（1）清洗槽：用于盛放待清洗物品，通常由不锈钢或塑料等耐腐蚀材料制成。槽底部安装有超声波振板，用于产生超声波振动。

（2）超声波发生器：超声波发生器是超声波清洗消毒器的核心部件，它通过特定频率的电源驱动，将电能转化为机械能，从而驱动超声波振板振动。

（3）超声波振板：超声波振板是超声波清洗消毒器的重要组成部分，它由压电陶瓷片、金属振头和连接线等组成。当超声波发生器驱动时，振板会产生高频振动，从而在槽内形成超声波。

（4）过滤系统：过滤系统主要用来过滤清洗槽内的杂质和微小颗粒，保证清洗效果和设备使用寿命。一般包括过滤网、过滤器等部件。

（5）控制系统：控制系统主要用于控制超声波清洗消毒器的运行，包括开关机、定时、温度控制等功能。有些高端的超声波清洗消毒器还具备自动检测和故障诊断功能。

图8.4.3为槽式医用数控超声波清洗消毒器。

4. 减压沸腾清洗消毒器

减压沸腾清洗消毒器的原理是基于真空减压技术和高温加热：在设备内部形成真空环境，通过降低压力使水在较低的温度下沸腾，这样就可以在消毒过程中防止对周围环境和设备的损坏。在减压沸腾的过程中，热水和蒸汽混合，通过高温消毒和蒸汽消毒的双重作用，有效地杀死各种细菌和病毒。

减压沸腾清洗消毒器的结构主要包括加热系统、真空系统、控制系统等几个主要部分。加热系统将水加热至高温，并维持在沸点以上；真空系统则通过抽真空的方式降低锅内的压力，使得水在低气压下达到更低的沸点；控制系统则负责控制整个设备的运行。

图 8.4.4 为全自动减压沸腾清洗消毒器。

（三）最新技术进展

作为医疗机构医院感染控制工作中非常重要的一环，清洗消毒设备近年来一直在下述几个方面不断发展。

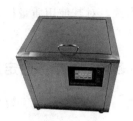

图 8.4.3　槽式医用数控超声波清洗消毒器

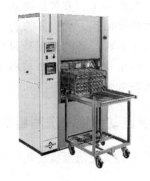

图 8.4.4　减压沸腾清洗消毒器

一是自动化程度不断提高。通过引入先进的传感器和控制系统，清洗消毒设备可以实现更精确的水温、水压、时间和药剂浓度控制，提高清洗消毒效果并减轻操作人员的工作负担。

二是更加节能环保。一些厂家开始使用高效节能的加热系统和循环利用技术，降低能耗，并采用更环保的材料和工艺，来减少对环境的影响。

三是逐渐向多功能发展。除了传统的物品清洗消毒功能外，一些清洗消毒设备还增加了其他功能，如干燥、灭菌、气体消毒等，以满足不同医疗设备的需求。

四是越来越多地与医院的信息系统进行连接，数据化管理更全面。通过设备的远程监控和数据分析，可及时了解设备状态、运行情况和消毒效果，并进行预测性维护，提高设备利用率和服务质量。

五是清洗消毒设备所使用的消毒剂也在不断研发和改进。新型的消毒剂具有更好的杀菌效果、更低的毒性和刺激性，以及更短的处理时间，从而提高清洗消毒的效率和安全性。

六是可多台清洗消毒设备并排排列安装，装载侧和卸载侧都配备一个自动穿梭台，穿梭台会将装载架自动运送至当前可用的清洗消毒设备，同时设备会根据装载架上的条码自动选择正确的程序。通过全自动化的系统，只需要较少的人工干预，清洗消毒设备能即刻自动完成。

二、医用清洗消毒设备使用质量检测相关标准与要求

（一）质量检测相关标准

医用清洗消毒设备使用质量检测参考的标准有：GB 4793.4—2019《测量、控制和实验室用电气设备的安全要求 第 4 部分：用于处理医用材料的灭菌器和清洗消毒器的特殊要求》，GB/T 35267—2017《内镜清洗消毒器》，GB 30689—2014《内镜自动清洗消毒机卫生要求》，WS 507—2016《软式内镜清洗消毒技术规范》，WS 310.3—2016《医院消毒供应中心 第 3 部分：清洗消毒及灭菌效果监测标准》，WS/T 367—2012《医疗机构消毒技术规范》，YY/T 0734.1—2018《清洗消毒器 第 1 部分：通用要求和试验》，YY/T 0992—2023《内镜清洗工作站》。

（二）检测相关要求

医用清洗消毒设备除了按照设备生产厂家的使用说明或指导手册对设备定期进行预防性

维护与保养外，应定期对清洗消毒设备的使用质量进行测试，包括清洗效果、消毒效果和干燥效果等方面的指标。测试方法可以根据相关标准或规范进行，确保设备在正常工作状态下能够达到预期的清洗消毒效果。

医用清洗消毒设备的主要物理性能指标应每年检测，检测结果应符合生产厂家的使用说明或指导手册的要求。效果监测每月一次，监测过程中需要考虑清洗剂和消毒剂的成分、浓度、杀菌效果等因素，确保其符合相关标准或规范的要求。

医用清洗消毒设备的使用质量检测可以由经过培训的专业人员进行，也可以委托有相关资质的第三方机构实行。本节将以全自动内镜清洗消毒机为例，对其使用质量检测的内容及检测方法进行阐述。

三、全自动内镜清洗消毒机使用质量检测内容、各项性能指标的定义

全自动内镜清洗消毒机使用质量检测内容包括性能检测、电气安全检测、效果监测，以及功能检测。

（一）性能检测

每次清洗消毒应监测并记录清洗时的温度和时间等清洗消毒参数。清洗消毒参数应符合使用说明或操作手册的要求。从温度示值误差、温度控制误差、计时器误差等参数对设备性能进行检测。表 8.4.1 是全自动内镜清洗消毒机主要性能检测指标定义及其检测要求。

表 8.4.1　全自动内镜清洗消毒机主要性能检测指标定义与要求

性能检测指标	定义	检测要求
温度示值误差	温度设定值与设备显示屏显示示值之间的误差	温度误差应小于±3℃
温度控制误差	循环过程中，设定温度和实际温度之间的误差，包括清洗温度和消毒温度	在制造商规定值的 0~5℃ 范围以内
计时器误差	循环设定时间和实际时间的误差	应符合制造商规定

（二）电气安全检测

全自动内镜清洗消毒机的电气安全检测可按照 GB4793.1—2007《测量、控制和实验室用电气设备的安全要求 第 1 部分：通用要求》和 GB 4793.4—2019《测量、控制和实验室用电气设备的安全要求 第 4 部分：用于处理医用材料的灭菌器和清洗消毒器的特殊要求》规定的方法进行，检测方法详见本书第三章第一节。

（三）效果监测

全自动内镜清洗消毒机的效果检测，应包含但不限于以下内容（表 8.4.2）。

表 8.4.2　全自动内镜清洗消毒机效果监测指标定义与要求

效果监测指标	定义	检测要求
清洗效果监测	内镜清洗消毒器应能对内镜所有表面(内表面和外表面)进行有效清洁	内镜表面无明显油渍、残留物或者生物负荷等
消毒效果监测	内镜清洗消毒器应能对内镜所有表面(内表面和外表面)进行有效消毒	经过消毒的内镜菌总数＜20cfu/件，不能检出致病菌

（四）功能检测

全自动内镜清洗消毒机的功能检测应包含但不限于表 8.4.3 中的内容。

表 8.4.3　全自动内镜清洗消毒机主要功能检测指标

功能检测指标	功能要求
自检功能	具有开机自检功能,正常操作时应能够显示自检通过标记
堵塞报警功能	内镜管道通畅试验,堵塞报警功能正常
泄漏测试	泄漏测试报警功能正常
干燥测试功能	干燥测试正常,干燥测试结果绐纸上应无黑点
门安全联锁装置功能正常	在周期完成之前,不使用特殊工具应不能打开设备的清洗舱门
漂洗水测试	漂洗水测试正常。消毒后漂洗用水的水质正常。应优于生活饮用水,且细菌总数小于 10CFU/100mL
自身消毒功能	设备具有自身消毒功能
喷淋系统工作	喷淋系统工作正常

四、全自动内镜清洗消毒机使用质量检测工具原理与要求

检查工具为多通道温度压力数据采集设备,参见第八章第一节中对温度湿度压力数据采集设备的介绍。

五、全自动内镜清洗消毒机使用质量检测作业指导

(一) 使用前准备

(1) 运行条件和介质确认遵照设备安装说明书的要求,确认水电、压缩空气供应正常,排水排风正常,环境温湿度符合设备技术要求。

(2) 遵循运行操作规定执行,对照设备使用说明书对清洗消毒器定期进行预防性维护保养,对传感器、配比泵等部件经过校准,各部件性能指标正常,程序运行正常。

(3) 检查确认清洗程序参数与清洗消毒化学试剂品牌型号匹配。

(二) 性能检测

1. 温度示值误差

将准备好的清洗物品放入全自动内镜清洗消毒机内,选择清洗消毒程序,分别在清洗阶段和消毒阶段温度稳定时,至少取 3 个时间节点,记录设备显示屏上显示的实时温度,再与设定的温度值做比较,计算出温度示值误差。

2. 温度控制误差

将准备好的清洗物品放入全自动内镜清洗消毒机内,再将无线温度传感器按照要求放在全自动内镜清洗消毒机工作舱内的指定位置,选择清洗消毒程序,待清洗消毒程序完成后,取出无线温度传感器,连接电脑上传温度记录,再与设定的清洗温度、消毒温度值做比较,计算出温度控制误差。

3. 计时器误差

运行清洗消毒程序,用计时器记录循环中每个步骤的时间,循环结束后,与机器设定值比较,计算出时间误差,时间在 5 分钟以内,误差应为 $\pm 2.5\%$;超过 5 分钟,误差应为 $\pm 1\%$。

（三）效果监测

1. 清洗效果监测

应采用目测方法对每条内镜及其附件进行检查。内镜、附件的表面及关节处应光洁，无血渍、污渍、水垢等残留物质和锈斑，功能完好无损。清洗质量不合格的，应重新处理；内镜有损坏应及时维修或报废，损坏的附件不应维修而宜及时弃用。

目前可采用2种试验来监测内镜清洗的效果，可以利用残留组织（血液、蛋白质、各种有机物）检测的"通道检测"试验，有条件的采用三磷酸腺苷（ATP）生物荧光检测试验。

2. 消毒效果监测

消毒结果测试：采样方法：用无菌注射器抽取10mL含相应中和剂的采样液，从待检内窥镜活检口注入，用15mL无菌试管从活检出口收集，及时送检，2小时内检测。

菌落计数：将送检液用旋涡器充分震荡，取1mL，加入2只直径90mm的无菌平皿，每个平皿分别加入已经熔化的45～48℃营养琼脂15～18mL，边倾注边摇匀，待琼脂凝固，于35℃培养48h后计数。

结果判断：内窥镜菌落数/镜＝2个平皿菌落数平均值×10

致病菌检测：将送检液用旋涡器充分震荡，取0.2mL分别接种90mm血平皿、中国兰平皿和SS平皿，均匀涂布，35℃培养48小时，观察结果。

结果判断：对可疑致病菌进行鉴定。

（四）功能检测

（1）自检功能：开机后，机器正常进入自检模式，待自检完成后，可进入正常使用界面。

（2）堵塞报警功能：堵塞内镜清洗管道，检查设备能否正常发出堵塞报警。

（3）泄漏测试：当检测到内镜泄漏超过设定的允许泄漏量时，机器应有泄漏测试报警提示。

（4）干燥测试功能：设备有干燥阶段，干燥结束后取出器械（内镜或替代器械），将其放置在一叠有颜色的（蓝色或绿色）的绉纸上滚动，观察纸上的黑点来判断内镜外表面是否干燥。

（5）门安全联锁装置功能：在周期完成之前，不使用特殊工具应不能打开设备的清洗舱门。

（6）漂洗水测试：消毒后漂洗用水的水质正常，应优于生活饮用水，且细菌总数小于10CFU/100mL。

（7）自身消毒功能：设备应有自身消毒功能，运行自身消毒程序，结束后能达到自身消毒标准。

（8）喷淋系统功能：运行程序时，观察喷淋系统的工作状态。

六、全自动内镜清洗消毒机使用质量检测记录与处理

（一）检测结果记录

全自动内镜清洗消毒机检测结果记录到原始记录表中，记录表的参考格式见表8.4.5，并建议建立电子档案。记录保存期限不得少于设备停止使用后5年。

（二）检测合格评定

检测结果的评定可参考表8.4.4进行。电气安全检测应符合 GB 4793.1—2007 和 GB 4793.4—2019 规定的要求。效果监测应符合 GB/T 35267—2017 规定的要求。功能检测结果评定应符合全自动内镜清洗消毒机制造商的规定。根据所有检测内容的结果评定最终检测结果，给出检测结果合格与不合格的结论。

（三）检测评定结果的处理

对于检测合格的设备应贴合格标签，合格标签上标明检测时间、有效期或下次检测时间周期（检测周期1年）、检测人等。

对检测结果不合格的设备，不能继续使用，可以调试或维修后再次进行检测。合格后方可重新使用。再次检测仍达不到合格要求的设备，必要时可考虑申请报废处理。

表 8.4.4　全自动内镜清洗消毒机使用质量检测原始记录表

_____医院全自动内镜清洗消毒机使用质量检测原始记录表（参考模板）

被测设备型号		被测设备编号	
生产厂商		使用科室	
生产日期		启用日期	
软件版本号		被测设备序列号	
检测设备		检测设备编号	
生产厂商		使用部门	
计量校准有效期		校准证书编号	

性能检测

次数	设置值	显示值		检测值	
		时间	温度	时间	温度
1					
2					
3					
...					

检测项目	误差值	结果	参考值
温度示值误差		□符合　□不符合	小于 ±3℃
温度控制误差	清洗温度	□符合　□不符合	在制造商规定值的 0~5℃ 范围之内
	消毒温度	□符合　□不符合	
计时器误差		□符合　□不符合	符合制造商规定

效果监测

清洗效果检测，对内镜的所有表面（内表面和外表面）能进行有效清洁	□符合　□不符合
消毒效果检测。经过消毒的内镜菌总数 < 20CFU/件，不能检出致病菌	□符合　□不符合

功能测试

自检功能正常	□符合　□不符合
内镜管道通畅试验，堵塞报警功能正常	□符合　□不符合
泄漏测试报警功能正常	□符合　□不符合
干燥测试正常。干燥测试结果绘纸上应无黑点	□符合　□不符合
门安全联锁装置功能正常	□符合　□不符合
漂洗水测试正常。消毒后漂洗用水的水质正常。应优于生活饮用水，且细菌总数小于 10CFU/100mL	□符合　□不符合
自身消毒功能正常。具有自身消毒功能，且 A_0 值不小于 600	□符合　□不符合
喷淋系统工作正常	□符合　□不符合

检测结论	□合格　□不合格	性能偏离情况记录	

检测工程师签名：_____　　　使用科室签名：_____　　　检测日期：____年____月____日

本章编写人员：刘琳，张龙，董文宗，童正群，张镇峰，管青华，王伟，彭学恒，陈晨，叶飞

参考文献

[1] 曹盛华，凌明，金鑫.蒸汽灭菌器温度、压力校准方法［J］.上海计量测试，2018，45（1）：22-26.

[2] 金慧，王慧敏，陈冰冰.杭州市医疗机构压力蒸汽灭菌现况调查［J］.中国消毒学杂志，2021，38（5）：340-341，344.

[3] 马玺.高压蒸汽灭菌器——一件科学仪器的历史［J］.自然科学博物馆研究，2020，5（3）：87-98，104.

[4] 沈瑾，张流波.压力蒸汽灭菌器的研究进展［J］.中国消毒学杂志，2007（3）：271-274.

[5] 王京宏，李月樵，李兵.蒸汽灭菌器校准项目技术参数的探讨［J］.计量与测试技术，2021，48（8）：90-92.

[6] 祝天宇，薛诚，李征，等.医用大型蒸汽灭菌器物理参数检测［J］.计量与测试技术，2018，45（4）：52-53.

[7] 张流波，张剑，沈瑾.医院低温灭菌技术概述［J］.中国护理管理，2010，10（4）：14-15.

[8] 胡国庆.我国过氧化氢低温等离子灭菌技术应用现状与管理［J］.中国消毒学杂志 2011，28（3）：353-355.

[9] 庄敏，郑蕴欣，陈颖，等.过氧化氢低温等离子体灭菌器在医院临床应用现状和发展趋势［J］.中国医疗器械杂志，2016，40（1）：55-57.

[10] 王莹.供应室过氧化氢低温等离子灭菌技术的应用与分析［J］.中国实用护理杂志，2014，30（oz1）：112-113.

[11] 林冬枚.过氧化氢低温等离子灭菌器的应用及探讨［J］.临床合理用药杂志，2015，08（23）：171-172.

[12] 万全寿，蔡建陶，田苗苗，等.大型环氧乙烷灭菌设备物理性能验证［J］.计量与测试技术，2023，50（7）：92-94.

[13] 张家振，法如克·艾合买提，舍莉萍，等.医疗器械环氧乙烷灭菌及低温灭菌研究进展［J］.中国医学装备，2023，20（3）：192-198.

[14] 任小虎，贾云娇，蓝卉，等.环氧乙烷灭菌设备物理参数校准及结果分析［J］.计量与测试技术，2021，48（12）：70-72.

[15] 朱建民，刘兆滨，董振鹏，等.环氧乙烷灭菌现状与发展［J］.中国消毒学杂志，2021，38（5）：373-376.

[16] 汤庆国，刘国永，刘迪.基于多种传感器的环氧乙烷灭菌监测系统设计［J］.廊坊师范学院学报（自然科学版），2020，20（2）：30-33.

[17] 张宏涛，海平，张敏娟，等.医疗器械灭菌技术的应用与发展［J］.医疗卫生装备，2023，44（8）：65-73.

[18] 陈慧，周晓丽，黄浩，等.3种低温灭菌方式下不同包装材料灭菌效果比较［J］.护理学杂志，2021，36（11）：49-51.

[19] 孙文魁，杨彬，苏冠民，等.低温蒸汽甲醛灭菌生物指示物抗力检测方法的研究［J］.中国消毒学杂志，2019，36（8）：581-583.

[20] 崔树玉，田忠梅.低温蒸汽甲醛灭菌技术及其发展［J］.中国消毒学杂志，2015，32（2）：162-164.

[21] 林翠绒，杨月玲，查鸿基，等.脉动真空清洗消毒器对腔镜器械的清洗效果研究［J］.中国消毒学杂志，2023，40（9）：664-666.

[22] 廖惠儿，吕以源.浅谈全自动软式内窥镜清洗消毒器的主要性能指标［J］.中国设备工程，2022，（21）：22-25.

[23] 林翠绒，杨月玲，查鸿基，等.两种清洗消毒器对腔镜器械的清洗效果研究［J］.中国消毒学杂志，2021，38（8）：578-580.

[24] 周琦.清洗消毒器性能检测方法探讨［J］.中国医疗器械信息，2019，25（17）：17-18，176.

[25] 胡琼，杨桦，唐兴群.清洗消毒器每批次清洗质量监测登记表格的设计与应用［J］.世界最新医学信息文摘，2018，18（60）：190.

[26] 胡昌明，邱纬宇，龚琬玲.清洗消毒器国际标准的简介［J］.装备制造技术，2016（3）：270-272.

[27] 胡宗益，杨怀洁，李瑾，等.不同清洗消毒方式对消化内镜副送水管道的消毒效果与效率的对比研究［J］.生物医学工程与临床，2023，27（5）：670-674.

[28] 中华医学会消化内镜分会清洗与消毒学组.中国消化内镜清洗消毒专家共识意见［J］.Chinese Journal of Digestive Endoscopy，2014，（31）：617-623.

第九章

集成化与智能化医疗设备
使用质量检测技术

医疗设备数字化集成和智能化是各种医疗设备在数字化应用方面的技术，包括：网络通信、人工智能、机器学习和大数据，以及虚拟现实的人机交互等技术下的集成应用，医疗设备的概念和功能也得到了重新定义和扩展，为医疗技术发展带来了更多的创新。

本章以数字一体化手术室和手术机器人的使用质量检测为例，讨论集成化与智能化相关的医疗设备使用质量检测技术。

■ 第一节　数字一体化手术室使用质量检测技术

一、数字一体化手术室分级、组成与最新技术进展

数字一体化手术室是指应用数字化技术，实现手术相关设施设备、数据信息的一体化、集成化控制的智能手术室。数字化是指将信息技术、网络技术、医疗设备技术、自动控制技术、智能化技术、虚拟现实（VR）、增强现实（AR）等数字技术融入手术业务中，实现手术室业务的高安全性、高效性及高交互性；一体化是指通过信息技术将手术室各类设备系统性、整体化集成在手术室环境中，实现手术室的高集成性。

二、数字一体化手术室分类与分级

数字一体化手术室由于名称、分类上没有统一标准，国内外名称较多，如国外有 Digital Operating Room、Integrated Operating Room、Hybrid Operating Room 等，国内有数字化手术室、一体化手术室、整体手术室、复合手术室、杂交手术室、智慧手术室等。也有按应用场景和设备集成分为腔镜一体化手术室、机器人手术室、骨科导航手术室，以及 DSA、CT、MRI 复合手术室等。同时，数字一体化手术室是手术室的系统建设项目，根据医院应用需求，在医疗设备整合、流程设计方面采用定制化的解决方案，数字一体化手术室使用传统的设备分类方式很难表述。本书根据国内现有手术室数字化应用的程度、功能，结合其技术特点，参照国外相关文献，采用分级的分类方式，对数字一体化手术室进行分级，从数字化和一体化集成程度来看，数字一体化手术室分级如表 9.1.1 所示。

表 9.1.1　数字一体化手术室的分级

分级	系统数字化程度（包含）	系统一体化集成程度
Ⅰ级	数字化音视频管理系统 数字医学影像信息采集与显示	手术室区域内数字音视频与医学影像信息集成
Ⅱ级	数字化音视频管理系统 数字医学影像信息采集与显示 手术室环境数字控制系统	数字音视频、医学影像信息、院内信息系统及手术室环境控制的集成一体化
Ⅲ级	数字化音视频管理系统 数字医学影像信息采集与显示 手术室环境数字控制系统 数字化手术医疗设备 手术室集总控制系统	数字音视频、医学影像信息、院内信息系统交互、手术室环境控制、数字化手术医疗设备与集总控制的集成一体化
Ⅳ级	数字化音视频管理系统 数字医学影像信息采集与显示 数字化手术医疗设备 手术室集总控制系统 远程交互及手术远程控制系统	数字音视频、医学影像链、院内信息系统交互、手术室环境控制、数字化手术医疗设备集总控制的集成一体化，以及远程信息交互及手术远程控制的一体化
Ⅴ级	数字化音视频管理系统 数字医学影像信息采集与显示 数字化手术医疗设备和数字影像诊断设备（CT、MRI）整合 手术室集总控制系统 远程交互及手术远程控制系统 智能化技术（AI、AR、VR）	数字音视频、医学影像链、院内信息系统交互、手术室环境控制、数字化手术医疗设备和影像诊断设备、集总控制系统的集成一体化，远程信息交互及手术远程控制的一体化，以及 AI、AR、VR 等智能化技术应用集成

三、数字一体化手术室基本组成和原理

数字一体化手术室的级别不同，其组成也不同，由表 9.1.1 可知，Ⅴ级的组成元素最丰富，如图 9.1.1、图 9.1.2 所示。下面以Ⅴ级的数字一体化手术室组成为例，介绍各组成部分的技术原理及特点。

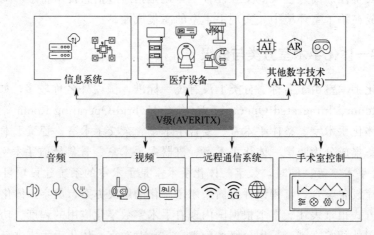

图 9.1.1　Ⅴ级数字一体化手术室基本组成框图

1. 数字音视频管理系统

数字音视频管理系统包括数字视频管理系统和数字音频管理系统。

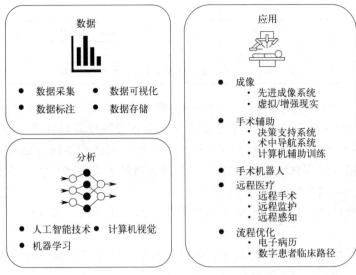

图 9.1.2　Ⅴ级别的数字一体化手术室数字技术

数字视频管理系统是数字一体化手术室的核心组成部分。完整的视频管理系统应包括核心医疗设备的信号采集、信号传输、信号分配、信号终端显示，全面整合手术过程与周边影像信息接入（如内窥镜、显微镜、超声、术中生命体征监测、放射影像设备、检查检验数据等），通过数字化传输技术实现手术视频和医学影像资料的实时共享及任意路由切换。

数字音频管理系统利用音频矩阵、麦克风、音箱等基础设备实现收声、扩声、切换等基本功能，以供数字一体化手术室内外的语音交互。此外，数字音视频管理系统的音视频信息可以存储、回放。

2. 数字手术医疗设备

数字一体化手术室内医疗设备可分为通用手术医疗设备和专用手术医疗设备。通用手术医疗设备包括与常规手术相关的如手术床、无影灯、高频电外科设备、麻醉监护仪、麻醉机等，而专用手术医疗设备是根据应用场景和手术类型集成的医疗设备，可分为用于常规微创手术的医疗设备、用于机器人手术的医疗设备和用于复合诊断治疗的专用医疗设备。

根据不同用途，数字一体化手术室的布局和要求不尽相同，如 DSA、CT、MRI。

3. 集总控制系统

集总控制系统是数字一体化手术室的核心控制部分，通过手术室集总控制系统，实现对数字一体化手术室集成的非医疗和医疗设备的控制、操作。相关技术参数也是体现数字一体化手术室性能的关键。

非医疗设备的控制，通常包括音视频设备的控制和手术室环境控制相关的设备，如室内照明、温度、湿度等。对医疗设备的控制，根据手术室应用场景的需要，配置集总控制系统，以实现对应层级的数字化功能需求，如表 9.1.2。

表 9.1.2　不同手术室应用场景下集总控制系统配置

手术室应用场景	集总控制系统连接的常用设备
通用手术场景	手术室环境相关设备、音视频设备、手术无影灯、电动手术床、高频电外科手术系统、麻醉监护仪等
微创手术场景	通用手术场景设备、内窥镜摄像系统、气腹机等

手术室应用场景	集总控制系统连接的常用设备
机器人手术场景	通用手术场景设备、机器人控制台、机械臂系统
复合诊断治疗手术场景	通用手术场景设备、影像设备（X射线、CT、DSA、MRI、彩超等）

食品药品监管总局办公厅《关于生物电导扫描仪等11个产品分类界定的通知》（食药监办械管〔2014〕10号）规定手术设备集总控制系统作为Ⅲ类医疗器械管理，分类编码为6854，《关于发布医疗器械分类目录的公告（2017年第104号）》对医疗器械分类进行了调整，手术导航、控制系统的一级分类目录变更为01-07，同时新增了二级产品类别手术控制系统。集总控制系统一般要求包含但不限于以下功能。

（1）开机自检功能：数字一体化手术室集总控制系统可以一键开机，且自动执行开机自检。

（2）场景预设功能：根据医院需求，可以对数字一体化手术室的场景进行个性化的新增、修改、保存、调用、删除等操作。

（3）设备控制功能：触摸屏可以提供设备管理的交互界面，且触摸屏控制界面的参数需要与被控设备的参数保持一致。

（4）日志管理功能：所有人工操作和机器的自动操作，以及报警提示信息必须能够在日志文件里进行记录，且能导出备份。

（5）语言切换功能：支持多语言切换或者多语种同时显示。

（6）视频会议功能：可以通过触摸屏发起视频会议，并可查看视频会议列表，创建、加入、离开视频会议。

（7）数据接口种类：数据接口应具有可拓展性，即可接入多种数据传输接口实现扩展控制外部设备，至少应具备RS232、RS485、RS422、RJ45等接口中的一种，并支持DICOM协议。

4. 信息系统

数字一体化手术室相关的医院信息系统包括医学影像信息系统、临床信息系统（clinical information system，CIS）、医院信息系统（hospital information system，HIS）、实验室信息系统（laboratory information system，LIS）等。其中，医学影像信息系统是指包含了医学影像归档和通信系统（picture archiving and communication system，PACS）、放射学信息系统（radiology information system，RIS），按照DICOM 3.0国际标准设计，以高性能服务器、网络及存储设备构成硬件支持平台，以大型关系型数据库作为数据和图像的存储管理工具，以医疗影像的采集、传输、存储和诊断为核心，是集影像采集传输与存储管理、影像诊断查询与报告管理、综合信息管理等应用于一体的综合应用系统，主要的任务是把医院影像科日常产生的各种医学影像（包括MRI、CT、DR、超声、各种X射线等设备产生的图像）通过DICOM 3.0国际标准接口以数字化的方式海量保存起来。数字一体化手术室要求与医院信息系统对接，通过标准数字接口访问、采集医院信息系统的各类数据（如图像、文本），为手术医生提供患者各种与手术相关的信息。

5. 远程通信系统

远程通信系统是数字一体化手术室与示教室、会议室、报告厅等指定场所通过光纤或网络连接，实现远程多向音视频交流共享实时手术视频、影像和诊疗数据。部分数字一体化手术室能够和主流的直播平台互通，通过互联网直播平台实现大规模的直播发布。

6. 智能化数字技术

数字一体化手术室的智能化数字技术包括 AI、AR/VR 等。这些数字技术将在数据层实现数据获取、数据可视化、数据标定和数据存储，通过人工智能技术、机器学习，以及计算成像等分析数据，从而拓展更多应用，如术前规划、术中导航、远程协同手术等。

四、数字一体化手术室的最新技术进展

随着医疗技术的不断发展，如机器人技术、AR 技术、AI 技术等陆续应用于临床，数字一体化手术作为新技术和新设备的承载平台，其功能也不断完善。智能手术室概念已在国外有所报道，未来手术室不仅是单纯计算机辅助设备和仪器的技术改进，而是这些设备和仪器在开放的模块化系统中的动态联网和系统集成，这将进一步提升医院管理水平，为医院高质量发展做出更大的贡献。数字一体化手术室的新技术进展主要体现在以下 4 个方面。

1. 高端设备集成化

手术室影像信号可采集并显示 8K 视频，支持大型影像设备（DSA、MRI、CT）或机器人等高端设备的专业化定制等，可以实现多个设备和系统的数据集成，将手术所需的各种数据（如影像、生理参数等）进行实时分析和监测，为医生提供更全面的信息支持。

2. 自动化、智能化

利用 AI 技术和大数据分析方法对手术各类数据进行智能化分析和处理，从而为医护人员提供更加精确、及时的决策支持。例如，通过对手术数据的分析，进行预测手术中可能出现的问题，并及时提醒手术室内的医务工作者采取相应的处理措施，提高手术的安全性。

借助 AI 技术，手术过程中可以通过计算机视觉和机器学习等方法，提供实时的图像分析和识别，辅助医生进行手术操作。

数字一体化手术室可以利用 AR、VR 技术，为医生提供更直观的手术导航和操作界面，使手术过程更加精确和安全。

3. 5G 无线化

现阶段，无论是手术室的新建还是扩建，传统布线工艺都会有大量的桥架工程，因接入设备的数量较多导致线束总长量较长，线束敷设施工时间较久，维护管理成本较高。同时，传统手术室因各类端口的型号数量固定，使手术室内设备的新增、升级等成为极大瓶颈。未来，5G 无线技术可以有条件实现无线数字一体化，不仅建造施工时不必大量线束的布线、穿线、连线，而且升级改造时，无线的优势使设备更新无须大费周折重新布线、穿线、连线，省时又省力，有效实现资源效益最大化。以 5G 网络为依托，实现远距离数据同步和传输，医生可以远程手术。这种技术对于偏远地区的患者来说具有重要意义，可以让他们获得更好的医疗资源。

4. 数据安全与隐私保护

在数字一体化手术室中，数据安全和隐私保护是一个重要的考虑因素。相关技术和措施需要确保患者数据的安全存储和传输，以及医生和患者的隐私权利的保护。

综上，数字一体化手术室在高端设备集成化、数据智能化、5G 无线化、数据安全与隐私保护等方面不断完善发展，不仅可以提高手术室的效率、安全性和舒适性，而且能够推动医疗行业、人工智能行业、通信行业等的不断进步和发展。

五、数字一体化手术室质量检测相关标准与要求

（一）数字一体化手术室质量检测相关标准

1. 国内相关标准

由于数字一体化手术室是医疗设备集成使用的一种方式，目前国内针对数字一体化手术室只有相关手术室建设的团体标准，以及非医疗使用的系统相关标准（如音视频标准，网络传输标准等），对数字一体化手术室的质量检测尚缺乏统一的标准，本书探讨医疗设备集成使用的性能检测的特殊性，希望有助于填补这方面的空白。与现有的相关国家标准、行业标准相协调，确保数字一体化手术室的质量检测标准与其他医疗设备和非医疗设备相关标准具有一致性。可以参考的标准介绍如下。

（1）数字一体化手术室安全性标准

数字一体化手术室是各类医疗器械和非医疗器械集成的医用电气系统，可依据国家颁布的医疗器械通用性强制性标准列表进行电气安全类指标的监控，见表 9.1.3。

表 9.1.3　医疗器械通用性强制性安全标准列表

序号	标准编号	标准名称	适用范围
1	GB 9706.1—2020	《医用电气设备 第 1 部分:基本安全和基本性能的通用要求》	GB 9706 的本部分适用于医用电气设备和医用电气系统（以下简称 ME 设备和 ME 系统），规定了 ME 设备和 ME 系统的基本安全和基本性能的通用要求
2	YY 9706.102—2021	《医用电气设备 第 1-2 部分:基本安全和基本性能的通用要求 并列标准:电磁兼容 要求和试验》	本标准适用于医用电气设备和医用电气系统的基本安全、基本性能、电磁兼容性，规定了医用电气设备和医用电气系统电磁兼容性的通用要求和试验，这些通用要求和试验除了是通用标准的要求，还作为专用标准的基础
3	YY 9706.108—2021	《医用电气设备 第 1-8 部分:基本安全和基本性能的通用要求 并列标准:通用要求,医用电气设备和医用电气系统中报警系统的测试和指南》	本标准规定了医用电气设备和医用电气系统中报警系统和报警信号要求。本标准适用于医用电气设备和医用电气系统的基本安全和基本性能。它为报警系统的应用也提供了指导

（2）数字一体化手术室检测指标标准

数字一体化手术室相关检测指标可参照标准的相关条款（表 9.1.4）。

表 9.1.4　数字一体化手术室相关检测指标可参照标准的相关条款列表

标准分类	子分类	标准编号	标准名称	可参照条款
音频	传输	GB/T 21639—2008	《基于 IP 网络的视讯会议系统总技术要求》	14.1 视讯会议对网络的要求
		T/CESA 1191—2022	《云视频会议平台互联互通要求》	6.5.2 音频参数要求
	采集	GA/T 1794—2021	《公安视频会议室技术规范》	4.5.1 ～ 4.5.8 视频系统要求;视频特性指标
		T/CCIASC 0003—2022	《视频会议多媒体终端性能及测试技术规范》	5.3 语音信号获取与外放质量技术要求 5.5.2 音视频信号同步 6.3 语音信号获取与外放质量测试 6.5.2 音视频信号同步性测试

续表

标准分类	子分类	标准编号	标准名称	可参照条款
视频	传输	GB/T 21639—2008	《基于 IP 网络的视讯会议系统总技术要求》	14.1 视讯会议对网络的要求
		YD/T 3243—2017	《远程呈现视频会议系统 业务需求》	8.2 网络带宽需求
		YD/T 4350—2023	《基于 5G 的智能化快速部署医院远程医疗系统技术要求》	网络性能：5.2.1 远程会诊；5.2.5 远程手术指导；5.2.6 远程教学
		YD/T 4351—2023	《基于 5G 的智能化快速部署医院远程医疗系统测试方法》	6.1 接入各类网络测试（5G/WLAN/等）
		T/CESA 1191—2022	《云视频会议平台互联互通要求》	6.5.3 视频参数要求
	压缩	T/ZSA 19—2020	《云视频会议系统技术规范》	5.1.3 表 4：延时和图像质量（主观评价）
		ANSI/ATIS T1. TR. 74—2001	《客观视频质量测量使用峰值信噪比（PSNR）全参考技术》	【性能】5 视频质量客观评价
	采集	GA/T 1794—2021	《公安视频会议室技术规范》	4.4.1～4.4.4 视频系统要求：视频特性指标
		T/CCIASC 0003—2022	《视频会议多媒体终端性能及测试技术规范》	5.1 摄像机成像质量技术要求 5.5.1 摄像显示时延 6.1 摄像机成像质量测试 6.5.1 摄像显像延时测试
	显示	T/C3D 001—2023	《医用显示器技术要求与测试评价方法》	5.7～5.24
集总控制	/	参考各医疗器械厂家注册证技术要求		
信息系统	PACS	WS/T 548—2017	《医学数字影像（DICOM）中文标准符合性测试规范》	4.1 医学数字影像设备 DICOM 中文标准符合性测试
远程通信	安全	YD/T 3243—2017	《远程呈现视频会议系统 业务需求》	9.3 业务安全需求
		YD/T 4350—2023	《基于 5G 的智能化快速部署医院远程医疗系统技术要求》	7.3.2.2 网络与数据安全要求
	业务	YD/T 3243—2017	《远程呈现视频会议系统 业务需求》	7.3.1 功能概述（部分参考）
		YD/T 4350—2023	《基于 5G 的智能化快速部署医院远程医疗系统技术要求》	5.1.1 远程会诊
		YD/T 4351—2023	《基于 5G 的智能化快速部署医院远程医疗系统测试方法》	7.2 远程医疗平台业务功能测试（录制/多网域）8.1 远程会诊功能测试
		WS/T 529—2016	《远程医疗信息系统基本功能规范》	5.1.6 远程医学教育 5.2.3 远程手术示教
		T/CESA 1191—2022	《云视频会议平台互联互通要求》	6.3.5 云录制 6.3.6 云存储 6.5.6～6.5.8 录制/存储/直播/点播参数要求
		T/ZSA 19—2020	《云视频会议系统技术规范》	5.1.2 功能技术要求
智能化数字技术	/	参考各数字技术行业标准和生产厂家技术要求		

2. 国际相关标准

在国际标准化组织中，尚未存在专门针对数字一体化手术室的使用质量检测技术标准，其他国家或地区也没有针对该领域的具体标准。从美国 FDA 批准的与数字一体化手术室相关的产品来看（如 STORZ 的 510K 文件 K232406 和 Stryker 的 510K 文件 K230886），其批准依据是：数字一体化手术室是各类医疗器械组成的医疗电气系统，各类医疗器械可依据相应的产品标准批准，集中控制各类医疗器械的系统可依据 IEC 组织颁布的医疗器械通用性强制性标准（表 9.1.5）进行电气安全类指标的符合性评估。

表 9.1.5　国际医疗器械通用性强制性标准列表

序号	标准编号	标准名称	适用范围
1	IEC 60601-1	《Medical Electrical Equipment-Part 1：General Requirements for Basic Safety and Essential Performance》	本部分适用于医用电气设备和医用电气系统（以下简称 ME 设备和 ME 系统），规定了 ME 设备和 ME 系统的基本安全和基本性能的通用要求
2	IEC 60601-1-2	《Medical Electrical Equipment-Part 1-2：General Requirements for Basic Safety and Essential Performance-Collateral Standard：Electromagnetic Disturbances-Requirements and Tests》	本标准适用于医用电气设备和医用电气系统的基本安全、基本性能、电磁兼容性，本标准规定了医用电气设备和医用电气系统电磁兼容性的通用要求和试验。这些通用要求和试验除了是通用标准的要求，还作为专用标准的基础

从美国食品药品监督管理局（FDA）批准的与数字一体化手术室相关的产品可知：针对除电气安全之外，未包含在数字一体化手术室系统内医疗设备部分中的其他功能项，需申报其实现方式及其性能测试内容，见表 9.1.6。

表 9.1.6　与数字一体化手术室相关的功能性能检测国际标准列表

标准分类	子分类	标准编号	标准名称	适用条款
音频	音频质量评价	ITU-T P.863（03/2018）	《Perceptual Objective Listening Quality Prediction》	【音频】POLQA 客观评价方法
		ITU-T P.863.1（06/2019）	《Application Guide for Recommendation ITU-T P.863》	【音频】POLQA 客观评价应用
		ITU-T P.863.2（07/2022）	《Telephone Transmission Quality，Telephone Installations，Local Line Networks》	【音频】P800-P899 主观/客观评价方法
视频	传输	ITU-T Rec.P.910	《Subjective Video Quality Assessment Methods for Multimedia Applications》	
		DICOM PS3.22	《Real-Time Communication》	【DICOM】实时通信中视频流或音频流关联的实时传输服务
	显示	DICOM PS3.14	《Grayscale Standard Display Function》	【DICOM】灰阶图像的标准显示功能
集总控制	/	参考各医疗器械厂家注册证技术要求		
信息系统	PACS	DICOM PS3.10	《Media Storage and File Format for Media Interchange》	【DICOM】影像存储相关
		DICOM PS3.18	《Web Services》	【DICOM】互联网 WADO 相关，可考虑后续参考
	安全	ISO 27799—2016	《Health Informatics——Information Security Management in Health Using ISO/IEC 27002》	医疗信息安全管理
	传输	HL7	《Health Level Seven》	医疗卫生信息交换标准
远程通信	安全	IETF RFC 8826	《Security Considerations for WebRTC》	WebRTC 安全策略
智能化数字技术	/	参考各数字技术行业标准和生产厂家技术要求		

（二）数字一体化手术室使用质量检测相关要求

为了规范数字一体化手术室的使用质量管理，参考上述国内外标准制定了《数字一体化手术室的质量检测指南》，主要围绕数字一体化手术室各组成模块进行质量控制检测。使用质量检测的项目主要围绕预期用途，对关键功能和性能指标的准入检验和随时间推移导致性能下降风险的指标项进行规范与约束，部分检测项涉及网络基础建设和使用人员的主观感觉，需要医院医工部门、信息部门、使用科室及生产企业协同完成。

对于数字一体化手术室内集成的各种通用、专用医疗设备，由于有各自的性能检测标准，在实际工作中也是单独完成的，在本书的相关章节中有具体介绍。本节不再重复说明。

1. 音频模块相关的检验要求

（1）音频模块在数字一体化手术室的预期用途：本地化音频播放、手术室内声音的采集和传输。

（2）音频模块在数字一体化手术室的安装形式：音频线埋线处理、音频设备外置。

（3）音频模块在数字一体化手术室的检验要求：在手术室配置的音频设备，进行本地播放音质测试及远程音质测试，检测音频模块是否达标。

2. 视频模块相关的检验要求

（1）视频模块在数字一体化手术室的预期用途：本地化视频播放、存储、视频传输。

（2）视频模块在数字一体化手术室的安装形式：视频线埋线处理，视频采集、存储和传输设备外置。

（3）视频模块在数字一体化手术室的检验要求：在手术室配置的视频设备上，进行本地播放的实时视频画质测试、存储画质测试及远程画质测试，检测视频模块是否达标。

3. 医疗设备相关的检验要求

参考手术室中各医疗设备的检验要求进行使用质量检测。

4. 手术室集总控制相关的检验要求

（1）手术室集总控制在数字一体化手术室的预期用途：集总控制手术室环境参数、音视频系统、医疗设备、信息系统、通信系统及其他数字系统。集总控制是数字一体化手术室的核心功能。

（2）手术室集总控制在数字一体化手术室的安装形式：控制总线埋线处理，集总控制器外置或嵌墙式安装。

（3）手术室集总控制在数字一体化手术室的检验要求：在手术室配置的集总控制器上，参考厂家的技术标准和检验要求，对相关功能项进行测试。

5. 信息系统相关的检验要求

参考各厂家的符合性声明对照相应条款进行测试项检验，如 Worklist 服务、DICOM 图像上传下载服务等。

6. 远程通信相关的检验要求

（1）远程通信的预期用途为：通过光纤或网络连接，实现音视频的远程互动。

（2）远程通信在数字一体化手术室的安装形式：网络线预埋、视频传输设备外置。

（3）远程通信的检验要求：在手术室的网络设备上，进行网络延时、丢包率、抖动及实际远程示教延时，检测远程通信模块是否达标。

7. 其他数字技术相关的检验要求

参考厂家的技术标准和检验要求进行数字一体化手术室的使用质量检测。

六、数字一体化手术室使用质量检测内容、各项性能指标及定义

数字一体化手术室根据手术室分级，按照目前的发展阶段，需要对音视频、手术室控制、信息系统互通、远程通信系统进行使用质量检测，内容包括性能检测、功能检测。

1. 性能检测指标与定义

数字一体化手术室的主要性能检测指标包括网络性能、音频采集指标、音频质量指标、视频采集指标、视频质量指标、系统传输延时指标、信息系统互通指标、网络安全指标，具体可见表 9.1.7。

表 9.1.7 数字一体化手术室主要性能检测指标及要求

指标大类	指标类别	性能检测指标	定义	检测指标要求
音视频质量指标	音频质量	评测标准：MOS(Mean Opinion Score) 测试	对原始标准语音和经过无线网传播后的声音进行主观感受对比，评出 MOS 分值	MOS＞3.5
	视频质量	摄像头中心分辨力	指摄像头视野中心用分辨力测试卡检测的极限分辨力	1280×720 分辨率≥650 线，1920×1080 分辨率≥950 线，3840×2160 分辨率≥1600 线 摄像头输出图像的边缘水平分辨力不应低于中心水平分辨力的 70%
		摄像头几何失真	指摄像头成像过程中出现的异常情况，如横线不平、竖线不直、圆线不圆等现象	几何失真≤5%
		摄像头信噪比	指摄像头输出信号的功率与输出噪声的功率比值	摄像机信噪比应满足彩色≥50dB(加权)
		摄像头主观评价指标	主观评价的各维度(马赛克效应/边缘处理/颜色平滑度/画面还原清晰度/快速运动图像处理/复杂运动图像处理/低照度环境图像处理/画面连续性)	图像质量主观评价的各指标按 5 分制要求应至少达到 4 分
	视频输出指标（显示器）	显示器亮度	发光物体表面发光强弱的物理量	用数字亮度计等计量工具测量医用显示器亮度，应不低于 500cd/m²
		终端输出图像对比度	是指白色和黑色之间不同亮度层级的测量	至少达到 1000：1
		终端输出图像色域覆盖	是指某种表色模式所能表达的颜色构成的范围区域	应满足≥72%NTSC，显示屏出厂值的±10%
		终端输出图像色温	显示屏颜色成分的计量单位	显示屏设置值的±10%

续表

指标大类	指标类别	性能检测指标	定义	检测指标要求
远程通信系统指标	网络性能指标	局域网网络环境要求	指在局域网内做远程业务对网络性能的要求	可参照标准:GB/T 21639—2008《基于IP网络的视讯会议系统总技术要求》中的14.1视讯会议对网络的要求视频和音频流,端对端网络时延不超过200ms;端对端网络丢包率不超过1%;端对端网络抖动不超过50ms
		互联网网络环境要求	指在互联网环境下做远程业务对网络性能的要求,包括速率,时延与可靠性	可参照标准:YD/T 4350—2023《基于5G的智能化快速部署医院远程医疗系统技术要求》5.2网络性能要求在互联网公网环境中,在做远程业务时,网络需满足1080P视频单路上行速率≥5Mbps,时延≤100ms4K视频单路上行速率≥20Mbps,时延≤100ms
	延时指标	手术室内延时	指手术室内摄像系统到手术室内显示系统的延时	手术室内摄像系统到显示器链路延时应在100ms以内
		远程传输延时	指手术内摄像系统到示教室或到互联网环境显示系统的延时	远程示教业务摄像到显示的延迟时间应在400ms以内
		音画同步延时	指远程业务过程中视频和音频的时间差	远程示教业务音频信号超前视频信号的时差应在80ms内,音频信号落后视频信号的时差应在110ms内
		集总控制响应延时	通过系统控制设备的动作响应延时	对常见医疗设备的控制如:内窥镜设备、第三方手术灯、术野摄像机、手术床和高频电刀的控制,以及手术室常用设备如音箱、全景摄像头、环境灯的控制,动作响应延时不超过0.3s
电气安全指标	电气安全指标	系统集成的接地阻抗、漏电流	电源输入端的地线端子到各个设备保护接地的外壳(罩)和螺丝之间的接地电阻、漏电流	医用电气设备的安全质量要求符合IEC 60601-1的要求;音视频、信息技术和通信技术设备的电气安全质量要求符合GB 4943.1的要求

2. 功能检测指标与定义

数字一体化手术室的功能检测主要围绕手术室设备集总控制系统、音视频管理系统、存储系统、交互式示教系统这四个部分进行,主要功能性检测指标参见表9.1.8。

表 9.1.8　数字一体化手术室功能性检测指标

功能组成部分	功能检测指标	定义
手术室设备集总控制系统	开机自检功能	一键开机，开启过程正常，无异响或者其他异常
	场景预设功能	根据医院要求，可以对手术室的场景进行新增、修改、保存、调用、删除
	设备控制功能	可以提供设备管理的交互界面，数字化的设备控制界面的参数需要与被控设备的参数保持一致
	日志管理功能	操作记录、报错提示等所有信息，必须有记录，且能导出备份
	语言切换功能	支持多语言切换，或者多语种同时显示
	视频会议功能	可以通过触摸屏发起视频会议，并可查看视频会议列表，创建、加入、离开视频会议
	数据接口种类	数据接口应具有可拓展性，即可接入多种数据传输接口实现扩展控制外部设备，至少应具备 RS232、RS485、RS422、网口等接口中的一种，并支持 DICOM 协议
音视频管理系统	视频输入功能	通过视频信号发生器产生的不同分辨率的视频信号，接入数字一体化手术室系统，检测系统是否支持 4KP60 及以下的视频信号输入。所有接口均可输入视频
	音频功能	具有音频的收声、扩声、切换功能，及音量大小调节，声音清晰无杂音
	一键闭音功能	可以快速一键切断扩声和收声
	图像存储功能	可按需选择不同清晰度、不同格式进行至少双通道同时存储视频和图片。数字一体化手术室系统本地磁盘内存空间不小于 500G。对已存储的图像可以后期回放
	图像下载功能	可在与医院联网的任一电脑中对录制的视频和拍摄的图片进行回放与下载
远程网络通信系统	院内转播功能	能够实现数字一体化手术室与示教室、会议室、报告厅、办公室等指定的不低于四个场所共享实时手术视频、影像图片和诊疗数据，实现远程双向音视频交流，音画同步，视频清晰无卡顿、无花屏，声音清晰无回响、无杂音
	院外转播功能	能够和腾讯会议、钉钉、ZOOM 等指定的不低于四个平台同时对接，与主流直播平台互通，通过互联网直播平台实现大规模的直播发布
信息系统互联指标	DICOM 协议一致性要求	手术室业务中涉及 DICOM 部分，需符合 DICOM 标准，具体如下： 业务：使用手术室客户端软件通过 DICOM Query/Retrieve 协议从 PACS 服务器上将患者信息、图像数据下载到客户端进行查看； 标准：传输协议符合 DICOM 3.0 标准；支持 DICOM 格式文件的解析
	HL7 协议一致性要求	手术室业务中涉及 HL7 部分，须符合 HL7 标准，具体如下： 业务：使用手术室客户端软件通过 HL7 协议获取手术排班信息、手术进度信息、患者信息，以及患者的相关检查/检验报告； 标准：协议版本遵循 HL7 V2，宜兼容 HL7 V3
	网络安全指标	符合家认证认可监督管理委员会批准的认证机构网络安全等级保护三级要求

七、数字一体化手术室检测工具原理与要求

根据数字一体化手术室设备的特性和应用场景选择对应的检测方式和检测工具，对一体化手术室进行性能检测。数字一体化手术室性能检测工具包含但不限于以下 8 种。

1. 电子秒表

符合 JJG 237—2010《秒表检定规程》、分辨力为 0.001s 的电子秒表，如图 9.1.3，用来检测术野视频传输延时、腔镜视频传输延时、视频切换延时、集总控制设备响应延时四个性能指标。

2. Wireshark 测试工具（软件）

Wireshark 是网络包的分析工具。网络包的分析工具主要作用是尝试捕获网络包，并尝试显示网络包尽可能详细的情况。wireshark 是开源网络分析软件。网络管理员使用 Wireshark 来检测网络问题，网络安全工程师使用 wireshark 来检查资讯安全相关问题，如图 9.1.4 所示。

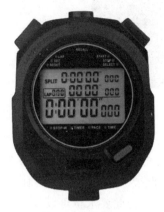

图 9.1.3　电子秒表

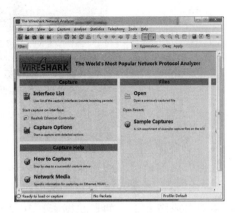

图 9.1.4　Wireshark 测试工具

3. 分辨率测试卡

分辨率测试卡是符合 ISO 12233：2023 标准、用于检测摄像头分辨率的测试卡，如图 9.1.5 所示。其为透明胶片，使用时放置在看片灯上，用以检测术野摄像头分辨率。

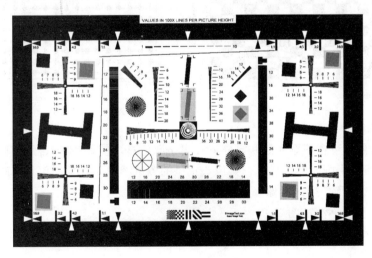

图 9.1.5　分辨率测试卡

4. 视频信号发生器

视频信号发生器用于检测医用显示屏信号输入，如图 9.1.6 所示，是一款支持 4K 视频信号的带分析功能的便携式视频信号发生器，可对 HDMI 产品进行快速现场测试，包括源设备、终端设备、适配器和分配器等。配备一个 HDMI 输出端口用来测试 HDMI 终端设备。用户可选择不同的分辨率及标准的二维或三维图像来测试和校正高清视频图像，也可查证 HDMI 终端设备的热插拔、EDID、HDCP 及 CEC 信息。通过一键测试确认源端、终端及中继器。结果显示为 Pass 或 Fail。

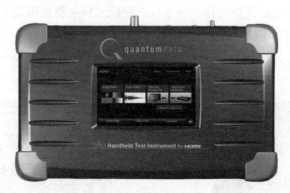

图 9.1.6 视频信号发生器

5. 几何失真测试图卡

几何失真测试图卡的图案是在水平和垂直方向上平分的一个个小正方形，每个小正方形即为 1 个单元，确保水平方向上至少有 20 个单元。满足此要求的图卡通常为如图 9.1.7 的棋盘格图卡或图 9.1.8 的点状图卡，其他形式的图卡只要符合此要求也可以。

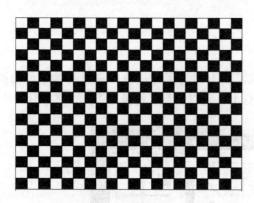

图 9.1.7 棋盘格图卡

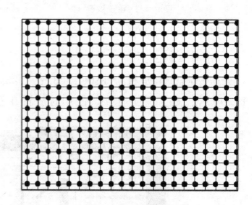

图 9.1.8 点状图卡

6. 24 标准色卡

标准 24 参照色可在任意光照和媒介下真实还原色彩，包含 24 种自然物体的色彩，这里主要用于检测摄像头画面的信噪比。摄像头拍摄的测试图像应确保图像具有高噪声水平，最好是在高 ISO 设置下拍摄的图像（如 24 标准色卡）。

7. 2K/4K 分辨率测试图

用于检测 2K 和 4K 显示器分辨率、色彩显示和可视角度的测试图，如图 9.1.9。

8. 数字亮度计

用于检测终端输出图像质量的分析仪及其配套软件。图 9.1.10 所示是一款目前市面上常用的便携式数字亮度计，测量项目包括：亮度、色度（XY，$u'v'$，T_{duv}，主波长，激发纯度）、波形、闪烁度（JEITA，VESA）、用户设置频率灵敏度（含 IEC 62341-6-3 灵敏度示例）、测量目标的自动频率检测、同步测量的积分时间设置（SF）等。

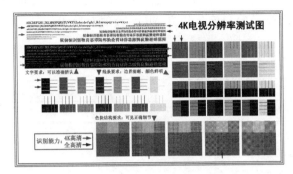

图 9.1.9　2K/4K 分辨率测试图

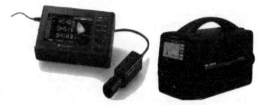

图 9.1.10　数字亮度计

9. 视频分析软件

视频分析软件用于分析检测音视频信号的同步延时情况。

10. imatest 图像质量分析软件

imatest 图像质量分析软件是一种常用的图像质量测试软件，可用于分析数字相机、摄像机、工业相机拍摄的图像质量和视频质量，可测试参数包括 MTF、分辨率测试、色彩还原、噪声、灰阶、畸变、动态范围等，支持超过 30 多种标准测试卡和测试图案，支持包括 ISO 标准，CPIQ 标准等多种国际像质测试标准。

八、数字一体化手术室检测方法步骤与作业指导

（一）检测前准备

1. 环境准备

（1）检测环境温湿度：开启手术室层流系统，调节检测环境温、湿度，应符合检测设备使用说明书要求的温、湿度范围，如环境温度 20～25℃，相对湿度 30%～60%。

（2）检测设备准备：开机预热，打开测试软件。

（3）待检设备准备：打开数字一体化手术室系统及相关设备，检测前，在原始记录表中记录检测设备和被测设备的相关信息（包括设备名称、型号、编号等）。

2. 物理状态及环境安全性检查

（1）清点并确认数字一体化手术室设备清单：包括且不限于数字一体化手术室主机柜、全景摄像头、医护工作站、各规格医用显示器、示教端配置（投影仪、医用显示屏、音控设备）等。

（2）物理状态检查：外观应整洁，电源线无破损裸露；开关、按键完好；机柜门锁完好、层板牢固可靠、无松动，风扇运转正常无异响。

（3）开机状态检测：机柜开机后无报错，光端机（发射、接收端）信号指示灯正常。

（4）环境安全性检查：如有配套 UPS，检查 UPS 是否正常；确认机房内干净整洁、各种线缆走线有序，机房温、湿度无异常。

（二）性能检测

1. 音频质量主观评价测试

（1）测试条件

选择一段具有代表性的语言样本，可以是标准语言样本或真实通信中的语言样本；保证测试环境的安静和稳定，避免外界因素对测试结果的影响；建立 MOS 分值对照表，如表 9.1.9 所示。

表 9.1.9　MOS 分值表

级别	MOS 分值	用户满意度
优	5.0	非常好,听得很清楚,无失真感,无延迟感
良	4.0	稍差,听得清楚,延迟小,有点杂音
中	3.0	还可以,听不太清楚,有一定延迟,有杂音,有失真
差	2.0	勉强,听不太清,有较大杂音或断续,失真严重
劣	1.0	极差,静音或完全听不清楚,杂音很大

（2）测试步骤

终端 A 与终端 B 开启远程网络会议，终端 A 播放语言样本；终端 B 处选取至少 5 人听取终端 A 播放的语言样本，之后针对原始语言样本和经过网络传播后的衰退声音进行主观感受对比，参考 MOS 分值表评出 MOS 分值；将参与测试人的评分计算出平均值，得到音频质量主观评价分。

2. 术野摄像头分辨力测试

（1）测试工具

测试工具包括：电脑、ISO 12233 分辨率测试卡纸、观片灯、图像测试软件（如 imat-est、HIKMEDiTest）、视频信号采集卡，以及配多种视频格式转换接头（HDSDI、DVI、HDMI）。

（2）测试步骤

准备一张符合 ISO 12233：2023 标准的分辨率测试卡，将其置于手术室内观片灯设备前。打开观片灯，打开术野摄像头，将术野摄像头对准分辨率测试卡，调整摄像头视野大小和焦距，将测试卡边界充满整个显示画面。在医用显示器上读取分辨卡的参数，包括中心水平分辨率、中心垂直分辨率、斜 45°分辨率、四角水平分辨率、四角垂直分辨率。

（3）ISO12233 线数判读

ISO 12233：2023 线数的读取可以采用人眼识别判读或软件识别判读的方式。

人眼判读线数：仔细观察拍摄的测试图像线条，特别是水平方向和垂直方向上的线条，如图 9.1.11，能够清晰地分辨线条的数量，包括线条之间的间隔（图中能够分清的部位是 4.25 左右）。由于该 ISO12233 测试卡的标度是 100X 的，即测试结果为 425 线。通常情况下，人眼对于分辨率的感知是有限的，特别是在观察高分辨率的图像时，人眼的视力取决于观察距离、光照条件和个体差异等因素。

软件判读线数：①电脑外接视频采集卡，采集术野摄像头画面图片；②用图像测试软件打开图片，选择读数区域。选择当前测试所使用的卡纸类型。选择要计算的区域类型，如水平方向 TVL/PW，点击"线数分析"，软件自动读出线数（图 9.1.12）。需要注意的是，如果拍摄的图片质量不好或图片中线条受到信号干扰较严重时，可能无法读出数值。此时，仍然需要通过目测来读数。

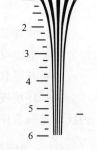

图 9.1.11　线数判读图示意

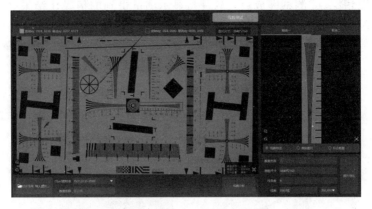

图 9.1.12　图像测试软件线数测试示意

3. 术野摄像头画面几何失真测试

（1）测试条件

按照表 9.1.10 的组合条件，进行测试。

表 9.1.10　术野摄像头画面几何失真测试条件

被测摄像头镜头到测试图卡的距离	图卡中心的照度	图卡中心的色温	拍摄图卡分别位于拍摄图像的以下位置
使拍摄画面中的所有区域都被测试图卡覆盖	$(500\pm20)\text{lx}$	$(6500\pm100)\text{K}$	中心位置

（2）测试步骤

调整距离拍摄图卡，使成像画面的四个顶点尽量和图卡中四角的小方格的顶点重合。获取被测图片后，分别测量其对角线的长度 H 和 H'，然后测量 H 对角线上 AB 的连线长度后取半再乘以对角线上的总小方格数，得到 H 对角线对应的理论长度 L，用同样的方法测得 H' 对角线对应的理论长度 L'（图 9.1.13）。按照下式计算得到的数值换算成百分比值即为畸变率：

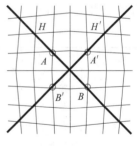

图 9.1.13　畸变测试示意

$$\frac{|H+H'-L-L'|}{(L+L')\times2}\times100\%$$

4. 术野摄像头画面信噪比测试

（1）测试条件

准备 1 张 24 标准色卡和 1 台观片灯，观片灯提供的光源对测试卡色卡进行均匀照明。准备 1 种图像分析软件，如 imatest。

（2）测试步骤

使用软件进行信噪比测量的步骤：①选择一张摄像头拍摄的测试图像，并确保图像具有高噪声水平，最好是在高 ISO 设置下拍摄的图像（如使用 24 标准色卡）。②在计算机上打开图像分析软件，并导入选择的测试图像。③在软件主界面上选择信噪比测试模块，通常可在图像质量分析或信噪比测试类别中找到。④根据需要，设置测试参数如区域选择、排除边缘区域、颜色空间等，这些参数可以根据具体的测试目的进行调整。⑤点击"开始测试"按钮，软件将自动计算选择的图像区域的信噪比，测试过程可能需要一些时间，具体取决于图像大小和计算机性能。⑥测试完成后，软件将显示测量得到的信噪比结果（图 9.1.14）。可以查看平均信噪比值和其他相关数据。记下测量结果以备参考和比较。

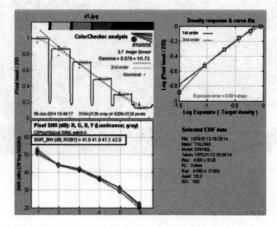

图 9.1.14 术野摄像头画面信噪比软件测试结果

5. 画面质量主观评价测试

（1）测试条件

建立画质主观测评维度有马赛克效应、边缘处理、颜色平滑度、画面还原清晰度、快速运动图像处理、复杂运动图像处理、低照度环境图像处理、画面连续性，每一项满分为 5 分，每项至少要达到 4 分；每个维度准备一段测试视频；为了考虑测评结果的准确性，要求具备正常视觉能力的专业画质测评人员来评判，测评人员至少五人（含）以上；建立评测打分表（表 9.1.11）。

表 9.1.11　画面主观评测打分表

项目	详细测评项	标准分	测评者					平均分
			A	B	C	D	E	
动态效果	动态清晰表现出色	5						
	动态效果好	4						
	动态流畅，基本满足观看	3						
	拖影现象轻微	2						
	拖影现象严重	1						
色裂表现力	自然色彩鲜艳逼真	5						
	自然色彩较艳丽	4						
	自然色彩表现一般	3						
	自然色彩暗淡缺乏生气	2						
	自然色彩泛白严重	1						
亮度表现力	不同亮度白色层次很分明，景物立体感强	5						
	不同亮度白色层次可区别	4						
	亮度白色层次可辨，景物边缘过渡有些模糊	3						
	稍暗处景物无法辨，景物边缘过渡可以辨别	2						
	亮度细节无法表现，景物轮廓模糊没立体感	1						

（2）测试步骤

将信号源输出到显示器，播放不同评测维度的视频素材；主观评测者每观看完一段视频素材后在打分表上记录评测分数；所有维度评测完成后统计所有评测者的评测分数，按每个维度计算平均值，得出总的评测结果。

6. 显示器亮度测试

（1）测试条件

准备一个数字亮度计（图9.1.15）和1台显示器（PC）。

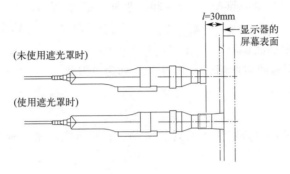

图 9.1.15 数字亮度计测试图

（2）测试步骤

①PC已安装CA-S40软件及驱动，将CA-410探头通过USB线连接PC，打开CA-S40软件，会自动进行校零，结束后开始测试；②将显示器恢复出厂设置后，默认色温下，将背光值设置为100（如果没有背光，则设置亮度值为100，其余参数不变）；③PC的HDMI输出口接入显示器，PC调整成复制显示模式，CA-410探头贴在显示器中心点位置；④PC输出给显示器全白场信号（DDL=255），点击软件右下方"Measure"进行测量，List页显示测得数据（Lv列为亮度数据），记录亮度值为L_{max}；⑤PC输出给显示器全黑场信号（DDL=0），点击软件右下方"Measure"进行测量，List页显示测得数据（Lv列为亮度数据），记录亮度值为L_{min}，可用亮度为$L_{max}-L_{min}$（图9.1.16）。

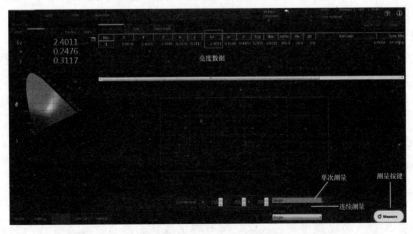

图 9.1.16 显示器亮度测试结果

7. 终端输出图像对比度测试

测试条件和步骤同显示器亮度测试，对比度$CR=L_{max}/L_{min}$。

8. 终端输出图像色域覆盖测试

测试条件同亮度测试。

测试步骤前三步与亮度测试相同。然后，PC 输出给显示器全红场信号（$R=255$，$G=0$，$B=0$），测量(X_r,Y_r)空间色坐标，记为(X_r,Y_r)；PC 输出给显示器全绿场信号（$R=0$，$G=255$，$B=0$），测量(X_g,Y_g)空间色坐标，记为(X_g,Y_g)；PC 输出给显示器全蓝场信号$(R=0,G=0,B=255)$，测量(X_b,Y_b)空间色坐标，记为(X_b,Y_b)。色域值：

$$NTSC=[(X_r-X_b)\times(Y_g-Y_b)-(X_g-X_b)\times(Y_r-Y_b)]\times3.18$$

9. 终端输出图像色温测试

测试条件和测试步骤同亮度测试，其中 Tcp 列为色温值。

10. 网络性能测试

（1）测试条件

准备 1 台已安装 Wireshark 测试工具的电脑、1 根网线，将电脑接入需要测试的网络环境。

（2）测试步骤

终端 A 与终端 B 开启远程会议，在服务器上部署 Wireshark 工具，用 Wireshark 工具抓取终端 A 与终端 B 交互包；在抓取的交互包里分析得出网络延时、丢包率、网络抖动数据。其中，Max Delta 是网络延时数据，Lost 是丢包率，Max Jitter、Mean Jitter 是网络抖动数据（图 9.1.17）。

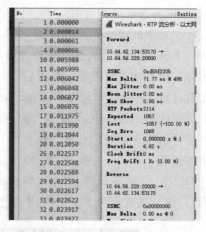

图 9.1.17 网络性能测试结果

11. 手术室内延时测试

（1）测试条件

准备一个符合 JJG 237—2010《秒表检定规程》、分辨力为 0.001s 的电子秒表，准备 1 个摄像头用于拍摄电子秒表和医用显示器画面。

（2）测试步骤

打开术野摄像头和医用显示器，将电子秒表放置在医用监视器旁。调节术野摄像头，对准医用显示器和电子秒表。电子秒表开始计时。用摄像头拍摄电子秒表和医用显示器在同一个画面的照片，如图 9.1.18 所示。在画面中，读取电子秒表读数和医用显示器显示的秒表数，计算两者差值，即可得出术野视频传输延时参数。

12. 远程示教延时测试

（1）测试条件

同手术室内延时测试。

（2）测试步骤

会议终端 A 接入会议摄像头，会议终端 B 输出接显示器，会议终端 A 与会议终端 B 之间通过交换机部署网络；会议终端 A 与会议终端 B 开启远程会议，会议终端 B 的显示器能看到会议终端 A 会议摄像头画面；调整会议终端 A 的会议摄像头拍摄电子秒表，能让会议终端 B 的显示器上出现电子秒表的画面；用摄像头拍摄电子秒表和会议终端 B 显示器在同一画面的照片，在照片中，读取电子秒表读数和终端 B 显示器显示的秒表数，计算两者差

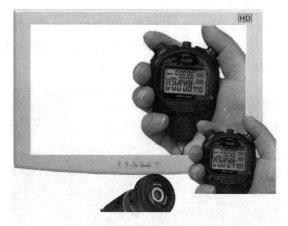

图 9.1.18　手术室内延时测试场景图

值即可得到远程会议视频延时（图 9.1.19）。

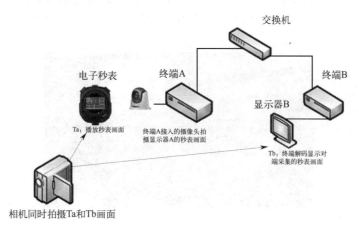

图 9.1.19　远程示教延时测试场景图

13. 音视频信号同步延时测试

（1）测试条件

会议视频帧率至少达到 30 帧，安装好视频分析软件。

（2）测试步骤

手术室 A 和手术室 B 开启会议，会议内容进行录像存储；手术室 A 的人员对着摄像头和拾音器张口发出声音；取出手术室 B 存储的会议录像，运用视频分析软件从录像中找出手术室 A 的人员刚张口的视频帧和刚听到声音的视频帧，两个视频帧数相减得出音视频延时帧数。

$$音视频同步延时(ms) = 1000 \div 视频帧率 \times 音视频延时帧数$$

14. 集总控制响应延时测试

（1）测试条件

同手术室内延时测试。

（2）测试步骤

打开被控设备，如无影灯、手术床、腔镜、电刀等。打开控制终端主机，确认开机状态正常，确认控制终端连接被控设备状态正常。使用视频录制设备，将电子秒表和控制终端操作界面及被控设备观察点在同一画面。录制控制终端操作和被控设备动作变化的连续视频画面。记录两者之间的时间差，减去被控设备固有的响应延时，即为集总控制响应延时。图9.1.20 和图 9.1.21 为气腹机控制响应延时测试的图示说明。

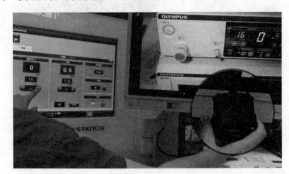

图 9.1.20　气腹机控制响应延时测试结果 1

注：当按下触摸屏上"＋号键"后，以"＋号键"颜色由浅变深为信号，
当前气腹机显示面板上的设定压力为"16"，摄像机记录秒表显示时间为 06′57。

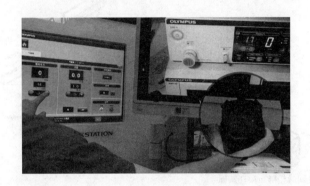

图 9.1.21　气腹机控制响应延时测试结果 2

注：当气腹机显示面板设定压力数值由"16"跳转为"17"的一瞬间，
摄像机记录秒表的时间为 06′75，计算出控制延时为 0.18 秒。

15. 电气安全检查

数字一体化手术室内由于集成各种医疗和非医疗设备，各种设备的电气安全质量标准也不同，如医用电气设备的安全质量标准要求符合 GB 9706.1—2020《医用电器设备 第 1 部分：基本安全和基本性能的通用要求》（与 IEC 60601-1 等同），信息技术设备的电气安全质量标准要求符合 GB 4943.1—2022《音视频、信息技术和通信技术设备 第 1 部分：安全要求》的要求，但在手术室是医疗环境下集成使用，检测要求应按照医用电气设备安全质量标准 GB 9706.1—2020 规定的方法进行通用电气安全检测。详见本书第三章第一节。

（三）功能检测

1. 集总控制系统检测

（1）开机自检功能检测：一键开机，开机过程正常，无异响或其他明显异常。

（2）场景预设功能检测：在设备管理的交互界面，可新增测试场景，对已保存的测试场景可以修改、保存、调用、删除。

（3）设备控制功能：触摸屏可以提供设备管理的交互界面，且触摸屏控制界面的参数需要与被控设备的参数保持一致。

（4）日志管理功能测试：所有人工操作和机器的自动操作，以及报警提示信息必须能够在日志文件里进行记录，且能导出备份。

（5）语言切换功能测试：支持多语言切换，或者多语种同时显示。

（6）视频会议功能检测：可以通过触摸屏发起视频会议，并可查看视频会议列表，创建、加入、离开视频会议。

（7）数据接口种类查看：至少应具备 RS232、RS485、RS422、网口等接口中的一种，并支持 DICOM 协议。

2. 音视频管理系统检测

（1）视频输入功能检测：用视频信号发生器，选择特定分辨率的信号，输入医用显示器，观察显示器是否有信号不稳定，以及画面卡顿、延迟、闪屏、花屏、黑屏等现象。

（2）音频功能检测：音频的收声、扩声功能正常，声音清晰无杂音，音量大小可调节。

（3）一键闭音功能检测：可以快速一键切断扩声和收声功能。

3. 存储系统检测

（1）图像存储功能检测：选择不同清晰度、不同格式进行多通道同时存储视频和图片，并对已存储的视频和图片回放。

（2）图像下载功能检测：随机在医院任一联网电脑操作，观察是否可以正常打开数字一体化手术室存储的视频和图片并下载。

4. 交互式示教系统检测

（1）院内转播功能检测：检测手术室和示教室之间的双向音视频传输，保证音画同步，视频清晰、无卡顿、无花屏，声音清晰、无回响、无杂音。数字一体化手术室与示教室、会议室、报告厅、办公室等随机任一场所共享实时手术视频、影像图片和诊疗数据，远程双向音视频交流，观察是否音画同步，是否视频清晰、无卡顿、花屏、闪屏、黑屏、延迟，是否声音清晰无回响无杂音。

（2）院外转播功能检测：发起钉钉或其他平台会议，检查数字一体化手术室是否能与之互通对接。

5. 信息系统

（1）DICOM 功能：需提供 DICOM 一致性声明，并且可以与院内 DICOM 系统对接，可以上传或下载影像信息至 DICOM 系统。

（2）HL7 协议支持：需提供 HL7 一致性声明，可以通过 HL7 协议获取手术排班信息、获取手术进度信息、患者信息，以及患者相关检查/检验报告。

（3）网络安全：需提供符合国家认证认可委员会批准的认证机构网络安全等级保护三级证书。

九、数字一体化手术室检测结果记录与分析

1. 检测结果记录

检测结果记录到原始记录表中，记录表的参考格式见表 9.1.12，并建立电子档案。记录保存期限不得少于设备停止使用后 5 年。

表 9.1.12　数字一体化手术室使用质量检测原始记录表

＿＿＿＿医院数字一体化手术室使用质量检测原始记录表（参考模板）

被测设备型号		设备编号	
生产厂商		使用科室	
生产日期		启用日期	
软件版本		安全级别分类	
检测设备型号		设备序列号	
生产厂商		使用部门	
计量校正有效期		校正证书号	
电气安全			
漏电流（μA）		≤500	
接地阻抗（Ω）		≤0.2	
网络性能			
端对端网络时延		≤200ms	
端对端网络丢包率		≤1%	
端对端网络抖动		≤50ms	
延时指标			
手术室内视频传输延时（ms）		≤100ms	
远程传输延时（ms）		≤400ms	
音画同步延时（ms）		音视频信号时差≤110ms	
集总控制响应延时（ms）		≤300ms	
音视频质量指标			
摄像头中心分辨率（线）	1280×720 分辨率≥650 线	摄像头信噪比（应满足彩色≥50dB）	
	1920×1080 分辨率≥950 线		
	3840×2160 线分辨率≥1600 线	术野摄像头几何失真（≤5%）	
音频质量主观评价＞3.5		摄像头主观评价（≥4 分）	
终端输出（显示器）1			
色域（≥72%NTSC，显示屏出厂值的±10%）		亮度（≥500cd/m^2）	
对比度（至少达到 1000∶1）		色温（设置值的±10%）	
终端输出（显示器）2			
色域（≥72%NTSC，显示屏出厂值的±10%）		亮度（≥500cd/m^2）	
对比度（至少达到 1000∶1）		色温（设置值的±10%）	
终端输出（显示器）（若有）			
色域（≥72%NTSC，显示屏出厂值的±10%）		亮度（≥500cd/m^2）	
对比度（至少达到 1000∶1）		色温（设置值的±10%）	
功能检测			
开机自检功能	□合格 □不合格 □不适用	场景预设功能	□合格 □不合格 □不适用
设备控制功能	□合格 □不合格 □不适用	日志管理功能	□合格 □不合格 □不适用
语言切换功能	□合格 □不合格 □不适用	视频会议功能	□合格 □不合格 □不适用
视频输入功能	□合格 □不合格 □不适用	音频功能	□合格 □不合格 □不适用
一键闭音功能	□合格 □不合格 □不适用	图像存储功能	□合格 □不合格 □不适用
图像下载功能	□合格 □不合格 □不适用	院内转播功能	□合格 □不合格 □不适用
院外转播功能	□合格 □不合格 □不适用	数据接口	□合格 □不合格 □不适用
检测结论	□合格 □不合格	性能偏离情况记录	

检测人：　　　　　　审核人：　　　　　　　　　　　检测日期：　　年　　月　　日

2. 检测合格的评定

根据要求对性能检测的结果进行评定。电气安全检测应符合 GB 9706.1—2020。功能检测结果评定应符合数字一体化手术室制造商的规定。根据所有检测内容的结果评定最终检测结果，给出检测结果合格与不合格的结论。

3. 检测评定结果的处理

对于检测合格的设备应贴合格标签，合格标签上标明检测时间、有效期或下次检测时间（检测周期 1 年）、检测人等。

对检测结果不合格的设备，不能继续使用，可以调试或维修后再次进行检测。检测合格后方可重新使用。再次检测仍达不到合格要求者，必要时可考虑申请报废处理。

■ 第二节　手术机器人使用质量检测技术

手术机器人最初的概念是计算机辅助外科手术（computer assisted surgery，CAS），指使用计算机技术辅助术前规划、术中导航、手术治疗的概念和一系列方法。在提到手术机器人辅助开展的手术时，一般用 RA（robot assisted）的概念；医药行业标准 YY/T 1712—2021《采用机器人技术的辅助手术设备和辅助手术系统》中将手术机器人定义为：采用机器人技术的辅助手术设备和辅助手术系统；《医疗器械分类目录》中，手术机器人是指"01 有源手术器械"中"07 手术导航、控制系统"包括的两个产品类别：手术导航系统、手术控制系统（均属于第三类医疗器械管理）。所以手术机器人的医疗器械注册名称是手术导航系统、手术控制系统，例如，直觉外科的达芬奇手术机器人为内窥镜手术控制系统；骨科手术机器人为骨科手术导航系统；神经外科手术机器人、口腔科机器人分别为神经外科手术导航定位系统、口腔种植手术导航定位系统等。手术机器人作为一种通俗叫法在行业内使用。本节使用的手术机器人的概念与《医疗器械分类目录》保持一致。

手术机器人是 20 世纪 80 年代以来，伴随着微创外科手术的发展而逐步出现并且发展起来的数字化与智能化高端医疗设备，主要用于以微创的手段来消除手术造成的大面积创伤对患者的不利影响，进而达到减少患者痛苦和加快术后恢复速度等目的，同时还可以降低常规手术中因术者人为因素造成的不可控的手术风险。

一、手术机器人设备分类、基本原理与技术进展

（一）手术机器人设备分类

1. 按作业方式不同分类

手术机器人可分为主从控制手术机器人和导航引导手术机器人，对应注册名称分类分别是手术控制系统和手术导航系统。

2. 按使用领域分类

手术机器人可分为内窥镜手术机器人、骨科手术机器人、显微外科手术机器人、血管介入手术机器人和神经外科手术机器人等。

（二）手术机器人基本原理和组成

1. 主从控制手术机器人

（1）原理

外科手术的主刀医生通过患者床边的多条机械臂，在非无菌区通过控制台、脚踏装置、

3D 显示器等设备，实现对内窥镜等手术器械的远程控制，达到使用微创的方法实施外科手术的目的。

（2）组成

主从控制手术机器人主要由控制台、机械臂和视频成像系统三部分组成，如图 9.2.1 所示。

控制台：术者可在位于无菌区之外的控制台操作两个主控制器及脚踏装置来控制机器人的机械臂和三维内窥镜成像系统。机械臂末端夹持的手术器械随着术者在控制台的双手操作进行同步运动。

机械臂：机械臂是手术机器人的主要操作部件，主要功能是夹持手术器械和三维摄像头，可进行多个角度的自由转动，医生助手可以在无菌区内的机械臂旁操作，负责及时更换相关器械和内窥镜，协助手术医生完成一系列外科手术操

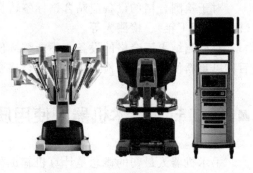

图 9.2.1　主从控制机器人的组成

作。为了确保患者的安全，医生助手具有更加优先的控制操作权。

视频成像系统：视频成像系统是机器人的重要组成部分，其内部安装有手术机器人的核心处理器及图像处理单元系统，在手术过程中位于无菌区之外，可由护士进行操作，并可以放置各类辅助的手术器械。

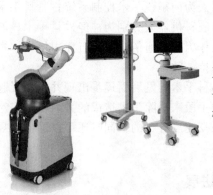

图 9.2.2　导航引导手术机器人的组成

2. 导航引导手术机器人

（1）原理

导航引导手术机器人通过把患者的影像资料上传至手术计划系统，在电脑上重建 3 维模型，做好相应的手术计划，手术开始后医生通过对设备发出指令，机械臂在导航的指引下完成手术任务。

（2）组成

导航引导手术机器人主要由控制系统、定位导航系统和机械臂装置三部分组成，如图 9.2.2 所示。

控制系统：控制系统是导航引导手术机器人的核心，集成了图像处理软件模块、手术规划软件模块、机械臂控制模块等。

定位导航系统：定位导航系统根据术前导入的影像形成三维模型，把三维模型与患者的实际体位、空间中手术器械的实时位置统一在一个坐标系下，利用三维定位系统，对手术器械在空间中的位置实时采集并显示，医生通过观察三维模型中手术器械与病变部位的相对位置关系，对患者进行导航手术治疗。定位导航系统主要包括成像模块、追踪模块和显示模块。

机械臂装置：机械臂主要功能是夹持手术器械，负责手术执行和操作，反馈式机械臂可辅助医生在手术计划的范围内完成截骨。

（三）最新技术进展

手术机器人作为新兴的医疗设备一直在不断发展当中，特别是机械设计工程技术、传感器技术、运动控制技术、图像处理技术、通信技术、智能算法及自主性的研究和应用，为实

现手术机器人的微型化、智能化和远程化的目标，提供了重要的技术支撑。

目前 5G 技术发展迅速，从端与控制端之间信息传递速度提升，提高了远程手术的可靠性。虚拟现实技术可在三维可视化模型上反复多次对病变进行虚拟处理，提高病变处理的准确性，进而筛选出对患者更加适合的手术方式，能够得到更广泛的应用。利用了 5G 的大带宽、低时延技术优势，推动优质医疗资源下沉。医生可借助 5G 通信和超高清显微立体视觉成像技术，实时获取低时延、超高清的远程显微手术画面，从而把握器械深度及运动轨迹。目前已有多次远程手术成功开展，验证了 5G 远程手术机器人系统的稳定性与安全性，展现出巨大的应用前景。

深度学习作为 AI 的一大分支，近年来取得了显著性突破，并成功应用于计算机视觉、自然语言处理等领域，甚至在图像分类、语音识别等任务中超越了人类，大量研究也证明深度学习方法在诸多领域实现了 AI 的有效性。目前，AI 主要应用于骨科手术机器人的规划环节，尽管在骨科和神经外科手术机器人系统中，监督自主机器人手术的方式已经得到了验证和应用，但在腹腔镜手术机器人中的自主式操作仍处于探索和研究阶段。随着腹腔镜手术过程中有用数据的大量积累以及对自主式操作标准和分类的完善，未来自主式腹腔镜手术机器人程序有望得到一定的推进。但是针对软组织或具有生理运动特性的器官操作环境下的自主式手术机器人技术尚存挑战，主要集中于信息获取和任务执行等方面。因此，大量的研究工作正在围绕下一代认知型手术机器人开展，以期解决上述难题。

显微外科手术，如眼外科手术和神经外科手术，需要极其精细和复杂的操作。为减少手部震颤和其他细微手部动作对手术造成的影响，有科学家基于折纸结构研发了一款超轻便、高精度的显微外科手术机器人。通过实验测试该机器人展示了在显微外科手术领域巨大的应用潜力。

未来，骨科机器人应用范围将从现有的大关节、脊柱延伸至创伤及小关节（如肩关节、肘关节、踝关节），对于现有关节应用，将会更加智能地实现手术步骤，逐渐实现全自动手术流程，并全面覆盖各类复杂手术及翻修肿瘤手术。

二、手术机器人使用质量检测相关标准和要求

1. 质量检测相关标准

GB/T 12642—2013《工业机器人 性能规范及其试验方法》，GB/T 12643—2013《机器人与机器人装备 词汇》，YY 9706.277—2023《医用电气设备 第 2-77 部分：采用机器人技术的辅助手术设备的基本安全和基本性能专用要求》，YY/T 1686—2020《采用机器人技术的医用电气设备 分类》，YY/T 1712—2021《采用机器人技术的辅助手术设备和辅助手术系统》，YY/T 1901—2023《采用机器人技术的骨科手术导航设备要求及试验方法》。

2. 检测相关要求

手术机器人目前不属于强制检定设备，根据相关要求，机器在出厂使用前和重大维修后需要经过严格的检测。作为一台结构复杂、操作精细的高风险三类手术设备，手术机器人的可靠性和安全性十分重要，一旦出现无法及时解除的严重故障，必然会影响手术计划的实施，在患者麻醉的情况下更换问题配件造成手术时间延长，严重者可导致术中临时改变手术方式，甚至危及患者的生命安全。因此必须在使用环境下，对手术机器人定期进行质量控制及预防性检查，保障其可靠性和安全性，降低设备故障对临床使用的影响。

为了规范手术机器人的使用质量管理，本节参考相关检测标准制定了手术机器人使用环境下的质量检测指南。使用质量检测项主要围绕手术机器人的关键功能和性能指标进行规范与约束，部分配合使用的手术器械和附件检测项参考各手术器械和医疗设备的检验要求进行，文中不重复阐述。

三、手术机器人使用质量检测内容、各项性能指标的定义

（一）首次使用前检测

手术机器人在首次使用前及重大维修后必须经过专业工作人员使用激光跟踪仪等仪器对设备进行各个条目的逐一检查，合格后方可使用。表 9.2.1 是手术机器人首次使用前检测指标定义及其检测要求。

表 9.2.1　手术机器人首次使用前检测指标定义与要求

性能检测指标	定义	检测要求
位置准确度	从同一方向接近某一指令位姿的位置 Oc 与实到位置集群中心 G 之差（AP_p）	符合制造商标准
姿态准确度	从同一方向接近某一指令位姿的姿态与实到姿态平均值之差（AP_a、AP_b、AP_c）	符合制造商标准
位置重复性	同一指令位姿从同一方向重复到达 n 次后实到位置的一致程度，以位置集群中心为球心的球半径 RP_1 之值	符合制造商标准
姿态重复性	同一指令位姿从同一方向重复响应 n 次后实到姿态的一致程度（RP_a、RP_b、RP_c）	符合制造商标准
主从操作距离准确度	在主从操作下，末端执行器参考点的理论运动距离与实际运动距离平均值之差	符合制造商标准
主从操作姿态准确度	在主从操作下，主端设备参考坐标系姿态的平均值与末端执行器参考坐标系姿态的平均值之差	符合制造商标准
主从操作距离重复性	在主从操作下，主端设备参考点沿同一方向重复运动 n 次时，末端执行器参考点实际运动距离的一致程度	符合制造商标准
主从操作姿态重复性	在主从操作下，主端设备参考坐标系的姿态沿同一方向重复运动 n 次时，末端执行器参考坐标系实到姿态的一致程度	符合制造商标准
最大空间	由制造商定义的设备的运动部件所能掠过的空间加上末端执行器和其他活动设备所能掠过的空间	符合制造商标准
有效空间	设备末端执行器参考点所能掠过的，且能够实现制造商预期用途的空间范围	符合制造商标准
有效操作力	在正常工作状态下，由机械臂与末端执行器共同显示的作用力	符合制造商标准
末端夹持力	在正常工作状态下，末端执行器前端的加紧力	符合制造商标准
主从控制延时	从端设备复现主端设备运动的延迟时间	符合制造商标准
导航引导位置准确度	机械臂参考点的理论运动距离与实际运动距离平均值之差	符合制造商标准
导航引导位置重复性	机械臂参考点沿同一方向重复运动 n 次时，机械臂参考点实际运动距离的一致程度	符合制造商标准

（二）电气安全检测

手术机器人的电气安全按照 GB 4793.1—2007《测量、控制和实验室用电气设备的安全要求 第 1 部分：通用要求》和 GB 4793.4—2019《测量、控制和实验室用电气设备的安全要求 第 4 部分：用于处理医用材料的灭菌器和清洗消毒器的特殊要求》规定的方法进行安

全检测,详见本书第三章第一节。

（三）性能检测

1. 主从手术机器人的性能检测（表9.2.2）

表9.2.2　主从手术机器人性能检测指标定义与要求

性能检测指标	定义	检测要求
机械臂1、2号轴摩擦力	钢丝与滑轮之间的摩擦力	1号轴平均值≥2.4N·m,2号轴平均值≥1.9N·m
机械臂3～7号轴钢丝横向张力	静态时3～7号轴上的钢丝张力	3号轴张力范围120～190g,4～7号轴张力范围19～23g
支撑连接臂配重平衡	在刹车释放状态下,上下运动的阻力	阻力小于107N
支撑连接臂制动检	在刹车未释放的状态下,三个空间位置的制动力	底部向上和顶部向上阻力范围44～222N,顶部向下阻力范围80～222N
电池性能	断电时,电池对设备的供给能力	电池容量大于80%

2. 导航引导手术机器人的性能检测（表9.2.3）

表9.2.3　导航引导手术机器人性能检测指标定义与要求

性能检测指标	定义	检测要求
钢丝拉力	机械臂上每段钢丝的拉力	应符合制造商要求
马达性能	驱动机械臂的马达性能	应符合制造商要求
重力检测	机械臂在运动过程中受到重力作用的影响	应符合制造商要求
精度校准	对设备的定位精度进行校准	符合制造商要求
精度验证	对设备的定位精度进行验证	精度测试结果不大于0.14mm
电池性能	断电时,电池对设备的供给能力	独立供电不低于120s

（四）功能检测

1. 主从控制手术机器人的功能检测（表9.2.4）

表9.2.4　主从控制手术机器人功能检测指标与要求

功能检测指标	功能要求
电源开关功能	电源开关工作正常,能够正常开关机
设备自检功能	开机自动自检,能对有效故障内容进行提前预警,并在故障恢复和解除后完成自检、进入待机可操作状态
床旁器械车检查	可正常前进后退,机械臂正常运动;报警指示灯显示正常
视频影像车检查	摄像头调焦、缩放、显示功能正常;光源亮度符合临床需求;导光束坏点数在可用范围内;内窥镜传输率正常;触摸屏显示、触摸正常
医生操作台检查	三维影像显示正常,控制器灵活无卡顿,语音对话正常,脚控功能正常

2. 导航引导手术机器人的功能检测（表9.2.5）

表 9.2.5　导航引导手术机器人功能检测指标与要求

功能检测指标	功能要求
电源开关功能	电源开关工作正常，能够正常开关机
设备自检功能	开机自动自检，能对有效故障内容进行提前预警，并在故障恢复和解除后完成自检、进入待机可操作状态
软件功能	病例管理、图像处理、手术规划、手术注册、手术定位功能正常
机械臂功能	机械臂的关节活动正常，机械臂自锁正常
预碰撞功能	在规划机械臂及末端执行器或末端立体定向装置路径时避免碰撞
参考器件偏移提示功能	发生非预期偏移时，应有提示功能
跟踪装置信号缺失提示功能	信号丢失时，应有提示功能

四、手术机器人使用质量检测工具与要求

手术机器人应根据设备的特性和应用场景选择对应的检测方式和检测工具。

1. 激光跟踪仪

激光跟踪仪（图 9.2.3）是基于球坐标的便携式坐标测量系统。激光跟踪仪可以测量目标点距离和水平、垂直方向偏转角。其基本原理是在目标位置上安置一个反射器，激光跟踪头发出的激光射到反射器上并返射回到跟踪头，当目标移动时，跟踪头调整光束方向来对准目标。同时，返回光束为检测系统所接收，用来测算目标的空间位置，其主要技术性能见表 9.2.6。

表 9.2.6　激光跟踪仪主要技术性能

设备名称	主要技术性能	说明
激光跟踪仪	水平转角：640°(±320°) 垂直转角：+80°～−60° 激光跟踪距离(IFM&ADM)：>60m 三维空间测量精度(IFM)： 静态：5ppm(5μm/m) 动态：10ppm(10μm/m) 坐标重复性：优于 2.5ppm	用于测量设备位置精度、最大空间及有效空间

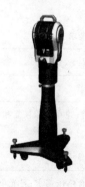

图 9.2.3　激光跟踪仪

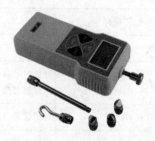

图 9.2.4　推拉力计

2. 推拉力计

推拉力计（图 9.2.4）是一种用于推力及拉力测试的力学测量仪器，主要技术性能见表 9.2.7。

表 9.2.7　推拉力计主要技术性能

设备名称	主要技术性能	说明
推拉力计	测量范围≤10kN 高速采样频率≤7000Hz 测量精度：±0.1% 分辨率 1/5000	用于推力及拉力测试的力学测量仪器

3. 位移传感器采集仪

位移传感器采集仪（图 9.2.5）是用来测量主从控制延时的设备，主要技术性能见表 9.2.8。

表 9.2.8　位移传感器采集仪主要性能

设备名称	主要技术性能	说明
位移传感器采集仪	分辨度：0.02～1μm 准确度：<0.005%	用于测量主从控制延时

4. 系统精度工装

系统精度工装由底座、立柱、测试点、参考坐标等组成，如图 9.2.6 所示，用于检测导航系统精度，测试时配合激光跟踪仪使用。

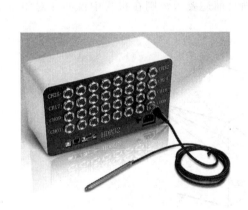

图 9.2.5　位移传感器采集仪

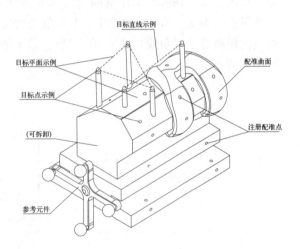

图 9.2.6　系统精度工装

5. 拨力计

拨力计又称横向张力计，是一种用于测量物体在沿水平方向受力时产生的张力的仪器，通常包括 1 个弹簧和 1 个推力传感器（图 9.2.7）。

6. 校准棒

校准棒是制造商定制工具，用于测量导航手术机器人系统的精度。图 9.2.8 为制造商专用校准棒。

五、手术机器人使用质量检测方法步骤与作业指导

（一）使用前准备

手术机器人使用质量的检测工作环境条件应满足：环境温度：10～30℃，相对湿度：

30％～70％，大气压力：700～1060hPa，电源电压：220V（±10％）；或按生产制造商使用使用说明书要求。

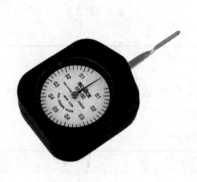

图 9.2.7 拨力计

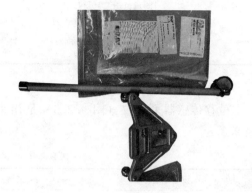

图 9.2.8 制造商专用校准棒

（二）首次使用前检定

1. 位姿准确度和位姿重复性

选用产品预期用途中规定的应用典型器械，如针持、抓取钳、手术剪、穿刺针、钻头等，按图 9.2.9 在有效工作空间内选取立方体，在立方体的 C_1、C_2、C_7、C_8 平面上取 5 个测量点，为 P_1～P_5，其中 P_1 为对角线的交点，也是立方体的中心；P_2～P_5 离对角线端点的距离等于对角线长度 L 的 $\pm 2\%$。若不能满足前述要求，则在报告中说明在对角线上所选择的点。

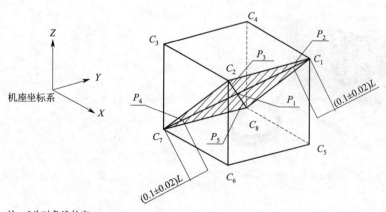

注：L 为对角线长度。

图 9.2.9 有效工作空间测量点

（1）位置准确度

手术机器人的位置准确度可以通过以下测量和计算得出：将末端执行器参考点从 P_1 开始，依次移至 P_5、P_4、P_3、P_2、P_1，以单一方向接近每个位姿，重复 n 次以上步骤。

按以下公式计算位置准确度：

$$\overline{x} = \frac{1}{n} \sum_{j=1}^{n} x_j$$

$$\overline{y} = \frac{1}{n}\sum_{j=1}^{n} y_j$$

$$\overline{z} = \frac{1}{n}\sum_{j=1}^{n} y_j$$

式中 $\overline{x}$、$\overline{y}$、$\overline{z}$——对同一位姿重复响应 n 次后所得的各集群中心的坐标。

x_j、y_j、z_j 第 j 次实到位姿的位置坐标计算如下：

$$AP_p = \sqrt{AP_x^2 + AP_y^2 + AP_z^2}$$

$$AP_x = \overline{x} - x_c$$

$$AP_y = \overline{y} - y_c$$

$$AP_z = \overline{z} - z_c$$

式中 x_c、y_c、z_c——指令位置坐标；

AP_p——位置准确度。

（2）位置重复性

手术机器人的位置重复性可以通过以下测量和计算得出：

$$RP_1 = \overline{l} + 3S_l$$

其中：

$$\overline{l} = \frac{1}{n}\sum_{j=1}^{n} l_j$$

$$l_j = \sqrt{(x_i - \overline{x})^2 + (y_i - \overline{y})^2 + (z_j - \overline{z})^2}$$

$$S_t = \sqrt{\frac{\sum_{j=1}^{n}(l_j - \overline{l})^2}{n-1}}$$

式中 l_j——第 j 次实到位姿与各个实到位姿集群中心间的距离；

$\overline{l}$——实到位姿与各个实到位姿集群中心间距离的平均值；

S_l——实到位姿与各个实到位姿集群中心间距离的偏差。

（3）姿态准确度

姿态准确度可以通过以下测量和计算得出：

$$AP_a = \overline{a} - a_c$$

$$AP_b = \overline{b} - b_c$$

$$AP_c = \overline{c} - c_c$$

式中 a_c、b_c、c_c——指令位姿的姿态角；

$\overline{a}$、$\overline{b}$、$\overline{c}$——同一位姿重复响应 n 次所得姿态角的平均值。

（4）姿态重复性

姿态重复性可通过以下测量和计算得出：

$$RP_a = \pm 3S_a = \pm 3\sqrt{\frac{\sum_{j=1}^{n}(a_j - \overline{a})^2}{n-1}}$$

$$RP_b = \pm 3S_b = \pm 3\sqrt{\frac{\sum_{j=1}^{n}(b_j - \overline{b})^2}{n-1}}$$

$$RP_c = \pm 3S_c = \pm 3\sqrt{\frac{\sum\limits_{j=1}^{n}(c_j - \overline{c})^2}{n-1}}$$

式中，围绕平均值 $\overline{a}$、$\overline{b}$、$\overline{c}$ 的角度散布 $\pm 3S_a$、$\pm 3S_b$、$\pm 3S_c$ 是标准偏差。

2. 主从操作准确度和重复性

（1）主从操作距离准确度和主从操作距离重复性

根据主端设备的有效工作空间，选取具有四条体对角线的六面体为测试工作空间（图 9.2.10），并分别沿四条体对角线进行测试。在主从控制下，将主端设备参考点移动到任一体对角线的一段（如点 A）并保持，通过测量仪器分别测得主端设备参考点在主端设备基准坐标系下的位置 P_{mA}，以及末端执行器参考点在从端设备基准坐标系下的位置 P_{sA}，将主端设备参考点移动到体对角线的另一端（点 G）并保持，分别测得主端设备参考点在其参考坐标系下的位置 P_{mG}，以及末端执行器参考点在其参考坐标系下的位置 P_{sG}，移动主端设备参考点沿着 AG 运动，共重复 10 次。

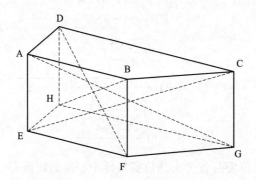

图 9.2.10　测试工作空间示意图

主从操作距离准确度的计算方法：

$$AD_p = \overline{D_s} - \overline{D_m}/k$$

其中：

$$\overline{D_m} = \frac{1}{n}\sum_{i=1}^{n} D_{mi}$$

$$\overline{D_s} = \frac{1}{n}\sum_{i=1}^{n} D_{sj}$$

$$D_{mi} = |P_{mAi} - P_{mGi}| = \sqrt{(x_{mAi} - x_{mGi})^2 + (y_{mAi} - y_{mGi})^2 + (z_{mAi} - z_{mGi})^2}$$

$$D_{sj} = |P_{sAj} - P_{sGj}| = \sqrt{(x_{sAj} - x_{sGj})^2 + (y_{sAj} - y_{sGj})^2 + (z_{sAj} - z_{sGj})^2}$$

式中　　　D_m——主端设备参考点的运动距离；

D_s——末端执行器参考点的运动距离；

k——主从映射比例，由制造商在随机文件中声称确定；

i——主端设备参考点的第 i 次运动；

j——末端执行器参考点的第 j 次运动；

x_{mA}、y_{mA}、z_{mA}——主端设备上参考点 P_{mA} 的坐标；

x_{mG}、y_{mG}、z_{mG}——主端设备上参考点 P_{mG} 的坐标；

x_{sA}、y_{sA}、z_{sA}——主端设备上参考点 P_{sA} 的坐标；

x_{sG}、y_{sG}、z_{sG}——主端设备上参考点 P_{sG} 的坐标；

n——重复次数。

各轴分量的主从操作距离准确度的计算方法：

$$AD_x = \overline{D_{sx}} - \overline{D_{mx}}/k$$

$$AD_y = \overline{D_{sy}} - \overline{D_{my}}/k$$

$$AD_z = \overline{D_{sz}} - \overline{D_{mz}}/k$$

其中，式中的各个参数按以下公式计算：

$$\overline{D_{mx}} = \frac{1}{n}\sum_{i=1}^{n} D_{mxi} = \frac{1}{n}\sum_{i=1}^{n} |x_{mAi} - x_{mGi}|$$

$$\overline{D_{my}} = \frac{1}{n}\sum_{i=1}^{n} D_{myi} = \frac{1}{n}\sum_{i=1}^{n} |y_{mAi} - y_{mGi}|$$

$$\overline{D_{mz}} = \frac{1}{n}\sum_{i=1}^{n} D_{mzi} = \frac{1}{n}\sum_{i=1}^{n} |z_{mAi} - z_{mGi}|$$

$$\overline{D_{sx}} = \frac{1}{n}\sum_{j=1}^{n} D_{sxj} = \frac{1}{n}\sum_{j=1}^{n} |x_{sAj} - x_{sGj}|$$

$$\overline{D_{sy}} = \frac{1}{n}\sum_{j=1}^{n} D_{syj} = \frac{1}{n}\sum_{j=1}^{n} |y_{sAj} - x_{sGj}|$$

$$\overline{D_{sz}} = \frac{1}{n}\sum_{j=1}^{n} D_{szj} = \frac{1}{n}\sum_{j=1}^{n} |z_{sAj} - z_{sGj}|$$

式中　D_{mx}、D_{my}、D_{mz}——主端设备参考点运动距离沿 X、Y、Z 方向的分量；

D_{sx}、D_{sy}、D_{sz}——末端执行器参考点运动距离沿 X、Y、Z 方向的分量。

主从操作距离重复性 RD 按以下公式计算：

$$RD = \pm 3\sqrt{\frac{\sum_{j=1}^{n}(D_{sj} - \overline{D_s})^2}{n-1}}$$

各轴分量的主从操作距离重复性 RD_x、RD_y、RD_z 按以下公式计算：

$$RD_x = \pm 3\sqrt{\frac{\sum_{j=1}^{n}(D_{sxj} - \overline{D_{sx}})^2}{n-1}}$$

$$RD_y = \pm 3\sqrt{\frac{\sum_{j=1}^{n}(D_{syj} - \overline{D_{sy}})^2}{n-1}}$$

$$RD_z = \pm 3\sqrt{\frac{\sum_{j=1}^{n}(D_{szj} - \overline{D_{sz}})^2}{n-1}}$$

重复上述操作对其余三条体对角线进行测试，计算结果应符合要求。

（2）主从操作姿态准确度和主从操作姿态重复性

　　根据主端设备和从端设备的有效工作空间，选取具有四条体对角线的六面体作为测试工作空间，取测试工作空间的 8 个定点位置进行测试。在主从控制下，将主端设备参考点移动到测试工作空间的任一定点（如点 A）处，并保持某一姿态，通过测量仪器分别测得主端设备参考系坐标在主端设备基准坐标系下的姿态 O_m，以及末端执行器参考坐标系在从端设备基准坐标系下的姿态 O_s，将主端设备参考坐标系按指定顺序依次移动到其余 7 个顶点处，并分别选取不同姿态进行测量，重复上述操作，共循环 10 次。

　　主从操作姿态准确度 AP_a、AP_b、AP_c 按以下公式计算：

$$AP_a = \overline{a_s} - \overline{a_m}$$
$$AP_b = \overline{b_s} - \overline{b_m}$$
$$AP_c = \overline{c_s} - \overline{c_m}$$

　　其中，公式中相关的参数按照下列公式计算：

$$\overline{a_m} = \frac{1}{n}\sum_{i=1}^{n} a_{mi} \quad \overline{b_m} = \frac{1}{n}\sum_{i=1}^{n} b_{mi} \quad \overline{c_m} = \frac{1}{n}\sum_{i=1}^{n} c_{mi}$$

$$\overline{a_s} = \frac{1}{n}\sum_{j=1}^{n} a_{sj} \quad \overline{b_s} = \frac{1}{n}\sum_{j=1}^{n} b_{sj} \quad \overline{c_s} = \frac{1}{n}\sum_{j=1}^{n} c_{sj}$$

式中　a_m、b_m、c_m——主端设备参考坐标系的姿态 O_m 的欧拉角描述；

　　　　a_s、b_s、c_s——末端执行器参考坐标系的姿态 O_s 的欧拉角描述；

　　　　　　　　i——主端设备参考坐标系的第 i 次运动；

　　　　　　　　j——末端执行器参考坐标系的第 j 次运动；

　　　a_{mi}、b_{mi}、c_{mi}——第 i 次主端设备参考坐标系的姿态；

　　　a_{sj}、b_{sj}、c_{sj}——第 j 次末端执行器参考坐标系的姿态。

　　主从操作姿态重复性 RP_a、RP_b、RP_c 按下列公式计算：

$$RP_a = \pm 3S_a = \pm 3\sqrt{\frac{\sum_{i=1}^{n}(a_{sj} - \overline{a_s})^2}{n-1}}$$

$$RP_b = \pm 3S_b = \pm 3\sqrt{\frac{\sum_{i=1}^{n}(b_{sj} - \overline{b_s})^2}{n-1}}$$

$$RP_c = \pm 3S_c = \pm 3\sqrt{\frac{\sum_{i=1}^{n}(c_{sj} - \overline{c_s})^2}{n-1}}$$

式中　S_a、S_b、S_c——末端执行器参考坐标系 n 次循环运动的姿态 a、b、c 的标准差，计算结果应符合要求。

　　3. 最大空间及有效工作空间

　　（1）最大空间

　　以手术机器人机座坐标系为测量坐标系，按图 9.2.11（a）所示，选取末端执行器参考点为测量点，运行手术机器人，直至测量机械臂所有关节伸展到最大运动范围，用三维测量仪分别测量 X、Y、Z 轴正负方向的最远点坐标值，各点测量 5 次，并对各机械臂重复以上测试步骤。

如图 9.2.11(b) 所示，取 5 次测试数据中最大值为测试结果，进行数据处理，在测试坐标系中绘制出机械臂所有测量点所形成的最大空间即为该机械臂最大空间的测量结果，其结果应符合要求。

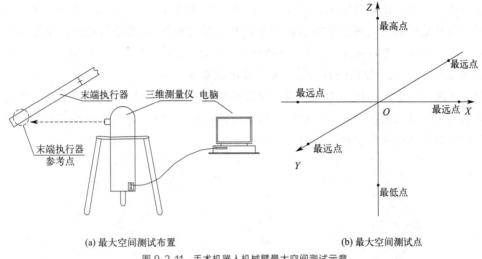

(a) 最大空间测试布置   (b) 最大空间测试点

图 9.2.11 手术机器人机械臂最大空间测试示意

（2）有效工作空间

通过检查制造商的随机文件确认符合性。

4. 机械臂有效操作力及末端夹持力

（1）机械臂有效操作力

机械臂有效操作力测试方法：以手术机器人机座坐标系为测量坐标系，固定拉力检测装置，连接末端执行器参考点和拉力检测装置，运行手术机器人，在末端执行器参考点分别沿 X、Y、Z 轴的 6 个方向施加制造商规定的机械臂有效操作力，对所有机械臂重复以上测试步骤。

要求在测试过程当中，不能有明显的裂缝或断裂，测试完成后，机械臂能够正常工作。

（2）末端夹持力

① 平移夹持力

手术机器人安装持针钳手术器械，在持针钳头部前端 1/3 处夹持一根符合 YY 0167—2020《非吸收性外科缝线》规定的 7 号缝合线，运行手术机器人，且持针钳完全闭合。

要求对缝合线施加方向与持针钳钳杆主轴平行的制造商规定的平移夹持力，缝合线不得滑脱。

② 转动力矩

手术机器人安装持针钳手术器械，在持针钳头部前端 1/3 处夹持一根符合 YY/T 0043—2016《医用缝合针》规定的缝合直形圆针的中点，运行手术机器人，且缝合直形圆针垂直于钳头方向，持针钳完全闭合，对缝合直形圆针施加平行于钳头方向的制造商规定的力矩。需要注意的是，试验时应根据手术机器人的手术适应证选取相应规格的缝合针。测试过程中缝合针不得变形移位。

5. 主从控制延迟时间

将直线运动发生装置上的运动部件通过刚性连杆连接到主端设备操作手柄，使其可以控制主端设备参考点沿被测方向运动，在主从控制映射比例 1∶1 的条件下，控制运动发生装置使主端设备参考点按以下要求运动：主端设备参考点在 200ms 内从静止加速到 80％额定速度（或在标准中给定的速度），并在 80％额定速度下匀速运动指定距离后，在 200ms 内减速到静止状态，通过两个位移传感器同时测量主端设备参考点和末端执行器参考点在上述过程中位移随时间的变化，根据主从设备末端位置变化曲线图，取主端设备参考点和末端执行器参考点的开始运动的时间差作为启动延时，在主端设备 80％运动行程内，取主端设备参考点和末端执行器参考点在运动相同位移时的时间差的最大值作为跟随延时，对 3 个相互垂直的运动方向（X,Y,Z）分别进行测试，并重复测试 3 次。

取 3 次测试结果平均值作为各方向上的启动延时和跟随延时，取 X、Y、Z 3 个运动方向中的启动延时最大值作为主从控制启动延迟时间，取 X、Y、Z 3 个运动方向中的跟随延时最大值作为主从控制跟随延迟时间，如图 9.2.12 和图 9.2.13 所示。

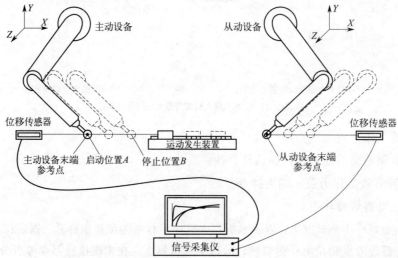

图 9.2.12　主从控制延时测试示意图

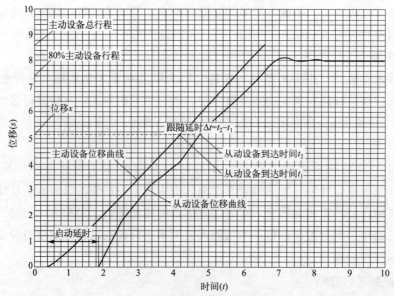

图 9.2.13　主从控制延迟时间位移曲线图

6. 导航引导手术机器人定位精度

（1）导航引导手术机器人设备位置准确度

按照说明书的要求连接并启动手术机器人，将标定手指按要求安装在末端执行器上，控制手术机器人运动使标定手指测量点放置在有效工作间中任意位置，在手术机器人有效工作空间内选定尽量大的立方体上的 8 个定点 A、B、C、D、E、F、G、H 的中间点 J，从 A 点出发在手术机器人控制软件上输入机座坐标增量，控制手术机器人运动使用标定手指测量点分别运动到 B 点～J 点，每次运动完成，用三维测量仪测量标定手指测量点坐标值。

计算点 A 与其他各点的距离 X_A，其结果应该符合制造商在随机文件中的规定。

（2）导航引导手术机器人设备位置重复性

按照说明书的要求连接并启动手术机器人，将标定手指按要求安装在末端执行器上，控制手术机器人运动使标定手指测量点放置在有效工作空间的任意位置 A，用三维测量仪测量当前标定手指测量点的位置坐标 $A_0(X_{A0}, Y_{A0}, Z_{A0})$，控制手术机器人运动使标定手指测量点放置在有效工作空间的任意不同位置 B，软件记录手术机器人当前位姿，用三维测量仪测量当前标定手指测量点的位置坐标 $B_0(X_{B0}, Y_{B0}, Z_{B0})$，控制手术机器人运动使标定手指测量点运动到 A 位置，同样方法再次记录位置坐标 $A_1(X_{A1}, Y_{A1}, Z_{A1})$，控制手术机器人运动使标定手指测量点运动到 B 位置，同样方法再次记录位置坐标 $B_1(X_{B1}, Y_{B1}, Z_{B1})$，重复以上步骤，获得位置坐标 $A_i(X_{Ai}, Y_{Ai}, Z_{Ai})$ 和 $B_i(X_{Bi}, Y_{Bi}, Z_{Bi})$，$i=1$、2、3、4、5。

$$AOA_i = \sqrt{(X_{AO}-X_{Ai})^2 + (Y_{AO}-Y_{Ai})^2 - (Z_{AO}-Z_{Ai})^2}$$
$$BOB_i = \sqrt{(X_{BO}-X_{Bi})^2 + (Y_{BO}-Y_{Bi})^2 - (Z_{BO}-Z_{Bi})^2} \qquad (i=1、2、3、4、5)$$

空间距离 AOA_i 和 BOB_i 即为手术机器人的位置重复性，其结果应该符合制造商在随机文件中的规定。

（3）导航引导手术机器人设备系统精度

将标定手指安装在手术机器人导向装置上，将系统精度检测工装放置在有效工作空间内任意位置，测量工装中测试点 A、B 球心的空间位置，记为 $X_A(x_A, y_A, z_A)$、$X_B(x_B, y_B, z_B)$，按照使用说明书的要求，进行空间标定注册，以测试点 A、B 为手术路径的入点和出点进行手术规划，控制手术机器人运动至规划路径位置，安装标定手指，测量标定手指两个测试点的空间位置 $P_1(x_1, y_1, z_1)$、$P_2(x_2, y_2, z_2)$，拟合空间直线 P_1P_2。所有测试点可以通过一次扫描、注册、手术规划完成。

按照以下公式计算测试点 A、B 到直线 P_1P_2 的距离 L_A、L_B，即为手术机器人在 A、B 处的系统精度：

$$L_i = \sqrt{[(x_1-x_i)+(x_2-x_1)t]^2 + [(y_1-y_i)+(y_2-y_1)t]^2 - [(z_1-z_i)+(z_2-z_1)t]^2}$$
$$t = \frac{(x_1-x_i)(x_2-x_1)+(y_1-y_i)(y_2-y_1)+(z_1-z_i)(z_2-z_1)}{(x_2-x_1)^2+(y_2-y_1)^2+(z_2-z_1)^2}$$

式中，i 为 A 或 B。

以同样方式计算出手术机器人在 C、D 和 E、F 处的系统精度。所有系统精度结果均应符合制造商在随机文件中的规定。

（三）性能检测

1. 主从控制手术机器人

（1）机械臂 1～7 号轴摩擦力

将 4 条机械臂放置在指定位置，安装测试用器械，启动自动测试程序，待程序结束后，查看每条轴的摩擦力，是否在制造商的规定要求之内。检测软件界面如图 9.2.14 所示，各个轴的所在位置如 9.2.15 所示。

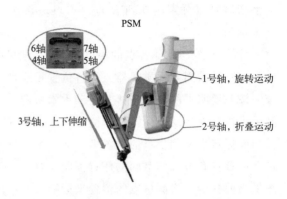

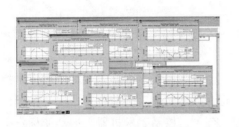

图 9.2.14　检测软件界面

图 9.2.15　机械臂轴分布

（2）机械臂 3 至 7 号轴钢丝张力

利用横向拨力计，分别对 3～7 号轴的驱动钢丝进行张力测试，记录张力值，若不在制造商要求的范围内，则对其进行张力调整，图 9.2.16 为张力测试方法示意图。

（3）全幅运动测试

加载自动程序，让机械臂与镜头臂在空间以正弦曲线轨迹进行全幅运动测试（Sine Cycle）15 分钟，确保运动轴电机、传感器等参数均在允许范围内，检测界面如图 9.2.17 所示。

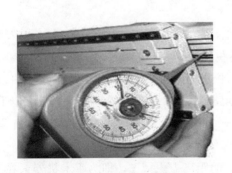

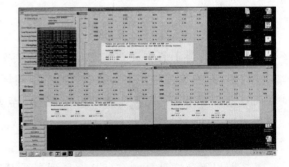

图 9.2.16　张力测试方法示意图

图 9.2.17　全幅运动测试界面

（4）支撑连接臂配重平衡

使用推拉力计，对支撑连接臂在刹车释放状态下的上下运动阻力进行测试，如图 9.2.18 所示。

（5）支撑连接臂制动

使用推拉力计，对支撑连接臂在刹车未释放状态下，对三个空间位置分别进行运动制动测试，分别为：底部向上，顶部向上，顶部向下。

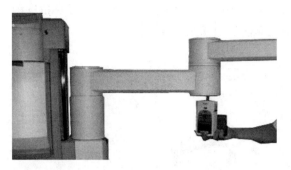

图 9.2.18　支撑连接臂配重平衡测试

（6）电池容量

用电脑读取电池信息，进行校准后，查看电池容量，若低于 80% 则建议更换，以保证手术安全。

2. 导航引导手术机器人

（1）钢丝拉力测试

通过电脑连接手术机器人，打开制造商专用软件（图 9.2.19），读取设备信息并校对，确认无误后，启动程序，机器人将自动执行操作，并给出测试结果，并根据测试结果对钢丝拉力进行调整。

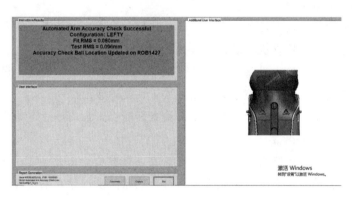

图 9.2.19　钢丝拉力测试软件界面

（2）马达性能检测

执行该检测程序，机械臂自动运行，等待并记录测试结果。

（3）重力检测

执行该检测程序，机械臂自动运行，等待并记录测试结果。

（4）精度校准

安装校准棒，一端放在可拉伸的支臂上，另一端连接末端执行器 A 球，执行校准程序，机械臂自动运行采集 63 个随机点位，然后再分别切换到 B 球和 C 球，各采集 63 个点位，完成后计算校准结果完成校准。机械臂左右两侧都须完成该校准步骤。测试界面如图 9.2.20 所示。

（5）精度验证

安装校准棒，一端放在可拉伸的支臂上，另一端连接末端执行器 A 球，执行精度测试程序，机械臂自动运行并采集 30 个点位的数据，计算并记录精度测试结果，精度测试结果应不大于 0.14mm。测试界面如图 9.2.21 所示。

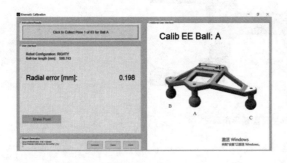

图 9.2.20　导航精度校准软件界面

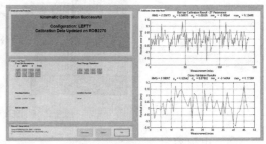

图 9.2.21　导航精度验证软件界面

（6）电池检测

机械臂摆放在模拟手术的位置，拔掉电源线，记录电池耗尽自动关机的时间，不间断电源（UPS）独立供电应不低于 120 秒。

（四）功能检查

1. 主从控制手术机器人

（1）电源开关功能：按下任意一个设备电源开关，检查机器能否正常开机；设备在待机状态时，按下电源开关，检查机器能否正常关机断电。

（2）设备自检功能：检查设备开机后能否正常自检；若自检不通过，设备会报警并跳出错误提示；错误修复后，设备自检通过，能进入正常使用界面。

（3）床旁器械车检查：驱动床旁器械车，检查其能否正常前进后退，检查机械臂是否活动正常，指示灯是否显示正常。

（4）视频影像车检查：操作摄像头调焦、缩放，查看功能是否正常，查看屏幕是否有坏点、显示不全或色彩偏差；光源显示光强是否符合临床需求；导光束用肉眼判断内部是否有黑点，若黑点大于 20%，建议更换；内窥镜传输率检查，观察延时是否在可接受范围内；触摸屏检查。

（5）医生操作台检查：检查触摸屏触点是否准确，反馈是否灵敏；操作控制器，有无卡顿，阻尼感是否正常；查看 3D 影像是否显示完整，有无重影或偏色；激活脚控，是否每个按键都可使用；与影像车的对讲系统进行测试，有无延迟卡顿。

2. 导航引导手术机器人

（1）电源开关功能：按下电源开关键，检查设备能否正常启动；在待机界面时，按下开关键，检查设备能否正常关机。

（2）设备自检功能：检查开机能否自动自检，以及能否对有效故障内容进行提前预警，并在故障恢复和解除后完成自检、进入待机可操作状态。

（3）软件功能：自检完成后，检查各个软件功能是否正常运行。

（4）机械臂功能：控制机械臂，检查关节活动是否正常，机械臂自锁是否正常，有无异响等。

（5）预碰撞功能：启动手术导航设备，使末端执行器或末端立体定向装置到达有效工作空间的某一位置，以设备基座坐标系为测量坐标系，给机械臂施加多个方向的力，检查机器是否有碰撞提示。

（6）参考器件偏移提示功能：机械臂按手术规划执行手术工作流程，在跟踪装置的视野范围内移动患者参考器件，检查设备是否有偏移提醒功能。

（7）跟踪装置信号缺失提示功能：在正常工作流程中，在跟踪视野路径上放置遮挡板或者参考器件放置在超出跟踪装置定位的范围，检查设备是否有提醒功能。

六、手术机器人使用质量检测记录与处理

1. 检测结果记录

手术机器人测结果记录到原始记录表中，记录表的参考格式见表 9.2.9 和表 9.2.10，并建立电子档案。记录保存期限不得少于设备停止使用后 5 年。

2. 检测合格的评定

电气安全检测应符合 GB 4793.1—2007《测量、控制和实验室用电气设备的安全要求 第 1 部分：通用要求》和 GB 4793.4—2019《测量、控制和实验室用电气设备的安全要求 第 4 部分：用于处理医用材料的灭菌器和清洗消毒器的特殊要求》规定的要求。性能检测应符合制造商规定的要求。功能检测结果评定应符手术机器人制造商的规定。根据所有检测内容的结果评定最终检测结果，给出检测结果合格与不合格的结论。

3. 检测评定结果的处理

对于检测结果合格的设备应张贴合格标签，合格标签上标明检测时间、有效期或下次检测时间（检测周期 1 年）、检测人等。

对检测结果不合格的设备，不能继续使用，可以调试或维修后再次进行检测。检测合格后方可重新使用。再次检测仍达不到合格要求者，必要时可考虑申请报废处理。

主从手术机器人使用质量检测原始记录表可参考表 9.2.9。

表 9.2.9　主从手术机器人使用质量检测原始记录表

_____医院主从手术机器人使用质量检测原始记录表（参考模板）			
被测设备型号		被测设备编号	
生产厂商		使用科室	
生产日期		启用日期	
软件版本号		被测设备序列号	
检测设备		检测设备编号	
生产厂商		使用部门	
计量校准有效期		校准证书编号	
首次使用前检测			
检测项目	数值	结果	参考值
位姿准确度	位置准确度： 姿态准确度：	□符合　□不符合	符合制造商规定

续表

位姿重复性	位置重复性：	□符合 □不符合	符合制造商规定
	姿态重复性：		
主从操作准确度	距离准确度：	□符合 □不符合	符合制造商规定
	姿态准确度：		
主从操作重复性	距离重复性：	□符合 □不符合	符合制造商规定
	姿态重复性：		
空间	最大空间：	□符合 □不符合	符合制造商规定
	有效空间：		
机械负载承载力	有效操作力：	□符合 □不符合	符合制造商规定
	末端夹持力：		
主从控制延时时间		□符合 □不符合	符合制造商规定

性能检测

检测项目	数值	结果	参考值
机械臂 1～7 号轴摩擦力检查	1 号轴：	□符合 □不符合	1 号轴平均值≥2.4N·m；2 号轴平均值≥1.9N·m；3 号轴 1.2～5.5N·m；4～7 号轴 0.013～0.03N·m
	2 号轴：		
	3 号轴：		
	4 号轴：		
	5 号轴：		
	6 号轴：		
	7 号轴：		
机械臂3～7 号轴钢丝张力检查	3 号轴：	□符合 □不符合	3 号轴张力范围 120～190g，4～7 号轴张力范围 19～23g
	4 号轴：		
	5 号轴：		
	6 号轴：		
	7 号轴：		
全幅运动测试		□符合 □不符合	符合制造商要求
支撑连接臂配重平衡测试		□符合 □不符合	阻力小于 10^7N
支撑连接臂制动测试		□符合 □不符合	底部向上和顶部向上阻力范围 44～222N，顶部向下阻力范围 80～222N
电池容量		□符合 □不符合	电池容量大于 80%

功能检查

电源开关		□符合 □不符合	
自检功能		□符合 □不符合	
床旁器械车检查		□符合 □不符合	
视频影像车检查		□符合 □不符合	
医生操作台检查		□符合 □不符合	
检测结论	□合格 □不合格	性能偏离情况记录	

检测工程师签名：_____　　　使用科室签名：_____　　　检测日期：____年____月____日

表 9.2.10 导航引导手术机器人使用质量检测原始记录表

_____医院导航引导手术机器人使用质量检测原始记录表（参考模板）

被测设备型号		被测设备编号	
生产厂商		使用科室	
生产日期		启用日期	
软件版本号		被测设备序列号	
检测设备		检测设备编号	
生产厂商		使用部门	
计量校准有效期		校准证书编号	

首次使用前检测

检测项目	数值	结果	参考值
位姿准确度	位置准确度	□符合 □不符合	符合制造商规定
	姿态准确度		
位姿重复性	位置重复性	□符合 □不符合	符合制造商规定
	姿态重复性		
导航引导设备定位精度	位置准确度	□符合 □不符合	符合制造商规定
	位置重复性		
	系统精度		
空间	最大空间	□符合 □不符合	符合制造商规定
	有效空间		
机械负载承载力	有效操作力	□符合 □不符合	符合制造商规定
	末端夹持力		

性能检测

检测项目	数值	结果	参考值
钢丝拉力		□符合 □不符合	应符合制造商标准
马达性能		□符合 □不符合	应符合制造商标准
重力检测		□符合 □不符合	应符合制造商标准
精度校准		□符合 □不符合	应符合制造商标准
精度验证		□符合 □不符合	≤0.14mm
电池检测		□符合 □不符合	供电时间不低于 120s

功能检查

电源开关	□符合 □不符合	
自检功能	□符合 □不符合	
软件功能	□符合 □不符合	
机械臂功能	□符合 □不符合	
预碰撞功能	□符合 □不符合	
参考器件偏移提示功能	□符合 □不符合	
跟踪装置信号缺失提示功能	□符合 □不符合	
检测结论	□合格 □不合格	性能偏离情况记录

检测工程师签名：_____ 　　使用科室签名：_____ 　　检测日期：___年___月___日

本章编写人员：刘琳，谢松城，汪佶，黄天海，贺光琳，梁家理，童正群，顾继列，李段誉，吕可凡，管青华，刘梓棋，李晓露，朱震平，杨伟见，刘佳琳，戴婷萍，刘宝玉，金利强

■ 参考文献

［1］ Reichert T，Birrenbach D．The integrated operating room system-a pathway to the or 2000 and beyond．［J］．Surgical Technology International，1998，（7）：25.

［2］ Nocco U，Torchio S D．The integrated or efficiency and effectiveness evaluation after two years use，a pilot study［J］．International Journal of Computer Assisted Radiology & Surgery，2011，6（2）：175-186.

［3］ 唐武芳．现代一体化手术室建设发展现状及展望［J］．中国医疗设备，2016，31（3）：87-89.

［4］ Dennler C，Bauer DE，Scheibler AG，et al．Augmented reality in the operating room：a clinical feasibility study［J］．BMC Musculoskelet Disord，2021，22（1）：451.

［5］ Sun X，Okamoto J，Masamune K，et al．Robotic technology in operating rooms：a reviews［J］．Curr Robot Rep，2021，2（3）：333-341.

［6］ Pilich M，Stöhr M，Neumuth T，et al．The intelligent ent operating room of the future［J］．Laryngorhinootologie，2019，98（S1）：S5-S32.

［7］ 肖潇，孟志平，闫佩玉．医用电气设备电磁兼容最新版国际标准解析［J］．医疗装备，2022，35（9）：55-58.

［8］ 饶兰，张培茗，柴岗，等．基于真实世界数据的达芬奇机器人手术系统安全性研究［J］．中国医学物理学杂志，2020，37（3）：326-331.

［9］ Sivanesan E. Bicket MC. Cohen SP. et al. Retrospective analysis of complications associated with dorsal root ganglion stimulation for pain relief in the FDA MAUDE database［J］．Reg Anesth Pain Med，2019，44（1）：100-106.

［10］ Pencina MJ，Rockhold FW，D'Agostino RB，et al．Deriving real-world insights from real-world data：biostatistics to the rescue［J］．Ann Int Med，2018，169（6）：401-402.

［11］ 余冬兰，刘阳萍，李宏行，等．达芬奇 Si 手术机器人系统的质量控制［J］．中国医疗设备，2016，31（1）：128-131，115.

［12］ 赵璇，徐俊杰，边智琦，等．手术机器人结合 5G 在运动医学中的应用研究［J］．中国数字医学，2022，17（6）：20-25，36.

［13］ 高宇，翟吉良，丁大伟，等．人工智能在骨科手术机器人中的应用与展望［J］．中华骨与关节外科杂志，2022，15（2）：155-160.

［14］ 金建，孙正捷，杜堃，等．基于激光跟踪测量的手术机器人位姿重复性评价［J］．中国医疗器械杂志，2022，46（1）：91-95.

［15］ 梁云雷．腔镜微创手术机器人力反馈主操作手设计与主从控制研究［D］．哈尔滨工业大学，2021.

［16］ 郭靖，吴迪，成卓奇，等．机器人辅助手术自主性技术的进展［J］．机器人外科学杂志（中英文），2023，4（4）：281-298.

［17］ 何昊，叶子健，舒畅．血管介入手术机器人系统关键技术及研发现状［J］．中国普通外科杂志，2021，30（12）：1477-1484.

［18］ 颜港．主从式手术机器人关键部件可靠性风险评估体系研究［D］．电子科技大学，2022.

［19］ 于凌涛，于晓砚，汤泽旭，等．手术机器人的运动学标定方法与实验［J］．哈尔滨工程大学学报，2020，41（7）：1080-1086.

［20］ 杨丽晓，侯正松，唐伟，等．近年手术机器人的发展［J］．中国医疗器械杂志，2023，47（1）：1-12.

［21］ 洪伟，金路凯．手术机器人空间定位精度检测技术发展概述［J］．中国医疗器械杂志，2023，47（1）：32-37.

第十章

实验室与体外诊断设备使用质量检测技术

实验室与体外诊断设备是《医疗器械分类目录（2018 版）》[22 临床检验器械]中的一级产品类别。本章分别对生化分析设备、免疫分析设备、血液分析设备、凝血分析设备、尿液分析设备、血气分析设备、微生物鉴定与药敏分析设备、分子生物学分析设备、医用防护设备、样本分离设备、培养与孵育设备共 11 种分析设备和实验室设备的使用质量检测技术进行介绍。每节以一种设备类型为例进行检测方法和要求的介绍。

■ 第一节 生化分析设备使用质量检测技术

一、生化分析设备分类、基本原理与最新技术进展

生化分析设备如生化分析仪（biochemical analyzer）是指通过光电比色原理检测，定量和定性分析血液或者其他体液的某种特定化学成分的体外诊断设备。

（一）生化分析仪分类

按照生化分析仪的自动化程度可分为半自动生化分析仪、全自动生化分析仪及全自动生化流水线。

按照生化分析仪的反应方式可分为液体型生化分析仪和干式生化分析仪。

按照试剂和仪器的配套情况，生化分析仪可分为封闭系统和开放系统。

按照国际测速惯例，生化分析仪还可分为小型仪器、中型仪器及大型仪器。一般小型生化分析仪测试速度小于 400 次/小时，中型生化分析仪测试速度在 400～1200 次/小时，大型生化分析仪测试速度大于 1200 次/小时。

（二）生化分析仪的原理和系统组成

1. 生化分析仪的工作原理

（1）光源

生化分析仪属于光学分析仪器，其工作原理是运用光谱技术中不同原子团吸光度不同而测量的，使用的光源是关键器件。大多数生化分析仪的光源使用卤素钨丝灯，工作波长为 325～800nm。有的生化分析仪使用氙灯，工作波长为 285～750nm。另外，也有生化分析仪开始采用 LED 冷光源作为光源，光路部分是通过透镜等方式，对光路进行聚焦、拦截、平

行等操作，从而得到想要的光源波长。LED光源相对卤钨灯、氙灯，使用寿命更长，但对散热控制、LED灯珠质量要求高，尤其是紫外灯珠。

（2）分光方式

生化分析仪光源发出的复色光需要通过单色器分成单色光，分光方式有光栅和干涉滤光片。光栅分为透射光栅和反射光栅，经光栅分光后的单色光，在中心波长、半波宽等方面的检测准确度在技术上都优于滤光片，检测结果更为准确。

分光方式根据比色池的位置，分为前分光和后分光。如果复色光先经过比色池再经过滤光片或光栅进行分光得到单色光，则称为后分光。如果复色光在经过比色池之前已经被分光系统分离成单色光，则称为前分光。前分光与后分光比较，前分光都存在机械结构，需要靠电机的运动选择不同的波长，后分光则是固定结构，因此光栅后分光的生化分析仪的测试结果更准确，使用寿命更长。

（3）检测方法

生化分析仪的检测方法是将特定波长的单色光透过盛有样品溶液（定量的检测标本与化学试剂混合）的比色池，通过光电转换器（列阵固态光敏二极管）将检测中反应过程、速度或反应结果的透射光转换为电信号，然后送入信号处理系统进行分析。

（4）分析理论

生化分析仪的分析理论主要基于朗伯-比尔定律（Lambert-Beer law），该定律描述了物质对某一波长光吸收的强弱与吸光物质的浓度及其液层厚度间的关系，其数学表达式为：

$$A = \lg \frac{1}{T} = Kbc$$

式中，A 为吸光度；T 为透射比（透光度）；K 为摩尔吸光系数，它与吸光物质的性质及入射光的波长 λ 有关；b 为吸收层厚度；c 为吸光物质的浓度，mol/L。

朗伯-比尔定律的物理意义是当一束平行单色光垂直通过某一均匀非散射的吸光物质时，其吸光度与吸光物质的浓度 c 及吸收层厚度 b 成正相关，而与透光度 T 成反相关。

（5）分析方法

生化分析仪常用的分析方法主要有终点法和速率法两大类，其中终点法又分为一点终点法和两点终点法（一般为双试剂）；速率法又分为速率法 A 和两点速率法（固定时间法）。

终点法是指经过一段时间（一般为几分钟）的反应，反应进行到完全，使全部底物（被测物）转变成产物，反应液的吸光度不再增加（或降低），吸光度与被测物的浓度成正比，称为终点法。计算公式：待测物浓度 $c_U = $（待测吸光度 A_U － 试剂空白吸光度 A_B）$\times K$，K 为校准系数。

速率法是在测定时，连续选取时间-吸光度曲线中的线性期（各两点间吸光度差值相等）的吸光度值，并以此线性期的单位吸光度变化值计算结果。速率法也称为动力学法、连续监测法。计算公式为：$c_U = (A_2 - A_1) \times K$。$A_2 - A_1$ 为测量点吸光度差，K 为校准系数。

2. 生化分析仪结构组成

生化分析仪通常由以下几个部分组成。

（1）反应系统

反应系统在检测中实现和控制化学反应的整个操作过程。反应系统包括试剂系统、样本系统、反应池或反应管路，以及恒温系统等。

试剂系统包括试剂盘、试剂识别系统、试剂加注系统。试剂盘用于试剂储存，并通过试剂识别系统的条码扫描仪自动识别试剂信息，实现试剂位置和试剂信息的一一对应。试剂加注系统通过精准的加注器件（注射泵、加样针、运动机构等）将试剂精确加注到反应池中，与样本混合进行反应，每次加注完成后，加样针在清洗池完成清洗后再进行下一次的加注。

样本系统包括样品器和取样装置，样品器用于存放待测样本、标准品、质控液、空白液和对照液等，与试剂系统类似，实现样本的加注和取样针的清洗。根据不同设备类型，样本系统分为盘式和轨道式两种。取样装置包括稀释器、取样探针和输送样品的管路等。

反应池或反应管路包括反应盘、比色皿等，为样本和试剂混合后的化学反应提供场所和环境。

恒温系统主要为化学反应提供恒定的温度。

（2）光学测定系统

光学测定系统包括光源、单色器（光栅或干涉滤光片）、光路（透镜）、比色杯和光电转换器（列阵固态光敏二极管）等部分。光学测定系统完成采光、比色，再经过光电转换，通过一定的算法，实现对样本中特定物质浓度的计算。

（3）控制和数据处理系统

由计算机和软件组成。功能包括计算机控制生化分析仪的所有机械操作和检测功能；通过键盘与生化分析仪"对话"，发送操作指令；接收从各部件反馈来的信号，对异常情况发出相应的报警信号；检测结果分析、显示、存储、汇总输出或打印检验报告单。常见的生化分析仪功能单元如图10.1.1所示。

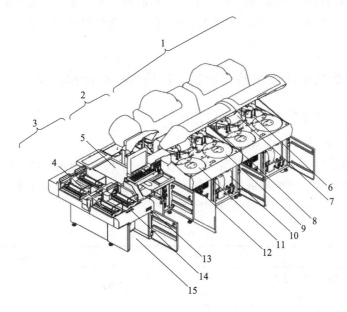

图 10.1.1　生化分析仪功能单元

1—分析仪单元；2—ISE单元；3—样品架进架器装置；4—样品架固定单元；5—样品架缓冲装置；

6—试剂转移装置；7—孵育单元；8—光度测定单元；9—R1冷藏单元；10—箱单元；

11—R2冷藏单元；12—注射器单元；13—开启按钮；14—操作按钮；15—箱单元

（三）生化分析仪的最新技术进展

生化分析仪领域一直在不断发展，尤其是自动化和智能化的发展在生化分析领域起到了重要作用。自动化系统可以实现样品处理、数据采集和报告生成的全自动化流程，通过改进检测技术、优化采样和处理方法，使仪器可以在更短的时间内处理更多样品，并获得更低浓度的检测限。智能化的仪器具备自适应调节参数、故障诊断和优化实验方案等功能，远程监测和网络连接功能可以通过云平台实时监控仪器状态、远程操控和获取数据，提高了工作效率和便利性。现代生化分析仪可以结合色谱和质谱技术，将液相色谱与质谱串联（LC-MS）或气相色谱与质谱串联（GC-MS），实现对复杂样品更全面地分析。

生化分析仪领域另一个方向向着便携式和小型化发展。体积小、重量轻的生化分析仪，适合在野外、应急等环境中进行快速检测和分析，为现场实时监测提供了更加灵活方便的解决方案。

二、生化分析仪质量检测相关标准与要求

（一）相关参考标准

生化分析仪质量检测相关参考标准主要有：WS/T 420—2013《临床实验室对商品定量试剂盒分析性能的验证》，CNAS-GL037：2019《临床化学定量检验程序性能验证指南》，YY/T 0654—2017《全自动生化分析仪》，GB 4793.1—2007《测量、控制和实验室用电气设备的安全要求 第1部分：通用要求》。

（二）使用质量检测要求

生化分析仪的杂散光、吸光度线性范围、吸光度准确性、吸光度稳定性、吸光度重复性、温度准确性与波动性、样品携带污染率、加样准确度与重复性、临床项目的批内精密度等项目要符合 YY/T 0654—2017 的要求，电气安全检测要符合 GB 4793.1—2007 规定的内容。

三、生化分析仪使用质量检测项目、各项性能指标和定义

生化分析仪使用质量检测项目包括性能检测、电气安全检测、功能性检测三大部分。

（一）性能检测项目

生化分析仪性能检测内容包括杂散光吸光度、吸光度线性范围、吸光度准确性、吸光度稳定性、吸光度重复性、温度准确性与波动性、样品携带污染率、加样准确度与重复性、临床项目的批内精密度，具体定义及结果判断要求见表 10.1.1。

表 10.1.1　生化分析仪性能检测项目、定义与要求

检测项目	定义	要求
杂散光吸光度	测定波长以外的，偏离正常光路而到达检测器的光强度	吸光度≥2.3
吸光度线性范围	反映了分析方法可用于准确测量的浓度范围	相对偏倚在±5％范围内最大吸光度≥2
吸光度准确性	是指测量结果与被测物质浓度的真实值之间的一致性	吸光度在 0.5 时允许偏差在±0.025；吸光度在 1 时允许偏差在±0.07
吸光度稳定性	指测量仪器的计量特性随时间不变的能力	≤0.01
吸光度重复性	指在一个实验或测量过程中，相同的条件下，重复实验或测量结果的一致程度	变异系数≤1.5％

检测项目	定义	要求
温度准确性与波动性	指温度系统温度的准确程度及其波动程度	准确性≤±0.3℃
		波动度≤0.2℃
样品携带污染率	由测量系统将一个检测样品反应携带到另一个检测样品反应的分析物不连续的量,由此错误地影响了另一个检测样品的表现量	≤0.5%
加样准确度与重复性	指加样系统加样的准确程度和每次加样的一致性	5μL加样量时准确度≤±5%
		变异系数≤2%
临床项目的批内精密度	相同样本在相同条件下进行多次测量时结果的一致性和准确性	浓度为30~50U/L的丙氨酸转氨酶(ALT)变异系数≤5%
		9~11mmol/L的尿素(urea)变异系数≤2.5%
		50~70mg/L的血清总蛋白(TP)变异系数≤2.5%

（二）电气安全检测内容

生化分析仪属于体外诊断设备，不是与患者直接接触的实验室设备，电气安全检查方面的检测内容可参照 GB 4793.1—2007，具体方法详见本书第三章第一节。

（三）功能性检测内容

生化分析仪功能性检测内容主要包括整机状态、温度控制状态、仪器压力状态等。

四、生化分析仪质量检测所需设备与要求

生化分析仪在质量检测过程中所需的设备、试剂、检测项目及精度要求见表10.1.2。如无表内的标准溶液，其配制方法详见 YY/T 0654—2017。

表 10.1.2　生化分析仪质量检测所需的设备或试剂、检测项目及要求

设备或试剂名称	检测项目	要求
电子温度计(带测温探头)	温度准确性	分辨率不小于0.1℃
电子天平	加样准确度与重复性	0.01mg
亚硝酸钠溶液	杂散光	50g/L
重铬酸钾溶液	吸光度的准确性、稳定性、重复性	吸光度1.0,允许偏差±5%
重铬酸钾溶液	吸光度的准确性、稳定性、重复性	吸光度0.5,允许偏差±5%
硫酸铜标准溶液	吸光度的准确性、稳定性、重复性	吸光度0.5,允许偏差±5%
橙黄G溶液	吸光度的准确性、稳定性、重复性	吸光度1.0,允许偏差±5%
橙黄G溶液	吸光度的准确性、稳定性、重复性	吸光度0.5,允许偏差±5%
橙黄G标准溶液	吸光度线性、样品携带污染率	吸光度应比分析仪规定的吸光度的上限高5%左右
硫酸稀释液	吸光度线性	0.05mol/L
重铬酸钾标准溶液	吸光度线性	吸光度应比分析仪规定的吸光度的上限高5%左右
人源血清	样品携带污染率	/

续表

设备或试剂名称	检测项目	要求
橙黄 G 溶液	样品携带污染率	不小于 1000A
ALT 质控品	临床项目的批内精密度	浓度 30～50U/L
urea 质控品	临床项目的批内精密度	浓度 7～11mmol/L
TP 质控品	临床项目的批内精密度	浓度 50～70g/L

需要注意的是，相关检测项目需通过设备自带的维护软件进行检测，需要厂家开通软件密码和授权使用。

五、生化分析仪质量检测操作步骤与作业指导

（一）检测前准备

1. 环境准备

（1）电源交流电压：电压要求在 220～240V，电压波动范围：±10%；线频波动范围：±1Hz。

（2）环境：温度要求在 15～30℃之间，湿度要求在 35%～85%之间（或参照使用说明书）。

（3）零地电压：三芯电源线插座的零地电压，要求<5V。

（4）去离子水：电阻值要求>1MΩ。

2. 外观检查

（1）查看仪器出厂标签、UDI 标签是否完整，记录设备名称、生产厂商、规格型号、出厂日期、出厂序列号，以及使用科室、资产编号、启用日期等基本信息。

（2）检查设备外观是否干净整洁，有无污迹。

（3）检查仪器及其余组件有无损坏，各组件、条码枪等是否处于完好状态。

（4）检查电源接口、插头是否连接牢靠，电源线绝缘层是否损坏或有磨损迹象。

3. 开机检查

（1）检查开机后电源指示是否正常。

（2）检查是否通过自检（如有自检功能），是否出现故障代码、报警信息（声光报警）等。

（3）检查各个控制开关是否正常，各种按键或调节旋钮能否正常对设备相关参数进行设置。

（4）检查显示屏显示亮度是否能保证屏幕显示内容清晰可辨，显示时钟（时间和日期）是否正确。

（二）性能检测操作步骤与作业指导

生化分析仪配套软件通常有仪器质量检测对应维护软件模块，检测前通过密码进入维护软件模块，进行参数设置、质量检测、结果计算及判断。本节以某品牌生化分析仪为例介绍具体性能检测操作步骤，作为作业指导。不同品牌生化分析仪可以参照产品使用说明书的质量检测要求进行。

1. 杂散光吸光度的检测

进入维护软件界面，选择"应用"→"诊断"→"基础性能测试"→"光度计测试"→

"杂散光"（图 10.1.2），按厂家说明书要求设置杂散光吸光度检测参数，如加样方式、试剂位置、试剂量、读数周期及重复测量次数（表 10.1.3）。杂散光仪器参数设置界面如图 10.1.3 所示。将 50g/L 亚硝酸钠溶液放在试剂盘设置好的指定试剂位上，以去离子水作参比，在 340nm 波长处连续测量 5 次，计算 50g/L 亚硝酸钠标准溶液吸光度平均值，应符合表 10.1.1 的要求。

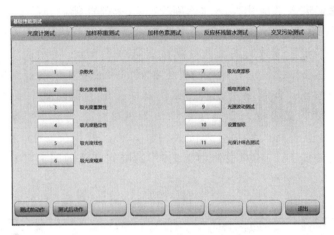

图 10.1.2 生化分析仪性能检测项目测试界面

表 10.1.3 杂散光测试检测参数设置要求

设置项	设置内容	设置项	设置内容
加样方式	自动加样	反应盘	内外盘
内试剂位	1	外试剂位	31
内试剂量	200	外试剂量	200
读数周期	10	重复次数	5

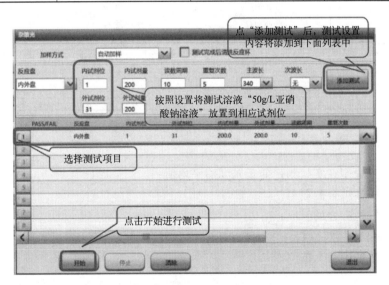

图 10.1.3 杂散光仪器参数设置界面

2. 吸光度线性范围的检测

（1）试剂准备：用 0.05mol/L 硫酸溶液与重铬酸钾标准溶液（吸光度应比分析仪规定

的吸光度的上限高 5% 左右）按照浓度 0/10、1/10、2/10、3/10、4/10、5/10、6/10、7/10、8/10、9/10、10/10 的比例稀释成 11 个浓度梯度的溶液，并做好标记。用去离子水液与橙黄 G 标准溶液（吸光度应比分析仪规定的吸光度的上限高 5% 左右）按照浓度 0/10、1/10、2/10、3/10、4/10、5/10、6/10、7/10、8/10、9/10、10/10 的比例稀释成 11 个浓度梯度的溶液，并做好标记。

（2）检测步骤：进入"应用"→"诊断"→"基础性能测试"→"光度计测试"→"吸光度线性"（图 10.1.2），按厂家说明书要求设置吸光度线性范围检测参数，如加样方式、试剂位置、试剂量、读数周期及重复测量次数（表 10.1.4 和表 10.1.5）、吸光度线性范围参数设置（图 10.1.4）。分别将两种配制好的溶液放在试剂盘设置好的指定试剂位上，以去离子水作参比，连续测量 5 次，在仪器中读取测量结果取平均值作为每种溶液吸光度，以相对浓度为横坐标，吸光度平均值为纵坐标，用最小二乘法对 0/10、1/10、2/10 及 3/10 这 4 个点进行线性拟合，按式(10.1.1)、式(10.1.2) 和式(10.1.3) 计算后 5~11 点的相对偏倚 D_i。相对偏倚小于 ±5% 的吸光度范围即为吸光度线性范围，应符合表 10.1.1 的要求。

表 10.1.4　重铬酸钾标准溶液吸光度线性范围参数设置要求

设置项	设置内容	设置项	设置内容
加样方式	自动加样	反应盘	内外盘
内试剂位	12~22	外试剂位	42~52
内试剂量	90	外试剂量	90
读数周期	10	重复次数	5
主波长	340	次波长	无

表 10.1.5　橙黄 G 标准溶液吸光度线性范围参数设置要求

设置项	设置内容	设置项	设置内容
加样方式	自动加样	反应盘	内外盘
内试剂位	1~11	外试剂位	31~41
内试剂量	90	外试剂量	90
读数周期	10	重复次数	5
主波长	450	次波长	无

$$D_i = \frac{A_i - (a + b \times c_i)}{a + b \times c_i} \times 100\% \tag{10.1.1}$$

式中　A_i——某浓度点实际测定的吸光度的平均值；

　　　a——线性拟合的截距；

　　　b——线性拟合的斜率；

　　　c_i——相对浓度；

　　　i——浓度序号，范围 5~11。

$$b = \frac{n\sum_{i=1}^{n} A_i c_i - \sum_{i=1}^{n} A_i \sum_{i=1}^{n} c_i}{n\sum_{i=1}^{n} c_i^2 - (\sum_{i=1}^{n} c_i)^2} \tag{10.1.2}$$

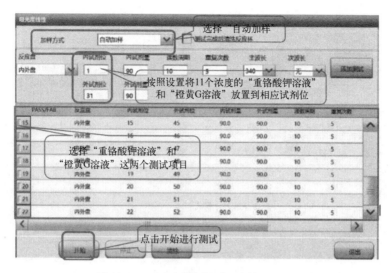

图 10.1.4 吸光度线性范围仪器参数设置界面

$$a = \frac{\sum\limits_{i=1}^{n} A_i}{n} - b \times \frac{\sum\limits_{i=1}^{n} c_i}{n} \qquad (10.1.3)$$

式中 A_i——某浓度点实际测定的吸光度的平均值;

$\quad$ c_i——相对浓度;

$\quad$ n——相对浓度个数;

$\quad$ i——浓度序号,范围 $1\sim4$。

3. 吸光度准确性的检测

进入"应用"→"诊断"→"基础性能测试"→"光度计测试"→"吸光度准确性"(图 10.1.2),按厂家说明书要求设置吸光度准确性检测参数,如加样方式、试剂位置、试剂量、读数周期及重复测量次数(表 10.1.6 和表 10.1.7),吸光度准确性参数设置界面如图 10.1.5 所示。分别将吸光度为 0.5 和 1.0 的重铬酸钾溶液放在试剂盘设置好的指定试剂位上,以去离子水作参比,连续测量 3 次,两种溶液测量结果与标准值之差,应符合表 10.1.1 的要求。

表 10.1.6 吸光度为 0.5 的重铬酸钾溶液吸光度准确性参数设置要求

设置项	设置内容	设置项	设置内容
加样方式	自动加样	反应盘	内外盘
内试剂位	1	外试剂位	31
内试剂量	200	外试剂量	200
读数周期	10	重复次数	3
主波长	340	次波长	无

表 10.1.7 吸光度为 1.0 的重铬酸钾溶液吸光度准确性参数设置要求

设置项	设置内容	设置项	设置内容
加样方式	自动加样	反应盘	内外盘
内试剂位	2	外试剂位	32
内试剂量	200	外试剂量	200
读数周期	10	重复次数	3
主波长	340	次波长	无

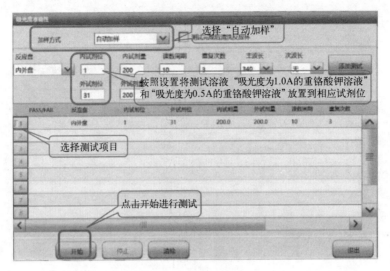

图 10.1.5　吸光度准确性界面设置

4．吸光度稳定性的检测

进入"应用"→"诊断"→"基础性能测试"→"光度计测试"→"吸光度稳定性"。按厂家说明书要求设置吸光度稳定性检测参数，如加样方式、试剂位置、试剂量、读数周期及重复测量次数（表 10.1.8 和表 10.1.9），吸光度稳定性参数设置界面如图 10.1.6 所示。分别将吸光度为 0.5 的橙黄 G 标准溶液和吸光度为 0.5 的硫酸铜溶液放在试剂盘设置好的指定试剂位上，以去离子水作参比，每隔 30 s 测一次，共测 20 次，分别计算两种溶液测量得到的吸光度最大值与最小值之差，应符合表 10.1.1 的要求。

表 10.1.8　吸光度为 0.5 的橙黄 G 标准溶液吸光度稳定性仪器参数设置要求

设置项	设置内容	设置项	设置内容
加样方式	自动加样	反应盘	内外盘
内试剂位	1	外试剂位	31
内试剂量	90	外试剂量	90
读数周期	45	重复次数	20
主波长	340	次波长	无

表 10.1.9　吸光度为 0.5 的硫酸铜溶液吸光度稳定性仪器参数设置要求

设置项	设置内容	设置项	设置内容
加样方式	自动加样	反应盘	内外盘
内试剂位	2	外试剂位	32
内试剂量	90	外试剂量	90
读数周期	45	重复次数	20
主波长	660	次波长	无

5．吸光度重复性的检测

进入"应用"→"诊断"→"基础性能测试"→"光度计测试"→"吸光度重复性"

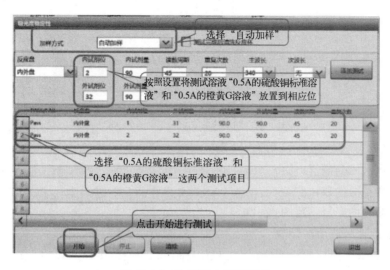

图 10.1.6 吸光度稳定性界面设置

（图 10.1.2），按厂家说明书要求设置吸光度重复性检测参数，如加样方式、试剂位置、试剂量、读数周期及重复测量次数（表 10.1.10），吸光度重复性参数设置界面如图 10.1.7 所示。将吸光度为 1.0 的橙黄 G 标准溶液放在试剂盘设置好的指定试剂位上，以去离子水作参比，按仪器最长反应时间和最小标称测量体积连续测量 20 次其吸光度，按式(10.1.4) 计算变异系数 CV，应符合表 10.1.10 的要求。

表 10.1.10 吸光度为 1.0 的橙黄 G 标准溶液吸光度重复性参数设置要求

设置项	设置内容	设置项	设置内容
加样方式	自动加样	反应盘	内外盘
内试剂位	1	外试剂位	31
内试剂量	80	外试剂量	80
读数周期	10	重复次数	20
主波长	340	次波长	无

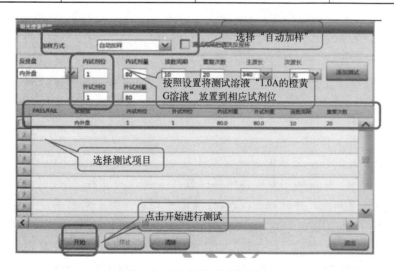

图 10.1.7 吸光度重复性参数设置界面

变异系数 CV 计算公式：

$$CV = \frac{S}{X} \times 100\%$$ (10.1.4)

$$S = \sqrt{\frac{\sum\limits_{i=1}^{n}(X_i - X)^2}{n-1}}$$

式中　X——1～20 次的算术平均值；

　　　X_i——每次的测量值；

　　　n——测量的次数；

　　　i——测定的序号，范围 1～20。

6. 温度准确性和波动性检测

确保反应盘加热器已打开 30min 以上且反应盘已打开 90min 以上。进入"应用"→"维护"→"整机调试"→"热工单元"→"反应盘温度测试"界面（图 10.1.8），在第 1 试剂盘外圈 1 号位置放置装有去离子水的试剂瓶，运行程序直到第 6 步。将经过标定的精度不低于 0.1℃的温度检测仪探头放置于第 1 试剂针的加样位置且待温度显示稳定后，每隔 30s 测定一次温度，总测量时间不小于 10min。计算所有温度值的平均值以及最大值与最小值之差。平均值与设定温度值之差为温度准确度，最大值与最小值之差的一半为温度波动，应符合表 10.1.1 的要求。

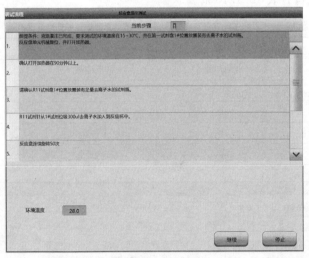

图 10.1.8　反应盘温度测试界面

7. 样品携带污染率的检测

用人源血清溶解橙黄 G 溶液配制成吸光度为 200 的橙黄 G 原液，再用去离子水稀释 200 倍形成稀释液，按照厂家说明书要求将稀释液放在 1 号试剂位上，在 340nm 波长下重复 20 次测定此稀释液的吸光度，并计算 20 次吸光度的平均值，将平均值乘以稀释倍数 200 得到原液的理论吸光度 $A_原$。进入"应用"→"诊断"→"基础性能测试"→"交叉污染测试"→"交叉污染自动测试"界面（图 10.1.2），按厂家说明书要求设置样品携带污染率检测参数（图 10.1.9），如位置、试剂及试剂量（表 10.1.11）。以去离子水为试剂，原液和去离子水为样本，按照原液、原液、原液、去离子水、去离子水、去离子水的顺序将样本分为 5 组并进行测量。分别记录每组样本第四个样本 A_4 和第六个样本 A_6 的吸光度,按式(10.1.5)计算携带污染率,取其中最大的值作为结果,应符合表 10.1.1 的要求。

表 10.1.11 携带污染率样本位置参数设置要求

位置	名称	用量(mL)
R1 试剂内盘 1 号	去离子水	20
R1 试剂外盘 31 号	去离子水	20
R1 试剂内盘 2 号	橙黄 G 的稀释液	5
R1 试剂外盘 32 号	橙黄 G 的稀释液	5
样本 95 号	橙黄 G 原液	1
样本 96 号	去离子水	3
样本强化清洗位	强化清洗剂	5

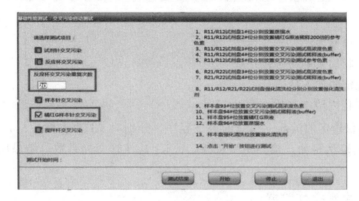

图 10.1.9 携带污染率测试参数设置界面

污染率 K 计算公式:

$$K = \frac{A_4 - A_6}{A_原 \times \dfrac{V_s}{V_s + V_r} - A_6}$$ (10.1.5)

式中 V_s——样本的加入体积;
  V_r——试剂的加入体积。

8. 加样误差与重复性的检测

确保生化分析仪、除气去离子水等置于恒温、恒湿的实验室内平衡数小时且 0.01mg 的电子天平已调零,进入"应用"→"诊断"→"基础性能测试"→"加样称重测试"→"样本针加样测试"界面(图 10.1.10),准备适量的 2mL 子弹头,并在子弹头内加入 $200\mu L$ 去离子水,然后将子弹头在天平上称重,记录子弹头未加入样本时的重量(放置过程中不可用手直接拿取,需用干净的镊子拿取),按照仪器说明书要求,将子弹头放在操作软件设置的样本位置上,在"样本针加样测试"界面设置需要测量的吸样量和排样量后,点击"开始",加样完成后,将排入样本的子弹头盖上盖子,再使用天平进行称重后,记录加入样本后的子弹头重量。用加入样本的子弹头重量减去未加入样本的子弹头重量,即为实际的加样量,重复测量 20 次,将每次的实际加样量按式(10.1.6)计算重复性及加样误差,结果应符合表 10.1.1 要求。

加样量重复性计算:

$$B_i = \frac{X_i - T}{T} \times 100\%$$ (10.1.6)

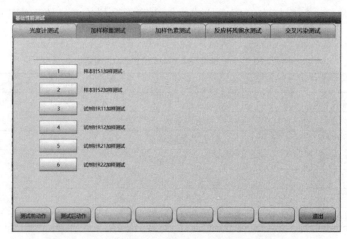

图 10.1.10　加样准确度与重复性称重法测试界面

式中　B_i——加样偏差；

　　X_i——实际加入量均值；

　　T——规定的加入量。

9. 临床项目批内精密度的检测方法

用生化分析仪指定的试剂及相应的测试程序，分别对 ALT 质控品、urea 质控品和 TP 质控品重复进行 20 次检测，检测结果按式（10.1.4）计算变异系数，结果应符合表 10.1.1 要求。

（三）功能检测操作步骤

1. 整机状态检测

（1）反应杯：在操作软件的"应用"→"维护"→"反应杯检测"执行反应杯检测操作后，所有反应杯无黄色标记。有黄色标记的反应杯执行相应清洗或更换。

（2）光源：在操作软件的"应用"→"维护"→"光度计检测"界面执行光源光度检测后，若光度在仪器要求范围内，则表示正常。

（3）电源：在操作软件的"应用"→"状态"→"电源"界面检查仪器供电电压。若在仪器要求范围内，则表示正常。

（4）液路：在操作软件的"应用"→"状态"→"液路"界面检查仪器各容器状态（如储液池液位准确度等）。若都在仪器要求范围内，则表示正常。

2. 温度状态检测

在操作软件的"应用"→"状态"→"温度"界面查询仪器各种温度（如试剂仓 1 温度、试剂仓 2 温度、整机清洗水温度等）。若都在仪器要求范围内，则表示正常。

3. 仪器压力状态检测

在操作软件的"应用"→"状态"→"液路"界面查询仪器压力（如主真空压力、去离子水水压、清洗剂压力、ISE 脱气压力）。若都在仪器要求范围内，则表示正常。

六、生化分析仪检测结果记录与分析

1. 检测结果记录

将检测原始数据记录到原始记录表中，记录表的参考格式如表 10.1.12 所示，可建立电子档案，不断完善记录表格。参照相关检定依据，对仪器检测原始数据进行分析、判断并审核。

对于检测合格的生化分析仪张贴合格标签，合格标签上标明检测时间、有效期、检测人等，将检测合格的生化分析仪投入临床使用。对于检测不合格的生化分析仪进行维修处理，待维修并检测合格后方可投入临床使用。记录保存期限不得少于规定使用期限或使用生命周期终止后 5 年。

2. 质量控制检测原始记录表

质量控制检测原始记录表格参考表 10.1.12。

表 10.1.12　生化分析仪使用质量检测原始记录表

_____医院生化分析仪使用质量检测原始记录表（参考模板）

记录档案编号：_____　　　检测类型：□验收检测；□状态检测；□稳定性检测；□维修检测

被测设备型号		设备序列号	
生产厂商		使用科室	
生产日期		启用日期	
软件版本		安全级别分类	
检测设备型号		设备序列号	
生产厂商		使用部门	

性能检测

杂散光吸光度	1		2		3		4		5			吸光度： □符合　□不符合
吸光度线性范围	重铬酸钾溶液	1	2	3	4	5	6	7	8	9	10	11	线性范围： □符合　□不符合
	橙黄 G 溶液	1	2	3	4	5	6	7	8	9	10	11	

吸光度准确性	吸光度为 0.5A 重铬酸钾溶液	1		2		3		准确性： □符合　□不符合
	吸光度为 1.0A 重铬酸钾溶液	1		2		3		

吸光度稳定性	橙黄 G 溶液	1	2	3	4	5	6	7	8	9	10	稳定性： □符合　□不符合
		11	12	13	14	15	16	17	18	19	20	
	硫酸铜溶液	1	2	3	4	5	6	7	8	9	10	
		11	12	13	14	15	16	17	18	19	20	

吸光度重复性	1	2	3	4	5	6	7	8	9	10	重复性： □符合　□不符合
	11	12	13	14	15	16	17	18	19	20	

温度准确性与波动性	1	2	3	4	5	6	7	8	9	10	准确性： □符合　□不符合 波动性： □符合　□不符合
	11	12	13	14	15	16	17	18	19	20	

样品携带污染率	原液	1	2	3	4	5	6	7	8	9	10	携带污染率： □符合　□不符合
		11	12	13	14	15	16	17	18	19	20	

		原液	原液	原液	去离子水	去离子水	去离子水
	组一						
	组二						
	组三						
	组四						
	组五						

加样准确度与重复性	1	2	3	4	5	6	7	8	9	10	准确度： □符合　□不符合 重复性： □符合　□不符合
	11	12	13	14	15	16	17	18	19	20	

临床项目的批内精密度	ALT	1	2	3	4	5	6	7	8	9	10	ALT 精密度： □符合　□不符合
		11	12	13	14	15	16	17	18	19	20	
	urea	1	2	3	4	5	6	7	8	9	10	urea 精密度： □符合　□不符合
		11	12	13	14	15	16	17	18	19	20	
	TP	1	2	3	4	5	6	7	8	9	10	TP 精密度： □符合　□不符合
		11	12	13	14	15	16	17	18	19	20	

功能检测

反应杯	是否正常□	□符合　□不符合
光源	是否正常□	□符合　□不符合
电源	是否正常□	□符合　□不符合
液路	是否正常□	□符合　□不符合
温度状态	是否正常□	□符合　□不符合
仪器压力状态	是否正常□	□符合　□不符合
检测结论	□合格　□不合格	性能偏离情况记录	

检测工程师签名：_____ 使用科室签名：_____ 检测日期：_____年_____月_____日

■ 第二节　免疫分析设备使用质量检测技术

一、免疫分析设备分类、基本原理与最新技术进展

免疫分析（immune analysis）是指基于抗原、抗体之间的特异性反应进行检测的一种分析方法。

（一）免疫分析设备的分类

免疫分析设备依据检验技术的不同大致可分为：放射免疫分析（radio immunoassay，RIA）、酶联免疫分析（enzyme-linked immunosorbent assay，ELISA）、荧光偏振免疫分析（fluorescence polarization immunoassay，FPIA）、时间分辨荧光免疫分析（time-resolved fluoroimmunoassay，TRFIA）、免疫印迹（immunoblotting）、免疫层析分析（immuno-chromatography assay，ICA）、化学发光免疫分析（chemiluminescence immunoassay，CLIA）等。

化学发光免疫分析是目前临床免疫学自动化分析最重要的方法学之一，是继放射免疫分析、酶联免疫分析、荧光偏振免疫分析和时间分辨荧光免疫分析之后发展起来的一项新型免疫分析技术。本节以化学发光免疫分析设备为例，来阐述免疫分析设备使用质量检测的相关内容。

化学发光免疫分析诞生于 20 世纪 80 年代，是将高灵敏的化学发光技术与高特异性的免疫反应结合起来的分析方法。化学发光法以高灵敏度、宽线性范围、结果稳定可靠、易实现自动化等优点，逐渐成为临床主流的免疫学检测方法，其既可检测大分子抗原、抗体，如甲胎蛋白（alpha-fetoprotein，AFP）、乙型肝炎病毒表面抗体（hepatitis B surface antibody，HBsAb）等，又可检测半抗原如雌二醇（estradiol，E_2）、孕酮（progesterone）等。按标记方法可分为化学发光物直接标记免疫分析法、化学发光酶免疫分析法。按发光方式可分为直接化学发光、间接化学发光、电化学发光，该分类方法在目前的临床检验中更为常用，具体介绍如下。

（1）直接化学发光免疫分析：用化学发光剂直接标记抗体或抗原的一类免疫测定方法，目前常见的标记物主要为异鲁米诺和吖啶酯化学发光剂。

（2）间接化学发光免疫分析：将酶标记于抗原或抗体，酶标记抗原或抗体与待检测血清等样本结合后，酶再与发光底物发生反应，通过对发光值的测量对待测物进行测定的法。目前常用的标记酶为辣根过氧化物酶（horseradish peroxidase，HRP）和碱性磷酸酶（alka-line phosphatase，ALP）；它们有各自的发光底物，HRP 最常用的发光底物是鲁米诺及其衍生物，ALP 最常用的发光底物是螺旋金刚烷。

（3）电化学发光免疫分析：是电化学发光和免疫测定相结合的产物，其标记物的发光原理是一种在电极表面由电化学引发的特异性化学发光反应，常以三联吡啶钌 $[Ru(bpy)_3]^{2+}$ 作为标记物，标记抗原或抗体，通过免疫反应及电化学发光反应进行免疫测定。

（二）化学发光免疫分析设备的基本原理及结构

1. 基本原理

化学发光免疫分析设备的基本原理包含免疫反应部分和化学发光分析部分。首先抗原抗

体发生免疫学反应，即化学发光物质或酶作为标记物与待测物发生特异性反应，形成抗原抗体免疫复合物。随后启动化学发光反应，反应体系中加入氧化剂或酶的发光底物，化学发光物质经氧化剂的氧化后，形成一个处于激发态的中间体，会发射光子释放能量以回到稳定的基态。发光强度可以通过化学发光免疫分析部分检测。

化学发光免疫分析设备的核心探测器件为光电倍增管（PMT），发光强度由光电倍增管进行检测，检测结果传输至放大器，通过 A/D 转换器将模拟电流转化为数字信号，数字信号由数据线传输给电脑，根据化学发光标记物与发光强度的关系，利用标准曲线计算出被测物的含量，得出临床结果。

2. 结构组成

化学发光免疫分析设备结构一般由以下几个子系统组成。

（1）样本处理系统：又称"进样架系统"，负责将样本传送到分析模块的吸样位，在吸样结束后对样本架进行集中回收。

（2）试剂处理系统：负责提供测试所需的试剂，将每个试剂送到试剂位吸取试剂。

（3）加样系统：负责样本和试剂的加注，以及样本针和试剂针的清洗。

（4）底物系统：负责底物的注入和预热，通过磁分离盘上的底物注入口向完成了磁分离的反应杯中注入经过预热的底物。

（5）光测反应系统：主要用于承载反应杯，为反应液提供适宜、恒定的工作温度，并将每个反应杯送至测光位采集信号，用以计算反应液的发光强度。光测反应系统由反应盘组件和光度计模块组成。

（6）磁分离系统：当样本和磁珠试剂孵育反应完成后，使用清洗液将结合到磁微粒的样本试剂反应物从液相中分离出来。磁分离系统由磁分离盘和磁分离机组成。

（7）反应杯转运系统：反应杯转运系统用于完成一次性反应杯在整机中的装载、转运和丢弃动作，由料斗、抓杯手模块、废液吸取模块和固体废料处理模块构成。

（8）反应液混匀系统：反应液混匀系统通过漩涡混匀器或超声混匀装置，对各种测试流程中的混合物混匀。

（9）操作控制部分：是一台装有化学发光免疫分析仪操作软件的计算机，用于系统操作和结果计算分析。

（三）免疫分析设备的最新技术进展

1. 高度自动化和智能化

随着机械自动化及软件技术的发展，免疫分析设备已实现了随机上样、样本测试、结果分析的全自动运行，且部分日常维护和故障处理也可自动运行，不仅提高了样本检测的性能指标和工作效率，也避免了检测操作导致的实验偏差和生物安全风险。

免疫分析设备也在易用性及设备运行效率的提升上持续进步。设备运行管理智能化，主要体现在以下几方面：试剂、质控校准品及耗材的管理和预测；样本前处理效率的提升，如样本容器及异常样本智能识别、自动去盖等；实验操作易用性提升，如校准质控设置自动化、样本结果分析、异常结果预警及自动重测功能的完善等；日常维护自动化，免人工维护，实现部分故障自动处理等降低设备维护投入。设备运行效率提升，基于对设备运行数据的采集和分析，对设备的健康度和运行效率做整体评价，进而进行预防性维护和问题处理，进一步提升仪器运行效率和质量，降低成本和风险。

2. 应用方向多元化

随着应用场景及方向的细分，免疫分析设备也越来越多元化，以满足各个场景下的需求。一方面，测试通量高、样本和试剂装载容量大的大型设备及流水线可同时承担绝大多数常见的免疫检测项目，适用于大型综合性医疗机构。另一方面，测试通量相对较低的中小型设备也在迅速增多，适用于实验室空间较小、样本量较少的基层医院，部分设备通过生化免疫一体机实现。同时，肌钙蛋白等心肌检测免疫项目的床旁即时检验（point-of-care testing，POCT）仪器的应用，为急诊急救医学提供了便捷、快速的检验方式，目前也在家庭及社区医疗服务中广泛推广。

二、化学发光免疫分析设备质量检测相关标准和要求

1. 现行相关标准

化学发光免疫分析设备的质量检测除电气安全标准以外，目前尚无相关的国家标准、计量标准和卫生行业标准，在医院开展化学发光免疫分析设备使用质量检测时可以参考医药行业标准和相关企业标准，选择需检测的安全、性能指标。

现行常用的相关标准有：YY/T 1155—2019《全自动发光免疫分析仪》，YY/T 1174—2010《半自动化学发光免疫分析仪》，电气安全标准为 GB 4793.1—2007《测量、控制和实验室用电气设备的安全要求 第1部分：通用要求》。

2. 质量检测要求

化学发光免疫分析设备的质量检测中性能检测项目（加样正确度与重复性、反应区温度控制的正确度和波动度、光检测装置部分、携带污染、临床项目的批内精密度等）指标验收检测时要求不能低于 YY/T 1155—2019 所规定的要求；电气安全验收检测时可参照 GB 4793.1—2007 的规定内容；功能性检测根据各个仪器功能不同分别进行对应功能检测，验收检测时应以对应说明书要求为准。

三、化学发光免疫分析设备质量检测内容、各项性能指标及要求

化学发光免疫分析设备使用质量检测内容包括性能检测、电气安全检测和功能性检测3个部分。

（一）性能检测

化学发光免疫分析设备的性能检测主要包括三大模块，各模块的检测项目、定义与要求详见表 10.2.1。

表 10.2.1　化学发光免疫分析设备使用质量检测内容、定义与要求内容

检测模块	检测内容	定义	评价要求
加样模块	样本针加样正确度	在相同测量条件下,分析系统进行连续多次样本重复加样,测量每次所得结果量值与标称值的差异,用偏倚表示	对仪器标称的样品最小加样量和最大加样量进行检测,标称加样量$(V)/\mu L$ 应符合: $V \leqslant 10$,偏倚不超过$\pm 1\mu L$; $10 < V \leqslant 50$,偏倚不超过$\pm 10\%$; $V > 50$,偏倚不超过$\pm 5\%$

检测模块	检测内容	定义	评价要求
加样模块	样本针加样重复性	在相同测量条件下，分析系统进行连续多次样本重复加样，每次测量所得结果量值之间的差异，用变异系数（CV）表示	对仪器标称的样品最小加样量和最大加样量进行检测，应符合：$V\leqslant10$，$CV\leqslant5\%$；$10<V\leqslant50$，$CV\leqslant3\%$；$V>50$，$CV\leqslant2\%$
	试剂针加样正确度	在相同测量条件下，分析系统进行连续多次试剂重复加样，测量每次所得结果量值与标称值的差异，用偏倚表示	对仪器标称的样品最小加样量和最大加样量进行检测，应符合：$V\leqslant10$，偏倚不超过$\pm1\mu L$；$10<V\leqslant50$，偏倚不超过$\pm10\%$；$V>50$，偏倚不超过$\pm5\%$
	试剂针加样重复性	在相同测量条件下，分析系统进行连续多次试剂重复加样，每次测量所得结果量值之间的差异，用变异系数（CV）表示	对仪器标称的样品最小加样量和最大加样量进行检测，应符合：$V\leqslant10$，$CV\leqslant5\%$；$10<V\leqslant50$，$CV\leqslant3\%$；$V>50$，$CV\leqslant2\%$
温控模块	反应区温度控制正确度	指反应区（反应盘、磁分离盘）温度的准确程度，以温度测量值的均值与设定值之差（偏倚）表示	偏倚应在设定值的$\pm0.5℃$内
	反应区温度控制波动度	指反应区（反应盘、磁分离盘）温度的波动程度，以温度测量值的最大值与最小值之差的一半（温度波动度）表示	波动度不超过$0.5℃$
光测模块	仪器噪声	主要由仪器中的电子器件所产生的噪声	应不超过制造商的规定
	发光值线性	指分析方法可用于准确测量的浓度范围。以制造商指定的发光剂稀释比例（发光剂法）或以分析仪测试参考光源的标定值（参考光源法）为自变量，以分析仪实际测定的发光值为因变量进行线性拟合，计算线性回归相关系数（r）	在不小于3个发光值数量级范围内，线性相关系数$r\geqslant0.99$
	发光值重复性	指在相同测量条件下，重复测量结果的一致程度。对在线性范围内的高、低2个水平的参考光源或发光剂连续测试10次，计算发光值的标准差和变异系数（CV）	采用发光剂法，CV应不超过5%；采用参考光源法，CV应不超过3%
	发光值稳定性	指在相同测量条件下，不同测定时间，测量结果的稳定程度。分别对稳定工作状态0h、4h、8h的高、低2个水平（线性范围内）的参考光源或发光剂进行测试，并重复测试3次，计算测定结果的平均值，按照公式计算相对偏倚	采用发光剂法，发光值的变化应不超过$\pm10\%$；采用参考光源法，发光值的变化应不超过$\pm5\%$
	携带污染	由测量系统将一个检测样品反应携带到另一个检测样品反应的分析物不连续量，由此错误地影响了另一个检测样品的表现量。对样本针和试剂针的冲洗状态做出评估，以携带污染率表示	报告定量检验结果的分析仪：携带污染率应$\leqslant10^{-5}$；仅能报告定性检验结果的分析仪：检测高浓度阳性样品后再检测阴性样品，阴性样品不能检测为阳性
	临床项目批内精密度检测	使用制造商指定的校准物、试剂盒，在相同的检测条件下，对同一被测物进行连续测量所得结果间的一致程度，以变异系数（CV）表示	应符合相应国家、行业标准

加样模块检测：包括样本针、试剂针的加样正确度与加样重复性。

温控模块检测：包括反应盘、磁分离盘、试剂盘温度控制的正确度和波动度。

光测模块检测：包括仪器噪声、发光值线性、发光值重复性、发光值稳定性、携带污染、临床项目的批内精密度。

注意：不同企业标准的性能指标要求应不低于 YY/T 1155—2019 所规定的要求，在验收检测时应以较高要求为准。

（二）电气安全检测

化学发光免疫分析设备属于体外诊断设备，不与患者直接接触，电气安全检查可参照 GB 4793.1—2007，具体方法详见本书第三章第一节。

（三）功能性检测

化学发光免疫分析设备功能性检测主要包括：不同部件状态的提示功能、自检功能及报警功能。

四、化学发光免疫分析设备质量检测所需设备与要求

化学发光免疫分析设备在质量检测过程中所需的设备及精度要求见表 10.2.2，质量检测过程中所需的试剂及浓度要求见表 10.2.3。

表 10.2.2 化学发光免疫分析设备质量检测所需设备

设备名称	检测项目	测量范围	精度要求
高精度电子天平（带测量夹具）	样本、试剂加样正确度和重复性	0~120g	0.01mg
电子温度计（带温度探头）	反应区温度控制正确度和波动性	−50~150℃	0.1℃

注：某些检测项目需通过设备自带的维护软件进行检测，需要厂家开通操作密码和授权使用。

表 10.2.3 化学发光免疫分析设备质量检测所需试剂及浓度要求

试剂名称	检测项目	浓度要求
游离酶液 C（碱性磷酸酶）	发光值的线性、重复性、稳定性	0.02μg/mL
游离酶液 D（碱性磷酸酶）	发光值的线性、重复性、稳定性	0.002μg/mL
酶标稀释液（缓冲体系、无机盐、表面活性剂、牛血清蛋白、水）	发光值的线性、重复性、稳定性	/
样本稀释液（缓冲体系、牛血清蛋白、山羊血清、叠氮钠、ProClin300、表面活性剂）	携带污染	/

五、化学发光免疫分析设备质量检测步骤与作业指导

本节以某品牌化学发光免疫分析设备为例说明，不同设备检测步骤会有不同，具体可以参照使用说明书要求进行。

（一）检测前准备

在检测前，如发现使用环境、外观及开机检测异常等情况，可能影响检测工作的正常开展，应先调整、维修后再进行质量检测。

1. 检测环境条件准备

（1）电源交流电压为（220±22）V，频率为（50±1）Hz，具有良好的接地环境。

（2）环境温湿度：温度 15～30℃，湿度 35％～85％（或根据说明书要求）。

（3）周围环境：无影响正常检测工作的机械振动和强电磁干扰。避免强光直接照射，有废液排放条件。

2. 外观检查

（1）查看仪器出厂标签、唯一器械标识标签是否完整，记录下设备名称、生产厂商、规格型号、出厂日期、出厂序列号以及使用科室、资产编号、启用日期等基本信息。

（2）检查设备是否干净整洁，表面有无破损、污染物。

（3）检查仪器及其余组件有无损坏，进样架、样本分注组件、试剂分注组件、条码枪等是否处于完好状态。

（4）检查电源接口、插头是否连接牢靠，电源线绝缘层是否损坏或有磨损迹象。

3. 开机检查

（1）检查开机后电源指示是否正常。

（2）检查是否通过自检（如有自检功能），是否出现故障代码、报警信息（声光报警）等。

（3）检查各个控制开关是否正常，各种按键或调节旋钮能否正常对设备相关参数进行设置。

（4）检查显示屏显示亮度是否能保证屏幕显示内容清晰可辨，显示时钟（时间和日期）是否正确。

（二）性能检测操作步骤

1. 样本针加样正确度与加样重复性的检测

样本针加样正确度与加样重复性的检测有比色法和称量法两种测定方法，可任选其中一种。本节操作以称量法为例，比色法可参照 YY/T 1155—2019 中 5.2.2 的内容。

（1）将化学发光免疫分析设备、除气纯水等置于恒温、恒湿的实验室内平衡数小时；准备天平和称水夹具，调整平衡后，将称水夹具放置于天平中，待天平稳定后点击清零键，检测设备如图 10.2.1 所示。

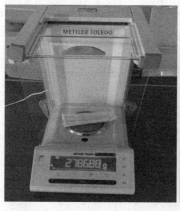 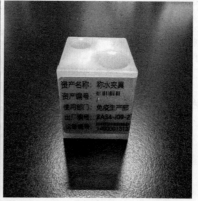

图 10.2.1　加样系统检测设备

（2）针清洁液状态确认：检查耗材装载界面针清洁液 1（针清洁液）和针清洁液 2（去离子水）的状态，确认针清洁液 1 是在用状态，不满足要求时装载相应耗材，针清洁液 1

（D1）和针清洁液 2（D2）的位置如图 10.2.2。

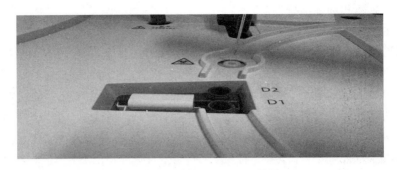

图 10.2.2　针清洁液 D1、 D2 位置

（3）仪器标称的样品最小加样量检测

① 准备 20 个空杯，将空杯依次放入天平中的称水夹具里，记录空杯质量 m_{0i}，将空杯依次放入反应盒中，做好标记，如图 10.2.3。

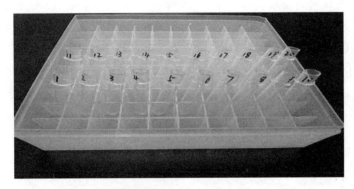

图 10.2.3　空杯准备

② 样本针加样前准备：在样本针加样之前，对样本针进行加样测试，排除加样管路中的气泡。

③ 将天平上称量好的反应杯放入加样位，点击"开始"，样本针从针清洁液 D2 位吸样，排入反应杯中，将已经注入去离子水的反应杯放回托盘第 1 个位置，按照此方法完成其余 19 个反应杯加样。称重 20 个反应杯的重量，重量记录为 m_{1i}，每次的实际加入量 V_i 等于加入纯水的质量（$m_{1i}-m_{0i}$）除以当时温度下的纯水密度；计算出每次的加样实测值 V_i 后计算均值 V，按照式(10.2.1)和式(10.2.2)计算偏倚和变异系数：

加样正确度的计算公式：

$$B = \frac{\overline{V}-V_{\mathrm{T}}}{V_{\mathrm{T}} }\times 100\%$$ (10.2.1)

加样重复性的计算公式：

$$\mathrm{CV} = \frac{S}{\overline{V}}\times 100\%$$ (10.2.2)

式中　B——加样误差；

　　　$\overline{V}$——加样实测值的平均值；

　　　V_{T}——规定加入量；

CV——加样变异系数；

S——加样体积的标准偏差。

（4）按照同样的方法，对仪器标称的样品最大加样量进行检测。

2. 试剂针加样正确度与加样重复性的检测

试剂针加样正确度与加样重复性检测有比色法和称量法两种测定方法，可任选其中一种。本节操作以称量法为例，比色法可参照 YY/T 1155—2019 中 5.2.2 的内容。

（1）将化学发光免疫分析设备、除气纯水等置于恒温、恒湿的实验室内平衡数小时；准备天平和称水夹具，调整平衡后，将称水夹具放置于天平中，待天平稳定后点击清零键。

（2）空杯准备：准备 20 个空杯，称量 20 个空杯的质量并记录为 M_{0i}；将空杯依次放入反应杯盒（盒中从 1~20 做好记号）中，与样本针加样测试时步骤一样。

（3）试剂针加样前准备：在试剂针加样之前，对试剂针进行加样测试，排除加样管路中的气泡。

（4）试剂瓶设置：将一个干净的试剂瓶放置在试剂盘设置好的 1 号试剂位，然后在设置好的"4♯"腔中放置去离子水，如图 10.2.4 所示。应注意两点：a. 试剂瓶的 4♯ 腔中的水放置高度为从最下面凸出的颗粒数第 4 颗，将参数设置界面的"试剂装载量"修改为 4000；b. 试剂瓶中的水存放在试剂盘中不要超过 30 分钟，否则水温过低影响加样准确度。

（5）点击"开始"前，盖好试剂盘盖。

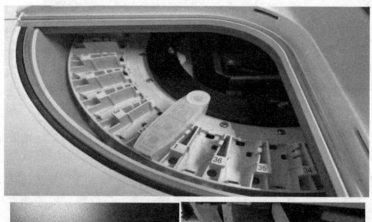

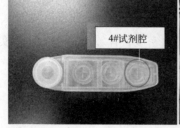

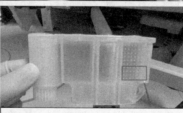

图 10.2.4　试剂瓶设置

（6）将托盘上称量好的第 1 个反应杯放入"加样位"，点击"开始"，第一抓杯手将反应杯加入反应盘，试剂针从试剂瓶中吸样排入"反应杯"中，然后第一抓杯手将反应杯放回到"加样位"，手动将已经注入试剂的反应杯放回托盘第 1 个位置，按照此方法完成其余 19 个反应杯加样。

（7）称重 20 个反应杯的重量，重量记录为 m_{1i}，后续计算方式同"样本针加样正确度与重复性的检测方法"步骤（5），试剂针加样偏倚和变异系数的计算方式同式(10.2.1)、式(10.2.2)。

（8）按照同样的方法，对仪器标称的试剂最大加样量进行检测。

3. 反应区温度控制正确度及波动度的检测

通过带温度探头的电子温度计测试反应盘、磁分离盘和试剂盘的温度来评估温度功能情况。

（1）先进入设备维护软件界面，选择"应用"→"诊断"，点击"整机调试"→"温控单元"→"观察盘温度曲线"，点击"开始"，观察界面中的盘温度曲线至少 1 分钟，曲线应稳定水平，没有明显倾斜。如果温度曲线有明显趋势性倾斜，应查找故障后重新测试。

（2）在反应盘杯位的反应杯中加入 1mL 去离子水，待用。

（3）先进入设备维护软件界面，点击【盘温度测试】按钮，点击【继续】复位后进入下一步，点击【继续】，弹出【加热器倒计时】对话框，如果满足加热器打开超过 90min，则点击【确定】进入下一步。

（4）在针清洁液 1 位放置盛有至少 10mL 纯化水的 20mL 试剂瓶，点击【继续】，反应盘和 2 个磁分离盘各转 30 次后进入下一步。

（5）使用温度计按照下面的操作说明进行温度测量：将温度计的探头插入盛水的反应盘杯位的杯底，等待 10 分钟，然后开始测量温度，每隔 30s 记录 1 次温度数据，共测量 20 次温度值，如图 10.2.5。

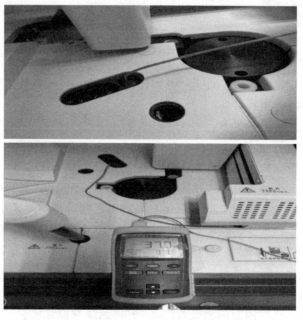

图 10.2.5 温度测量

（6）测试完成后，取出温度计，查看温度，并计算平均温度 $\overline{T}$，反应盘温度控制正确度和波动度的计算如式(10.2.3) 和式(10.2.4)：

反应盘温度控制正确度的计算公式：

$$偏倚 = \overline{T} - T \tag{10.2.3}$$

反应盘温度控制波动度的计算公式：

$$波动度 = \frac{T_{max} - T_{min}}{2} \tag{10.2.4}$$

式中 $\overline{T}$ ——温度测量值的均值；

T ——温度设定值；

T_{max} ——温度测量最大值；

T_{min} ——温度测量最小值。

（7）按照同样方法，测量磁分离盘的温度数据。

4. 仪器噪声的检测

待化学发光免疫分析设备开机处于稳定工作状态后，使用空白样品（蒸馏水）进行测试，连续测试 20 次，记录每一次测试的发光值。具体介绍如下：

（1）先进入设备维护软件界面，选择"基础性能"→"光子计数"→"暗计数"测试流程，勾选"仪器噪声"（不能同时勾选"暗计数"）将停止杯位改成 20，点击"开始"进行测试，连续 20 个外圈杯位暗计数。测试结束后，记录界面上显示的 20 个实测值、均值和标准差。

（2）通过下面公式计算仪器噪声：

$$I_b = \overline{I} + 2SD \tag{10.2.5}$$

式中 I_b ——所求的仪器噪声；

$\overline{I}$ ——在所有测光杯位处测量的光测值的均值；

SD ——在所有测光杯位处测量的光测值的标准差。

5. 发光值线性的检测

发光值线性检测有发光剂法和参考光源法两种测定方法，可任选其中之一。本节操作以发光剂法为例，参考光源法可参照 YY/T 1155—2019 中 5.4.2 的内容。具体检测方法如下。

（1）进入设备维护软件界面，点击"基础性能"，进入"基础性能测试"界面，依次点击"光子计数"→"发光值线性"。

（2）进入发光值线性测试界面。

（3）根据界面信息，在 1♯试剂位 3 腔装载 4000μL 的游离酶稀释液。

（4）参数设置：默认样本测试次数 3 次。

（5）发光值线性测试使用样本为游离酶液 C（0.02μg/mL）和游离酶液 D（0.002μg/mL），在两个子弹头中分别加入不少于 500μL 的样本，然后将其放置在试管中。

（6）将游离酶液 C 样本试管放在 1♯样本位，完成 3 个浓度自动稀释、每个浓度 3 次自动分杯后，根据界面弹出提示，替换游离酶液 C 为游离酶液 D 样本，测量各个样本的发光值。

（7）点击结果查询，得到每种浓度稀释液对应的发光值的均值。将结果记录保存，不同浓度的标本的发光值要覆盖至少 3 个数量级，以酶浓度为自变量，以发光值结果均值为因变量进行线性拟合，计算线性回归的相关系数 r，并得到线性拟合图。

6. 发光值重复性的检测

发光值重复性检测有发光剂法和参考光源法两种测定方法，可任选其中之一。本节操作以发光剂法为例，参考光源法可参照 YY/T 1155—2019 中 5.4.3 的内容。具体检测方法如下。

（1）依次点击"基础性能"→"光子计数"→"系统重复性"→"高级功能"，确认吸样位为常规通道吸样位。

（2）确保底物瓶中有足够底物（不少于 8mL），反应杯和清洗液充足。

（3）分别在子弹头中加入不少于 $500\mu L$ 的样本（高浓度酶溶液和低浓度酶溶液分别以游离酶液 C、游离酶液 D 为基础配制，方法如表 10.2.4，完成配制后将其放置在试管中。

表 10.2.4　发光值重复性测试用酶配制表

	加入的酶溶液 & 加入量(μL)	酶标稀释液量(μL)	混匀后浓度(ng/mL)
高浓度酶溶液	游离酶液 C　1000	0	20
低浓度酶溶液	游离酶液 D　250	750	0.5

（4）高浓度酶溶液样本重复测试：进入测试界面，次数设置为 10，试剂针测试次数设置为 0。点击"开始"按钮进行测试，记录发光值和 CV。

（5）样本针完成高浓度酶溶液样本的 10 次测试后，将低浓度酶溶液样本试管照上述步骤（4）操作进行测试，记录发光值和 CV。

7. 发光值稳定性的检测

发光值稳定性检测有发光剂法和参考光源法两种测定方法，可任选其中之一。本节操作以发光剂法为例，参考光源法可参照 YY/T 1155—2019 中 5.4.4 的内容。

待分析设备开机处于稳定工作状态后，用在线性范围内的高、低 2 个水平的发光剂进行测试，重复测试 3 次，记录发光值。过 4h、8h 再分别上机重复测试 3 次，记录发光值。

具体操作步骤与发光值重复性检测基本一致，下面为不同点。

（1）将发光剂溶液按照浓度从低到高的顺序依次放在样本架的 1 号和 2 号样本位上。高浓度酶溶液和低浓度酶溶液配制方法参考发光值重复性测试步骤（3）。

（2）依次点击"基础性能"→"光子计数"→"系统重复性"，将样本针测试次数改为 3，试剂针测试次数改为 0。

（3）点击"开始"进行测试。当样本针完成 1 号位样本的第 3 次吸样测试后，再将样本测试次数改为 3 次，执行 2 号酶溶液测试。

（4）同样方法，完成第 4h 和第 8h 发光值稳定性测试。

按式（10.2.6）计算相对偏倚 a

$$a = \frac{I_t - I_0}{I_0} \times 100\%$$ （10.2.6）

式中　a——发光值相对偏倚；

I_t——第 4h、第 8h 测定结果的平均值；

I_0——初始测定结果的平均值。

8. 报告定量检验结果的分析仪携带污染的检测方法

按仪器说明书指定的临床测试项目开展检查，本节以总 β 人绒毛膜促性腺激素（β-HCG）项目为例进行介绍。

（1）样本准备：β-HCG 高浓度样品浓度应至少为系统检出限的 10^5 倍，如检出限为 2mIU/mL，则浓度高于 200000mIU/mL 为佳；β-HCG 零浓度血清样本推荐采用男性血清样本，其浓度低于 2mIU/mL。

（2）进行 β-HCG 项目定标。

（3）如果因仪器或试剂测量范围的限制而使得检测系统无法准确检测高浓度样品，可采用稀释推算法。将 β-HCG 高浓度样本（$I_原$）手工稀释到项目线性范围内，上机测试 5 次，按式（10.2.7）计算 $I_{原}$。推荐使用样本稀释液进行样本稀释，也可使用磁分离液或者生理盐水替代。

$$原始浓度（I_{原}）= \frac{\sum_{i=1}^{n} c_n}{n} \times 稀释倍数 \qquad (10.2.7)$$

式中　　n——测定次数；

c_n——稀释后高浓度样本的第 n 次测试结果。

（4）将高浓度样本分装成 3 份，分别标记 I_1、I_2、I_3；将零浓度样本分装成 3 份，分别标记 I_4、I_5、I_6；将以上 6 份样本按照 $I_1 \sim I_6$ 的顺序上机进行 β-HCG 测试。6 个标本每测一次为 1 组，共进行 5 组测试。

（5）按照以下公式计算每组的携带污染率 K。

$$携带污染率 K = \frac{I_4 - I_6}{I_{原} - I_6} \qquad (10.2.8)$$

式中　　I_4——每组中第 4 个样本的测定值；

I_6——每组中第 6 个样本的测定值；

$I_{原}$——每组中高浓度样本测定值均值。

注意：仅能进行定性检测的分析仪携带污染检测则无须进行 K 值计算，但要求 I_4、I_5、I_6 不能检测为阳性。

9. 临床项目批内精密度的检测方法

按仪器说明书推荐的临床测试项目的校准物、试剂盒，对制造商提供的质控品进行重复性测试：待仪器处于稳定工作状态后，对同一质控品重复测定 20 次，计算其浓度的均值、标准差、变异系数。

（三）功能检测操作步骤

1. 不同部件的提示状态检查

多数品牌化学发光免疫分析仪操作软件界面上有仪器整机状态提示，可显示整个系统的当前状态，包括系统所处状态、当前系统时间、LIS 连接状态、打印机状态、登录用户名及模块状态，以及试剂等消耗品、废弃物的状态。如状态异常，须优先处理。

2. 自检功能及报警功能

仪器开机或启动后，通常会自动进行包括通信连接自检、机械传动部件复位自检、泵阀液路器件自检、仪器耗材余量自检、整机温控自检等，如异常会有对应报警提示及处理建议。在仪器出现故障时，也可选择运行仪器自检功能，看仪器是否复位成功，故障报警是否取消。

六、化学发光免疫分析设备检测结果记录与分析

将检测原始数据记录到表中，记录表的参考格式如表 10.2.5 所示，可建立电子档案，不断完善记录表格。参照相关检定依据，对仪器检测原始数据进行分析、判断并审核。对于检测合格的免疫分析设备张贴合格标签，合格标签上标明检测时间、有效期、检测人等，可将其投入临床使用。对于检测不合格的免疫分析设备进行维修处理，待维修完成并检测合格后方可投入临床使用。记录保存期限不得少于规定使用期限或使用生命周期终止后 5 年。

表 10.2.5 免疫分析设备质量控制检测原始记录表

_____医院免疫分析设备使用质量检测原始记录表（参考模板）

记录档案编号：_____　　　　　检测类型：□验收检测；□状态检测；□稳定性检测；□维修检测

被测设备型号		设备序列号	
生产厂商		使用科室	
生产日期		启用日期	
软件版本		安全级别分类	
检测设备型号		设备序列号	
生产厂商			

性能检测

一、加样系统检测

偏倚标准（标称加样量 V/μL）： V≤10，偏倚不超过 ±1μL；10<V≤50，偏倚不超过 ±10%； V>50，偏倚不超过 ±5%	CV 标准： V≤10，CV≤5%；10<V≤50，CV≤3%；V>50，CV≤2%

检测指标	测量	1	2	3	4	5	6	7	8	9	10	11	12	13	14	15	16	17	18	19	20	偏倚：
样本针 正确度 和重复性	最小 加样量 m_0																					□符合 □不符合 CV：
	m_1																					
	最大 加样量 m_0																					□符合 □不符合
	m_1																					

检测指标	测量	1	2	3	4	5	6	7	8	9	10	11	12	13	14	15	16	17	18	19	20	偏倚：
试剂针 正确度 和重复性	最小 加样量 m_0																					□符合 □不符合 CV：
	m_1																					
	最大 加样量 m_0																					□符合 □不符合
	m_1																					

二、温控系统（标准：偏倚应在设定值的 ±0.5℃内，波动度不超过 0.5℃）

	1	2	3	4	5	6	7	8	9	10	11	12	13	14	15	16	17	18	19	20	设定温度： 偏倚温度： 波动温度：
反应盘 温度																					□符合 □不符合

	1	2	3	4	5	6	7	8	9	10	11	12	13	14	15	16	17	18	19	20	设定温度： 偏倚温度： 波动温度：
磁分离盘 温度																					□符合 □不符合

三、光测系统

	1	2	3	4	5	6	7	8	9	10	11	12	13	14	15	16	17	18	19	20	标准：符合制造 商规定；
本底 噪声																					噪声值： □符合 □不符合

	浓度	C_1	C_2	C_3	C_4	C_5	C_6	C_7	C_8	C_9	标准：回归相关系 数 r≥0.99
发光值 线性	发光值										回归相关系数 r： □符合 □不符合

	次数	1	2	3	4	5	6	7	8	9	10	标准：采用发光剂法，变异系数（CV）应不超过 5%；采用参考光源法，变异系数（CV）应不超过 3%。选用方法：CV：□符合 □不符合
发光值重复性	高浓度发光值											
	低浓度发光值											

											标准：采用发光剂法，发光值的变化应不超过 ±10%；采用参考光源法，发光值的变化应不超过 ±5% 选用方法：相对偏倚：□符合 □不符合
发光值稳定性	0h发光值	高浓度										
		低浓度										
	4h发光值	高浓度										
		低浓度										
	8h发光值	高浓度										
		低浓度										

	样本	I_1	I_2	I_3	I_4	I_5	I_6	K 携带污染		标准：5 组携带污染率均应 $\leq 10^{-5}$ □符合 □不符合
携带污染检测	1									
	2									
	3									
	4									
	5									

	1	2	3	4	5	6	7	8	9	10	11	12	13	14	15	16	17	18	19	20	标准：应符合相应国家、行业标准 CV：□符合 □不符合
临床项目批内精密度																					

四、功能性检测

有能提示不同部件的状态		□符合　□不符合	
有自检及报警功能	自检功能□	□符合　□不符合	
	报警功能□	□符合　□不符合	

检测结论	□合格　□不合格	性能偏离情况记录	

检测工程师签名：＿＿＿＿＿＿　使用科室签名：＿＿＿＿＿＿　检测日期：＿＿＿年＿＿＿月＿＿＿日

■ 第三节　血液分析设备使用质量检测技术

一、血液分析设备分类、基本原理与最新技术进展

血液分析设备如自动血液分析仪（automated hematology analyzer，AHA），又称血细

胞计数仪（blood cell counter），血液分析设备能进行血细胞计数和分类，同时也能进行体液细胞检查。血液分析设备采用散射光检测、鞘流、激光等先进技术，为临床提供了越来越多的有效的血细胞检测参数，对疾病诊断与治疗有着重要的临床意义。

（一）自动血液分析设备的分类

自动血液分析设备的分类方法有：

按自动化程度分为半自动血液分析仪、全自动血液分析仪和血细胞分析工作站、血细胞分析流水线。

按检测原理分为电容型、电阻抗型、激光型、光电型、联合检测型、干式离心分层型、无创型。

按白细胞分类的水平分为二分类血液分析仪、三分类血液分析仪、五分类血液分析仪、五分类＋网织红血液分析仪。

（二）血液分析设备的基本原理及结构

1. 基本原理

现代血液分析仪综合应用了电学和光（化）学两大原理，用以测定血液细胞的大小、数量和血红蛋白量。电学检测原理包括电阻抗法和射频电导法；光（化）学检测原理包括激光散射法和分光光度法。

（1）电学检测原理

① 电阻抗法：利用血细胞与电解质溶液导电性能的差异，当体积不同的血细胞或类似颗粒通过计数小孔时，可引起小孔内、外电流或电压的变化，形成与血细胞数量相当、体积大小相应的脉冲信号，从而间接区分出血细胞群，并分别进行计数（图10.3.1）。

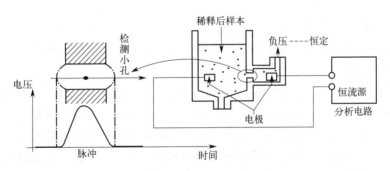

图 10.3.1 电阻抗法检测细胞计数原理

② 射频电导法：高频电流能通过细胞膜，用高频电磁探针渗入细胞膜脂质层，测定细胞的导电性，提供细胞内部化学成分、胞核与胞质比例、颗粒大小和密度等特征性信息。电导性尤其有助于鉴别体积相同但内部结构不同的细胞或相似体积的颗粒。

（2）光（化）学检测原理

① 激光散射法：将稀释、化学染色或核酸荧光染色、球形化的细胞或颗粒悬液注入鞘液流中央，单个细胞沿悬液和鞘液流两股液流整齐排列。以恒定流速定向通过石英毛细管，即流体动力学聚集技术。当细胞或颗粒通过激光束被照射时（图10.3.2），因其本身的体积、染色程度、细胞内容物大小及含量、细胞核密度等特性，可阻挡或改变激光束的方向，产生与其特征相应的各种角度的散射光（表10.3.1）。测定各种角度的散射光强度，可获得

细胞结构和组成的相关信息并进行综合分析，从而区分细胞的种类。在区分体积相同而类型不同的细胞特征时，激光散射法比电阻抗法更准确。

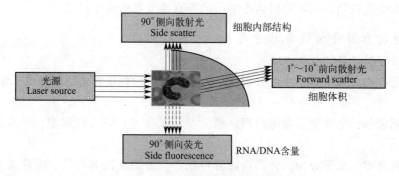

图 10.3.2 激光束照射细胞示意图

表 10.3.1 各种角度的散射光及其意义

散射光	意义
低角度散射光（前向散射光）	反映细胞或颗粒的数量和表面体积
高角度散射光（侧向散射光）	反映细胞内部颗粒、细胞核等复杂性
散射荧光	激光照射采用荧光染料染色后的细胞或颗粒时，可产生不同波长的散射荧光而被特定检测器接收

② 分光光度法：主要用于血红蛋白测定。在血液分析设备的血红蛋白检测通道中，加入溶血剂，使红细胞溶解并释放出血红蛋白，血红蛋白与溶血剂中某些成分结合，形成一种稳定的血红蛋白衍生物，在特定波长范围（530～550nm）内比色，根据吸光度得到血红蛋白浓度。

（3）血液分析设备检测原理的综合应用

现代血液分析设备大多综合运用了电学法和光（化）学法两种检测原理，以白细胞计数和分类为例介绍如下。

① 电阻抗、射频、流式细胞术和核酸荧光染色法：采用半导体激光照射在通过鞘流技术处理的细胞上，根据每个细胞所产生的三种信号来鉴别细胞类别。前向散射光（FSC）信号反应细胞体积大小；侧向散射光（SSC）信号反应细胞的颗粒和细胞核等内含物的信息；侧向荧光（SFL）强度信号用于分析细胞内脱氧核糖核酸（DNA）和核糖核酸（RNA）的含量。在 DIFF 散射图中得到白细胞的四个分群（LMNE），将中性粒细胞、嗜酸性粒细胞、单核细胞、淋巴细胞清楚地分开。WBC/BASO 通道是专用于检测嗜碱性粒细胞的通道，在这个通道中可以获得白细胞总数和嗜碱性粒细胞的数量。

② 体积、电导、光散射（VCS）法：该方法集三种物理学检测技术于一体，在细胞处于自然原始的状态下对其进行多参数分析。V 代表体积（volume）测量法，用低频电流分析细胞体积。C 代表高频电导性（conductivity），采用高频电磁探针原理测量细胞内部结构间的差异。S 代表激光散射（scatter）测量技术，采用氦氖激光源发出的单色激光扫描每个细胞，收集细胞在 10°～70°角度内出现的散射光（MALS）信号。仪器将分析每个细胞在V、C、S 三种检测技术上的测量结果，因为不同类别的细胞会在体积、表面特征、内部结构等方面呈现明显的不同。将这些特征性信息定义到以 VCS 为三维坐标所形成的立体散点图中，这五类细胞可在三维空间中形成特定的细胞群，通过计算某群细胞数量占白细胞总数

的百分比，即可得到五项白细胞分类结果。

③ 多角度偏振光散射法：采用氦氖激光流式束，激光照射于细胞上，在各个方向都有其散射光出现。0°为前向角散射（1°～3°）光，可粗略地测定细胞大小；10°为狭角散射光（7°～11°），可测细胞结构及其复杂性的相对特征；90°为消偏振光散射（70°～110°），基于颗粒可以将垂直角度的偏振激光消偏振的特性，将嗜酸细胞从其他细胞中分离出来。90°垂直光散射（70°～110°），主要对细胞内部颗粒和细胞成分进行测量。这四个角度同时对单个白细胞进行测量和分析后，即可将白细胞进行五分类。

④ 激光散射和细胞化学染色法：采用两个通道进行，一个为过氧化物酶（POD）检测通道，另一个为嗜碱细胞/核分叶性检测通道。在过氧化物酶反应通道的5°～15°激光散射可获得的细胞过氧化物酶含量情况、低角度散射光测量的细胞体积大小。根据过氧化物酶阳性强度及有无（嗜酸性粒细胞＞嗜中性粒细胞＞单核细胞＞淋巴细胞）进行区别；在WBC/BASO通道中采用专用的嗜碱性粒细胞试剂将除了嗜碱性粒细胞以外的白细胞除去细胞膜，使其裸核化并体积变小，仅将嗜碱性粒细胞（呈高角度散射）保持原有状态，体积明显大于其他类的白细胞，进行计数和分类。

⑤ 双鞘流技术和细胞化学染色法：采用第一鞘流液中经过电阻抗测定分析，得到细胞体积结果，然后通过第二鞘流引导再进行光吸收率分析，对细胞内容物进行测定，最终将细胞测定信息在散射图相应的位置表现出来。细胞化学染色技术采用含有溶血素及氯唑黑活体染料的试剂，通过溶解红细胞，然后根据淋巴细胞、单核细胞、中性粒细胞和嗜酸性粒细胞对染色剂的着色程度不同，散射强度不同，产生特定的吸光率，完成对白细胞中淋巴细胞、单核细胞、中性粒细胞和嗜酸性粒细胞的分类，以及得到巨大未成熟细胞（LIC）、异型淋巴细胞（ALY）的百分比及绝对值，同时还可提供多达82种提示和报警信息。

⑥ 激光散射结合荧光染色法：采用激光流式细胞术结合荧光染色多维分析的方法。将细胞中的DNA和RNA物质含量通过荧光强度表达出来。结合细胞体积和细胞内复杂程度等信息，来区分各种不同的细胞类型。其中，S表示散射光，分为前向散射光（FS）和侧向散射光（SS），分别用于检测细胞的大小和细胞内复杂程度；F则表示荧光信号，用于检测细胞内DNA、RNA等核酸物质的含量。

2. 结构组成

不同品牌血液分析仪的结构各不相同，基本组成部分有机械系统、电学系统、血细胞检测系统、血红蛋白测定系统和计算机控制系统等。

（1）机械系统：包括全自动进样针、分血器、稀释器、混匀器、真空泵、定量装置等，以完成样品的吸取、稀释、传送、混匀，同时负责清洗管道和排出废液。

（2）电学系统：包括电路中的主电源、电压元器件、控温装置、自动真空泵电子控制系统，以完成对仪器的自动监控、故障报警和排除等。

（3）血细胞检测系统：分为两种类型，应用电阻抗检测技术的仪器主要由信号发生器、放大器、甄别器、阈值调节器、检测计数系统和自动补偿装置组成，主要应用在二分类或三分类仪器中；应用光散射检测技术的仪器主要由激光光源、检测区域装置和检测器组成，主要应用在五分类仪器中。

（4）血红蛋白测定系统：由光源、透镜、滤光片、流动比色池和光电传感器组成。

（5）计算机控制系统：由主机、显示器、键盘组成，负责控制仪器以及与LIS联网。

（三）血液分析仪的最新技术进展

1. 多参数化和多项目联检

目前大部分血液分析仪都能提供 30 项以上测量或计算参数，包括大血小板比率、血红蛋白浓度分布宽度、异常淋巴细胞提示、幼稚细胞提示等新参数和算法提示；也包括 C 反应蛋白（CRP）、血清淀粉样蛋白 A（SAA）、红细胞沉降率（ESR）等集成/拓展联检项目，以满足临床在诊断和鉴别方面的需求。

2. 方法的改进和相互结合

为达到更准确的计数和分类结果，血液分析仪的测量和分析方法不局限于单一的电阻抗或激光散射法，而是进行相互结合。在红细胞和血小板分析方面，通过光学和电阻抗结合的校验，以期得到更准确的结果。如常规血红蛋白测定使用比色法，而通过激光散射法进行单个红细胞血红蛋白量的分析，可避免高胆红素、高白细胞、乳糜血等因素影响血红蛋白比色结果。

3. 检测速度的提高和应用的方便性

血细胞分析仪单机的检测速度在不断提升，目前单机可达到 120 样本/小时。血细胞分析仪不断满足临床检验需求，末梢血自动进样大大减轻了儿科血常规样本检测的工作量；条码系统、实验室信息系统/医院信息系统（LIS/HIS）、复检流程、自动审核系统、连接实验室自动化系统（TLA）等技术的应用，进一步实现了血细胞分析仪的全自动化。

二、血液分析设备质量检测相关标准和要求

1. 现行相关标准

血液分析设备的质量检测目前尚无相关的国家标准和计量标准，开展血液分析设备使用质量检测时可以参考卫生行业标准和医药行业标准，选择适宜在医院环境下可操作的安全性能检测指标。

常用标准有：YY/T 0653—2017《血液分析仪》，WS/T 406—2012《临床血液学检验常规项目分析质量要求》，WS/T 347—2011《血细胞分析的校准指南》，NCCLS H20-A2《白细胞分类计数（比例）参考和仪器方法评价》，GB 4793.1—2007《测量、控制和实验室用电气设备的安全要求 第 1 部分：通用要求》。

2. 设备质量检测要求

血液分析设备质量检测的内容、周期需符合相关部门规定，如质量控制部门要求。

三、血液分析设备质量检测内容、各项性能指标及要求

血液分析设备质量检测包括性能检测项目、电气安全检测项目、功能检测项目三方面内容。

（一）性能检测项目

血液分析设备的性能检测项目主要包括空白计数、线性、准确度、精密度、五分类分析仪白细胞分类准确性、携带污染等。

1. 空白计数

用稀释液当作样本，检测试剂的空白计数，血液分析仪的空白计数应符合表 10.3.2 的要求。

表 10.3.2　血液分析仪空白计数要求

参数	空白计数要求	参数	空白计数要求
WBC	$\leqslant 0.5 \times 10^9 / L$	HGB	$\leqslant 2g/L$
RBC	$\leqslant 0.05 \times 10^{12} / L$	PLT	$\leqslant 10 \times 10^9 / L$

2. 线性

线性是指检测样本时，在一定范围内可以直接按比例关系得出分析物含量的能力。血液分析设备的线性范围、线性偏差和线性相关系数应符合表 10.3.3 的要求。

表 10.3.3　血液分析仪线性要求

参数	线性范围	允许偏差范围	线性相关系数 R
WBC	$(1.0 \sim 10.0) \times 10^9 / L$	$\leqslant \pm 0.5 \times 10^9 / L$	$\geqslant 0.990$
	$(10.1 \sim 99.9) \times 10^9 / L$	$\leqslant \pm 5\%$	
RBC	$(0.30 \sim 1.00) \times 10^{12} / L$	$\leqslant \pm 0.05 \times 10^{12} / L$	$\geqslant 0.990$
	$(1.01 \sim 7.00) \times 10^{12} / L$	$\leqslant \pm 5\%$	
HGB	$20 \sim 70g/L$	$\leqslant \pm 2g/L$	$\geqslant 0.990$
	$71 \sim 200g/L$	$\leqslant \pm 3\%$	
PLT	$(20 \sim 100) \times 10^9 / L$	$\leqslant \pm 10 \times 10^9 / L$	$\geqslant 0.990$

3. 准确度

准确度是指一个测量值与可接受的参考值之间的一致程度，血液分析设备准确度的相对偏差应符合表 10.3.4 的要求。

表 10.3.4　准确度要求

参数	检测范围	允许相对偏差范围（%）
WBC	$(3.5 \sim 9.5) \times 10^9 / L$	$\leqslant \pm 15$
RBC	$(3.8 \sim 5.8) \times 10^{12} / L$	$\leqslant \pm 6$
HGB	$115 \sim 175g/L$	$\leqslant \pm 6$
PLT	$(125 \sim 350) \times 10^9 / L$	$\leqslant \pm 20$
HCT	$35\% \sim 50\%$	$\leqslant \pm 9$
MCV	$82 \sim 100fL$	$\leqslant \pm 7$

4. 精密度

精密度是指在规定条件下，独立检测结果间的一致程度。全自动血液分析仪的精密度应符合表 10.3.5 的要求。

表 10.3.5　全自动血液分析仪的精密度要求

参数	检测范围	精密度（%）
WBC	$(3.5 \sim 9.5) \times 10^9 / L$	$\leqslant 4.0$
RBC	$(3.8 \sim 5.8) \times 10^{12} / L$	$\leqslant 2.0$
HGB	$115 \sim 175g/L$	$\leqslant 2.0$
PLT	$(125 \sim 350) \times 10^9 / L$	$\leqslant 8.0$
HCT	$35\% \sim 50\%$	$\leqslant 3.0$
MCV	$82 \sim 100fL$	$\leqslant 3.0$

5. 携带污染率

携带污染率是指由测量系统将一个检测样品反应携带到另一个检测样品反应的分析物不连续的量，由此错误地影响了另一个检测样品的表现量。全自动血液分析仪携带污染率应符合表 10.3.6 的要求。

表 10.3.6　全自动血液分析仪携带污染率要求

参数	携带污染率要求(%)	参数	携带污染率要求(%)
WBC	≤3.5	HGB	≤2.0
RBC	≤2.0	PLT	≤5.0

6. 五分类分析仪白细胞分类准确性

用参考方法对五分类分析仪白细胞分类准确性进行验证，中性粒细胞、淋巴细胞、单核细胞、嗜酸性粒细胞和嗜碱性粒细胞测量结果应在按照参考试验方法所得结果的允许范围之内（99%可信区间）（表 10.3.7）。当参考方法检测结果为 0，分析仪检测结果<1.0%时，检测结论为合格。

表 10.3.7　常用可信区间工作表（由 SEp 导出 99%可信限）

细胞(%)	p	q	SEp	99%下限	99%上限
0	0	0	0.00	0	0
1	1	99	0.70	0	3
2	2	98	0.99	0	5
3	3	97	1.21	0	6
4	4	96	1.39	0	8
5	5	95	1.54	1	9
6	6	94	1.68	2	10
7	7	93	1.80	2	12
8	8	92	1.92	3	13
9	9	91	2.02	4	14
10	10	90	2.12	5	15
15	15	85	2.52	9	21
20	20	80	2.83	13	27
25	25	75	3.06	17	33
30	30	70	3.24	22	38
35	35	65	3.37	26	44
40	40	60	3.46	31	49
45	45	55	3.52	36	54
50	50	50	3.54	41	59
55	55	45	3.52	46	64
60	60	40	3.46	51	69
65	65	35	3.37	56	74
70	70	30	3.24	62	78
75	75	25	3.06	67	83
80	80	20	2.83	73	87

续表

细胞(%)	p	q	SEp	99%下限	99%上限
85	85	15	2.52	79	91
90	90	10	2.12	85	95
95	95	5	1.54	91	99
100	100	0	0.00	100	100

注：本试验方法参考 NCCLS H20-A2 制定。

（二）电气安全检测项目

血液分析仪属于体外诊断设备，不与患者直接接触，在电气安全方面检测内容可参照 GB 4793.1—2007，具体方法详见本书第三章第一节。

（三）功能检测项目

血液分析仪安装完成后接通电源，按照说明书的内容进行外观检测、仪器自检、机械传送检测、手动进样检测、穿刺功能检测，试剂条码枪检测、压缩机功能检测、白细胞分类乳胶颗粒性能等功能的检测（表 10.3.8）。

表 10.3.8 血液分析仪功能检测内容、目的与功能

检测内容	检测目的	功能
外观检测	有无破损,是否干净	仪器外观干净、没有破损
仪器自检	仪器的主要功能是否正常	仪器能够到达"脱机"状态
机械传送检测	试管匣能够顺利进入仪器,也能够顺利离开仪器	空试管架能够从输入缓冲区到输出缓冲区
手动进样检测	手动进样托盘能够顺利接收样本	手动进样托盘能够顺利进出仪器
穿刺功能检测	吸样针能够正确对试管进行穿刺	吸样针对试管进行闭盖穿刺
试剂条码枪检测	检测条码枪能够正确识别试剂条码	试剂条码能够通过条码枪输入系统
压缩机功能检测	判断压缩机能否对仪器正常供压和负压	压缩机能够正常输出正压和负压
白细胞分类乳胶颗粒性能	用于检测五类白细胞体积,电导度和散射光参数	校正分类模块中光学参数的增益

四、血液分析设备质量检测所需设备与要求

血液分析设备质量性能检测过程所需的配套试剂、质控物的检测内容与主要成分见表 10.3.9，设备性能检测需要血液分析设备配套的检测软件，厂家须开通软件密码和授权。

表 10.3.9 血液分析设备性能检测试剂

试剂名称	检测内容	主要成分
质控物	监控和评价血液分析设备检测结果的精密度	人类红细胞与一种经过稳定处理血细胞体积相同的成分
CP-X 乳胶颗粒	用于检测体积,电导度和散射光参数	聚苯乙烯颗粒
稀释液	为血细胞提供稳定的溶液环境、稀释血液样本、形成鞘流、提供电导环境	硫酸钠、氯化钠、四卡因盐酸盐、咪唑
溶血剂	溶解红细胞以检测 WBC 结果,并与氧合血红蛋白结合,生成稳定的血红蛋白,测定 HGB 含量	四级铵盐、硫酸钠、稳定剂和缓冲剂

续表

试剂名称	检测内容	主要成分
分类包	溶解红细胞，使白细胞处于原态大小	E-Lyse：润湿剂、甲酸 S-Lyse：碳酸钠、氯化钠、硫酸钠
网织红试剂包	染料沉淀在网织红细胞使得嗜碱性 RNA 网格中，漂洗液从红细胞中去除血红蛋白和未结合的染料	Stain 液：新亚加蓝 漂洗液：硫酸
清洁液	保养管道，小孔与流动池	蛋白水解酶

五、血液分析设备质量检测步骤及作业指导

本节以某品牌血液分析仪为例介绍检测步骤，不同设备检测步骤会有不同，具体可以参照使用说明书要求进行。

（一）检测前准备

检测前检查如发现环境异常、外观故障、开机检测异常等情况，可能影响检测工作的正常开展，应先调整、维修后再进行质量检测。

1. 检测环境条件准备

（1）环境温湿度条件：室温（15.5～32℃），相对湿度≤85% 无凝结（或按使用说明书要求）。

（2）供电电压要求：按使用说明书要求。

（3）排废液状况：废液桶离地低于 76cm 且排废管不能超过 3.7m。

2. 外观检查

（1）查看仪器出厂标签或 UDI 标签是否完整，记录设备名称、生产厂商、规格型号、出厂日期、出厂序列号，以及使用科室、资产编号、启用日期等基本信息。

（2）检查设备外观是否干净整洁，有无污迹。

（3）检查仪器及其余组件有无损坏。

（4）检查电源接口、插头是否连接牢靠，电源线绝缘层是否损坏或有磨损迹象。

3. 开机检查

（1）开机后，检查显示屏幕显示内容是否清晰可辨，显示时钟（时间和日期）是否正确。

（2）检查能否通过自检，血液分析仪是否出现故障代码、报警信息等。

（二）性能检测操作步骤

1. 空白计数的检测

用稀释液作为样本，在分析仪上连续进行 3 次测试，取 3 次测试结果中的最大值。点击屏幕界面顶部"每日检查"，按确定（图 10.3.3）；点击"本底"页，显示测定结果。血液分析仪的空白计数应符合表 10.3.2 的要求。如不符合要求，应对仪器管路进行清洁后重新空白计数，直至符合要求。将空白计数结果填写在质量检测原始记录表格中。

2. 线性的检测

（1）样本准备：样本使用 EDTA-K$_2$ 或 EDTA-K$_3$ 抗凝新鲜静脉血或原厂线性质控品，高值标本（H）和低值标本（L）应接近检查线性上限及下限（符合表 10.3.3 线性范围）。

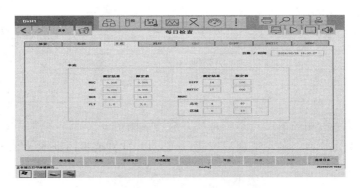

图 10.3.3　每日检查内容界面

高值标本（H）和低值标本（L）等间距混合制备 6 个不同浓度样本，如 2mL H（6 号）、1.6mL H+0.4mL L（5 号）、1.2mL H+0.8mL L（4 号）、0.8mL H+1.2mL L（3 号）、0.4mL H+1.6mL L（2 号）、2mL L（1 号）。

（2）样本检测：在开始试验前对仪器进行校准，并确保质控在控。制备的 6 个浓度样本，每个样本测定 2 次；如使用线性质控品，每个浓度测定 3 次。样本一次性连续检测，记录检测结果。

（3）数据分析：使用 EDTA-K_2 或 EDTA-K_3 抗凝静脉血高低值样本，检测结果进行线性回归方程式计算斜率 a、截距 b、相关系数 r，画出预期值（X）对测量均值（Y）的线性图，按线性判断标准进行判断。使用线性质控品，计算每个浓度的 3 个检测结果的均值，将检测均值与理论值进行比较，要求偏差％在 10％以内，并计算斜率 a、截距 b、相关系数 r，要求 a 在 1±0.05 之内，分析仪的线性范围、线性偏差和线性相关系数应符合表 10.3.3 的要求。如不符合要求，应对仪器重新校准后再重复上述步骤，直至符合要求为止。将试验结果填写在质量检测原始记录表格中。

3. 准确度的检测

（1）样本准备：选 3 份（各项目检测范围必须符合表 10.3.4 要求）的新鲜血样本用参考方法赋值（必须在通过校准、参加室间质评合格供临床使用的仪器上测定的结果为靶值）。

（2）样本检测：按常规方法对每份样本进行检测，记录检测结果。

（3）数据分析：计算各项目检测结果与靶值的相对偏差，各项目的相对偏差应符合表 10.3.4 的要求。如不符合要求，应对仪器重新校准后再重复上述步骤，直至符合要求为止。将试验结果填写在质量检测原始记录表格中。

4. 精密度的检测

（1）样本准备：选 1 份新鲜血样本（各项目检测范围必须符合表 10.3.5 要求）。

（2）样本检测：按常规方法重复测定 11 次，计算后 10 次各项目检测结果变异系数 CV。

（3）数据分析：查看各项目的精密度是否符合表 10.3.5 的要求，如不符合要求，应对仪器重新校准后再重复上述步骤，直至符合要求为止。将试验结果填写在质量检测原始记录表格中。

5. 携带污染率的检测

（1）样本准备：选高、低浓度（各项目检测范围必须符合表 10.3.10 要求）新鲜血样本各 1 份。

表 10.3.10　携带污染率试验用样本浓度范围

参数	高浓度样本范围	低浓度样本范围
WBC	$>90.0\times10^9/L$	$(0\sim3)\times10^9/L$
RBC	$>6.20\times10^{12}/L$	$(0\sim1.50)\times10^{12}/L$
HGB	$>180g/L$	$0\sim50g/L$
PLT	$>900\times10^9/L$	$(0\sim30)\times10^9/L$

（2）样本检测：先用高浓度样本按常规方法连续测定 3 次后，立即用低浓度的临床样本按常规方法连续测定 3 次。测定完成后按式(10.3.1)计算携带污染率（CR）。

$$CR=\frac{|L_1-L_3|}{H_3-L_3}\times100\%$$
(10.3.1)

式中　L_1——低浓度样本的第 1 次测定值；

　　　L_3——低浓度样本的第 3 次测定值；

　　　H_3——高浓度样本的第 3 次测定值。

（3）数据分析：查看每个项目的携带污染率是否符合表 10.3.6 的要求，如不符合要求，应对仪器进行管路冲洗后重新校准再重复上述步骤，直至符合要求为止。将试验结果填写在质量检测原始记录表格中。

6. 五分类血液分析仪白细胞分类准确性的检测方法

（1）样本准备：取 20 份正常样本，每份正常样本分为 2 份，分别用于参考方法和仪器法的测试。对研究样本进行统一标记，如参考方法的血涂片结果标记为 A、B，仪器法的血涂片结果标记为 C 和 D。

（2）样本检测：用参考方法进行五分类计数时，每份患者样本分析 400 个细胞，由两位具备资格的检验人员，按照参考方法步骤，对每张血涂片分析 200 个细胞。其中，一位检验人员使用血涂片 A，另一位检验人员使用血涂片 B。首先在低倍镜下（10～40 倍）进行浏览，观察有无异常细胞和细胞分布情况。然后，在 100 倍油镜下观察细胞质内的颗粒和核分叶情况。采用"城垛式"方法检查血涂片。每个明确识别的细胞必须归入下列分类中：中性粒细胞、淋巴细胞、单核细胞、嗜酸性粒细胞、嗜碱性粒细胞、其他有核红细胞（NRBC）。仪器校准完成并进行质控测试后，仪器法按仪器操作说明书对 20 份样本进行双份测定。

（3）数据分析：每份样本的分类计数结果登记在质量检测原始记录表格中。按式(10.3.2)进行标准误（SE_p）计算（表 10.3.7），按式(10.3.3)进行某一参数 99％可信区间计算。

$$SE_p=\sqrt{\frac{p\times q}{n}}$$
(10.3.2)

$$q=100-p$$

式中　n——分析血涂片细胞总数，200 个；

　　　p——参考方法均值；

当自由度为 199 时，99％可信限的 t 分布因子＝2.57。

某一参数百分率的 99％可信区间：

$$p\pm2.57\times SE_p$$
(10.3.3)

（三）功能检测操作步骤

1. 仪器自检步骤

打开工作站电脑电源，输入用户名与密码；再打开仪器电源，仪器自动进入自检状态，结束后仪器显示"脱机"准备状态且无任何报警，则自检功能通过。

2. 机械传送检测步骤

用维修账户登录或工程师账户登录，在"诊断"中选择 STM 调整子模块，在 STM 输入缓冲区试管匣感应区域放入一个空的试管匣，试管匣能够进入仪器，如顺利到达输出缓冲区并顺利回到输入缓冲区且无任何报警则机械传送检测通过。

3. 手动进样检测

用维修账户登录或工程师账户登录，在"诊断"中选择手动进样站校准，手动进样站能顺利进出仪器且无任何报警，则手动进样检测通过。

4. 穿刺功能检测

用维修账户登录或工程师账户登录，在"诊断"中选择机械中的 SAM 探针垂直驱动验证，循环次数设置为 5 次。在 STM 混匀站放一个 3 号位有试管的试管匣，点击启动。观察穿刺针会对试管进行 5 次穿刺，每次穿刺时穿刺针均全部顺利进入试管且无任何报警，则穿刺功能检测通过。

5. 试剂条码枪检测

在仪器菜单栏界面中选择"耗材"按钮，选择设置，用手持式条码枪对着试剂条码扫描，在条形码 1 和条形码 2 框中会出现试剂的条码，说明试剂条码枪功能正常。如不能扫描，请检测仪器设置、条码枪连接线及扫描枪，排除故障后，重复上述操作。

6. 压缩机功能检测

用维修账号登录，进入仪器系统监视器界面，选择"电磁阀测试"，在"通用"界面中，点击 VL303，压缩机就启动工作。再点击 VL303，则压缩机停止工作。能够完成这样的功能则压缩机功能检测通过。

7. 白细胞分类乳胶颗粒功能

用维修账户登录，选择"诊断"中的 MTM 校准模块，依次选择"增益调整""总计""手工运行"，将乳胶颗粒放在手动进样站中检测，仪器开始收集乳胶颗粒，通常 Total Event 为 4096 时停止收集，此时记录分类检测结果，如果仪器 MTM 模块中 NRBC/Diff/Retic 的光学参数的增益校正后结果在表 10.3.11 功能测试五分类白细胞分类乳胶颗粒结果确认范围内，则符合要求。如不符合，须由工程师调整光路系统后重新进行白细胞分类乳胶颗粒功能检测，直到通过为止。

六、血液分析设备检测结果记录与分析

1. 检测结果记录

将检测原始数据记录到校准原始记录表中，记录表的参考格式见表 10.3.11 所示，可建立原始数据的电子表格；需要保存带有检测数据的原始照片或仪器检测数据界面截图。参照相关检定依据，对仪器检测原始数据进行分析，判断是否符合质量鉴定标准。对于检测合格的血液分析设备张贴合格标签，合格标签上标明检测时间、有效期、检测人等信息。检测合格的血液分析设备可投入临床使用。对于检测不合格的血液分析设备应张贴停用标签或维修标签，进行维修处理，待维修后检测合格方可投入临床使用。记录保存期限不得少于规定使用期限或使用生命周期终止后 5 年。

2. 质量检测原始记录表

质量检测原始记录表格参考表 10.3.11。

表 10.3.11　全自动五分类血液分析设备使用质量检测原始记录表

＿＿＿＿＿＿＿医院全自动五分类血液分析设备使用质量检测原始记录表

记录档案编号：＿＿＿＿＿＿　　　　　　检测类型：□验收检测；□状态检测；□稳定性检测；□维修检测

被测设备型号		设备序列号	
生产厂商		使用科室	
生产日期		启用日期	
软件版本		安全级别分类	
检测设备型号		设备序列号	
生产厂商		使用部门	
计量校正有效期		校正证书号	

性能测试

1. 空白计数结果

参数	空白限定值	实际检测值
WBC	0.05	
RBC	0.005	
HGB	1	
PLT	3	
NRBC（Total）	60	
Diff	100	
Retic	600	

2. 线性结果

样本号	1	2	3	4	5	6
样本配制（mL）	2L	1.6L+0.4H	1.2L+0.8H	0.8L+1.2H	0.4L+1.6H	2H
测量结果 1						
测量结果 2						
测量均值（Y）						
斜率						
平均斜率						
预期值（X）						
预期值均值						
回归计算值						

3. 准确度结果

参数		WBC	RBC	HGB	MCV	PLT	MPV
样本 1	测定值						
	靶值						
	偏差（%）						
样本 2	测定值						
	靶值						
	偏差（%）						

3. 准确度结果

参数		WBC	RBC	HGB	MCV	PLT	MPV
样本 3	测定值						
	靶值						
	偏差（%）						
偏差要求（%）≤		1.5	1	1	1	3	2.5
是否通过验证		通过	通过	通过	通过	通过	通过

4. 精密度结果

参数	样本范围		Max%	Max	测试结果	
	Min	Max	CV	Diff	CV（%）	Diff
WBC						
RBC						
HGB						
MCV						
RDW						
PLT						
MPV						

5. 携带污染结果

参数	交叉污染限定值	实际检测值
WBC	0.5	
RBC	0.5	
HGB	1	
PLT	1	
NRBC（Total）	75	
Diff	200	
Retic	600	

6. 五分类分析仪白细胞分类准确性

样本号	参考方法（X）		$\dfrac{X_A + X_B}{4}$	可信范围		仪器法（Y）		$\dfrac{Y_E + Y_D}{2}$	结果判断	
	玻片 A	玻片 B	均值（X）	99%下限	99%上限	记录 C	记录 D	均值（Y）	合格	不合格
中性粒细胞分类结果										
淋巴细胞分类结果										
单核细胞分类结果										
嗜酸性粒细胞分类结果										
嗜碱性粒细胞分类结果										

续表

功能测试

仪器自检	□合格	□不合格
机械传送检测	□合格	□不合格
手动进样检测	□合格	□不合格
穿刺功能检测	□合格	□不合格
试剂条码枪检测	□合格	□不合格
压缩机功能检测	□合格	□不合格
五分类白细胞分类乳胶颗粒结果	□合格	□不合格

参数	靶值	确认范围		测试结果	
		Rang	CV	实际值	CV
NRBC LALS	120	8	12.50%		
NRBC AL2	156	8	8.50%		
NRBC LMALS	210	10	8.50%		
NRBC MALS	210	10	8.50%		
NRBC UMALS	210	10	8.50%		
Diff LALS	120	8	12.50%		
Diff AL2	156	8	8.50%		
Diff LMALS	75	5	8.50%		
Diff MALS	109	5	8.50%		
Diff UMALS	145	7	8.50%		
Retic LALS	160	11	12.50%		
Retic AL2	156	8	8.50%		
Retic LMALS	205	9	8.50%		
Retic MALS	205	9	8.50%		
Retic UMALS	205	9	8.50%		
检测结论	□合格	□不合格		性能偏离情况记录	

检测工程师签名：_____ 使用科室签名：_____ 检测日期：_____年_____月_____日

■ 第四节　凝血分析设备使用质量检测技术

一、凝血分析设备分类、基本原理及新技术进展

凝血分析设备用于血液凝血功能分析，可检测凝血相关指标及因子、蛋白等，通过凝血和（或）纤溶测试来评估患者的止血和（或）凝血功能。凝血分析设备主要包括凝血分析仪、血栓弹力图、血小板聚集仪等，本节以临床最常用的凝血分析仪为例，介绍医用凝血分析设备使用质量检测要求。

（一）凝血分析仪分类

凝血分析仪按自动化程度可分为半自动化凝血分析仪及全自动化凝血分析仪，前者主要检测一般常规凝血项目，后者则有自动吸样、稀释样品、检测、结果储存、数据传输、结果打印、质量控制等功能。根据是否落地式，凝血分析仪可分为台式和落地式。

（二）凝血分析仪检测原理及结构

目前凝血分析仪的主要检测原理包括：凝固法（生物物理法）、发色底物法（生物化学法）、免疫比浊法等。不同类型的凝血分析仪或者同一台凝血分析仪检测不同的项目采用的原理可不同。

1. 检测原理

（1）凝固法：凝固法通过检测血浆在凝血激活剂作用下的一系列物理量的变化（如光、电、机械运动等），由计算机分析所得数据并将其换算成最终结果，所以也可称为生物物理法。凝固法又可分为光学法和磁珠法两类。由于光学法几乎可涵盖各种检测方法，全自动凝血分析仪以光学法居多。但也有少数高级全自动凝血分析仪中凝固法测量采用无样品干扰的双磁路磁珠法，而其他测量采用光学法，并可同时进行检测。

（2）发色底物法检测：发色底物法通过测定发色底物的吸光度变化来推测所测物质的含量和活性。其原理是通过人工合成与天然凝血因子有一段相似的氨基酸排列顺序、并含有特定作用位点的小肽，并将可水解产色的化学基因与作用位点的氨基酸相连。测定时由于凝血因子具有蛋白水解酶的活性，它不仅能作用于天然蛋白质肽链，也能作用于人工合成的肽链底物，从而释放出产色基因，使溶液呈色。产生颜色的深浅与凝血因子活性成比例关系，故可进行精确地定量。目前人工合成的多肽底物有几十种，而最常用的是对硝基苯胺（PNA），呈黄色，可用 405nm 波长进行测定。

（3）免疫比浊法：其原理类似于比浊法，通过测量光密度的变化来评价被检测物的物质浓度，而非其活性。免疫比浊法依赖抗原-抗体复合物的形成来影响光的透过。光线被反应杯中的液体所吸收，吸收数量与液体中的抗原-抗体复合物的浓度成比例。到达光检测器的光线数量被转化为电信号，这一电信号与检测物的浓度成正比或反比。

2. 结构组成

全自动凝血分析仪基本构成包括：样品传送及处理装置、试剂冷藏位、样品及试剂分配系统、检测系统、电子计算机、输出设备及附件等。

凝血分析仪由反应杯（不带钢珠或带钢珠）加载区、条码阅读器、样本区、试剂区、加样针（样本针和试剂针）、光学检测器、废反应杯抽屉、清洁液系统等组成，具体介绍如下。

（1）反应杯加载区：采用光学法原理的仪器使用的是反应杯，反应杯加载后传送带将反应杯运送至待用的位置，由仪器进行样本处理。

（2）带钢珠的反应杯盘：采用摆动磁珠法原理的仪器使用的是带钢珠的反应杯盘，反应杯底部有两条曲线轨道，仪器有两个独立的驱动线圈产生一种交变电磁场，于是钢珠获得钟摆样运动。用电感传感器测量反应杯中钢珠振幅的变化。

（3）条码阅读器：位于样本管或者稀释液管及试剂瓶上的条码信息可以被仪器扫描。

（4）样本区：样本区以手动或者自动方式将患者样本放置在仪器上。样本管和样本杯放置在通过条码阅读器插入的架子上。样本区处于室温下。样本架可存放加盖和未加盖的样本杯，以及开口样本杯。具有闭盖穿刺功能（CTS）的样本架用于存放加盖的样本杯。

（5）试剂区：试剂区通过条形码阅读器将信息录入仪器。某些位置允许使用磁力搅拌子。

（6）加样针：加样针是仪器的一部分，包括样本针和试剂针，用于与液体试剂接触。每个加样针均有传感器，可识别液体是否存在，并在最佳的液体水平下停止。样本针或试剂针连接至注射器上。带加热功能的试剂针，可加热试剂。如果加样针损坏、弯曲、锈蚀，或者发生频繁的液面水平检测失败，则可能需要更换加样针。每次更换加样针时，都必须调整机械臂坐标。

（7）光学检测器：根据仪器型号不同，有不同数量的光学检测器（ORU）。采用以下波长获取反应读数：有的仪器在405nm波长用于发色法，在540nm波长用于免疫法。有的仪器在405nm波长可用于发色法、免疫法或凝固法，在671nm波长可用于免疫法或凝固法，在535nm波长用于在分析测试开始之前检测样本中是否存在干扰物质。

（8）废反应杯抽屉：废反应杯抽屉模块包括储液器，可使废反应杯抽屉排空而无需关闭仪器。当移开废反应杯抽屉时，凝血分析仪执行控制性停机，并且仅完成正在运行的测试。

（9）清洁液系统：清洁液系统包括系统清洁液瓶、清洁液管路、泵、多支管、阀门、清洁杯管路、冲洗（清洁）台和液体废物。泵用于将清洁液从清洁液瓶输送至清洁台。每个清洗（清洁）台均含有清洁杯，作为清洁液的贮液器。加样针进入清洁液，并从清洁杯中抽取液体，加样针的清洁环节用于仪器操作期间的特定时间。它对加样针的清洁比清洗系统更完全。

（三）凝血分析仪新技术进展

未来凝血分析仪市场将呈现出个性化诊疗趋势，随着科技的不断发展，医疗模式也不断进步。凝血分析仪逐渐趋向移动化、小型化、家庭化，可以更加便捷地辅助临床诊断及病程监测。

二、凝血分析设备质量检测相关标准和要求

1. 现行相关标准

凝血分析设备的质量检测目前没有相关的国家标准、计量标准和卫生行业标准，只有医药行业标准，在医院开展使用质量检测时可以参考医药行业标准，选择适宜在医院环境下可操作的安全性能指标。常用标准为 YY/T 0659—2017《凝血分析仪》。

2. 设备质量检测要求

本节根据 YY/T 0659—2017 及厂家校准规程、操作手册要求，检测凝血分析仪的工作环境及仪器基础状态、加样针的加样精密度和准确度、加样针加样位置的准确性、仪器温度控制的正确度和波动度、检测装置单元空气空白校准及因子稀释液空白校准等项目。

三、凝血分析设备质量检测内容、各项性能指标及要求

（一）性能指标项目

凝血分析设备的性能检测从加样系统、温控系统、光测系统（采用光学法原理的仪器）、磁珠系统（采用摆动磁珠法原理的仪器）四大方面进行，具体检测项目见表10.4.1。

表 10.4.1 凝血分析仪使用性能检测项目及要求

性能指标	检测项目	检测对象	要求
加样系统	冲洗液流量检查	样本针、试剂针内部管路清洁液冲洗流量	不同仪器标准不同,具体按厂家校准规程要求
	机械臂位置坐标校准	样本针、试剂针位置准确性	针的位移:ΔX,ΔY,ΔZ 的绝对值<1;定位杯执行定位
	液体精度检测	样本针、试剂针在不同稀释比例下的液体精度	平均吸光度(100%稀释度):966.00~1100.00 斜率:9.6~11.0 Y 轴截距:-8~8 R^2:$\geqslant 0.9989$
温控系统	温度控制正确度	仪器各部件温度测量	试剂位、测量位允许温度不同,具体按厂家操作手册要求
光测系统	空气空白校准	光路空白数值检测	数值 50 万~120 万且漂移$<6\%$
	因子稀释液校准	因子稀释液光路数值检测	数值 50 万~120 万且漂移$<6\%$
	磁珠定标	磁珠在杯子中的摆动状态	灵敏度$\geqslant 90$

(二) 电气安全检测内容

凝血分析设备属于体外诊断设备,不与患者直接接触,在电气安全检查方面可参照 GB 4793.1—2007《测量、控制和实验室用电气设备的安全要求 第 1 部分:通用要求》,具体方法详见本书第三章第一节。

(三) 功能性检测

凝血分析设备功能性检测包括样本仓门与试剂仓门报警、样本针吸样阻塞报警、试剂及耗材供应不足报警,废液桶及废物盒满报警等。

四、凝血分析设备质量检测所需设备及试剂

凝血分析设备性能检测所需设备见表 10.4.2,所需试剂见表 10.4.3。

表 10.4.2 凝血分析设备性能检测所需设备

设备名称	检测项目	要求
10mL 玻璃瓶(图 10.4.1)、尿杯及 5ml 量筒	冲洗液流量、因子稀释液校准及针精密度测试	量筒最小刻度为 0.1mL,精确度为 0.1mL
电压表(万用表)(图 10.4.2)	仪器供电检测	在校准有效期内
万用表+温度探头(图 10.4.3)	试剂位、测量位温度测量	在校准有效期内

表 10.4.3 凝血分析设备性能检测所需试剂

试剂名称	检测项目	成分
因子稀释液	因子稀释液校准及精密度测试	盐溶液和浓度小于 0.1%的叠氮化钠
精密度液	精密度测试	tris buffer、ethanol、p-nitroaniline

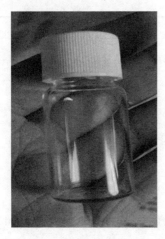
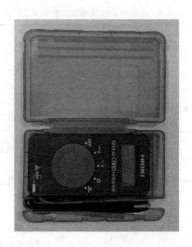
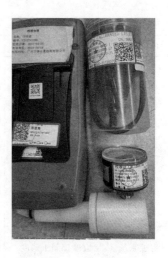

图 10.4.1　10mL 的干净玻璃瓶　　　　图 10.4.2　电压表（万用表）　　　　图 10.4.3　万用表+温度探头

五、凝血分析仪质量检测操作步骤与作业指导

本节以某品牌凝血分析仪为例介绍说明质量检测步骤，不同设备检测步骤不同，具体可以参照使用说明书要求进行。

（一）检测前准备

1. 检测环境条件准备

（1）电源交流电压：供电要求 220V±10%，UPS≥2K，零地电压<2V，检查并确保电源线的接地导线连接到位。

（2）环境温度：15～32℃，相对湿度：≤85%，无冷凝水。

（3）周围环境：无影响正常检测工作的机械振动和强电磁干扰。不存在爆炸性气体、蒸汽周围或潮湿环境。

2. 外观检查

（1）查看仪器出厂标签、医院资产标签或 UDI 标签是否完整，记录下设备名称、生产厂商、规格型号、出厂日期、出厂序列号，以及使用科室、资产编号、启用日期等基本信息。

（2）检查设备外观是否干净整洁，注射泵有无污迹，针外表有无污迹，传感器部位有无污痕。

（3）检查泵体及其余组件有无损坏，泵的所有部件（箱体、电源接口、拉栓、架杆、夹钳、泵门等）是否处于完好状态。

（4）检查电源接口、插头是否连接牢靠，电源线绝缘层是否损坏或有磨损迹象。

3. 开机检查

（1）检查开机后电源指示是否正常。

（2）检查是否通过初始化，是否出现故障代码、报警信息（声光报警）等。

（3）检查各个控制开关是否正常，各种按键或调节旋钮能否正常对设备相关参数进行设置。

（4）检查显示屏显示亮度是否能保证屏幕显示内容清晰可辨，显示时钟（时间和日期）是否正确。

如发现环境异常、外观故障、开机检测异常等情况，可能影响检测工作的正常开展，应先调整、维修后再进行质量检测。

（二）性能检测操作步骤与作业指导

不同型号的自动凝血仪性能检测的操作步骤会有不同，不同厂家的检测规程与检测软件界面也不相同。本节以某一型号的自动凝血仪为例，介绍性能检测操作方法。性能合格确认方案的范围定义了可接受的条件和标准，保证设备正常地操作。设备性能验证包括一组分析项目的定标、质控。按照下面的步骤执行并记录相关结果。

1. 冲洗液流量的检测

将量杯等容器放到样本针或试剂针下方（图 10.4.4），通过液路测试自动将液体打到容器中，再倒入 5mL 量筒中测量即可。由于不同仪器的标准不同，具体按厂家校准规程要求。若超过厂家校准规程要求的范围，需要检查液路，重新测试。

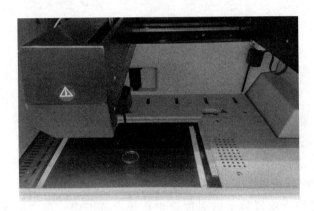

图 10.4.4　冲洗液流量检测收集

2. 机械臂位置坐标校准的检查

有的仪器采用定位杯执行针的定位，将定位杯放置在指定位置，通过校准，机械臂自动回到零点。有的仪器在操作界面点击针的初始化，对样本针和试剂针的机械臂位置坐标进行检测。确认测定时针的位置与针设定位置（X、Y、Z）之间的位移 ΔX、ΔY、ΔZ 的绝对值在 1 以内（如图 10.4.5，以试剂 1 针为例）；如差值超出规定范围为不通过，需执行针位校准。

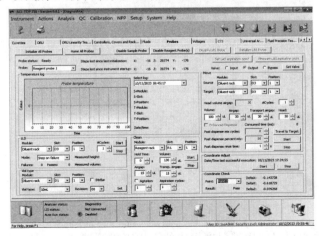

图 10.4.5　试剂 1 针针位

3. 液体精度的检测

将因子稀释液、精密度液放入仪器试剂仓位，执行样本针、试剂针的精密度测试，仪器自动进行100％、75％、50％、25％、12.5％、6.25％的比例稀释，根据测量值，算出回归方程、斜率、截距、R^2，符合表10.4.1的要求为液体精度检测通过。如不符合，则需检查液路系统，重新校准。图10.4.6为样本针检测后仪器显示的数据界面，左边框中显示平均吸光度（100％稀释度），右边框中显示斜率、Y轴截距、R^2。

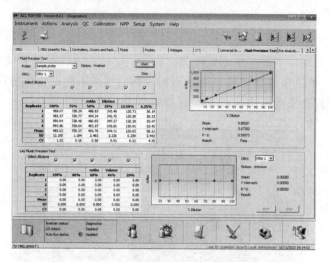

图10.4.6　样本针液体精度检测结果界面

4. 模块温度的检测

模块温度检测是检查仪器显示的温度是否在规定范围内。在"系统"中打开温度界面（图10.4.7），即显示仪器各个部件温度，检查显示的各个部件温度是否在允许范围内。因不同仪器试剂位、测量位允许温度不同，具体温度范围要求参照厂家操作手册或图10.4.7中"Lower Limit"列和"Upper Limit"列中显示的温度范围要求。

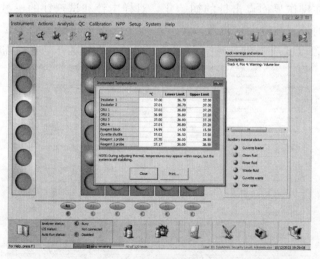

图10.4.7　温度显示界面

模块温度的检测也可以使用带温度探头的万用表检测试剂区、样本区的温度范围。将温度测量比色皿放置在测量模块的两端，重新安装测量组件，盖上盖子，等待约 30 分钟，将涂有导热油脂的温度探头插入温度测量比色杯的中心。等到万用表上显示的值稳定后记录温度，按厂家操作手册要求判断模块温度检测是否通过。

5. 空气空白校准的检测

执行空气空白校准，点击图 10.4.8 中箭头所示按钮，校准结束后得出空气空白数值（如图 10.4.9，以 405nm 波长通道 3 为例），确定数值及漂移值是否在范围内。

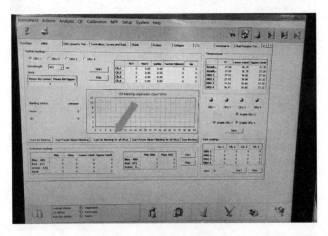

图 10.4.8　执行空气空白校准

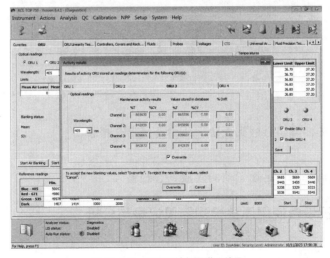

图 10.4.9　405nm 波长通道 3 结果

6. 因子稀释液校准的检测

在试剂仓内放入因子稀释液，点击仪器软件因子稀释液校准对应程序，如图 10.4.10 箭头所示按钮，执行因子稀释液空白读数。仪器自动显示各波长不同检测通道的检测结果，图 10.4.11 为 671nm 波长的 3 通道检测结果，根据表 10.4.1 确认结果是否符合要求。

（三）功能检测操作步骤

1. 开试剂仓门报警

设备工作过程中，在试剂未暂停状态下，打开试剂仓门，设备应产生相应的报警。

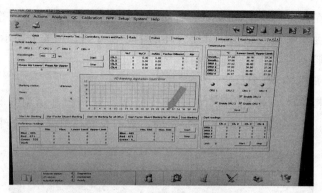

图 10.4.10 执行因子稀释液校准

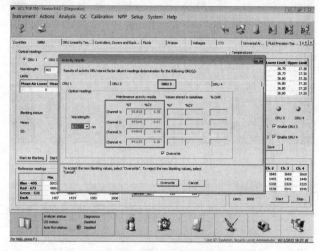

图 10.4.11 因子稀释液校准 671nm 波长的 3 通道结果

2. 凝块报警

设备工作过程中，样本针吸到凝块，压力传感器会报警。

3. 结束报警

设备在试剂或消耗品不足设置值的时候，会报警。

六、凝血分析设备使用质量检测结果记录与分析

1. 检测结果记录

将检测原始数据记录到校准原始记录表中，记录表的参考格式如表 10.4.4 所示，可建立原始数据的电子表格；需要保存带有检测数据的原始照片或设备检测数据界面截图。参照相关检定依据，对仪器检测原始数据进行分析，判断是否符合质量鉴定标准。

对于检测合格的凝血分析设备张贴合格标签，合格标签上标明检测时间、有效期、检测人等信息。检测合格的凝血分析设备可投入临床使用，对于检测不合格的凝血分析设备需张贴停用标签或维修标签，进行维修处理，待维修后检测合格方可投入临床使用。记录保存期限不得少于规定使用期限或使用生命周期终止后 5 年。

2. 质量检测原始记录表

凝血分析设备使用质量检测原始记录如表 10.4.4。

表 10.4.4 凝血分析设备使用质量检测原始记录表

_____医院凝血分析设备使用质量检测原始记录表（参考模板）

记录档案编号：_____　　　检测类型：□ 验收检测；□ 状态检测；□ 稳定性检测；□ 维修检测

单位		证书编号	
仪器名称		制造厂商	
型号规格		出厂编号	
检测技术依据		环境温度	
检测地点		相对湿度	

检测用设备、试剂名称	有效期至

1. 性能检测

冲洗液流量检查

	质量指标	结果（mL）
样本针	4.54~6.61mL	
R1针	4.54~6.61mL	
R2针（如果适用）	4.54~6.61mL	

机械臂位置坐标校正

	ΔX	ΔY	ΔZ
样本针			
R1针			
R2针			

液体精度检测

机械臂	平均吸光度 100% 稀释度 966.00~1100.00	斜率 9.6~11.0	截距 -8.00~8.00	$R^2 \geq 0.9989$
样本				
R1				
R2				

模块温度检测

模块	规定温度范围	显示温度
ORU# 1	36.8~37.2℃	
ORU# 2	36.8~37.2℃	
ORU# 3	36.8~37.2℃	
ORU# 4	36.8~37.2℃	
预温# 1	36.7~37.3℃	
预温# 2	36.7~37.3℃	
试剂仓	14.5~15.5℃	
反应杯运载器	36.5~37.5℃	
R1试剂针	36.0~38.5℃	
R2试剂针	36.0~38.5℃	

空气空白校准			
	405nm	671nm	535nm
ORU# 1			
ORU# 2			
ORU# 3			
ORU# 4			
因子稀释液校准			
	405nm	671nm	535nm
ORU# 1			
ORU# 2			
ORU# 3			
ORU# 4			
2. 功能检测			
开试剂仓门报警			
凝块报警			
（临近）结束报警			

检测工程师签名：_____ 使用科室签名：_____ 检测日期：_____年_____月_____日

■ 第五节 尿液分析仪使用质量检测技术

一、尿液分析仪分类、基本原理与最新技术进展

尿液检测是临床实验室三大常规检查项目之一，是泌尿系统、消化系统、心血管和内分泌系统的疾病诊断、疗效观察及预后的重要常规检查项目，也可以间接反映全身代谢性及循环等系统的功能。因尿液标本易得、留存简单、检测方便快速准确、结果客观等特点，全自动尿液分析仪在临床诊疗中已被广泛应用，是一种常用的检测患者尿液成分的重要医疗设备。全自动尿液分析仪由全自动干化学尿液分析仪和全自动尿液有形成分分析仪组成，通过连接桥无缝连接，实现尿液有形成分和尿液化学的全自动分析。

（一）尿液分析仪的分类

尿液分析仪检测的主要项目见表 10.5.1。尿液分析仪按自动化程度分类，可分为半自动和全自动。其中，干化学尿液检测按工作方式可分为湿式尿液分析仪和干式尿液分析仪。根据检测项目的多少，试剂条模块不同，仪器配置对应的检查模块。尿液有形成分分析按结果报告方式，可分为定性判断和定量检测。

表 10.5.1　尿液分析仪检测方法学分类和相关项目参数

检测方法学	项目参数
干化学尿液检测	比重、颜色、清晰度、胆红素、尿胆素原、酮体、抗坏血酸、葡萄糖、蛋白质、血液（血红蛋白）、pH、亚硝酸盐、白细胞酯酶
尿液有形成分分析	红细胞、白细胞、白细胞簇、鳞状上皮细胞、非鳞状上皮细胞、透明管型、未分类管型、结晶、细菌、酵母菌、精子、黏液丝

（二）尿液分析仪的基本原理及结构

1. 基本原理

（1）干化学尿液检测工作原理：干化学尿液检测系统对尿液进行物理和化学组成测定。试纸条试剂垫和尿液组分发生反应并导致试纸条颜色发生改变，利用波长反射来读取试纸条并使用折射率来计算比重，颜色和清晰度模块可测定仪器吸取的尿液样本的颜色和清晰度。

（2）尿液有形成分分析工作原理：全自动尿液显微镜系统采用流量数字成像原理，将夹在鞘液包裹层中间的标本输送至与电荷耦合器件（charge coupled device，CCD）摄像机连接的显微镜。此叠片结构可将标本恰好置于调焦液的适当深度和显微镜目标镜头的视野中。由于每个显微镜视野都会有闪光灯的闪光照亮，因此 CCD 数码相机可为每个样本捕获五百帧图像。最终生成的图片将经过数字化处理并输送至"分析处理器"计算机。在每个帧中对各个粒子的图像进行分离。粒子浓度是根据粒子图像数和所分析的容量计算得出。

2. 结构组成

尿液分析仪由全自动干化学尿液系统、全自动尿液有形成分分析系统及操作电脑、软件构成。干化学尿液系统包括进样模块、条形码阅读器、试纸条供应模块、试纸条传输系统、试纸条读取模块、比重/颜色/清晰度检测模块和液路系统。全自动尿液有形成分分析系统包括进样模块、条形码阅读器、吸样针模块、液路系统和光学系统。如图 10.5.1 所示。

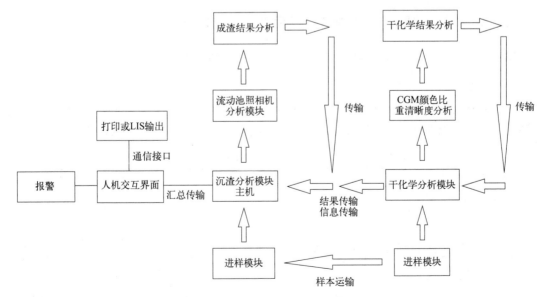

图 10.5.1　尿液分析仪的基本结构示意图

（三）尿液分析仪的最新技术进展

近年来，越来越多的新技术逐步应用到尿液分析仪中，各项技术指标不断提升，其中最重要的是增加测试项目的种类、提高检测精度。很多仪器采用 CCD、接触式图像传感器、多波长测定技术提升检测精度及使项目逐步细化，自动分类检测项目及亚型，减少了人工复检和重复检测，缩短样本周转时间。利用 CCD 技术能检测到荧光信号，甚至可以开展快速免疫学测定项目等。采用流水线式的皮带传送机构大大提高了尿液分析仪的测试速度。

计算机互联网技术的应用将使尿液分析仪的自动化及质控水平越来越高，通过多维技术手段得到高分辨率的清晰图片，直观全面地观察并储存尿液样本有形成分图像（包括细胞、管型、结晶等），反映样本中有形成分信息，便于样本结果的溯源，也为形态学培训积累了资料库。随着新技术的发展，自动化体液分析有了更丰富的扩展功能，能够提供稳定、标准化的结果，同时改善工作流程，检验人员可通过智能软件自定义样本筛选条件，自动甄别检测结果。

二、尿液分析仪使用质量检测相关标准和要求

1. 现行相关参考标准

尿液分析仪质量检测常用的参考标准有：YY/T 0475—2011《干化学尿液分析仪》，YY/T 0478—2011《尿液分析试纸条》，YY/T 0996—2015《尿液有形成分分析仪（数字成像自动识别）》，GB 4793.1—2007《测量、控制和实验室用电气设备的安全要求 第 1 部分：通用要求》。

2. 设备质量检测要求

根据 YY/T 0475—2011 及 YY/T 0478—2011 要求检测干化学尿液分析仪的重复性、与适配尿液分析试纸条的准确度、携带污染等项目；根据 YY/T 0996—2015 要求检测尿液有形成分分析仪的检出限、重复性、识别率、稳定性、携带污染率等项目。

三、尿液分析仪质量检测内容、各项性能指标定义

尿液分析仪检测内容包括性能检测、电气安全检测和功能检测。

（一）性能检测项目

尿液分析仪的性能检测项目分干化学尿液分析仪和尿液有形成分分析仪两部分进行，均从硬件部分和检测部分两方面展开。具体质量检测内容及要求见表 10.5.2、表 10.5.3。

表 10.5.2　干化学尿液分析仪使用质量检测指标、定义与要求

性能检测指标		定义	检测要求
硬件部分	比重折射计	尿比重计，用于测量人体尿液比重	尿比重值为 1.030
	颜色/比重/透明度模块	用于检测尿液颜色、比重和透明度	（1）仪器运行测试通过 （2）操作界面"比重/颜色/清晰度"栏时间日期更新为测试当前日期和时间，并在质量回顾里面显示"pass"通过
	试纸条阅读模块	可对与尿液作用后的尿干化学试纸带进行读取	在仪器界面"反射率检查"会立即更新为当前日期和时间

续表

性能检测指标		定义	检测要求
检测部分	重复性	对相同检测项目做多个单次测试,计算各检测项目检测结果的一致性程度	检测结果的一致性≥90%
	携带污染	由测量系统将一个检测样品反应携带到另一个检测样品反应的分析物不连续的量,由此错误地影响了另一个检测样品的表现量	检测阴性质控的结果不得出现阳性
	准确度	指在一定实验条件下多次测定的平均值与真值相符合的程度,它用来表示误差的大小	检测结果与相应参考溶液标示值相差同向不超过一个量级,不得出现反向相差

表 10.5.3　尿液有形成分分析仪使用质量检测指标、定义与要求

性能检测指标		定义	检测要求
硬件部分	自动聚焦	检测聚焦模块的功能	观察 APUI 仪器界面,要求在聚焦栏更新日期和时间
	光路校准	校准光路亮度值及光路均匀度,判断仪器光路部分的状态	Avg.＝210±5,Var.<0.035
硬件部分	流动池校准	通过该校准观察流动池的位置以判断仪器光路部分的状态	从蓝绿点图上看,由绿色的点形成一个圈在图片的中心位置;从方块图看,中间为粉红色方块,四个角为较深色方块,且上下左右相对对称
	仪器校准因子	通过运行该定标观察定标 REF 值,以判断仪器液路部分的状态	REF 值在 1.4～2.7 之间
	仪器本底值	通过运行该测试查看仪器本底值,以判断仪器液路部分及样本传输泵的状态	所有 10 次测试的 Control 值小于 20;10 次测试的 Control 平均值小于 20
	样本针精度,重复性及交叉污染	通过该测试检测样本针的精密度,重复性及交叉污染率	精密度<5%;总精密度<5%;交叉污染率<0.5%
	仪器校准的项目验证	通过该仪器专用聚焦/质控架,运行阴阳性质控来检测该仪器项目运行的功能	运行完观察 APUI 仪器界面,看是否在质控栏更新了日期和时间
测试部分	检出限	可从样品中检出待测物质的最小浓度或最小量	分析仪应能检出浓度水平为 5 个/μL 的红细胞、白细胞样本。18 次检测结果大于 0 个/μL
	重复性	指在一个实验或测量过程中,相同的条件下,重复实验或测量结果的一致程度	浓度为 50 个/μL 的 CV≤25%;浓度为 200 个/μL 的 CV≤15%
	稳定性	指测量仪器的计量特性随时间不变化的能力	CV≤15%
	识别率	指在一定实验条件下的多个测定值中,满足限定条件的测定值所占的比例,常用符合率来表示	符合率 C(%):红细胞 C≥70%,白细胞 C≥80%,管型 C≥50%
	假阴性率	指实际检测阳性,但根据筛检试验被定为阴性的百分比	分析仪计算假阴性率 F_n(%),F_n≤3%;镜检结果阴阳性判定的临界值分别为:红细胞 3 个/HPF(16 个/μL)、白细胞 5 个/HPF(27 个/μL)、管型 1 个/LPF(1 个/μL)
	携带污染率	由测量系统将一个检测样品反应携带到另一个检测样品反应的分析物不连续的量,由此错误地影响了另一个检测样品的表现量	携带污染率≤0.05%

（二）电气安全性检测内容

尿液分析仪属于体外诊断设备，不与患者直接接触，在电气安全检测方面可参照 GB 4793.1—2007，具体方法详见本书第三章第一节。

1. 干化学尿液分析仪

（1）机械部件复位：仪器开机后，检查是否自动执行机械部件复位功能，是否进入正常工作模式。

（2）试纸条识读模块（strips reader module，SRM）自检：仪器开机后，检查是否自动执行 SRM 自检功能，是否进入正常工作模式。

2. 尿液有形成分分析仪

（1）光源自检：仪器开机后，检查是否自动执行光源自检功能并进入正常工作模式。

（2）机械部件复位：仪器开机后，检查是否自动执行机械部件复位功能并进入正常工作模式。

四、尿液分析仪性能检测所需设备与要求

尿液分析仪性能检测所需试剂和试纸条详见表 10.5.4。此外还需用到校准架、聚焦/质控架、常规样本架、校准工具以及性能检测软件（如有使用密码，需要厂家开通、授权），用于验证仪器精密度、仪器的校准诊断和原始数据分析。

表 10.5.4　尿液分析仪性能检测试剂和试纸条

试剂名称	检测内容	主要成分
调焦液	判断、调节仪器的焦距	人红细胞、水、盐、染色剂和防腐剂
阳性质控物	通过尿液有形成分分析仪对阳性质控物中红细胞的计数值来判断仪器性能	人红细胞、水、盐、染色剂和防腐剂
阴性质控物	通过尿液有形成分分析仪对阴性质控物的计数值来判断仪器性能	水、盐和防腐剂
中性质控物	通过尿液有形成分分析仪对阳性质控物中红细胞的计数值来判断仪器性能	人红细胞、水、盐、染色剂和防腐剂
校准品	用于尿液有形成分分析的校准	人红细胞、水、盐、染色剂和防腐剂
校准品	监测尿液比重、颜色和透明度	水、食物着色剂、盐、悬浮颗粒、防腐剂
鞘液	采用流式细胞分析原理，用于对尿液样本稀释，形成鞘流，利于分析仪器进行细胞计数、分类	盐水溶液、稳定剂、抑菌剂、杀菌剂、防腐剂
清洗液	用于检测过程中反应体系的清洗，以便对待测物质进行体外检测	含百里酚<1%
稀释液	用于尿液分析前，样本的稀释、制备细胞悬液	2-苯氧基乙醇、1%盐溶液
试纸条	用于半定量测定尿液中的胆红素、尿胆素原、酮体、抗坏血酸、葡萄糖、蛋白质、隐血、pH、亚硝酸盐、白细胞含量	胆红素（BIL）：2.9%的 2,4-对二氯苯重氮盐；尿胆素原（URO）：0.6%的四氟硼酸重氮盐；酮体（KET）：2.0%的硝普钠、70.5%的氨基乙酸；抗坏血酸：0.7% 2,6-二氯靛酚钠；葡萄糖（GLU）：1.8%的葡萄糖氧化酶、0.9%的过氧化物酶、3.5%的四甲基联苯胺二盐酸；蛋白质（PRO）：0.2%的四溴酚蓝；隐血（BLO）：14.5%的过氧化氢异丙苯、2.9%的四甲基联苯胺二盐酸；pH：18.8%的溴百里酚蓝、1.2%的甲酚红、1.3%的甲基红；亚硝酸盐（NTT）：3.7%的磺胺、0.3%的 N-(萘基)-乙烯二胺二盐酸盐；白细胞（LUE）：0.4%的吲哚酚碳酸酯、0.2%的重氮盐

五、尿液分析仪使用质量检测步骤与作业指导

本节以某品牌尿液分析仪为例介绍检测步骤，不同设备检测步骤不同，具体可以参照使用说明书要求进行。

（一）检测前准备

检查主要通过视觉观察和简单操作来检查设备主机、控制台、显示器、各连接组件、传感器等部件的完好性。所有部件的检查包括以下方面。

1. 外观检查

（1）检查所有标志/标签的完整性与易读性。

（2）检查外壳部件是否有污垢和损坏。

2. 开机检查

通电后检查设备电源指示灯是否正常亮起；设备按程序开机，观察设备自检状态，自检程序和结果是否正常。

3. 仪器运行环境和状态

（1）检查仪器工作环境温度、相对湿度、工作电源、零地电压、排废液状况。

（2）检查仪器组成部分运行状态，包括电脑、电脑触摸屏、电脑与仪器间通信、打印机、条码阅读器、样本架号阅读器、样本管检测器、样本架传输台、试纸条存储传送模块、试纸条阅读模块、试纸条履带传送系统、吸样针模块、光学模块冲洗排废站、样本针气泡混匀、鞘液瓶阅读器底座、液路系统、排废系统。

（二）性能检测操作步骤

1. 干化学尿液分析仪

（1）比重折射计性能的检测方法：把 CalChek 中 2 号试剂加到普通样本架上；打开 Velocity 维修软件，维修模式下测试 CalChek 2 号试剂比重检测管（C2 管），如测试结果为 1.030，则比重功能测试通过。如果不是，则冲洗吸样管路，确保 C2 管内有充足检测液，再吸样进行测试。如连续三次失败，更换新的颜色/比重/透明度模块进行测试。

（2）颜色/比重/透明度模块的检测方法：轻轻翻转每个 CalChek 试管 2 次以进行混匀，使用专用 CalChek 校准架，按照表 10.5.5 的顺序把 10 根 CalChek 试管装载到架子上并去盖。把架子装载到仪器上自动运行该测试，在仪器界面观察测试结果是否更新为测试当前日期和时间，并在质量回顾栏里面显示"pass"通过。

表 10.5.5　CalChek 校准架检测方案

CalChek 试剂号	校准内容	校准值	报告值
1	比重	1.002±0.003	通过/失败
2	比重	1.030±0.005	通过/失败
3	比重	1.060±0.005	通过/失败
4	颜色	无色	通过/失败
5	颜色	淡黄色	通过/失败

CalChek 试剂号	校准内容	校准值	报告值
6	颜色	正常黄色	通过/失败
7	颜色	琥珀色	通过/失败
8	透明度	略微浑浊	通过/失败
9	透明度	浑浊	通过/失败
10	透明度	非常浑浊	通过/失败

（3）试纸条阅读模块的检测：点击"仪器"进入仪器界面；在仪器下方点击"维护"进入维护项目菜单；在维护项目菜单下点击"连锁筛选检查"进入反射率测试界面；按照仪器界面提示进行相应的测试；如果测试通过则会出现"通过/PASS"的结果，并在仪器界面"反射率检查"立即更新为当前日期和时间。

（4）重复性的检测：将同一已知浓度的阳性质控品和阴性质控品分别在仪器上连续测定20 次。

（5）携带污染的检测：运行阳性质控品 2 次，然后运行阴性质控品，检测除比重和 pH 外各测试项目的阳性质控，随后检测阴性质控。

（6）准确度的检测：将不同浓度水平的工作参考溶液分别检测 3 次，观察检测结果与参考溶液标示浓度的量级差。

2. 尿液有形成分分析仪

（1）自动聚焦的检测：用专用聚焦/质控架，1 号位样本管加 3ml 清洁液，2、3 号位样本管内各加入 3mL 稀释液，然后把该聚焦/质控架放在仪器上进行测试。测试完观察仪器界面聚焦栏是否更新为测试当前日期和时间。

（2）光路校准的检测：打开并进入 Service 软件；从 Service 应用菜单点击"View the Video"以显示实时视频画面；在视频画面中（图 10.5.2），Avg. 值应该为 210 ± 5，并且 Var. 值应该小于 0.035。

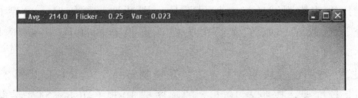

图 10.5.2　光路校准检测

（3）流动池校准的检测：在普通样本架加上 10 根新的不带条码的样本管并在每个样本管里面加入 3mL 的阳性质控液。把该样本架放在进样台并按运行键运行；打开 Runfile Analyzer 软件，并点击 ▦ 键；点击勾选"Show Part in Fr（particles in frame）"、"Focus Est.（focus estimator）"、"Frame-ALL"。查看 Runfile 以评估细胞在屏幕上的分布，图 10.5.3 中方框标出的是需要做水平位置校准的图形案例，如果需调节，则调节图 10.5.4 中标出的螺母。图 10.5.5 中方框标出的是需要做倾角调节的图形，如需调节则调节图 10.5.6 中标出的两个螺丝。

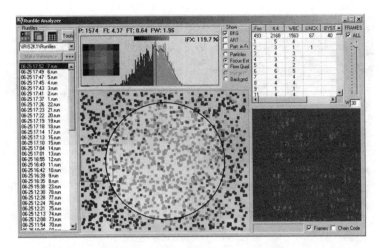

图 10.5.3 需要做水平位置校准的图形

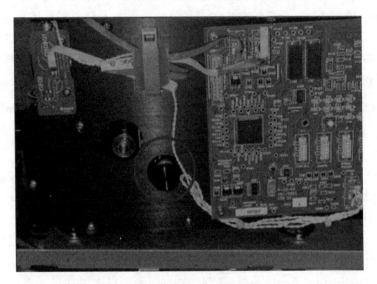

图 10.5.4 需要调节螺母的位置

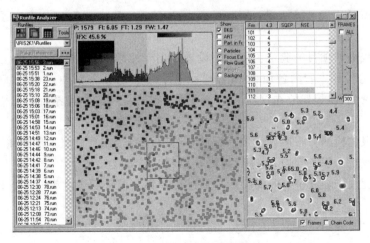

图 10.5.5 需要做倾角调节的图形

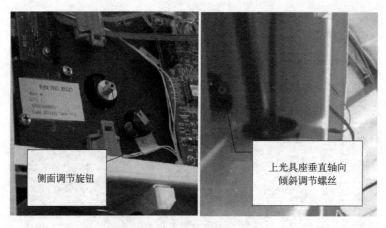

图 10.5.6　需要调节螺丝的位置

（4）仪器校准因子的检测：用专用的定标架，加上 10 个未使用过的样本管，每个样本管里面加入 3mL 的 Calibrator 定标液并在 1 号位的样本管上贴上定标液标签，放到仪器上运行该定标架，运行测试完观察仪器界面定标栏 REF 值以判断仪器的液路部分的状态。

（5）仪器本底值的检测：样本架加上 10 个未使用过的样本管。每个样本管里面加入 3mL 的阴性质控液，放在仪器上运行该样本架；运行测试完打开 Runfile Analyzer 软件，点击 ▦ 键进入结果查看界面；勾选刚刚运行的 10 次阴性质控运行结果 Runfile；查看所有 Control 结果，每个测试的结果 Control 值应小于 20；在下方自动计算结果栏中 Control Avg. 也要小于 20。

（6）样本针精密度、重复性及交叉污染的检测：使用质控架清洗灌注并运行自动聚焦；使用 5 个普通样本架，每个样本架 10 个位置按顺序加入 3mL 质控液；在 C \ iris2k1 \ bin 文件夹下面打开 Runfile Analyzer 软件，并点击图示箭头所示控制按钮进入 Runfile 窗口（图 10.5.7）；在测试完成的结果前面打钩，同时右键单击上图所示菜单栏以保存测试结果，保存文件名可用仪器序列号加日期的形式保存，如 "889803312015 Precision"；打开精密度验证分析软件 "Validation Analyzer"，选择 "Precision" 精密度选项，点击 "Import Runfile Data" 选项导入刚刚在 RFA 里面保存的 5 组测试数据（图 10.5.8）；点击 "Show Results" 选项查看最后的计算结果，同时可点击 "Export Results" 以保存电子版的精密度验证报告（图 10.5.9）。

（7）仪器校准的项目的验证：按出厂设置，用专用聚焦/质控架，1 号位样本管加 3mL 清洁液，2、3 号位样本管内各加入 3mL 稀释液，6、7 号位分别加入 3mL 阳性及阴性质控液，然后把该聚焦/质控架放在仪器上进行测试。测试完观察仪器界面质控栏是否更新了日期和时间。

（8）检出限的检测：将阳性质控（颗粒数约 1000 个/μL）按照 1 份阳性质控品＋199 份阴性质控品（或稀释液）的比例进行稀释，稀释后浓度为 5 个/μL，连续上机检测 20 次；选取白细胞浓度大于 500 个/μL 的临床标本进行稀释，稀释后浓度为 5 个/μL，连续上机检测 20 次。

（9）重复性的检测：选取 50 个/μL 和 200 个/μL 浓度的样本，连续上机检测 20 次，计算 CV。

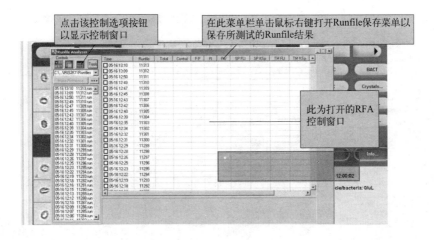

图 10.5.7 Runfile Analyzer 软件控制窗口示意图

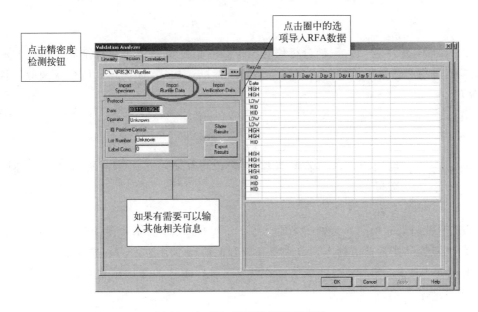

图 10.5.8 精密度检测分析窗口示意图

（10）稳定性的检测：开机预热后 0h、4h、8h，分别对细胞浓度为 200 个/μL 的样本进行重复测试 10 次，计算所有检测结果的 CV。

（11）识别率的检测：选取包含有红细胞、白细胞、管型等一种或多种细胞的尿液样本 150 例，阳性标本 ≥90 例，同时进行仪器检测和人工镜检，按式（10.5.1）计算符合率 C。

$$C = \frac{t_1 + t_2}{t_{总}} \times 100\% \tag{10.5.1}$$

式中 t_1——仪器和镜检均为阳性的标本数量；

t_2——仪器和镜检均为阴性的标本数量；

$t_{总}$——总标本数量。

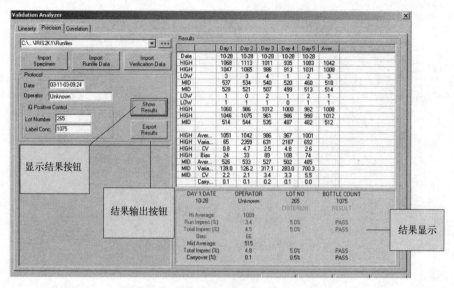

图 10.5.9　精密度结果显示窗口示意图

（12）假阴性率的检测：尿液分析仪对至少 200 份随机尿液进行红细胞、白细胞和管型检测，同时进行显微镜镜检并作为测试结果的金标准，按式（10.5.2）计算尿液分析仪的假阴性率 F_n。

$$F_n = \frac{t_{假阴性数}}{t_{总}} \times 100\%$$ （10.5.2）

式中　$t_{假阴性数}$——红细胞、白细胞和管型镜检结果为阳性而仪器检测结果为阴性的样本数量；

$t_{总}$——总标本数量。

（13）携带污染的检测：选取白细胞浓度约 5000 个/μL 的尿液样本作为高值标本；生理盐水或阴性质控品作为低值标本；分别将高值和低值标本分为三管，按高值标本 1、高值标本 2、高值标本 3、低值标本 1、低值标本 2、低值标本 3 的顺序依次检测，按式（10.5.3）计算携带污染率。

$$携带污染率 = \frac{低值1 - 低值3}{高值3 - 低值3} \times 100\%$$ （10.5.3）

（三）功能检测操作步骤

1. 干化学尿液分析

（1）机械部件复位：仪器开机后，检查是否自动执行机械部件复位功能，并进入正常工作模式。机械部件包括：样本针组件（YZA）、样本传输模块（STM）、点样系统（DFS）、试纸条供应模块（SPM）、试纸条输送系统（SCS）。

（2）试纸条识读模块（SRM）自检：仪器开机后，检查是否自动执行 SRM 自检功能，并显示自检通过，进入正常工作模式。红绿蓝三色光亮度达到要求。

2. 尿液有形成分分析

（1）光源自检：仪器开机后，检查是否自动执行光源自检功能，并显示自检通过，进入正常工作模式。Avg. 要求 210±5，Var. 要求＜0.035。

（2）机械部件复位：仪器开机后，检查是否自动执行机械部件复位功能，并进入正常工作模式。机械部件包括：吸样针模块（SPA）、STM、液路组件（FBA）、光学工作台组件。

六、尿液分析仪检测结果记录与分析

将检测原始数据记录到数据表中，记录表的参考格式见表 10.5.6，可建立原始数据的电子表格。需要保存带有检测数据的原始照片或仪器检测数据界面截图。参照相关检定依据，对仪器检测原始数据进行分析，判断是否符合质量鉴定标准。对检测结果合格的尿液分析仪，粘贴检测合格标记，投入临床使用。对检测结果不合格的尿液分析仪，不能继续使用，维修检测合格后方可投入临床使用，再次检测仍达不到合格要求的设备应予报废处理。记录保存期限不得少于规定使用期限或使用生命周期终止后 5 年。

表 10.5.6　尿液分析仪使用质量检测原始记录表

_____ 医院尿液分析仪使用质量检测原始记录表（参考模板）																					
记录档案编号：					检测类型：□验收检测；□状态检测；□稳定性检测；□维修检测																
被测设备型号									设备序列号												
生产厂商									使用科室												
生产日期									启用日期												
软件版本									安全级别分类												
检测设备型号									设备序列号												
生产厂商																						
尿干化学分析仪性能检测																						
一、比重折射计									比重： □符合　□不符合												
二、颜色/比重/透明度模块									比重/颜色/清晰度栏更新日期和时间 □符合　□不符合												
三、试纸条阅读模块									反射率检查栏更新日期和时间 □符合　□不符合												

四、重复性

检测指标	1	2	3	4	5	6	7	8	9	10	11	12	13	14	15	16	17	18	19	20	一致性： □符合 □不符合
阴性质控																					
阳性质控																					

五、携带污染	阴性质控结果不得出现阳性 □符合　□不符合

六、准确度

检测指标	1	2	3	量级差： □符合 □不符合
指定参考溶液①				
指定参考溶液②				
指定参考溶液③				

尿有形成分分析仪性能检测	
一、自动聚焦	聚焦栏更新日期和时间　□符合　□不符合
二、光路校准	Avg.：＿＿＿，Var.：＿＿＿　□符合　□不符合
三、流动池校准	细胞在屏幕上的分布　□符合　□不符合
四、仪器校准因子	REF：＿＿＿＿＿＿　□符合　□不符合

五、仪器本底值

检测指标	1	2	3	4	5	6	7	8	9	10	Control: Control Avg.： □符合 □不符合
阴性质控											

六、样本针精密度、重复性及交叉污染	精密度：　　　　总精密度：　　　交叉污染率： □符合　□不符合
七、仪器校准的项目验证	质控栏更新日期和时间　　□符合　□不符合

八、检出限

检测指标	1	2	3	4	5	6	7	8	9	10	11	12	13	14	15	16	17	18	19	20	阳性率： □符合 □不符合
红细胞																					
白细胞																					

九、重复性

检测指标	1	2	3	4	5	6	7	8	9	10	11	12	13	14	15	16	17	18	19	20	变异系数 CV： □符合 □不符合
指定浓度颗粒①																					
指定浓度颗粒②																					

十、稳定性

检测指标	1	2	3	4	5	6	7	8	9	10	变异系数 CV： □符合 □不符合
指定浓度颗粒 0h											
指定浓度颗粒 4h											
指定浓度颗粒 8h											

十一、识别率和假阴性率

检测指标	仪器检测	镜检	符合率 C： 假阴性率 F_n： □符合 □不符合
红细胞			
白细胞			
管型			

十二、携带污染率

检测指标	高值 1	高值 2	高值 3	低值 4	低值 5	低值 6	携带污染率： □符合 □不符合
红细胞							
白细胞							

功能检测		
机械部件复位	可启动复位□	□符合　□不符合
试纸条识读模块自检	可启动自检□	□符合　□不符合
光源自检	可启动自检□	□符合　□不符合
检测结论　□合格　□不合格	性能偏离情况记录	

检测工程师签名：＿＿＿＿＿　使用科室签名：＿＿＿＿＿　检测日期：＿＿＿＿年＿＿＿＿月＿＿＿＿日

■ 第六节　血气分析设备使用质量检测技术

一、血气分析设备分类、基本原理与最新技术进展

血气分析设备如血气分析仪（blood gas analyzer）是用于评估人体血液中的气体参数，以了解患者的酸碱平衡、呼吸功能及氧合情况的检验设备。血气分析设备通过对动脉血样本进行分析，主要测量参数有：动脉血氧分压（PO_2）、动脉血二氧化碳分压（PCO_2）、氢离子浓度（pH）、碱剩余（BE）及血氧饱和度（SpO_2）等。

（一）血气分析设备分类

血气检测设备通常根据工作原理和使用场景的不同进行分类。常见的血气检测设备分类如下。

（1）传统血气分析设备：使用电化学或光学传感器来测量动脉血样本中的氧、二氧化碳和酸碱度等参数。这类仪器相对体积较大且需要实验室环境，适用于样本量较大的临床实验室。

（2）便携式血气分析设备：具有小型、便携的特点，可以在床边或现场快速测量血气参数。这类设备适用于急诊科、重症监护室，以及其他需要迅速获取结果的临床环境。

（3）连续血气监测设备：可通过插入动脉导管或无创的传感器，连续监测患者的血气参数。这类设备适用于需要频繁监测患者血气变化的情况，如手术中、重症监护室或危重症患者管理。

（4）无创血气分析设备：通过皮肤表面的传感器，测量经皮血氧饱和度等参数。这类设备适用于需要非侵入性测量的场景，广泛用于临床监护、家庭护理和运动生理学等领域。

（5）多参数监护设备：不仅可以测量血气参数，还可以同时监测心率、血压、体温和呼吸频率等生理参数。这类设备通常在重症监护室和手术室等场景中使用，以全面评估患者的生理状态。

（二）血气分析设备原理和结构

1. 基本原理

血气分析设备通过样品被吸入样品箱内，经样品箱内对应参数的电极产生电信号，这些电信号经过放大模数转换后，被送至微控制器进行统计和计算，获得各指标的测量值。因此，各种电极在血气分析中尤为重要。

（1）K^+、Na^+、Cl^-、Ca^{2+}、pH 电极：属于离子选择电极，是由特殊传感膜对溶液中的特定离子选择性响应的电极。如 Na^+ 电极的传感膜只响应 Na^+，Ca^{2+} 电极的传感膜只响应 Ca^{2+}。其响应遵循能斯特方程，即离子浓度的对数与响应电压成正比。

（2）PCO_2 电极：属于气敏电极，样本中的二氧化碳气体通过 PCO_2 电极膜进入 PCO_2 电极内腔，改变内腔中液体的 pH，PCO_2 电极通过内电极（pH 电极）检测 pH 的变化，计算样本的二氧化碳分压。

（3）PO_2 电极：属于气敏电极，前部有一层半透膜，只允许氧气气体分子通过，能阻止其他气体分子和离子通过。被测样本中的氧分子通过 PO_2 电极膜进入 PO_2 电极内，参与反应产生电流，计算得出样本的氧分压。PO_2 分压和电极的电流成正比。

（4）葡萄糖（Glu）、乳酸（Lac）电极：葡萄糖通过空气中的氧及葡萄糖氧化酶氧化为葡糖酸内酯。乳酸盐通过空气中的氧及乳酸盐氧化酶氧化为丙酮酸盐。在此过程中产生的过氧化氢通过二氧化锰/碳电极在 350mV 时用电流计方式测定。

2. 结构组成

血气分析设备一般主要由电极系统、管路系统和电路系统三部分组成。

（1）电极系统：包含各种电极，如 pH、PO_2、PCO_2、K^+、Na^+、Cl^-、Ca^{2+}、Hct、Glu、Lac 等电极。

（2）管路系统：血气分析设备的管路系统是为完成自动定标、自动测量、自动冲洗等功能而设置的关键部分。

（3）电路系统：电路系统主要是针对仪器测量信号的放大和模数转换，显示和打印结果。近年来血气分析设备的发展多体现在电路系统的升级，在电脑程序的执行下完成自动化分析过程。

（三）血气分析设备的新技术进展

血气分析设备作为医学诊断和监测的重要工具，近年来出现了一些新技术在血气分析设备领域中的应用。

1. 微流控技术

微流控技术在血气分析中有广泛应用。它利用微小的流道和微装置，能够高效地处理和分析血样。微流控技术可以实现快速、自动化的血气分析，并减少所需样本量，提高测试的精确性和灵敏度。

2. 无创血气分析技术

传统的血气分析设备需要从动脉血中采集样本，而无创血气分析技术通过皮肤表面的传感器测量经皮血氧饱和度和其他参数。该技术可以消除或减少对患者的侵入性操作，提供便捷的检测方法，适用于不同临床环境和人群。

3. 光谱分析技术

光谱分析技术在血气分析设备中得到广泛应用，尤其是近红外光谱（near-infrared spectroscopy，NIRS）和拉曼光谱技术。这些技术能够通过光谱特征检测血液中的气体含量和酸碱平衡状态，具有非侵入性、实时性和定量分析的优势。

4. 基于电化学传感器的新材料

新型材料的开发和应用改善了血气分析设备中的电化学传感器的性能。例如，纳米材料、功能化聚合物和生物传感器等，可以提高传感器的灵敏度、选择性和稳定性，从而实现更准确的血气参数测量。

5. 智能化和连接性

随着物联网和 AI 的快速发展，血气分析设备也越来越智能化和连接性。设备通过与医院信息系统和移动设备的无缝集成，实现数据共享、远程监测和实时警报等功能，提高患者管理的效率和质量。

二、血气分析设备使用质量检测相关标准和要求

血气分析设备的质量检测目前尚无相关的国家标准、计量标准和卫生行业标准，在医院开展血气分析设备使用质量检测时可以参考医药行业及地方标准进行质量检测评估。

1. 相关参考标准

CNAS-CL02:2003《医学实验室质量和能力认可准则》，CNAS-GL037:2019《临床化学定量检验程序性能验证指南》，DB11/T 1963—2022《即时检验血气分析质量控制技术规范》，YY/T 1784—2021《血气分析仪》。

2. 设备使用质量检测要求

血气分析设备的质量检测中，设备工作环境检测、仪器基础状态检查以各品牌对应说明书要求为准。测量参数的准确度、精密度、线性、稳定性和携带污染率等要求不能低于 DB11/T 1963—2022 和 YY/T 1784—2021 所规定的要求。

三、血气分析设备使用质量检测项目、各项性能指标和要求

血气分析设备使用质量检测内容包括性能检测、电气安全检测和功能性检测。

1. 性能检测项目

血气分析设备的性能检测项目包括准确度、精密度、线性、稳定性及携带污染率，检测项目定义详见表 10.6.1，各模块检测评价要求见表 10.6.2、表 10.6.3。

表 10.6.1　血气分析仪使用质量检测项目和定义

检测参数	定义
准确度（B）	在相同测量条件下，分析系统进行连续多次样本重复测试，测量每次所得结果量值与标称值的差异
精密度（CV）	在相同测量条件下，分析系统进行连续多次样本重复测试，测量每次所得结果均值和标准差，计算它的 CV
线性（D）	每一被分析元素的不同浓度的实测值相对线性回归值的离散百分误差
稳定性（S）	规定时间内测定多次同一样本得到值的波动性
携带污染率（C）	主要表示高低浓度样本交替实验室样本之间的污染程度

表 10.6.2　血气分析设备 pH、 PCO_2、 PO_2 模块检测参数的要求

参数	准确度（相对偏差或绝对偏差）	精密度		线性		稳定性	携带污染率
		区间	要求	区间	相关系数		
pH	绝对偏差不超过±0.04	7.35～7.45	≤0.3%	6.80～7.80		≤0.5%	≤1.0%
PCO_2	相对偏差不超过±5.0%，绝对偏差不超过±5mmHg	35～45mmHg	≤3.0%	20～120mmHg	≥0.99	≤4.0%	≤3.0%
PO_2	相对偏差不超过±5.0%，绝对偏差不超过±5mmHg	80～100mmHg	≤3.0%	30～420mmHg		≤4.0%	≤3.0%

表 10.6.3　血气分析设备离子、红细胞压积、血糖及乳酸模块检测参数的要求

参数	准确度	精密度	线性	稳定性	携带污染率
K^+	≤2.0%	≤1.5%	≤3.0%	≤2.0%	≤1.5%
Na^+	≤2.0%	≤1.5%	≤1.0%	≤2.0%	≤1.5%
Cl^-	≤2.0%	≤1.5%	≤2.0%	≤2.0%	≤1.5%
Ca^{2+}	≤5.0%	≤2.0%	≤5.0%	≤3.0%	≤2.0%
Hct	≤5.0%	≤5.0%	≤5.0%	≤5.0%	≤5.0%
Glu	≤3.0%	≤2.0%	≤3.0%	≤3.0%	≤5.0%
Lac	≤3.0%	≤2.0%	≤3.0%	≤3.0%	≤5.0%

2. 电气安全检测内容

血气分析设备属于体外诊断设备，不与患者直接接触，在电气安全检查方面可参照 GB 4793.1—2007《测量、控制和实验室用电气设备的安全要求 第 1 部分：通用要求》，具体方法详见本书第三章第一节。

3. 功能性检测

血气分析设备功能性检测主要是报警功能的检测，包括气泡报警和样本吸入不良报警等。

（1）气泡报警：在上样过程中，在管路中打进大于仪器规定尺寸的气泡，仪器产生相应的报警。

（2）样本吸入不良报警：在仪器吸样过程中，拔开蠕动泵一端泵管，仪器应产生相应的报警。

四、血气分析设备性能检测所需的试剂与要求

血气分析设备性能检测中所需的试剂（图 10.6.1）及要求见表 10.6.4。

表 10.6.4 血气分析仪性能检测试剂及要求

设备名称	检测项目	测量范围
低值质控品	准确度、精密度、线性、稳定性及携带污染率的检测	低于人体正常范围
中值质控品	准确度、精密度、线性、稳定性	人体正常范围
高值质控品	准确度、精密度、线性、稳定性及携带污染率的检测	高于人体正常范围

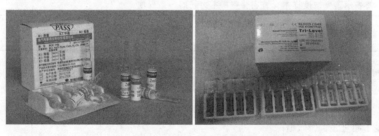

图 10.6.1 血气分析低值质控品、中值质控品、高值质控品

五、血气分析设备使用质量检测方法、步骤与作业指导

本节以某品牌血气分析仪为例介绍检测方法、步骤，不同血气分析仪检测步骤不同，具体可以参照使用说明书要求进行。

（一）检测前准备

1. 检测环境条件准备

通常环境条件准备如下，当与设备规定要求不一致时，以检测产品的说明书规定为准。

（1）电源交流电压：(220±22)V，频率（50±1）Hz。

（2）环境要求：温度 15～30℃，湿度≤85%（或按产品使用说明书要求）。

（3）周围环境：无影响正常检测工作的机械振动和强电磁干扰。

2. 外观检查

（1）检查整机是否完整，有无划痕和裂纹。

（2）检查紧固件连接是否牢固可靠，有无松动现象。

（3）检查金属制件表面是否有明显瑕疵出现。

3. 开机检查

（1）开机后，检查电源指示是否正常。

（2）检查是否通过自检（如有自检功能），是否出现故障代码、报警信息（声光报警）等。

（3）检查显示屏显示亮度，屏幕显示内容是否清晰可辨，显示时钟（时间和日期）是否正确。

（二）性能检测操作步骤

1. 操作注意事项

（1）仪器执行两点定标，使仪器运行情况维持在较稳定的状态下。

（2）质控品若从冰箱拿出来，需要复温，恢复至室内温度的条件下再进行检测。

（3）轻弹安瓿瓶使液体回到瓶底，开瓶 1 分钟内取样完成，瓶底要留 1mm 液体隔绝空气影响（图 10.6.2）。

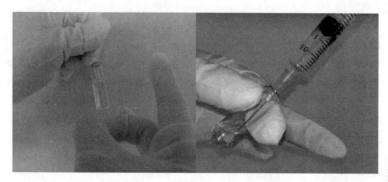

图 10.6.2　血气质控品开瓶及取样操作

（4）推出注射器前端液体数滴，将注射器放在仪器接嘴处（建议每瓶质控使用一次）。若仪器支持直接安剖瓶进样，可无需注射器，打开直接进样检测；但同样需要避免长时间接触空气影响质控品真实值。

2. 精密度的检测

血气电解质分析仪在正常条件下按常规测试程序先行校正，然后对质控品连续测 11 次，分别求取质控品内各分析元素测定值的均值和标准差，按式（10.6.1）计算各分析元素的精密度（CV），应符合表 10.6.2 要求。

$$CV = \frac{SD}{\overline{X}} \times 100\%$$ (10.6.1)

式中　SD——标准偏差；

　　　$\overline{X}$——11 次连续输出测定值的均值。

3. 线性的检测

将低、中、高三个水平的质控品按顺序分别连续测定 3 次，取均值作为实测值 Y_n。分析参数各浓度的实值 Y_n 与对应浓度的标定值 X 经线性回归分析计算分析参数的线性回归斜率（a）和截距（b），计算线性回归方程 Y 为 $a \cdot X + b$；均把已知浓度的标称定值 X 代入线性回归方程求取相应的线性回归值 Y；最后按式（10.6.2）计算分析参数在不同浓度的实测值 Y_n 对应的线性回归值 Y 的离散百分误差 D，结果均应符合表 10.6.2 的要求。

$$D = \frac{|Y_n - Y|}{Y} \times 100\% \tag{10.6.2}$$

式中　Y_n——实测值；

　　　Y——线性回归值。

4. 稳定性的检测

设备先按常规测试程序定标（仪器自动进行），然后对定值质控测试液进行测试，每隔 2min 检测 1 次，10min 内共测试 6 次，记录每次测定值，从 6 个测定值中挑出最大值 X_{max} 和最小值 X_{min}，按式（10.6.3）计算各分析参数的波动百分比，结果应符合表 10.6.2 的要求。

$$S = \frac{X_{max} - X_{min}}{T} \times 100\% \tag{10.6.3}$$

式中　T——标称参考值；

　　　X_{max}——最大测定值；

　　　X_{min}——最小测定值。

5. 准确度的检测

设备先按常规测试程序定标，然后对低、中、高三个水平的质控品分别连续测定 5 次，计算测定值的均值，按式（10.6.4）计算各分析参数的测定值与其定值的偏差（B），结果应符合表 10.6.2 的要求。

$$B = \frac{|\overline{X} - T|}{T} \times 100\% \tag{10.6.4}$$

式中　$\overline{X}$——5 次连续测定值的均值；

　　　T——参考物质的标称参考值。

注：若无市售 Ca^{2+} 定值参考物质，可选用质控品作为测试样品。

6. 携带污染率的检测方法

设备先按常规测试程序定标，然后对低值和高值定值质控测试液进行检测。先对低值样品连续测量 4 次，接着对高值样品连续测量 4 次，最后再对低值样品连续测量 4 次，每一被分析物均得到 3 组测量值（即 2 组低浓度值与 1 组高浓度值），然后按式（10.6.5）和式（10.6.6）将每相邻两组数值进行计算，得到一个从低浓度到高浓度的携带污染率 C_{LH} 和一个从高浓度到低浓度的携带污染率 C_{HL}，结果应符合表 10.6.2 的要求。

$$C_{LH} = \frac{(H_2 + H_3 + H_4)/3 - H_1}{(H_2 + H_3 + H_4)/3 - (L_2 + L_3 + L_4)/3} \times 100\% \tag{10.6.5}$$

$$C_{HL} = \frac{L_1 - (L_2 + L_3 + L_4)/3}{(H_2 + H_3 + H_4)/3 - (L_2 + L_3 + L_4)/3} \times 100\% \tag{10.6.6}$$

式中　$L_1 \sim L_4$——每组低浓度溶液的第 $1 \sim 4$ 次测量值；

　　　$H_1 \sim H_4$——每组高浓度溶液的第 $1 \sim 4$ 次测量值。

六、血气分析仪检测结果记录与分析

1. 检测结果记录

将检测原始数据记录到检测原始记录表中，记录表的参考格式见表10.6.5，可建立电子档案，不断完善记录表格。参照相关检定依据，对仪器检测原始数据进行分析、判断并审核，对于检测合格的血气分析设备张贴合格标签，合格标签上标明检测时间、有效期、检测人等，将检测合格的血气分析设备投入临床使用。对于检测不合格的设备进行维修处理，待维修后检测合格方可投入临床使用。记录保存期限不得少于规定使用期限或使用生命周期终止后5年。

2. 质量控制检测原始记录表（表10.6.5）

表 10.6.5　血气分析仪使用质量检测原始记录表

_____医院血气分析仪使用质量检测原始记录表（参考模板）

记录档案编号：_____ 　　　检测类型：□验收检测；□状态检测；□稳定性检测；□维修检测

被测设备型号		设备序列号	
生产厂商		使用科室	
生产日期		启用日期	
软件版本		安全级别分类	
检测设备型号		设备序列号	
生产厂商			

性能检测

项目性能验证

检测指标	测量	1	2	3	4	5	6	7	8	9	10	11	是否合格
精密度	低值												精密度： □符合 □不符合
	中值												精密度： □符合 □不符合
	高值												精密度： □符合 □不符合
线性	测量		1			2			3				是否合格
	低值												线性： □符合 □不符合
	中值												线性： □符合 □不符合
	高值												线性： □符合 □不符合
稳定性	测量	1		2		3		4		5		6	是否合格
	低值												稳定性： □符合 □不符合
	中值												稳定性： □符合 □不符合
	高值												稳定性： □符合□不符合

	测量	1	2	3	4	5	是否合格
准确度	低值						准确度： □符合　□不符合
	中值						准确度： □符合　□不符合
	高值						准确度： □符合　□不符合
	测量	1		2	3	4	是否合格
携带污染率	低值						携带污染率 C_{LH}： □符合　□不符合
	高值						C_{HL}： □符合　□不符合
	低值						

功能性检测			
样本吸入不良报警	可启动报警□		□符合　□不符合
气泡报警	可启动报警□		□符合　□不符合
检测结论	□合格　□不合格	性能偏离情况记录	

检测工程师签名：_____　使用科室签名：_____　检测日期：____年____月____日

■ 第七节　微生物测定系统与药敏分析设备使用质量检测技术

一、微生物测定系统与药敏分析设备分类、基本原理与最新技术进展

微生物测定系统与药敏分析设备能快速进行微生物鉴定及药物敏感性测试，用于鉴定各种病原菌，主要是革兰氏阴性菌、革兰氏阳性菌、肠球菌属及真菌等，可以同时做抗菌药物敏感性试验，为临床提供病原学依据。

（一）微生物测定系统与药敏分析设备的分类

微生物测定系统与药敏分析设备按照功能可分为微生物药敏培养监测仪、微生物鉴定仪器（非质谱）、微生物质谱鉴定仪、微生物鉴定药敏仪。其中，微生物鉴定药敏仪按照自动化程度又可分为半自动、自动、全自动。

（二）微生物鉴定与药敏分析设备的基本原理及结构

1. 基本原理

在临床工作中，以全自动微生物鉴定药敏仪较为常见。本节以全自动微生物鉴定药敏仪为例，阐明微生物测定系统与药敏分析设备的工作原理。

（1）细菌鉴定原理：采用传统的比色法和快速荧光法。根据不同类别细菌的不同理化性质，设计不同的测试卡，每张卡包括多项生化反应。设备采用光电比色法测定细菌因分解底物导致 pH 改变或由于细菌生长利用底物而引起的透光度变化；荧光法是在测试卡的小孔中加入酶底物，使其与细菌产生的酶结合生成荧光物质。设备在较短的时间内能够分析细菌对不同生化底物所产生的发荧光的物质，通过读数器测定荧光强度来判定细菌胞外酶；采用荧光技术鉴定细菌，速度可以提高 4～8 倍，最快两小时可提供鉴定报

告。细菌鉴定实验底物有几种不同类型，各个不同品牌的仪器均使用自己的测试卡和相应的试剂；以酶为基础的反应底物，包括显色底物和荧光底物；以微生物生长为基础的底物是糖类底物和化合物底物，以及混合底物；通过与各种细菌发生氧化、降解及水解反应，产生颜色变化或产生荧光物质，利用显色和荧光强度的变化来鉴定细菌的菌型。设备会自动选择底物进行分析。

（2）药敏试验原理：药敏试验采用比浊法和荧光测定法。根据药敏试验的判读标准，每一种药物设计了多个稀释梯度，每一种抗生素测定最低抑菌浓度可用 3～8 个测试孔不等，系统配有专用光电比浊仪，便于测定由不同细菌配制的菌悬液的浓度。由于孔内微生物生长会形成小颗粒或聚集成团块而引起浊度变化，仪器采用光电比浊法测定各个测试孔的浊度变化，每隔一定时间读取一次数据，读数器会测得不同的吸光度值，得以获取待检菌在不同浓度药液及不同药物中的生长率。最低抑菌浓度（MIC）的测定是在含有各种浓度的抗生素的反应卡中加入待测细菌的菌悬液，经过一定时间孵育后，用光电比浊法测定其透光率，获取吸光度值，若细菌生长，浊度增加，吸光度增大，表示该孔内的抗生素不能抑制细菌，反之表示细菌被抑制，以最小药物浓度仍然能够抑制细菌的反应孔为该种抗生素对此菌的 MIC 值。用荧光技术测定时在肉汤中加入荧光底物，大部分菌种都能在 5 小时内判读 MIC 值，并根据相应标准报告其药物敏感结果（S、I、R）。

2. 结构组成

微生物鉴定与药敏分析设备主要由智能载卡台、主机和软件组成，其中智能载卡台包括显示屏幕、电源、底部单元、条码扫描仪、键盘，主机包括卡架、卡架装载和卸载站、运送船、条码阅读器、纽扣式记忆片阅读器、分配器/吸样器站、填充仓、密封仓、孵育架、光学读数头、废卡收集仓、用户界面系统。以某品牌微生物鉴定药敏仪为例，主机外部仪器部件结构如图 10.7.1 所示。

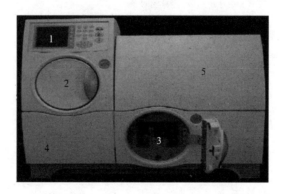

图 10.7.1 某品牌微生物鉴定药敏仪主机外部仪器部件结构图
1—用户操作显示界面；2—填充仓；3—装载仓；4—废物收集仓；5—孵育仓

（三）微生物鉴定与药敏分析系统最新技术进展

微生物鉴定与药敏分析设备的自动化可以缩短微生物的鉴定时间，并可促进实验室内和实验室间的标准化，但是，它的试剂消耗费用、一次性设备投入都很高，在某些情况下其结果还需要候补方法确认。今后仍将致力于发展低费用，高智能化，减少或取消候补方法确认，能在更短的时间内产生快速报告的微生物鉴定与药敏分析仪。

二、微生物鉴定与药敏分析设备质量检测相关标准和要求

1. 现行相关标准

CNAS—GL028《临床微生物检验程序验证指南》，JJF 1101—2019《环境试验设备温度、湿度参数校准规范》，JJF 1287—2011《澄明度检测仪校准规范》，YY/T 1531—2017《细菌生化鉴定系统》，JJF 2034—2023《微生物鉴定与药敏分析系统校准规范》，GB 4793.1—2007《测量、控制和实验室用电气设备的安全要求 第1部分：通用要求》。

2. 设备质量检测要求

本节以某品牌全自动微生物鉴定药敏仪为例进行微生物鉴定与药敏分析设备的质量检测介绍，检测指标和检测方法参照 JJF 2034—2023 实施，因现行的校准规范检测指标不足以满足对仪器质量检测的要求，结合仪器说明书，对负压值（采用真空负压法加样的仪器适用，采用重力法加样的仪器不适用）、电压波动度、温度波动度、吸光度、测量准确度 5 项指标进行检测。

三、微生物鉴定与药敏分析设备质量检测项目、各项性能指标及要求

微生物鉴定与药敏分析设备质量检测内容包括性能检测、电气安全检测和功能性检测。

1. 性能检测

微生物鉴定与药敏分析设备的性能检测包括负压值、电压波动度、温度波动度、吸光度、测量准确度 5 个项目。各检测项目和检测评价标准见表 10.7.1。

表 10.7.1 微生物鉴定与药敏分析设备使用质量性能检测项目、检测评价标准

检测项目	检测对象	检测评价标准
负压值	初始压力值与最终压力值之差	≤0.06psi
	目标压力值	(0.89±0.04)psi
电压波动度	TP1(光学读数头、数据控制板等)	±0.2V
	TP2、TP3、TP4(门锁、驱动马达等)	±0.6V
	TP5(泵等)	±1.2V
温度波动度	孵育仓温度	±1℃
吸光度范围	透射光学模块 TX1	吸光度：＞3750
		DAC：550～3600
	透射光学模块 TX3	吸光度：＞3618
		DAC：550～3600
测量准确度	鉴定试验	符合性 100%
	药敏试验	一致性 100%

2. 电气安全检测

微生物鉴定与药敏分析设备属于体外诊断设备，不与患者直接接触，电气安全检查方面可参照 GB 4793.1—2007《测量、控制和实验室用电气设备的安全要求 第 1 部分：通用要求》，具体方法详见本书第三章第一节。

3. 功能检测

微生物鉴定与药敏分析设备功能检测项目包括自检功能检测、提示音检测、机械部分与传感器检测等。

四、微生物鉴定与药敏分析设备质量检测所需设备与要求

微生物鉴定与药敏分析设备质量检测过程中所需的设备、耗材及测量要求见表10.7.2和图10.7.2。所使用的检测设备需经过国家计量部门校准合格，并在校准有效期内。

表 10.7.2 微生物鉴定与药敏分析设备质量检测所需设备、耗材及测量要求

设备名称	检测项目	检测范围	精度要求
数字温度计	温度	0～40℃	0.1℃
数字万用表	电压	0～40V	0.1V
真空表	负压值	0～2000kPa	1kPa
白卡	吸光度	不适用	不适用

标准菌株应选择能溯源到标准菌株库的标准菌株，应包括有代表性的大肠埃希菌或金黄色葡萄球菌；若不适用，可选择仪器数据库的其他标准菌株。质量检测过程中需要的配套试剂板，应按照说明书要求的条件储存并在有效期内使用。所用标准菌株与对应检测试剂板见表10.7.3。

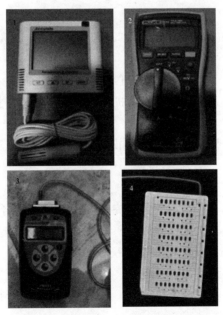

图 10.7.2 微生物鉴定与药敏分析设备质量检测所需设备、耗材
1—数字温度计；2—数字万用表；3—真空表；4—白卡

表 10.7.3 微生物鉴定与药敏分析系统性能检测常用标准菌株与试剂板

菌株名称	菌株编号	菌株类别	试剂板的种类
霍氏肠杆菌	ATCC 700323	革兰氏阴性杆菌	GN
嗜麦芽窄食单胞菌	ATCC 17666	革兰氏阴性杆菌	GN

续表

菌株名称	菌株编号	菌株类别	试剂板的种类
铅黄肠球菌	ATCC 700327	革兰氏阳性球菌	GP
腐生葡萄球菌	ATCC BAA-1152	革兰氏阳性球菌	GP
白念珠菌	ATCC 14053	真菌	YST
噬蚀艾肯菌	ATCC 9007	苛养菌	NH
卵形拟杆菌	ATCC BAA-1296	厌氧菌	ANC
败毒梭菌	ATCC 12464	厌氧菌	ANC
大肠埃希菌	ATCC 25922	革兰氏阴性杆菌	AST-GNXX
铜绿假单胞菌	ATCC 27853	革兰氏阴性杆菌	AST-GNXX
肺炎克雷伯菌	ATCC 700603	革兰氏阴性杆菌	AST-GNXX
粪肠球菌	ATCC 29212	革兰氏阳性球菌	AST-GPXX
金黄色葡萄球菌	ATCC 29213	革兰氏阳性球菌	AST-GPXX
肺炎链球菌	ATCC 49619	革兰氏阳性球菌	AST-GP68

五、微生物鉴定与药敏分析设备质量检测操作步骤与作业指导

（一）检测前准备

1. 检测环境条件准备

（1）环境条件：室温 15～30℃，相对湿度 20％～80％，无凝结水（或按产品使用说明书要求）。

（2）电压要求：220V，50Hz，且要有可靠的接地。

（3）周围环境：无影响正常检测工作的机械振动和强电磁干扰。不存在爆炸性气体、蒸汽或潮湿环境。

如果上述环境条件与质量检测产品说明书规定不一致时，以待检测产品规定的环境条件为设备适用条件。

2. 外观检查

（1）查看仪器出厂标签、UDI 标签是否完整，记录下设备名称、生产厂商、规格型号、出厂日期、出厂序列号，以及使用科室、资产编号、启用日期等基本信息。

（2）检查设备外观是否干净整洁，有无污迹。

（3）仪器及其余组件有无损坏，各组件、条码枪等是否处于完好状态。

（4）检查电源接口、插头是否连接牢靠，电源线绝缘层是否损坏或有磨损迹象。

3. 仪器内部检查

（1）清洁废卡槽：打开废卡收集器仓口，取出废卡收集器，将所有卡片倒入废物处理槽，用10％漂白液清洗垃圾槽，放回仓内。

（2）清洁填充仓：打开仓门，用10％漂白液清洁仓门。

（3）清洁光学读数头（在无测试卡的前提下）：打开孵育器，拔出读数头，用擦镜纸清洁。

（4）清洁孵育转盘：试卡架分为 4 个部分。清洗前，应确认卡架内已没有待处理的试

卡。进入卡架清洗程序，点击"continue"，待仪器显示"Preparing for section Removal"后，按仪器提示，依次序卸出 4 个试卡架，并将孵育架进入盖盖回。消毒清洁并干燥孵育架（10%漂白液清洗并浸泡 5 分钟，勿高温，$T<85℃$）后，重新放回读数孵育箱内；再次启动孵育架清洗程序，当仪器显示"Preparing for section replacement"后，按程序提示依次装回所有卡架，盖好孵育架进入盖。

（5）清洁载卡架：取下条形码；剩余船体用 10%漂白液清洗并浸泡 5 分钟，风干；装回条形码。

（二）性能检测操作步骤

1. 负压值的检测

微生物鉴定与药敏分析设备的加样方式包括真空负压法和重力法，采用真空负压法的仪器需要检测负压值。本节以某品牌微生物鉴定药敏仪为例，对负压值质量检测进行介绍。

（1）配件连接：从仪器上取下顶盖，将真空表通过 Y 形管连入填充室，使其保持等负压值。连接方式见图 10.7.3。

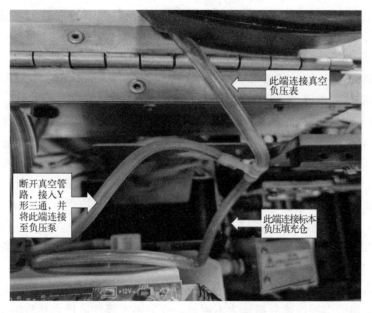

图 10.7.3 负压值检测管道连接示意图

（2）目标负压值校准：关闭填充室仓门，打开真空表，在仪器控制电脑键入"CALI-BRATE_FILLER"并按下"T"真空泵开始运行，停止后真空表上读数即为填充室负压，即目标负压值。通过按"U"或"D"可调整目标负压值使其达到（0.89±0.04)psi。

初始压力值和最终压力值差值检测：目标负压值校准后，再次按下"T"，等真空泵停止 5 秒后，真空表上的读数是否为 0.89±0.04，该值即为初始压力值；真空泵停止 35 秒后真空表上的读数，即最终压力值。计算初始压力值和最终压力值之间的差值，确认该值是否不超过 0.06psi。如果该值大于 0.06psi，则说明加注系统中存在泄漏。

2. 电压波动度的检测

设备进入维护模式，打开上盖，用数字万用表测试电源分配板上各组电压值，具体测量点位和波动范围见表 10.7.4。

表 10.7.4　电压测量点位和电压波动范围

测试点位	测试点位电压	电压波动范围
TP1（光学读数头、数据控制板等）	5VDC	4.80～5.20VDC
TP2（门锁、驱动马达等）	12VDC	11.4～12.64VDC
TP3（门锁、驱动马达等）	−12VDC	−12.6～−11.4VDC
TP4（门锁、驱动马达等）	12VDC	11.4～12.6VDC
TP5（泵）	24VDC	22.8～25.2VDC
TP6	0VDC	0VDC

3. 温度波动度的检测

设备触摸屏依次选择"Diagnostics""Temperature"，记录仪器显示的温度。在"Status/Menu"依次选择"Maintenance""Temperature Check"，放入数字温度计，5分钟后观察数字温度计检测的温度数值，测量值与显示值的差值应小于±1.0℃。

4. 吸光度的检测

微生物鉴定与药敏分析设备吸光度检测主要是对设备内部的透射光学模块进行质量检测，不同品牌仪器内的透射光学模块数量存在差异，但每个模块均需进行质量检测。本节举例的微生物鉴定药敏仪有2个透射光学模块，TX1和TX3。

仪器处于调试状态，通常需要工程师账号、密码登录。输入"CAL_TX1"，按"Enter"键。待提示"CAL_TX1"完成后，查找"CAL_TX1"响应中报告的DAC值。如果8个DAC中的任何一个值不在550～3600之间，请更换透射光学模块TX1。重复上述步骤进行TX3检测。

仪器处于调试状态，工程师账号密码登录。解锁用户检修门锁，打开前面的用户检修门，放置白卡（图10.7.4），关闭前用户检修门，检修门将自动锁闭。输入检测指令（如 $DISPLAY_CARDDATA=1）及代码（LOAD19），然后按"Enter"键。仪器负载和读取测试卡。仪器完成读卡后，每个透射光学模块会测得一个"波形（Wave）"，每个波形由64个数字组成，数字表示对光学测试卡每个孔的读取，TX1对应Wave1，TX3对应Wave3（图10.7.5）。根据厂家仪器说明书要求，对结果进行判读。如本节检测的微生物鉴定药敏仪要求TX1的Wave1中所有数字均应大于等于阈值限制3750，TX3的Wave3中所有数字均应大于等于阈值限制3618，仪器通过最小阈值读数测试；如果Wave中的任何数值小于阈值限制，表示仪器最小阈值读数测试为不通过，应更换零部件后再重新检测。

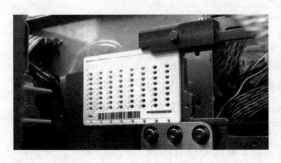

图 10.7.4　使用白卡检测仪器吸光度

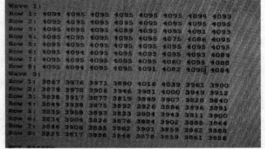

图 10.7.5　仪器读卡后形成的各透射光学模块的 Wave 数据

5. 测量准确度的检测

分析系统开机运行稳定后，选择合适的试剂板，根据其鉴定范围或底物种类，选取大肠埃希氏菌或金黄色葡萄球菌或其他适用的标准菌株进行测量准确度试验。在微生物学中，测量准确度对应微生物鉴定系统正确测定被测微生物的能力，在各项生化或生理反应中，鉴定分析系统结果与适当的参考方法对同一分离株产生的鉴定结果的一致性。对于药敏试验，测量准确度对应药敏分析系统结果与使用适当的参考方法为同一分离株产生的结果的一致性。以分析系统鉴定结果与已知标准菌株的符合性，或药敏结果与已知标准菌株参考方法结果的一致性作为分析系统测量准确度的表征。

（三）功能检测操作步骤

1. 自检功能检测

设备按程序进行初始化（包括仪器自检）。设备孵育转盘温度上升，以达到测试卡培养所需要的温度。启动完成后，屏幕下方的状态区显示"OK"。

2. 提示功能检测

将载卡架置于填充仓中，填充完成后未在 10 分钟内转移至装载仓时，设备应触发听觉提示；设备处于非工作状态或装载仓处于工作状态时，打开装载仓，设备应触发听觉提示；当废卡仓达到最大容量时，设备应触发听觉提示。

3. 机械部分、传感器检测

按标准操作进行细菌鉴定和药敏分析，加热丝可以准确切割试剂板上的加样管；机械部分和传感器可以把试剂板装载到机器里面，每隔 10 分钟读一次试剂板各孔吸光度，再将试剂板装载到孵育仓。

六、微生物鉴定与药敏分析设备质量检测结果记录与分析

将检测原始数据记录到微生物鉴定与药敏分析仪校准质量检测记录表中，记录表的参考格式见表 10.7.5。可建立原始数据的电子表格，需要保存带有检测数据的原始照片或仪器检测数据界面截图。参照相关检定依据，对仪器检测原始数据进行分析，判断是否符合质量鉴定标准。对于检测合格的微生物鉴定与药敏分析设备张贴合格标签，合格标签上标明检测时间、有效期、检测人等信息。检测合格的微生物鉴定与药敏分析设备可投入临床使用。对于检测不合格的微生物鉴定与药敏分析设备需张贴停用标签或维修标签，进行维修处理，待维修后检测合格方可投入临床使用。检测原始记录不得少于规定使用期限或使用生命周期终止后 5 年。

表 10.7.5　微生物鉴定与药敏分析设备质量检测原始记录表

医院微生物鉴定与药敏分析设备使用质量检测原始记录表（参考模板）			
记录档案编号：_____	检测类型：□验收检测；　□状态检测；　□稳定性检测；　□维修检测		
被测设备型号		设备序列号	
生产厂商		使用科室	
生产日期		启用日期	
软件版本		安全级别分类	
检测设备型号		设备序列号	
生产厂商		使用部门	
计量校正有效期		校正证书号	

续表

性能检测			
检测项目	检测对象	检测值	备注
负压值	初始与最终压力值之差		
	目标压力值		
电压波动度	TP1		
	TP2		
	TP3		
	TP4		
	TP5		
温度波动度	孵育仓温度波动度		
吸光度波动范围	透射光学模块 TX1		
	透射光学模块 TX3		
测量准确度	鉴定试验		
	药敏试验		

功能检测			
自检功能检测	□符合　□不符合		
报警功能检测	装载仓提示	可启动报警□	□符合　□不符合
	填充仓提示	可启动报警□	□符合　□不符合
	废卡仓满提示	可启动报警□	□符合　□不符合
机械部分、传感器检测	□符合　□不符合		
检测结论	□合格　□不合格	性能偏离情况记录	

检测工程师签名：_____　使用科室签名：_____　检测日期：_____年____月____日

■ 第八节　分子生物学分析设备使用质量检测技术

一、分子生物学分析设备分类、基本原理与最新技术进展

临床分子生物学检测技术是通过检测核酸或蛋白质分子的特异性探针，结合聚合酶链反应（polymerase chain reaction，PCR）扩增等技术手段，对患者进行疾病诊断、评估和监测。PCR 是一种用于放大扩增特定的 DNA 片段的分子生物学技术，通过检测局部基因组的 DNA 序列变异或特定基因表达的差异，较快地、精准地检测出有关疾病的相关信息。

（一）分子生物学分析设备的分类

常见的分子生物学分析设备主要有：PCR 分析仪、核酸提取仪、基因测序仪、基因芯片仪、分子 POCT 仪、核酸质谱仪等，其中 PCR 分析仪是最基本的分子生物学分析检测设备。

PCR 分析仪又可分为：普通 PCR 分析仪、实时荧光定量 PCR 分析仪、数字 PCR 分析仪。本节围绕 PCR 分析仪展开分子生物学分析设备使用质量检测技术介绍。

PCR 是一种在体外快速扩增特定基因或 DNA 序列的方法，故又称为基因的体外扩增法，PCR 的核心是 DNA 的复制和扩增过程。其基本原理是通过反复进行一系列的温度循环，使 DNA 的两条链进行分离、复制和扩增。PCR 包括三个主要步骤：变性、退火、延伸。变性是将 DNA 加热（至 $90\sim95℃$）变性，将双股的 DNA 加热后转为单股 DNA 作为复制的模板，而退火则是令引物于一定的温度下（冷却至 $55\sim60℃$）附着于模板 DNA 两端。最后在 DNA 聚合酶的作用下（温度加热至 $70\sim75℃$）进行引物的延长及另一股的合成。重复循环变性—退火—延伸三过程，就可获得更多的"半保留复制链"，而且这种新链又可成为下次循环的模板。每完成一轮循环需 $2\sim4$ 分钟，如此反复进行，每一轮循环所产生的 DNA 均能成为下一轮循环的模板，每一轮循环都使两条人工合成的引物间的 DNA 特异区拷贝数扩增 1 倍，PCR 产物以 2 的指数形式迅速扩增，经过 $25\sim30$ 轮循环后（$2\sim3$ 小时），理论上可使基因扩增 10^9 倍以上，实际上一般可达 $10^6\sim10^7$ 倍。PCR 分析仪是利用 PCR 技术对特定 DNA 扩增的一种设备，被广泛运用于医学、生物学实验室中，如用于判断病原微生物感染、基因诊断、亲子鉴定等。

（二）PCR 分析仪的基本原理及结构

1. 普通 PCR 分析仪

普通 PCR 分析仪利用升温使 DNA 变性，在聚合酶的作用下使单链复制成双链，进而达到基因复制的目的。普通 PCR 分析仪通常由热循环系统和温控系统组成，具体包括热盖部件、热循环部件、传动部件、控制部件和电源部件等。图 10.8.1 展示了某品牌普通 PCR 分析仪的结构组成。

2. 实时荧光定量 PCR 分析仪

实时荧光定量 PCR 分析仪分为激发光源发射源、接收装置和 PCR 反应模块 3 部分（图 10.8.2），具体由样品载台、热循环部件、控制部件、光学检测部件、电源部件、计算机及应用软件等。实时荧光定量 PCR 是在反应中加入荧光基团，通过连续监测荧光信号出现的先后顺序及信号强弱的变化，即时分析目的基因的初始量，该技术的发明实现了 PCR 从定性到定量的飞跃。具体来说就是在实时荧光定量 PCR 中，对整个 PCR 反应扩增过程进行了实时的监测并记录其荧光信号，随着反应的进行，监测到的荧光信号可以绘制成一条曲线，即为荧光扩增曲线。荧光扩增曲线一般分为基线期、指数增长期和平台期。在实时荧光定量 PCR 扩增早期，扩增的荧光信号被荧光背景信号所掩盖，无法判断产物量的变化，此时即为基线期。PCR 过程中产生的 DNA 拷贝数是呈指数形式增加即指数增长期。随着反应循环数的增加，最终 PCR 不再以指数形式生成模板，从而进入"平台期"，在该时期，扩增产物已不再呈指数级增加，PCR 的终产物量与起始模板量之间无线性关系，所以根据最终的 PCR 产物量不能计算出初始模板量。只有在荧光信号的指数增长期，PCR 产物量的对数值与起始模板量之间存在线性关系，可以选择在这个阶段进行定量分析。目前根据实时荧光定

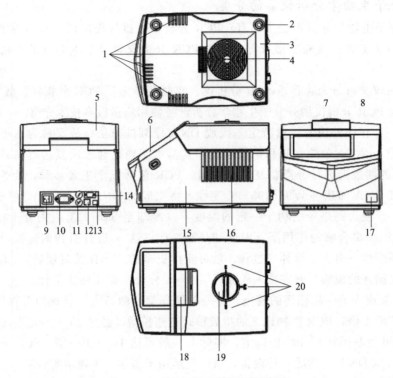

图 10.8.1 普通 PCR 分析仪结构组成图

1—散热口；2—脚垫；3—底座；4—进风口；5—上盖；6—液晶面板；7—液晶显示屏；8—铝面板；

9—电源开关；10—电源插座；11—熔断丝座；12—网络接口；13—USB 接口；14—232 接口；

15—壳体；16—出风口；17—Logo 标贴；18—开盖扳手；19—挡位旋钮；20—挡位刻度

量 PCR 使用荧光化学物质的不同，将其分为使用荧光染料的实时荧光定量 PCR 和使用荧光探针的实时荧光定量两类。荧光染料也称 DNA 结合染料，目前主要使用的染料分子是 SYBR Green I，它能与 DNA 双链的小沟特异性结合，其荧光信号可呈数百倍的增加，且游离的 SYBR Green I 几乎没有荧光信号。随着 PCR 产物的增加，PCR 产物与染料的结合量也增大，其荧光信号强度代表双链 DNA 分子的数量。最常用的荧光探针为 TaqMan 探针，其基本原理是依据目的基因设计合成一个能够与之特异性杂交的探针，该探针的 5' 端标记荧光基团，3' 端标记猝灭基团。正常情况下两个基团的空间距离很近，荧光基团因猝灭而不能发出荧光。

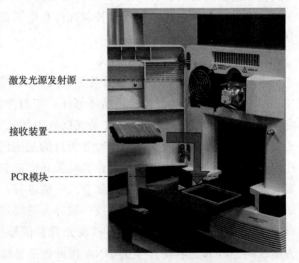

激发光源发射源

接收装置

PCR模块

图 10.8.2 实时荧光定量 PCR 扩增仪结构示意图

PCR 扩增时，引物与该探针同时结合到模板上，探针的结合位置位于上下游引物之间。当扩增延伸到探针结合的位置时，Taq 酶利用 5' 外切酶活性，将探针 5' 端连接的荧光分子从探针上切割下来，从而使其发出荧光。检测到的荧光分子数与 PCR 产物的数量成正比，因此，根据 PCR 体系中的荧光强度即可计算出初始 DNA 模板的数量。荧光染料与荧光探针两类实时荧光定量 PCR 各自有其优点与缺点，具体见表 10.8.1。

表 10.8.1 使用荧光染料与使用荧光探针的两类实时荧光定量 PCR 优缺点比较

项目	使用荧光染料的实时荧光定量 PCR	使用荧光探针的实时荧光定量 PCR
优点	使用简便；可以与任何 PCR 产物结合；价格便宜	荧光背景低；敏感性高；杂交稳定性高；荧光光谱分辨率好；特异性高
缺点	不能区分不同的双链 DNA；引物二聚体会影响检测的敏感性；非特异性产物会影响结果的敏感性	成本高；设计难度大；只能用于检测产物长度低于 150bp 的反应

3. 数字 PCR 分析仪

数字 PCR（digital PCR，dPCR）是近几年发展起来的一种核酸定量分析技术。相较于传统荧光定量 PCR 来说，数字 PCR 对结果的判定不依赖于扩增曲线循环 Ct 值，不受扩增效率的影响，能够直接读出 DNA 的分子个数，能够对起始样本核酸分子绝对定量。其基本原理是将大量稀释后的核酸溶液分散至芯片的微反应器或者微滴当中，每个反应器的核酸模板数少于 1 或者等于 1。经过 PCR 扩增之后，有一个核酸分子的模板的反应器就会给出荧光信号，没有模板的反应器没有荧光信号。根据相对比例和反应器的体积，可以推算出原始溶液的核酸浓度。

（三）PCR 分析仪的最新技术进展

1. PCR 技术发展迅速

目前已发展出多种 PCR 技术，包括实时荧光定量 PCR、数字 PCR、多重 PCR 等。实时荧光定量 PCR 技术通过对荧光信号监测从而进行定量检测，临床应用最为广泛，已成为 PCR 中的主导技术。数字 PCR 包括基于液滴微流控的微滴数字 PCR 和基于芯片式微流控的微阵列芯片式 PCR，为分子生物学、微生物学等领域提供了新的实验方法，其应用也越来越广泛，成为研究热点。多重 PCR 是通过一次反应同时对多个靶标进行扩增，结合一定的检测手段对扩增产物进行检测从而实现对多个靶标进行诊断的技术，具有高效率、高通量、低成本的特性。

2. PCR 技术应用前景广阔

在医学领域中，PCR 技术在以下 3 个方面的运用前景十分广阔。①检查及治疗：有数篇文章报道了使用数字 PCR 技术对患者治疗过程中的循环肿瘤 DNA（ctDNA）进行检测，实时监控疾病进展。在非小细胞肺癌、乳腺癌和肠癌等多种肿瘤患者中都取得了令人鼓舞的结果，因此 PCR 技术在癌症早期诊断方面有广泛前景。②无创产前筛查：PCR 检测能够在产前阶段检测多重疾病，包括脊髓性肌萎缩、血友病、镰状细胞贫血症及其他传染病。数字 PCR 技术比传统定量 PCR 具有更高的准确性和分辨率，因此，在遗传学产前检查中具有广泛的应用前景。③感染性疾病：PCR 技术能够在整个感染阶段检测病原体，发现传染病诊断中的（窗口期）问题。

二、 PCR 分析仪质量检测相关标准和要求

1. 现行相关标准

GB/T 42753—2023《实时荧光定量 PCR 仪性能评价通则》，JJF 1527—2015《聚合酶链

反应分析仪校准规范》，JJF（浙）1124—2016《基因扩增仪（聚合酶链反应分析仪）校准规范》，JJF（苏）222—2019《实时荧光定量 PCR 仪校准规范》，JJF（津）04—2020《实时荧光定量 PCR 仪校准规范》，GB 4793.1—2007《测量、控制和实验室用电气设备的安全要求 第1部分：通用要求》。

2. 设备质量检测要求

PCR 分析仪质量检测按照 GB/T 42753—2023 进行。目前检测是以内部为主，定性 PCR 分析仪进行温度控制部分的检测，定量 PCR 分析仪进行温度控制部分和荧光检测部分的检测，检测项目需符合上述规定。

三、 PCR分析仪设备质量检测内容、各项性能指标和要求

1. 性能检测项目

（1）温度控制部分：包括温度示值误差、温度均匀度、平均升温速率、平均降温速率、温度波动度、温度持续时间误差。

（2）荧光检测部分：包括荧光强度重复性、荧光强度均匀性、荧光强度线性（表 10.8.2）。

表 10.8.2 PCR分析仪质量检测项目、定义与要求

检测模块	项目	定义	要求
温度控制部分	温度示值误差	实际温度与设置温度之差	不超过±0.5℃
	温度均匀度	在恒温阶段,加热模块不同孔位同一时刻最大值与最小值之差	≤1℃
	平均升温速率	在 50～90℃ 范围内,平均升温速度	≥1.5℃/s
	平均降温速率	在 50～90℃ 范围内,平均降温速度	≥11.5℃/S
	温度波动度	在恒温阶段,温度的波动度	≤±0.2℃
	温度持续时间误差	温度的实际持续时间与设置时间的误差	≤5s
荧光检测部分	荧光强度重复性	每个荧光通道的单孔荧光强度重复性检测相对标准偏差	≤2%
	荧光强度均匀性	每个荧光通道的空间荧光强度相对偏差	≤5%
	荧光强度线性	荧光参比物质各浓度的荧光强度值与稀释比例的线性	回归相关系数应≥0.99

2. 电气安全检测内容

PCR 分析仪属于体外诊断实验设备，不与患者直接接触，电气安全检查内容可参照 GB 4793.1—2007《测量、控制和实验室用电气设备的安全要求 第1部分：通用要求》，具体方法详见本书第三章第一节。

3. 功能性检测

PCR 分析仪的功能性检测主要是开机后的自检功能。

四、 PCR分析仪质量检测所需设备与要求

PCR 分析仪质量检测设备和耗材主要有：温度校准装置、电子天平、移液器、矿物油和荧光参比物质。相关设备的具体要求见表 10.8.3。

表 10.8.3　PCR 分析仪质量检测所需设备与要求

设备和材料名称	检测项目	测量范围	精度要求
温度校准装置(图 10.8.3)	温度控制部分	0～120℃	测量不确定度≤0.1℃,且通过计量检定
矿物油等导热介质	温度控制部分	不适用	不适用
高精度电子天平	荧光检测部分	0～120g	精度≤0.01mg,且通过计量检定
移液器	荧光检测部分	10μL、20μL 和 100μL	精度≤0.1μL,且通过计量检定
荧光参比物质	荧光检测部分	不适用	不适用

五、 PCR 分析仪质量检测步骤及作业指导

(一) 检测前准备

1. 检测环境条件准备

(1) 电源交流电压：220V，频率 50Hz，检查并确保电源线的接地导线连接到保护接地。

(2) 环境：温度 15～30℃，湿度≤75%；或按产品使用说明书要求。

(3) 周围环境：无影响正常检测工作的机械振动和强电磁干扰。

2. 外观检查

外观检查发现有下列异常状况时，可能影响检测工作开展，应先处理、维修或更换后再进行检测。

(1) 查看仪器出厂标签、医院资产标签或 UDI 标签是否完整，记录设备名称、生产厂商、规格型号、出厂日期、出厂序列号及使用科室、资产编号、启用日期等基本信息。

(2) 检查设备外观是否干净整洁，有无污迹。

(3) 检查仪器及其余组件有无损坏，是否处于完好状态。

(4) 检查电源接口、插头是否连接牢靠，电源线绝缘层是否损坏或有磨损迹象。

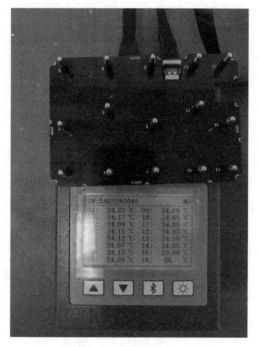

图 10.8.3　PCR 分析仪温度校准装置

3. 开机检查

(1) 检查开机后电源指示是否正常。

(2) 检查是否通过自检（如有自检功能），是否出现故障代码、报警信息（声光报警）等。

(3) 检查各个控制开关是否正常，各种按键或调节旋钮是否能正常对设备相关参数进行设置。

（二）性能检测操作步骤

1. 温度控制性能的检测

（1）温度检测点的设定：按仪器说明书进行预热，将计量标准专用测温仪的温控探头表面涂抹适量的导热介质，放入待测样本反应孔中。测试孔位在仪器中均匀分布（包含各方向边缘和中间的孔位，孔位排布参照图10.8.4所示；当仪器少于8个孔时，应全部检测；当仪器具有8～48个孔时，应检测不少于8个；当仪器具有48个孔以上时，应检测不少于12个。

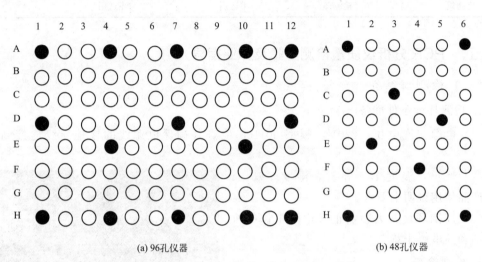

(a) 96孔仪器　　　　　　　　　　　　　　　(b) 48孔仪器

图 10.8.4　温度控制性能检测的孔位分布图

（2）温度采集：开启测温仪，确认运行正常。参照仪器说明书设置并运行 45℃（1min）、95℃（1min）的循环程序，3 次循环；再运行 45℃（1min）、72℃（1min）、95℃（1min）的循环程序，5 次循环。用计量标准专用测温仪记录循环程序运行时相应的温度和时间。当仪器温控模块为分区设置时，各独立控温区域单独测试，孔位分布均按上述要求执行。

（3）升温速率的计算：在 45℃（1min）、95℃（1min）循环程序的第 3 次循环升温过程中，计算各测试孔位每秒的温度平均值。取最接近 50℃ 的温度点，记为 T_a，取最接近 90℃ 的温度点，记为 T_b，得出 T_a、T_b 及 T_a 到达 T_b 的时间 t_1，按照式（10.8.1）计算平均升温速率 V_1。

$$V_1 = \frac{T_b - T_a}{t_1} \tag{10.8.1}$$

式中　V_1——平均升温速率，℃/s；

T_b——各孔位温度平均值中最接近 90℃ 的温度点，℃；

T_a——各孔位温度平均值中最接近 50℃ 的温度点，℃；

t_1——T_a 到达 T_b 的时间，s。

（4）降温速率的计算：在 45℃（1min）、95℃（1min）循环程序的第 3 次循环降温过程中，计算各测试孔位每秒的温度平均值。取最接近 90℃ 的温度点，记为 T_c，取最接近 50℃ 的温度点，记为 T_d，得出 T_c、T_d 及 T_c 到达 T_d 的时间 t_2，按照式（10.8.2）计算平均降温速率（V_2）。

$$V_2 = \frac{T_c - T_d}{t_2} \tag{10.8.2}$$

式中　V_2——平均降温速率,℃/s;

　　　T_c——各孔位温度平均值中最接近90℃的温度点,℃;

　　　T_d——各孔位温度平均值中最接近50℃的温度点,℃;

　　　T_2——T_c到达T_d的时间, s。

（5）温度波动度的计算：温控板放入仪器进行温度波动检测，在45℃（1min）、72℃（1min）、95℃（1min）循环程序中，分别在3个温度点进入恒温阶段15s后开始计时，统计30s内同一孔位的最高温度和最低温度，其差值的一半为该测试孔位的温度波动度，按照式（10.8.3）计算。

$$\Delta T_{ek} = \frac{T_{k\max} - T_{k\min}}{2} \tag{10.8.3}$$

式中　ΔT_k——第k个测试孔位的温度波动度,℃;

　　　$T_{k\max}$——第k个测试孔位的恒温30s内温度的最大值,℃;

　　　$T_{k\min}$——第k个测试孔位的恒温30s内温度的最小值,℃。

计算全部测试孔位ΔT_k的平均值，取5次循环的最大值，并在数值前面加上"±"符号，作为温度波动度。

（6）温度示值误差的计算：在45℃（1min）、72℃（1min）、95℃（1min）循环程序中，分别在3个温度点进入恒温阶段15s时采集1次温度，之后每隔10s采集温度，按照式（10.8.4）计算测试孔位温度平均值与设置温度的差值。

$$\Delta T_e = \frac{\sum\limits_{k=1}^{n} T_k}{n} - T_s \tag{10.8.4}$$

式中　ΔT_e——某一时刻温度示值误差,℃;

　　　T_k——第k个孔位测得的温度,℃;

　　　n——测试孔位数;

　　　T_s——设置温度（45℃、72℃或95℃）,℃。

单次循环共采集5次温度，计算ΔT_e的平均值，取5次循环ΔT_e平均值的绝对值最大值，作为温度示值误差。

（7）温度均匀度的计算：在45℃（1min）、72℃（1min）、95℃（1min）循环程序中，分别在3个温度点进入恒温阶段15s时采集1次温度，之后每隔10s采集温度，按照式（10.8.5）计算不同孔位最高温度与最低温度的差值。

$$\Delta T_i = T_{i\max} - T_{i\min} \tag{10.8.5}$$

式中　ΔT_i——某一时刻不同孔位最高温度与最低温度的差值,℃;

　　　$T_{i\max}$——某一时刻n个测试孔位测得温度的最大值,℃;

　　　$T_{i\min}$——某一时刻n个测试孔位测得温度的最小值,℃。

单次循环共采集5次温度，统计5次循环，共计算25次ΔT_i，取最大值作为温度均匀度。

（8）温度持续时间误差的计算：在45℃（1min）、72℃（1min）、95℃（1min）循环程序中，以94.5℃为计时参考点，统计测试孔位的平均温度，自温度首次达到计时参考点以上开始计时，至温度降至计时参考点以下结束计时，记录时间为 t_h，共记录 5 次循环的持续时间，按式（10.8.6）计算持续时间误差。

$$\Delta t = \frac{\sum_{h=1}^{5} t_h}{5} - 60 \tag{10.8.6}$$

式中　Δt——温度持续时间误差，s；

t_h——第 h 次循环的记录时间，s。

2. 荧光检测性能的检测

（1）荧光参比溶液的配制：称取 1.0mg 荧光参比物质，溶于 1.0mL 水（如果在水中难以溶解，可加入二甲基亚砜等增加溶解度），并稀释至 0.001mg/mL。再连续 10 倍稀释 3～5 个浓度，进行荧光检测的预实验，根据测得的荧光强度值，估计该仪器的荧光检测线性范围，选择合适的稀释度作为荧光参比物质浓度的最高浓度。以最高浓度的 100%、80%、60%、40%、20% 和 10% 的比例进行稀释，配制系列荧光参比溶液。宜采用重量法稀释，减少微量移液器进行体积稀释造成的误差。常见的荧光参比物质见表 10.8.4。

表 10.8.4　荧光参比物质举例

序号	荧光参比物质	CAS 登录号（包括衍生物）
1	6-羧基荧光素（6-FAM）	3301-79-9/92557-81-8
2	6-羧基六氯荧光素（6-HEX）	155911-16-3/2129651-79-0
3	6-羧基-X-罗丹明（6-ROX）	194785-18-7/216699-36-4
4	花青素 5（Cy5）	146368-15-2/146368-11-8/1032678-42-4
5	花青素 5.5（Cy5.5）	210892-23-2/442912-55-2/1144107-80-1

（2）荧光检测性能的检测步骤：根据仪器的荧光检测通道，每个目标检测通道选择相应的荧光参比溶液进行检测。分别配制不少于 5 个浓度（c_1、c_2、c_3、c_4、c_5）的荧光参比溶液。其中，重复性试验取中浓度（c_3）荧光参比溶液放置于 1 个边角的孔位，在合适的恒定温度下（如 37℃），连续采集该孔位在相应通道下的荧光强度值，从第 3 次检测开始连续记录 7 次的荧光强度值。

均匀度试验：使用 c_3 溶液置于待测孔位，采集一次相应通道的荧光数据，或将 c_3 溶液依次放置于待测孔位，每次都采集相应通道的荧光数据，孔位排布参照表 10.8.5。

荧光强度线性试验：在各种荧光参比溶液中每个浓度选择 3 个孔位，采集一次相应通道的荧光数据，孔位排布参照表 10.8.6。当仪器少于 16 个孔时，每种浓度荧光参比溶液应检测 1 个或 2 个孔位。

表 10.8.5　荧光强度均匀度检测的孔位分布图

	1	2	3	4	5	6	7	8	9	10	11	12
A	FAM		HEX		ROX		Cy5		FAM			ROX
B	HEX		ROX		Cy5		FAM		HEX			Cy5
C	ROX		Cy5		FAM		HEX		ROX			FAM
D	Cy5		FAM		HEX		ROX		Cy5			HEX

	1	2	3	4	5	6	7	8	9	10	11	12
E	FAM			ROX		Cy5		FAM		HEX		ROX
F	HEX		Cy5		FAM		HEX		ROX			Cy5
G	ROX			FAM		HEX		ROX		Cy5		FAM
H	Cy5			HEX		ROX		Cy5		FAM		HEX

表 10.8.6 荧光强度线性检测的孔位分布表

	1	2	3	4	5	6	7	8	9	10	11	12
A	FAM1	FAM1	FAM1	FAM2	FAM1	FAM2	FAM3	FAM2	FAM3			
B	FAM4	FAM4	FAM4	FAM5	FAM5	FAM5	FAM6	FAM6	FAM6			
C	HEX1	HEX1	HEX1	HEX2	HEX2	HEX2	HEX3	HEX3	HEX3			
D	HEX4	HEX4	HEX4	HEX5	HEX5	HEX5	HEX6	HEX5	HEX6			
E	ROX1	ROX1	ROX1	ROX2	ROX2	ROX2	ROX3	ROX3	ROX3			
F	ROX4	ROX4	ROX4	ROX5	ROX5	ROX5	ROX6	ROX6	ROX6			
G	Cy5-1	Cy5-1	Cy5-1	Cy5-2	Cy5-1	Cy5-2	Cy5-3	Cy5-3	Cy5-3			
H	Cy5-4	Cy5-4	Cy5-4	Cy5-5	Cy5-5	Cy5-5	Cy5-6	Cy5-6	Cy5-6			

（3）荧光强度重复性的计算：采集每种荧光参比物质的同一孔位重复检测的荧光强度值，计算 7 次重复检测的荧光强度值的平均值，按照式（10.8.7）分别计算每种荧光参比物质重复检测的相对标准偏差。

$$R_1 = \frac{\sqrt{\dfrac{\sum\limits_{i=1}^{7}(F_i - \overline{F})^2}{6}}}{\overline{F}} \times 100\% \tag{10.8.7}$$

式中 R_1——每种荧光参比物质重复检测的相对标准偏差；

F_i——第 i 次测得的荧光强度值；

$\overline{F}$——同一孔位重复检测 7 次的荧光强度值的平均值。

（4）荧光强度均匀度的计算：采集每种荧光参比物质各测试孔位的荧光强度值，分别计算各测试孔位荧光强度值的平均值，根据式（10.8.8）分别计算每种荧光参比物质的各测试孔位的荧光强度值相对标准偏差。

$$R_p = \frac{\sqrt{\dfrac{\sum\limits_{k=1}^{m}(F_k - \overline{F}_p)^2}{m-1}}}{\overline{F}_p} \times 100\% \tag{10.8.8}$$

式中 R_p——每种荧光参比物质 m 个测试孔位荧光强度值的相对标准偏差；

m——每种荧光参比物质的测试孔位数；

F_k——第 k 个检测孔位测得的荧光强度值；

$\overline{F}_p$——每种荧光参比物质 m 个测试孔位荧光强度值的平均值。

（5）荧光强度线性的计算：分别计算每种荧光参比物质不少于 5 个浓度荧光强度的平均值，与稀释比例计算线性相关系数（R）。

六、 PCR 分析仪质量检测结果记录与分析

将检测原始数据记录在表中，记录表的参考格式如表 10.8.7 所示，并建立电子档案，不断完善记录表格。参照相关检定依据，对仪器检测原始数据进行分析、判断并审核，对于检测合格的设备张贴合格标签，合格标签上标明检测时间、有效期、检测人等，将检测合格的设备投入临床使用。对于检测不合格的设备进行维修处理，待维修后检测合格方可投入临床使用。记录保存期限不得少于规定使用期限或使用生命周期终止后 5 年。

表 10.8.7　PCR 分析仪使用质量检测原始记录表

_____医院 PCR 分析仪使用质量检测原始记录表（参考模板）						
记录档案编号：_____		检测类型：□验收检测；　　□状态检测；　　□稳定性检测；　　□维修检测				
被测设备型号			设备序列号			
生产厂商			使用科室			
生产日期			启用日期			
软件版本			安全级别分类			
检测设备型号			设备序列号			
生产厂商						

性能检测

一、温控系统

		循环序号		平均时间（sec）	速率（℃/s）	结论
		1	2			
平均升降温速率	$V_升$（s）			$t_升$ =	$V_升$ =	□符合 □不符合
	$V_降$（s）			$t_降$ =	$V_降$ =	

要求标准：在 50～90℃ 范围内，平均升温速度应 ≥ 1.5℃/s

测试孔位：

	目标温度	传感器电阻（Ω）		对应温度（℃）		$\Delta T = T_{max} - T_{min}$	温度波动度（℃）ΔT_{max}	结论
		最小值	最大值	T_{max}	T_{min}			
温度波动度	95℃							□符合 □不符合
	72℃							
	55℃							

要求标准：在恒温阶段，温度的波动度 ≤ ± 0.2℃

测试孔位

	目标	电阻平均值（Ω）	对应平均温度（℃）	$\Delta T = T_{平均} - T_{目标}$	结论
温度示值误差	35℃				□符合 □不符合
	45℃				
	55℃				
	65℃				
	75℃				

温度示值误差	测试孔位				
	目标	电阻平均值（Ω）	对应平均温度（℃）	$\Delta T = T_{平均} - T_{目标}$	结论： □符合 □不符合
	85℃				
	95℃				
	75℃				
	65℃				
	55℃				
	45℃				
	温度准确度 $\Delta T_{max} = 0.1℃$；要求标准：实际温度与设置温度之差应不超过 ±0.5℃				

温度均匀度	测试孔位：							
	目标温度	循环序号	传感器电阻（Ω）		对应温度（℃）		温度偏差		温度均匀性（℃）ΔT	结论： □符合 □不符合
			最小值	最大值	T_{max}	T_{min}	$\Delta T = T_{max} - T$	$\Delta T = T_{min} - T$		
	95℃	1								
		2								
	72℃	1								
		2								
	55℃	1								
		2								
	30℃	1								
		2								
	要求标准：在恒温阶段，加热模块不同孔位同一时刻最大值与最小值之差应≤1℃									

温度持续时间误差	循环数	95℃（60s）	72℃（60s）	45℃（60s）	结论： □符合 □不符合
	1				
	2				
	3				
	4				
	5				
	平均值				
	$\Delta t = \dfrac{\sum\limits_{h=1}^{5} t_h}{5} - 60$				
	要求标准：温度的实际持续时间与设置时间的误差≤5s				

二、荧光检测系统

荧光强度重复性	孔位	通道	1	2	3	4	5	6	7	8	9	10	平均值（310）	标准差	相对标准偏差	结论： □ 符合 □不符合

	孔位	通道	1	2	3	4	5	6	7	8	9	10	平均值（310）	标准差	相对标准偏差	
荧光强度重复性																结论： □ 符 合 □ 不符合

要求标准：每个荧光通道的单孔荧光强度重复性检测相对标准偏差应≤2%

	孔位	荧光通道：	荧光通道：	荧光通道：	荧光通道：	
荧光强度均匀性						
						结论： □ 符 合 □ 不符合
	孔间平均值					
	标准差					
	相对标准偏差					

要求标准：每个荧光通道的空间荧光强度相对偏差应≤5%

	通道	第1次	第2次	第3次	第4次	第5次	平均值	倍数	相关系数 R	
荧光强度线性										
										结论： □ 符 合 □ 不符合

续表

	通道	第1次	第2次	第3次	第4次	第5次	平均值	倍数	相关系数 R	
荧光强度线性										结论： □符合 □不符合
	要求标准：荧光参比物质各浓度的荧光强度值与稀释比例的线性回归相关系数 R 应≥0.99									
检测结论	□合格　□不合格				性能偏离情况记录					

检测工程师签名：＿＿＿＿＿　使用科室签名：＿＿＿＿＿　检测日期：＿＿＿＿年＿＿月＿＿日

■ 第九节　医用生物防护设备使用质量检测技术

一、医用生物防护设备分类、基本原理与新技术进展

根据《医疗器械分类目录（2018 版）》中［22 临床检验器械］中［22-16 医用生物防护设备］的分类，医用生物防护设备主要包括生物安全柜和洁净工作台两类（表 10.9.1）。本节以生物安全柜为例，介绍医用生物防护设备使用质量检测要求。

表 10.9.1　生物防护设备分类

分类	组成部分	用途	区别
编号 01：生物安全柜 Ⅲ类医疗器械	柜体、前窗操作口、支撑脚及脚轮、风机、集液槽、过滤器、控制面板、紫外灯、照明光源等	用于对临床实验室操作过程中的人员、产品及环境进行保护	保护实验样品、实验人员、实验环境
编号 02：洁净工作台 Ⅱ类医疗器械	箱体、操作台、风机、预过滤器、高效过滤器（或超高效过滤器）、电器控制器等	用于临床实验室化验及实验，使局部操作环境达到一定洁净等级	保护实验样品

（一）生物安全柜的工作原理

生物安全柜是把柜内的气体向外抽吸，使柜内保持负压。外界空气经过高效空气过滤器（high efficiency particulate air filter，HEPA）过滤进入生物安全柜，垂直向下的风保护实验样品，水平向内的风保护实验人员。柜内的气体经过 HEPA 过滤后再排放到空气中，以保护实验室环境。

（二）生物安全柜的分类

根据结构设计、排风比例及保护对象和程度的不同，可将生物安全柜分为Ⅰ级、Ⅱ级和Ⅲ级（表 10.9.2）。

表 10.9.2 生物安全柜分类

生物安全柜	正面气流速度(m/s)	气流百分数(%)		排风系统
		重新循环部分	排出部分	
Ⅰ级	0.36	0	100	硬管
Ⅱ级 A1 型	0.38～0.51	70	30	排到房间或套管连接处
外排风式Ⅱ级 A2 型	0.51	70	30	排到房间或套管连接处
Ⅱ级 B1 型	0.51	30	70	硬管
Ⅱ级 B2 型	0.51	0	100	全外排式,硬管连接
Ⅲ级 a	NA	0	100	全外排式,硬管连接

Ⅰ级生物安全柜是最早得到认可的，既为操作人员和环境提供保护，也可用于放射性核素和挥发性有毒化学品的操作。但因未灭菌的房间空气通过生物安全柜正面开口处直接吹到工作台面上，因此Ⅰ级生物安全柜对操作对象（如标本）不能提供切实可靠的保护。目前在医疗场所已较少使用。

Ⅱ级生物安全柜不仅能保护操作人员，而且能保护工作台面的物品不受房间空气的污染。Ⅱ级生物安全柜有 4 种不同的类型，分别为 A1 型、A2 型、B1 型和 B2 型（图 10.9.1～图 10.9.4）。与Ⅰ级生物安全柜不同的是，Ⅱ级生物安全柜只让经 HEPA 过滤的（无菌的）空气流过工作台面。Ⅱ级生物安全柜可用于危险度 2 级和 3 级的感染性物质的操作。在使用正压防护服的条件下，Ⅱ级生物安全柜也可用于危险度 4 级的感染性物质的操作。目前医疗系统内的二级生物安全实验室使用Ⅱ级 A2 型和Ⅱ级 B2 型较多(表 10.9.3)。

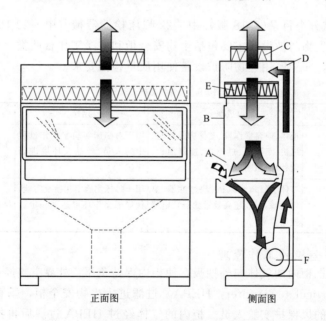

正面图　　　　　　　　侧面图

图 10.9.1 Ⅱ级 A1 型生物安全柜模式图

A—前开口；B—窗口；C—排风 HEPA；D—压力排风；E—供风 HEPA；F—风机

Ⅲ级生物安全柜用于操作危险度 4 级的微生物材料，可以提供最好的个体防护。Ⅲ

级生物安全柜的所有接口都是"密封的",其送风经数个 HEPA,排风则经过 2 个 HE-PA。Ⅲ级生物安全柜由一个外置的专门的排风系统来控制气流,使安全柜内部始终处于负压状态。只有通过连接在安全柜上的结实的橡胶手套,手才能伸到工作台面(图10.9.5)。

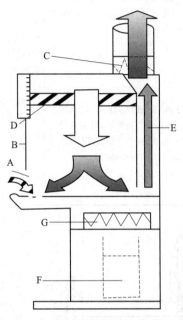

图 10.9.2 Ⅱ级 B1 型生物安全柜模式图(由Ⅱ级 A1 型演化而来)
A—前开口;B—窗口;C—排风 HEPA;D—压力排风;E—供风 HEPA;F—风机

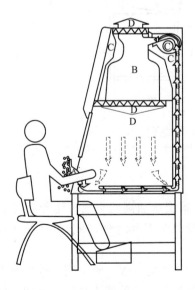

图 10.9.3 Ⅱ级 A2 型生物安全柜模式图
A—流入气流;B—混合气流;
C—负压区;D—洁净气流

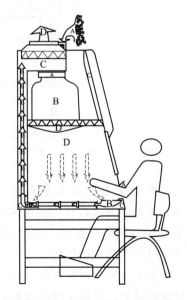

图 10.9.4 Ⅱ级 B2 型生物安全柜模式图
A—流入气流;B—混合气流;
C—负压区;D—洁净气流

表 10.9.3 Ⅱ级生物安全柜类型

分类	气流模式	风速	空气过滤	传感器	安全保障
Ⅱ级 A2 型	30%外排，70%循环	流入气流平均风速 (0.53 ± 0.025) m/s，下降气流平均风速 (0.35 ± 0.025) m/s	HEPA 高效空气过滤器，针对颗粒直径 $0.12 \mu m$，过滤效率 $\geqslant 99.999\%$	工作区和外排出风口处各配备一个高灵敏度、高精度的微风速传感器，实时监测风速，监测风机运行及操作区安全状态	工作区三侧壁板为一体化成型，304 不锈钢材质，双层侧壁形成负压保护，通过严格的压力衰减法检测：加压到 500Pa，保持 30min 后气压不低于 450Pa通过严格的 KI-Discus 碘化钾法测试，前窗操作口的保护因子不小于 1×10^3
Ⅱ级 B2 型	100%外排	流入气流平均风速 (0.53 ± 0.025) m/s，下降气流平均风速 (0.30 ± 0.025) m/s	进口 HEPA 超高效空气过滤器，针对颗粒直径 $0.12 \mu m$，过滤效率 $\geqslant 99.999\%$		具备紫外系统、荧光灯、前窗的连锁系统；具备低风速报警功能；具备前窗位置异位报警功能；具备前窗侧壁抗扰流系统，可避免泄漏

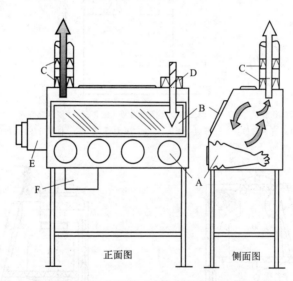

图 10.9.5 Ⅲ级生物安全柜（手套箱）模式图

A—连手套的开口；B—窗口；C—两个排风 HEPA；D—送风 HEPA；E—双开门高压灭菌器；F—化学浸泡槽

（三）生物安全柜的发展趋势

生物安全柜的基本设计已经历多次改进，在排风系统增加高效空气过滤器，对于直径 $0.3 \mu m$ 颗粒的截留率可达 99.97%，而对于更大的颗粒截留率可达 99.99%，确保从安全柜中排出的空气完全不含微生物。

在生物制药及医学研究领域，对于制备细胞抑制剂或可能致癌、致突变、致生殖毒性的药物操作时的防护，发展了细胞毒素安全柜，其对气溶胶的过滤效率更高，安全性更好。与传统的生物安全柜过滤系统相比，经过前置过滤器二次过滤，使外排气流和下降气流的累计过滤效率理论值达到 99.9995%@ $0.12 \mu m$ 以上（意为：$0.12 \mu m$ 以上的过滤效率为 99.9995%），而且无须外排管道。

二、生物安全柜质量检测相关标准和要求

1. 生物安全柜质量检测现行标准

GB 41918—2022《生物安全柜》，GB/T 16292—2010《医药工业洁净室（区）悬浮粒子的测试方法》，YY 0569—2011《Ⅱ级 生物安全柜》，YY/T 1540—2017《医用Ⅱ级生物安全柜核查指南》，JJF 1815—2020《Ⅱ级生物安全柜校准规范》，NSF/ANSI 49：2012《美国国家安全柜标准》，EN 12469：2000《生物技术——微生物安全柜的性能标准》，DIN 12980—2017《德国安全柜标准》，GB 4793.1—2007《测量、控制和实验室用电气设备的安全要求 第1部分：通用要求》。

2. 生物安全柜质量检测要求

本节生物安全柜质量检测以Ⅱ级 A2 型和Ⅱ级 B2 型为例，主要检测生物安全柜的 8 项指标，包括照度、高效过滤器完整性、下降气流流速、流入气流流速、洁净度、气流模式、紫外灯辐射强度及运行噪声，各指标质量检测结果须符合相关标准及规定。

三、生物安全柜使用质量检测内容、各项性能指标及要求

（一）性能检测

生物安全柜Ⅱ级 A2 型和Ⅱ级 B2 型性能检测各指标名称、定义及检测结果的评价标准具体见表 10.9.4。

表 10.9.4　生物安全柜检测内容及评价要求

序号	检测参数	定义	检测结果判断要求
1	照度	测试安全柜工作台面的照度	平均背景照度不大于 160lx 时，平均照度应不小于 650lx，每个照度实测值应不小于 430lx
2	高效过滤器完整性	测试高效过滤器完整性	可扫描检测过滤器在任何点的漏过率应不超过 0.01%（Ⅱ级 A2 型安全柜） 不可扫描检测过滤器检测点的漏过率应不超过 0.005%（Ⅱ级 B2 型安全柜）
3	下降气流流速	垂直气流流速测试：检测安全柜内下降气流流速	平均流速应在 (0.35 ± 0.025) m/s（Ⅱ级 A2 型生物安全柜） 平均流速应在 (0.30 ± 0.025) m/s（Ⅱ级 B2 型生物安全柜）
4	流入气流流速（m/s）	水平气流流速测试：检测安全柜内流入气流流速	平均流速应在 (0.53 ± 0.025) m/s
5	洁净度	测定安全柜的洁净度，在没有浮质发生器和粒子扫描器的情况下，可用激光尘埃粒子计数器替代高效过滤器完整性测试	洁净度级别为 100，其级别界限为：$\geq0.5\mu m$ 的悬浮粒子最大允许数为 3500 粒/m³；$\geq5\mu m$ 的悬浮粒子最大允许数为 0 粒/m³
6	气流模式	观察安全柜内气流模式	安全柜工作区内的气流应向下，应不产生旋涡和向上气流且无死点。气流应不从安全柜中逸出； 安全柜前窗操作口整个周边气流应向内，无向外逸出的气流。安全柜的前窗操作口流入气流应不进入工作区
7	紫外灯辐射强度	检测紫外灯辐射强度	波长 254nm 紫外线辐射在工作区内表面，辐射强度不低于 400mW/m²
8	运行噪声	检测安全柜的噪声	运行时噪声≤67dB

（二）电气安全检测内容

生物安全柜属于实验室设备，电气安全检查内容可参照 GB 4793.1—2007《测量、控制和实验室用电气设备的安全要求 第1部分：通用要求》，具体方法详见本书第三章第一节。

（三）功能检测项目

生物安全柜的功能检测项目包括开机自检，以及前窗操作口报警、内部供/排气风机联锁警报、安全柜排气报警、气流波动报警等报警信息检查，自检通过及报警信息解除后才能进行后续质量检测操作。

四、生物安全柜质量检测所需设备与要求

生物安全柜Ⅱ级 A2 型和Ⅱ级 B2 型质量检测各指标时所用设备及试剂名称，以及对应的检测项目、仪器测量范围、精度要求具体见表 10.9.5。

表 10.9.5　生物安全柜性能检测设备及要求

设备名称	检测项目	测量范围	精度要求
照度计	照度	0～1000lx	±10%
线性或对数刻度的气溶胶光度计	高效过滤器完整性	—	—
气溶胶发生器	高效过滤器完整性	0～550kPa	7kPa
邻苯二甲酸二辛酯（DOP）	高效过滤器完整性	10μg/L	—
热式风速仪	下降气流流速	40～4000m^3/h	±（3%×读数＋12m^3/h）
风速仪探针夹具	下降气流流速	0～2m/s	±0.015m/s
热式风速仪	流入气流流速	40～4000m^3/h	±（3%×读数＋12m^3/h）
风速仪探针夹具	流入气流流速	0～2m/s	±0.015m/s
激光粒子计数器	洁净度	0.3～10μm	±20%fs
烟雾发生装置及烟雾剂	气流模式	—	—
辐射强度计	紫外灯辐射强度	—	—
分贝计	运行噪声	50～100dB	±1dB

五、生物安全柜质量检测步骤及作业指导

（一）检测前准备

如发现环境异常、外观故障、开机检测异常等情况，可能影响检测工作的正常开展，应先调整、维修后再进行质量检测。

1. 检测环境条件准备

（1）环境条件：室温（15～30℃），相对湿度≤70%（或按使用说明书要求）。

（2）电压要求：电压 220V、50Hz，且要有可靠的接地。

（3）周围环境：远离油烟、粉尘和水蒸气。

2. 外观检查

检查柜体表面有无明显划伤、锈斑、压痕，表面是否光洁，外形是否平整规矩；说明功能的文字和图形符号标志是否正确、清晰、端正、牢固；焊接是否牢固，焊接表面是否光滑。

3. 开机检查

检查安全柜照明系统、风机及排风系统是否运转正常，有无影响正常工作的缺陷和机械损伤。检查安全柜前窗开启高度超过或低于前窗操作口标称高度时，声音报警器是否报警，联锁系统是否启动；当开启高度回到标称高度，报警声音和联锁系统是否自动解除。

（二）性能检测操作步骤

1. 照度的检测

在工作台面上，沿工作台面两内侧壁中心连线设置照度测量点，测量点之间的距离不超过300mm，与侧壁最小距离为150mm（图10.9.6）。关掉安全柜的灯，从一侧起依次在测量点进行背景照度测量；打开安全柜的灯，启动安全柜的风机，从一侧起依次在测量点进行安全柜的照度测量（图10.9.7、图10.9.8）。

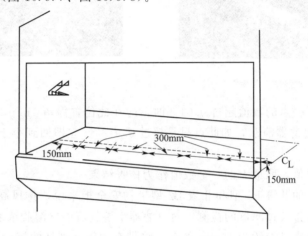

图10.9.6　照度测试示意图

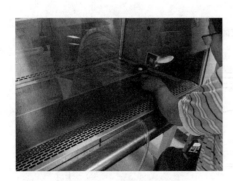

图10.9.7　背景照度测试

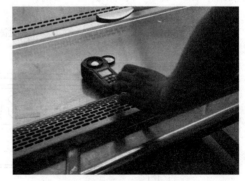

图10.9.8　照度测试

2. 高效过滤器完整性的检测

生物安全柜的送风高效过滤器、Ⅱ级A1型和Ⅱ级A2型的排风过滤器及其边框组件连接处的检测按照以下方法进行。

（1）运行安全柜的风机和灯，去掉过滤器的散流装置和保护盖（如果有）。安放气溶胶发生器(图10.9.9)，将气溶胶导入安全柜。

（2）对含有气溶胶的高效过滤器上游气流进行检测，证实该浓度气溶胶的光散射强度至少应等于由$10\mu g/L$的DOP产生的光散射强度。

（3）光度计探头在过滤器下游距过滤器表面不超过 25mm，以小于 50mm/s 的扫描速率移动，使探头扫测过滤器的整个下游一侧和每个组合过滤片的边缘，扫测路线应略微重叠。围绕整个过滤器外围，沿组合过滤片和框架的连接处及围绕过滤器和其他部件之间的密封处进行仔细检查(图 10.9.10)。

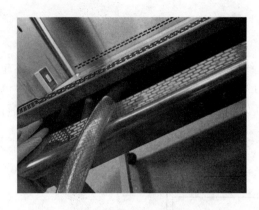

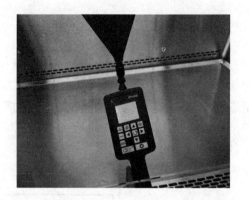

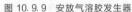

图 10.9.9 安放气溶胶发生器　　　　　　　　　图 10.9.10 气溶胶光度计测试

（4）当发现有某一点的数值超过 0.01% 时，应在此位置停留 1min，如此点数值持续超过 0.01%，应判定过滤器泄漏，如此点只是超过 0.01% 又立即回到小于 0.01% 的状态，则继续检测。

（5）记录稳定数值，取最大的一个数值作为核查结果。

对于经管道排气的 Ⅱ 级 B1 型和 Ⅱ 级 B2 型生物安全柜来说，排风高效过滤器及其边框组件连接处不能进行排气过滤器的检测。对过滤器下游气流中气溶胶浓度的检测是通过在下游气流的管道上钻一直径大约为 10mm 的孔，将带有硬管光度计的探针插入孔中进行检测，记录结果(图 10.9.11、图 10.9.12)。

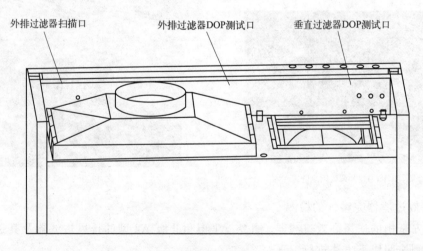

图 10.9.11 Ⅱ级 B2 型生物安全柜 DOP 测试口示意

3. 下降气流流速的检测

按图 10.9.13～图 10.9.16 的方式在工作区上方高于前窗操作口上沿 100mm 的水平面上确定测量点位置，多点测量穿过该平面的下降气流流速。测量点等距分布，形成的正方形栅格不大于 150mm×150mm，测试点至少应有 3 排，每排至少应有 7 个测量点；测试区域边界与安全柜的内壁及前窗操作口的距离应为 150mm。用夹具将风速仪探针在各测量点准确定位，进行测量，记录所有测量点的测量值，并根据测量值计算出平均值。

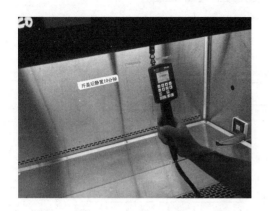

图 10.9.12 高效过滤器测试

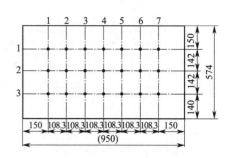

图 10.9.13 工作台面 900mm
下降气流流速测试点示意图

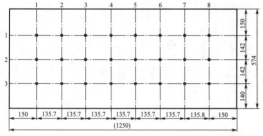

图 10.9.14 工作台面 1200mm 下降气流流速测试点示意图

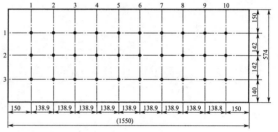

图 10.9.15 工作台面 1500mm 下降气流流速测试点示意图

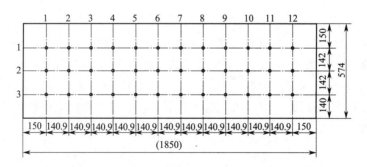

图 10.9.16 工作台面 1800mm 下降气流流速测试点示意图

4. 流入气流流速的检测方法

流入气流流速采用风速仪法及限制前窗操作口开启高度的方法进行测量。将生物安全柜前窗开启到确定的开启高度，按图 10.9.17～图 10.9.20 规定的方式确定测试点位置。用热式风速仪多点测试前窗气流流速，测试点间距不大于 150mm，平均测试点气流流速×列出的修正系数＝前窗流入气流的平均流速。

需要说明的是，前窗操作口开启高度为 80mm 时，通常修正系数为 0.4，计算如下：

$$风量(Q)＝风速(V)×面积(S)×时间(T)$$

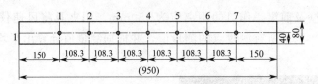

图 10.9.17 工作台面 950mm 水平气流流速测试点示意图

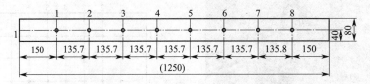

图 10.9.18 工作台面 1200mm 水平气流流速测试点示意图

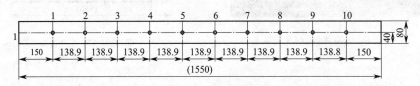

图 10.9.19 工作台面 1500mm 水平气流流速测试点示意图

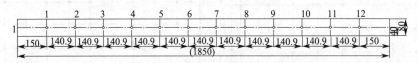

图 10.9.20 工作台面 1800mm 水平气流流速测试点示意图

$$面积(S) = 高度(H) \times 长度(L)$$

根据 $V(80\ 水平) \times 80mm \times L \times T = V(200\ 水平) \times 200mm \times L \times T$，得出 $V(200\ 水平) = V(80\ 水平) \times 0.4$。

5. 洁净度的检测

生物安全柜开机工作 10 分钟后，使用激光粒子计数器进行洁净度检测（图 10.9.21）。如图 10.9.23 布置 3 个采样测试点，每个采样测试点的采样次数可以多于 1 次，且不同测试点的采样次数可以不同，总采样次数不得少于 5 次。采样时，采样管口应正对气流方向（图 10.9.22），最小的采样量为 5.66L/次。采样结束后，应对激光粒子计数器进行自净。

（1）采样测试点的平均悬浮粒子浓度 A 按式(10.9.1) 计算：

$$A = \frac{\sum_{i=1}^{n} c_i}{n} \tag{10.9.1}$$

式中　A——某一采样点的平均粒子浓度，粒/m³；

　　　c_i——某一采样点的粒子浓度 $(i = 1, 2, \cdots, n)$，粒/m³；

　　　n——某一采样点上的采样次数。

（2）采样测试点均值 M 按式(10.9.2) 计算：

$$M = \frac{\sum_{i=1}^{L} A_i}{L} \tag{10.9.2}$$

式中　M——平均值，即工作区的平均粒子浓度，粒/m³；采样点为 3 个，采样次数可为多次，如超过 2 次，M 值为每个采样点的平均值，再除以 3 个采样点，所以是平均值的均值；

　　　A_i——某一采样点的粒子浓度（$i=1, 2, \cdots, L$），粒/m³；

　　　L——工作区域内的总采样点。

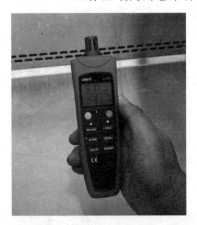

图 10.9.21　激光粒子计数器

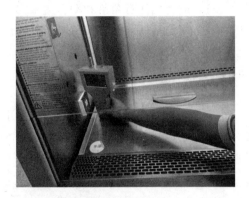

图 10.9.22　洁净度测试

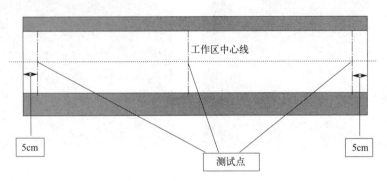

图 10.9.23　洁净度采样布置图

（3）采样测试点平均标准差 SE 按式(10.9.3) 计算：

$$SE = \sqrt{\frac{(A_1-M)^2+(A_2-M)^2+\cdots+(A_L-M)^2}{L(L-1)}} \qquad (10.9.3)$$

式中　SE——平均值的标准差，粒/m³；

　　　A——采样测试点的平均悬浮粒子浓度；

　　　M——采样测试点的平均值；

　　　L——工作区域内的总采样点。

（4）采样测试点 95％置信上限（UCL）按式(10.9.4) 计算：

$$UCL = M + 2.92 \times SE \qquad (10.9.4)$$

式中　UCL——平均值的 95％置信上限，粒/m³。

2.92 为 95％置信上限的分布系数（根据 GB/T 16292—2010，3 个采样测试点时 95％置信上限的 t 值为 2.92）。

6. 气流模式的检测

（1）下降气流测试：烟雾发生装置的烟雾沿着工作台面的中心线，在前窗操作口顶端以上100mm的高度，从安全柜的一端到另一端。安全柜工作区内的气流应向下，应不产生旋涡和向上气流，且无死点；气流应不从安全柜中逸出。

（2）观察窗气流测试：烟雾发生装置的烟雾在观察窗后25mm、前窗操作口顶端以上150mm高度从安全柜的一端到另一端。安全柜工作区内的气流应向下，应不产生旋涡和向上气流且无死点。气流应不从安全柜中逸出。

（3）前窗操作口边缘气流测试：烟雾在安全柜外大约38mm处沿着整个前窗操作口的周边经过，应特别注意角落和垂直边缘。安全柜前窗操作口整个周边气流应向内，无向外逸出的气流。安全柜的前窗操作口流入气流应不进入工作区。

（4）滑动窗密闭性测试：烟雾在滑动窗内从距安全柜侧壁和工作区顶部50mm处经过（图10.9.24）。气流应不从安全柜中逸出。

7. 紫外灯辐射强度的检测

在工作台面上，沿工作台面两内侧壁中心连线设置照度测量点，测量点之间的距离不超过300mm，与侧壁最小距离为150mm。打开安全柜的紫外灯，从一侧起依次在测量点用辐射强度计检测各测量点的辐射强度（图10.9.25）。

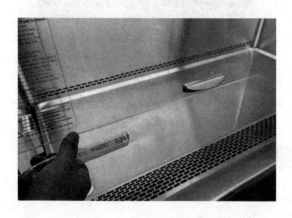

图 10.9.24　滑动窗密闭性测试

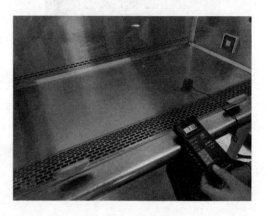

图 10.9.25　紫外灯辐射强度测试

8. 运行噪声的检测方法

将分贝仪调节到A计权模式，打开安全柜的风机和照明灯，在安全柜前面中心水平向外300mm、工作台面上方380mm处测量。关闭安全柜的风机和照明灯，如果有室外排气风机，让其继续运行，在规定的位置测量背景噪声。当背景噪声大于57dB（A）时，实测值参照仪器操作手册提供的曲线或表进行修正，如果不适用，则按照表10.9.6的要求进行修正。较小的空间产生的反射噪声无法从背景噪声中扣除，应注意测试环境是否符合要求。

表 10.9.6　噪声测量值修正表

测量总噪声和背景噪声的差值（dB）	从测量总噪声中减去的数
0～2	背景噪声值
3	3
4～5	2
6～10	1
＞10	0

（三）功能检测操作步骤

1. 开机自检

关闭实验室门、窗，确保生物安全柜内的紫外灯处于关闭状态，慢慢抬起生物安全柜的玻璃前窗，并移动到正确的工作高度，等待安全柜运行 3～5min 后，确保生物安全柜内空气清洁。检查各指示灯正常显示，且仪器无报警。用薄纸片检查工作窗口的气流流向是否向内，进气隔栅是否无堵塞。

2. 报警检查

（1）前窗操作口报警：将安全柜前窗开启超过或低于前窗操作口标称高度时，声音报警器应报警，当开启高度回到标称高度时，报警声音和联锁系统应自动解除。

（2）内部供/排气风机联锁警报：当安全柜既有内部下降气流风机又有排气风机时，应有联锁功能，一旦排气风机停止工作，下降气流供气风机关闭，声光报警器报警；一旦下降气流供气风机停止工作，排气风机继续运转，声光报警器报警。

（3）Ⅱ级 B1 型和Ⅱ级 B2 型安全柜排气报警：Ⅱ级 B1 型和Ⅱ级 B2 型安全柜有室外排气风机。一旦安全柜设定了允许的气流范围，在 15s 内排气体积损失 20% 时，则声光报警器报警，联锁的安全柜内部风机同时被关闭。

（4）Ⅱ级 A1 型或Ⅱ级 A2 型安全柜排气报警（信息提示）：Ⅱ级 A1 型和Ⅱ级 A2 型安全柜，如果连接排气罩且通过室外风机排气时，用声光报警器来提示排气气流的损失。

（5）气流波动报警：当下降气流流速和流入气流流速波动超过其标称值的−20%，用声光报警器来提示下降气流和流入气流流速的波动。

六、生物安全柜检测结果记录与分析

将检测原始数据记录在校准原始记录表中，记录表的参考格式如表 10.9.7 所示，可建立原始数据的电子表格；需要保存带有检测数据的原始照片或仪器检测数据界面截图。参照相关检定依据，对仪器检测原始数据进行分析，判断是否符合质量鉴定标准。对于检测合格的生物安全柜张贴合格标签，合格标签上标明检测时间、有效期、检测人等信息，检测合格的生物安全柜可投入临床使用。对于检测不合格的生物安全柜需张贴停用标签或维修标签，进行维修处理，待维修后检测合格方可投入临床使用。记录保存期限不得少于规定使用期限或使用生命周期终止后 5 年。

表 10.9.7 生物安全柜质量检测原始记录表

_____医院生物安全柜质量检测原始记录表（参考模板）			
记录档案编号：_____	检测类型：□验收检测； □状态检测； □稳定性检测； □维修检测		
被测设备型号		设备序列号	
生产厂商		使用科室	
生产日期		启用日期	
软件版本		安全级别分类	
检测设备型号		设备序列号	
生产厂商			
测试环境条件（温度在 10~30℃，相对湿度在 30%～75%为宜）		环境温度： ℃，相对湿度： %	
照度测试			

照度计型号					
照度计的检定证书编号					
测量点	1	2	3	4	5
背景照度［每点应为(110±50lx）］					
工作台面照度（每点应≥430lx）					
工作台面平均照度值（应≥650lx）	lx				
测试结果	□合格　□不合格				

高效过滤器完整性测试

气溶胶光度计型号	
气溶胶发生器型号	
试剂	
下降气流高效过滤器漏过率	
排气高效过滤器漏过率	
测试结果	□合格　　□不合格

下降气流流速测试

热式风速仪的型号	
热式风速仪的检定证书编号	

数据记录

测量点	1	2	3	4	5	6	7	8	9	10	11	12
1												
2												
3												

注：各测点实测值与平均流速相差应不超过±20%或±0.08m/s（取较大值）

按以上数据得出的平均值：　　　m/s
安全柜下降气流平均流速应在（0.35±0.025）m/s（Ⅱ级 A2 型生物安全柜）
安全柜下降气流平均流速应在（0.30±0.025）m/s（Ⅱ级 B2 型生物安全柜）

测试结果：□合格　　□不合格

洁净度测试

粒子计数器型号			
粒子计数器检定证书编号			
粒子计数器采样流量			
采样点（左）数据记录 注：记录的数据以粒子计数器打印出的结果为准	$c_{左1}$： $c_{左2}$： $A_{左}$：	粒/m³ 粒/m³ 粒/m³	$A_{左}$是否超过级别界限 □超过 □未超过
采样点（中）数据记录 注：记录的数据以粒子计数器打印出的结果为准	$c_{中1}$： $c_{中2}$： $A_{中}$：	粒/m³ 粒/m³ 粒/m³	$A_{中}$是否超过级别界限 □超过 □未超过
采样点（右）数据记录 注：记录的数据以粒子计数器打印出的结果为准	$c_{右1}$： $c_{右2}$： $A_{右}$：	粒/m³ 粒/m³ 粒/m³	$A_{右}$是否超过级别界限 □超过 □未超过

M（平均值的均值）：		粒/m³	SE（标准差）：		粒/m³

UCL（95%置信上限）： 粒/m³

是否超过级别界限：□超过　□未超过

测试结果	□合格　□不合格	

气流模式测试

烟雾发生装置型号		
下降气流	□无旋涡	□有旋涡
	□无向上气流	□有向上气流
	□无死点	□有死点
	□无逸出	□有逸出
观察窗气流	□无旋涡	□有旋涡
	□无向上气流	□有向上气流
	□无死点	□有死点
	□无逸出	□有逸出
前窗操作口边缘气流	□向内	□向外逸出
	□进入工作区	□不进入工作区
滑动窗密闭性	□无逸出	□有逸出
测试结果	□合格　□不合格	

辐射强度测试（紫外线）

辐射强度计型号					
辐射强度计的检定证书编号					
测量点	1	2	3	4	5
辐射强度					

工作台面平均照度值（应≥400mW/m²）	mW/m²
测试结果	□合格　□不合格

噪声测试

>57dB 噪声修正值	测量总噪声和背景噪声的差值 dB（A）	从测量总噪声中减去的数
	0~2	背景噪声值
	3	3
	4~5	2
	6~10	1
	>10	0
测试结果	总噪声：　　　dB	背景噪声：　　　dB
测试结果	安全柜噪声：　　　dB	□合格　□不合格

流入气流流速测试

热式风速仪型号	
热式风速仪的检定证书编号	
前窗操作口开启高度	将前窗操作口高度从 200mm 降至 80mm，取距离工作台面 40mm 高度处测量
修正系数	0.4

数据记录											
测量点	1	2	3	4	5	6	7	8	9	10	11	12
1												

按以上数据得出的平均值：　　　　　　　　　　　　m/s

平均值×0.4（修正系数）：　　　m/s，应在（0.53±0.025）m/s

测试结果：□合格　　□不合格

检测工程师签名：_____　使用科室签名：_____　检测日期：_____年___月___日

第十节　医用离心机使用质量检测技术

一、医用离心机分类、基本原理与最新技术进展

医用离心机是广泛应用于医学临床实验室检测及科学研究领域的样本分离设备，能快速有效地分离血液、细胞、组织等生物样品中的不同成分，进一步用于生化、免疫、基因等项目检测，为临床诊断和医学研究提供检测所需样本。

（一）医用离心机的分类

医用离心机有多种分类方法，按结构分为台式医用离心机和立式医用离心机（也称落地式医用离心机）；按温度控制系统分为冷冻医用离心机（也称低温医用离心机）和常温医用离心机；按离心方法分为制备型医用离心机和分析型医用离心机；按旋转速度分为低速医用离心机、高速医用离心机和超速医用离心机（表10.10.1）。

表10.10.1　医用离心机按照转速分类

分类	转速（n）范围
低速医用离心机	$n<10000\mathrm{r/min}$
高速医用离心机	$10000\mathrm{r/min}\leqslant n\leqslant30000\mathrm{r/min}$
超速医用离心机	$n>30000\mathrm{r/min}$

（二）医用离心机的基本原理及结构

医用离心机的原理是利用旋转运动的离心力及浮力密度的差异对生物样品中各成分进行分离、浓缩和提纯。由于样品中各种组分的密度不同，样品在离心力的作用下，各种组分以不同的速度沉降，密度较大的成分会较快沉降，而密度较小的成分则较慢沉降，从而实现成分的分离。此外，医用离心机还可借助不同密度的分离液进行成分分离而满足特殊的分离需求，如淋巴细胞分离液 Ficoll；或借助于滤膜吸附装置进行成分分离，如柱膜法核酸提取。

医用离心机通常由转动装置、速度控制系统、离心室、离心转盘及底座等组成。

（三）医用离心机的最新技术进展

医用离心机产品将向着更加可靠、更加高效、更自动化、更智能化的方向发展，同时能

够满足个性化需求，如生化免疫等流水线的医用离心机，其配置的提高是提高整条流水线效率的因素之一，为临床样本检测提供更加便捷、高效的平台。除了在血液、尿液检测等医疗领域，离心机在环境、食品、制药等其他领域的广泛应用也将促进离心机技术的发展，这种多样化的应用需求将进一步推动医用离心机产品的发展。

二、医用离心机质量检测相关标准和要求

1. 现行相关标准

GB/T 30099—2013《实验室离心机通用技术条件》，GB/T 10901—2005《离心机 性能测试方法》，GB 19815—2021《离心机 安全要求》，YY/T 0657—2017《医用离心机》，JJF 2004—2022《医用离心机校准规范》，JJG 326—2021《转速标准装置检定规程》，JJF（浙）1117—2015《医用离心机校准规范》，GB 4793.1—2007《测量、控制和实验室用电气设备的安全要求 第1部分：通用要求》。

2. 设备质量检测要求

JJF 2004—2022（简称"新规范"）于2022年12月7日发布，自2023年6月7日起实施。新规范的颁布，对医用离心机校准的规范性具有指导意义。新规范中明确了校准所需的标准装置及装置性能要求，如转速测量仪、声级计及温度测量仪，地方计量局可根据新规范要求对有资质的医用离心机校准机构进行培训及监管。

本节以常温医用离心机为例介绍医用离心机质量检测，其中转速示值误差、转速稳定度参照JJF(浙)1117—2015进行检测；转速范围、升降速时间、定时相对误差参照JJF 2004—2022进行检测。

三、医用离心机质量检测内容、各项性能指标及要求

医用离心机质量检测包括性能检测、电气安全检测、功能检测三方面的内容。

（一）性能检测项目

本节介绍的医用离心机性能检测项目包括转速范围、转速示值误差、转速稳定度、升降速时间、定时相对误差5项指标，项目定义及评价要求见表10.10.2。此外，噪声、温度偏差、试液温升、升降温速率性能项目如需检测，可参照JJF 2004—2022进行。

表 10.10.2　医用离心机质量性能检测主要参数及要求

参数名称		定义	范围	评价要求
转速范围	最低转速	在满载条件下,转速满足最大允许误差要求的最低转速确定的范围	—	达到说明书承诺的转速范围或实际使用的最低或最高转速
	最高转速	在满载条件下,转速满足最大允许误差要求的最高转速确定的范围	—	
转速示值误差		在空载条件下,离心机实际转速与理论转速之间的相对误差	100~9999r/min	≤±2.5%
			10000~30000r/min	≤±1.0%
转速稳定度		在空载和规定转速条件下,转速装置在一定时间内的稳定程度	10min 内	≤1.0%

续表

参数名称		定义	范围	评价要求
升降速时间	升速时间	在满载条件下，从最低转速升到最高转速所用的时间	—	≤7min
	降速时间	在满载条件下，从最高转速降到最低转速所用的时间	—	≤10min
定时相对误差		在空载条件下，离心机实际离心时间与理论离心之间的相对误差	—	≤±1.0%

（二）电气安全检测内容

医用离心机属于实验室设备，在电气安全检查方面检测内容可参照 GB 4793.1—2007《测量、控制和实验室用电气设备的安全要求 第1部分：通用要求》，具体方法详见本书第三章第一节。

（三）功能检测项目

医用离心机接通电源后，按照说明书的内容进行外观检测、机器自检、按键反馈检测、门锁检测、转子检测、运行检测等功能是否正常。

四、医用离心机质量检测所需设备与要求

本节医用离心机质量检测项目所需设备及要求见表10.10.3，也可按JJF 2004—2022选用具备同步计时功能的转速测量仪。如进行噪声、温度偏差、试液温升、升降温速率性能检测项目，需准备声级计和温度测量仪。

表 10.10.3 医用离心机质量检测所需设备及要求

设备名称	用途	测量范围	准确度等级/最大允许误差
转速表（图 10.10.1）	转速范围 转速示值误差	0～30000r/min	准确度等级≥0.2 级
计时器（图 10.10.2）	转速稳定度 升降速时间 定时相对误差	测量分辨力不大于 1s	最大允许误差为±0.5s
反射标记纸		—	—

五、医用离心机质量检测步骤及作业指导

（一）检测前准备

如发现环境异常、外观故障、开机检测异常等情况，可能影响检测工作的正常开展，应先调整、维修后再进行质量检测。

1. 检测环境条件准备

（1）环境条件：室温（20±5℃），相对湿度≤80%；或按使用说明书要求。

（2）电压要求：（220±22）V，（50±1）Hz。

（3）放置台面要求：机器应安放在有足够刚性的水平台面上，并远离震动冲击设备，避免热源和阳光的直接照射。安放后应调整水平，并使设备底部的四个支撑脚均匀地支撑在台面上。

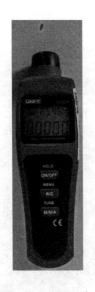

图 10.10.1 转速表

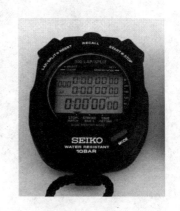

图 10.10.2 计时器

（4）散热：机器四面应有 10～15cm 距离的空间，以便冷凝器散热。

2. 外观检查

（1）查看仪器出厂标签或 UDI 标签是否完整，记录设备名称、生产厂商、规格型号、出厂日期、出厂序列号，以及使用科室、资产编号、启用日期等基本信息。

（2）检查设备外观是否干净整洁，有无污迹。

（3）检查仪器及其余组件有无损坏，离心配件等是否处于完好状态。

（4）检查电源接口、插头是否连接牢靠，电源线绝缘层是否损坏或有磨损迹象。

3. 开机检查

（1）开机后，检查显示屏幕显示内容是否清晰可辨，显示时钟（时间和日期）是否正确。

（2）检查各个控制开关是否正常，各种按键或调节旋钮能否正常对设备相关参数进行设置。

（3）检查能否通过自检，离心机是否出现故障代码、报警信息等。

（二）性能检测操作步骤

1. 最低转速的检测

在满载条件下，控制医用离心机以最低转速工作，当转速达到设定值后，记录转速测量仪的测量值，共记录 10 次，取其平均值。将原始记录填写在质量检测原始记录表（表 10.10.4）中。

2. 最高转速的检测

在满载条件下，控制医用离心机以最高转速工作，当转速达到设定值后，记录转速测量仪的测量值，共记录 10 次，取其平均值。将原始记录填写在校准原始记录表（表 10.10.4）中。

3. 转速示值误差的检测

在校准前，应在离心机转动臂或轴上选择合适的位置粘贴反射标记（图 10.10.3），粘贴的位置应为最容易被转速表照射到的位置。

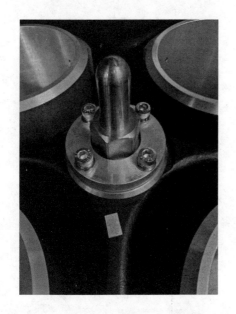

图 10.10.3 反射标记位置

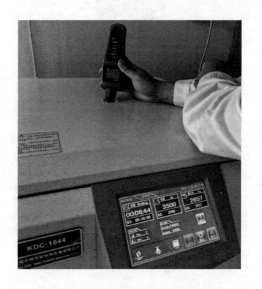

图 10.10.4 从转速表中读取转速表示值

在额定电压和空载条件下，均匀选取 5 个校准点（含上限值和下限值），当转速达到校准点，稳定 2min 后，每隔 1min 读取转速表的示值（图 10.10.4），共读取 3 次，其示值误差按式（10.10.1）计算。将原始数据填写在表 10.10.4 中。

$$\delta = \frac{n_0 - \bar{n}}{\bar{n}} \times 100\% \qquad (10.10.1)$$

式中　δ——离心机的转速示值误差；

　　　n_0——离心机的标称值，r/min；

　　　$\bar{n}$——转速表示值 3 次测得值的平均值，r/min。

4. 转速稳定度的检测

离心机在额定电压、空载和选定常用转速（推荐选用 4000r/min 或 13000r/min）下进行校准。当转速达到校准点，稳定 2min 后，每隔 1min 读取转速表示值，共读取 10 次，其稳定度按式（10.10.2）计算。将原始数据填写在表 10.10.4 中。

$$S_n = \frac{|n_{\max} - n_{\min}|}{\bar{n}} \times 100\% \qquad (10.10.2)$$

式中　S_n——离心机的转速稳定度；

　　　$n_{\max}$——转速表示值 10 次测得值中的最大值，r/min；

　　　$n_{\min}$——转速表示值 10 次测得值中的最小值，r/min；

　　　$\bar{n}$——转速表示值 10 次测得值的平均值，r/min。

5. 升速时间的检测

在满载条件下，设定医用离心机的最低、最高转速并记录。控制医用离心机到最低转速并保持转速稳定，将医用离心机从最低转速升到最高转速，用转速测量仪（具备同步计时功能或与计时器同时使用）测量医用离心机从最低转速升至最高转速时所需的时间，记为 Δt，即为升速时间。

6. 降速时间的检测

在满载条件下，设定医用离心机的最低、最高转速，并记录。控制医用离心机到最高转速并保持转速稳定，将医用离心机从最高转速降到最低转速，用转速测量仪（具备同步计时功能或与计时器同时使用）测量医用离心机从最高转速降至最低转速时所需的时间，记为 Δt，即为降速时间。

7. 定时相对误差的检测

在空载条件下，选择给定时间为 t_{sd}，按该给定时间控制医用离心机工作，用转速测量仪（具备同步计时功能或与计时器同时使用）记录实际运行时间为 t_{cl}，定时相对误差 Δt 按式(10.10.3)计算。

$$\Delta t = \frac{t_{sd} - t_{cl}}{t_{sd}} \times 100\% \qquad (10.10.3)$$

（三）功能检测操作步骤

外观检测：观察整机外观无明显形变。

机器自检：离心机开机后，无蜂鸣报警音且显示面板无报警信息，能进入正常模式。

按键反馈检测：各按键、触摸设备功能正常。

门锁检测：离心机门锁能按照规定正常闭合、打开。

转子检测：离心机配套转子安装符合使用说明书要求。

运行检测：空载状态下将离心机内部转子运行至最大转速后，停止运行，待转子完全停稳后，整个过程离心机运行流畅，无杂音，无报警。

六、医用离心机检测结果记录与分析

将检测原始数据记录在原始记录表中，记录表的参考格式如表10.10.4所示，可建立原始数据的电子表格；需要保存带有检测数据的原始照片或仪器检测数据界面截图。参照相关检定依据，对仪器检测原始数据进行分析，判断是否符合质量鉴定标准。对于检测合格的医用离心机张贴合格标签，合格标签上标明检测时间、有效期、检测人等信息，检测合格的医用离心机可投入临床使用。对于检测不合格的离心机需张贴停用标签或维修标签，进行维修处理，待维修后检测合格方可投入临床使用。记录保存期限不得少于规定使用期限或使用生命周期终止后5年。

表 10.10.4　医用离心机质量检测原始记录表

_____医院医用离心机质量检测原始记录表（参考模板）			
记录档案编号：_____	检测类型：□验收检测；□状态检测；□稳定性检测；□维修检测		
被测设备型号		设备序列号	
生产厂商		使用科室	
生产日期		启用日期	
软件版本		安全级别分类	
检测设备型号		设备序列号	
生产厂商			
检测技术依据		环境温度	
检测地点		相对湿度	

检测用主要仪器设备名称	型号规格	准确度等级	证书号	有效期至

最低转速

次数	转速表示值（r/min）										平均值	转速设定值（r/min）
	1	2	3	4	5	6	7	8	9	10		
测量值												

最高转速

次数	转速表示值（r/min）										平均值	转速设定值（r/min）
	1	2	3	4	5	6	7	8	9	10		
测量值												

转速示值误差

校准点	标称值（r/min）	转速表示值（r/min）			平均值	示值误差（%）	测量不确定度（%）
		1	2	3			
1							
2							
3							
4							
5							

转速稳定度

次数	转速表示值（r/min）										平均值	稳定度（%）
	1	2	3	4	5	6	7	8	9	10		
标称值（r/min）												

升降速时间

	最低转速（r/min）	最高转速（r/min）	所需时间（min）
升速时间			
降速时间			

定时相对误差

给定时间（s）	实际运行时间（s）	定时相对误差（Δt）

检测工程师签名：_____ 使用科室签名：_____ 检测日期：_____年___月___日

■ 第十一节　医用培养设备使用质量检测技术

一、医用培养设备分类、基本原理与最新技术进展

　　医用培养设备是通过在培养箱箱体内模拟形成一个类似细胞/组织在生物体内的生长环境，来对细胞/组织进行体外培养的一种装置，是细胞、组织、微生物培养的一种先进仪器。常用的医用培养设备有电热恒温培养箱、二氧化碳培养箱、厌氧培养箱、生化培养箱等。本节以二氧化碳培养箱为例进行医用培养设备的使用质量检测介绍。

（一）医用培养设备的分类

医用培养设备可按加热系统、控温方式、培养环境进行分类。根据加热系统的不同可分为水套式医用培养箱、气套式二氧化碳培养箱；根据控温方式可分为自动恒温调节式、计算机智能控制式；根据培养环境可分为二氧化碳培养箱、三气培养箱、厌氧培养箱。

（二）医用培养设备基本原理及结构

1. 基本原理

在临床工作中，以二氧化碳培养箱较为常见。本节以二氧化碳培养箱为例，来阐明医用培养设备的工作原理。

二氧化碳培养箱主要通过控制 3 个基本变量，即稳定的 CO_2 水平、温度及相对湿度在培养箱箱体内模拟活体内生长环境，从而实现对细胞/组织的体外培养。箱体内 CO_2 浓度通过 CO_2 传感器检测，将检测结果传递给控制电路及电磁阀等控制器件。如果检测到箱体内 CO_2 浓度偏低，则电磁阀打开，CO_2 进入箱体，当 CO_2 浓度达到所设置浓度，达到稳定状态，电磁阀关闭，箱内 CO_2 进气被切断。CO_2 采样器将箱内 CO_2 和空气混合后的气体取样到培养箱外部面板的采样口，经 CO_2 浓度测定仪检测 CO_2 的浓度是否达到要求。微处理控制系统、高低温自动调节和报警装置、CO_2 报警装置、密码保护装置等，可维持培养箱内温度、湿度和 CO_2 浓度稳态。

2. 结构组成

（1）医用培养箱通常由箱体、控制面板、报警装置、温控系统、过滤器、气体循环系统等组成。

（2）气套式培养箱与水套式培养箱：由保温层、气套层或水套层、内胆、加热丝四部分组成。培养箱通过独立的气套层或水套层包围内部的箱体来维持温度恒定，通过电热丝给遍布箱体气套层内气体或水套内的水加热，再通过箱内温度传感器来检测温度变化，使箱体内部的温度恒定在设置温度。

（三）医用培养设备的最新技术进展

作为精密培养设备，长期以来医用培养设备对培养气体浓度、温度、湿度的参数有较高要求。近年来，随着医疗器械以及精密仪器生产企业的投入，医用培养设备按使用需求在技术上不断更新。二氧化碳培养箱增加氮气和氧气的三气培养箱，可用于细菌、细胞的培养繁殖，各种不同气体的含量可全部由电脑精准控制和调节。鉴于二氧化碳培养箱在使用过程中有时会伴有霉菌生长，为确保培养箱免受污染且保证仪器箱体内的生物清洁性，目前有三种方式：带有紫外消毒功能的培养箱可定期消毒杀菌；带有高效空气过滤器的培养箱能过滤培养箱内空气，可过滤除去 99.97% 的 0.3μm 以上的颗粒；带有自动高温热空气杀菌装置的培养箱，能使箱内温度达到高温从而杀死所有污染微生物。

二、医用培养设备使用质量检测相关标准和要求

1. 现行相关标准

医用培养设备的使用质量检测除电气安全以外，目前尚无相关的国家标准、计量标准和

卫生行业标准，相关技术标准多为各地方行业标准和团体标准，包括：YY 1621—2018《医用二氧化碳培养箱》，T/GDCKCJH 050—2021《二氧化碳培养箱性能要求与检测方法》，电气安全标准为 GB 4793.1—2007《测量、控制和实验室用电气设备的安全要求 第1部分：通用要求》。

2. 设备质量检测要求

本节以二氧化碳培养箱的要求，检测指标和检测方法参照 T/GDCKCJH 050—2021 实施，对温度偏差、温度波动度、温度均匀度、相对湿度偏差、相对湿度波动度、相对湿度均匀度、二氧化碳浓度误差 7 项指标进行检测。

三、二氧化碳培养箱质量检测项目、各项性能指标及要求

（一）性能检测项目

二氧化碳培养箱性能检测包括温度、湿度、二氧化碳浓度三方面主要内容，其中温度通过检测温度偏差、温度波动度、温度均匀度进行检测；湿度通过相对湿度偏差、相对湿度波动度、相对湿度均匀度进行检测；二氧化碳浓度通过二氧化碳浓度误差进行检查。具体性能检测指标及评价要求见表 10.11.1。

表 10.11.1　二氧化碳培养箱主要性能检测项目及要求

检测项目	定义	评价要求
温度偏差	培养箱在稳定状态下，显示温度平均值与工作空间中心点实测温度平均值的差值	±2.0℃
温度波动度	培养箱在稳定状态下，工作空间中心点温度随时间的变化量，即中心点在 30min 内实测最高温度与最低温度之差的一半，前面加上"±"号	湿度＞75％RH：±0.5℃ 湿度≤75％RH：±1.0℃
温度均匀度	培养箱在稳定状态下，在 30min 内每次测试中最高温度与最低温度之差的算术平均值	≤2.0℃
相对湿度偏差	培养箱在稳定状态下，显示相对湿度平均值与工作空间中心点实测相对湿度平均值的差值	湿度＞75％RH：±3％RH 湿度≤75％RH：±5％RH
相对湿度波动度	培养箱在稳定状态下，工作空间中心点相对湿度随时间的变化量，即中心点在 30min 内实测最高相对湿度与最低相对湿度之差的一半，前面加上"±"号	±3％RH
相对湿度均匀度	培养箱在稳定状态下，在 30min 内每次测试中最高相对湿度与最低相对湿度之差的算术平均值	湿度＞75％RH：≤5.0％RH 湿度≤75％RH：≤7.0％RH
二氧化碳浓度误差	培养箱在稳定状态下，二氧化碳浓度显示值与气体检测仪实测的二氧化碳浓度值的差值	±2％

（二）电气安全检测内容

医用培养设备属于实验室设备，在电气安全检查方面的检测内容可参照 GB 4793.1—2007《测量、控制和实验室用电气设备的安全要求 第1部分：通用要求》，具体检测方法详见本书第三章第一节。

（三）功能检测项目

二氧化碳培养箱的功能检测项目主要包括：开机自检功能，以及温度报警、CO_2 浓度

报警、相对湿度报警和 HEPA 更换报警等提示功能。

四、二氧化碳培养箱质量检测所需设备与要求

二氧化碳培养箱质量检测过程中测量要求及所需的设备见表 10.11.2、图 10.11.1。如本节检测中所用的表 10.11.2 中的仪器，直接采用标称值类的标准器或装置，其允差（MPE）不超过被校仪器允差的 1/3。其他标准器或装置，其合成不确定度不得大于被校仪器允差的 1/3。

表 10.11.2　二氧化碳培养箱质量检测所需设备及测量要求

设备名称	检测项目	测量范围	要求
二氧化碳分析仪	二氧化碳浓度	$0\sim20\%$	MPE：$\pm3\%$FS
温湿度巡检仪	温度、相对湿度	温度：$(-80\sim350)℃$ 相对湿度：$5\%RH\sim99\%RH$	温度：$U\leqslant0.2℃(k=2)$ 相对湿度：$U\leqslant1.8\%RH(k=2)$
电子秒表	时间	$1ms\sim99999.9s$	MPE：$\pm0.1s$

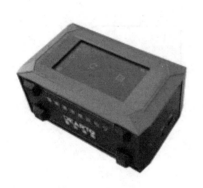
温湿度巡检仪

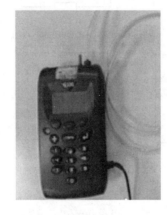
二氧化碳分析仪

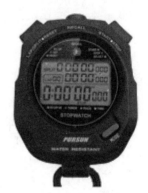
电子秒表

图 10.11.1　二氧化碳培养箱质量检测所需设备

五、二氧化碳培养箱质量检测步骤及作业指导

（一）检测前准备

1. 检测环境条件准备

（1）环境条件：室温（23 ± 5）℃，检测过程中室温变化不超过 5℃；相对湿度≤70%RH。

（2）电压要求：电压 220V、50Hz，且要有可靠的接地。

（3）周围环境：检测设备周围应无明显的温差、气流和强电磁场等外部干扰。

2. 外观检查

（1）设备有无完整的标识，包括制造厂名、仪器名称、型号、出厂编号、制造日期、额定工作电源电压及频率。

（2）设备表面是否整洁、平整，有无明显划痕、毛刺及凹凸不平现象；数字显示是否清晰、完整、正确；开关和按键能否正常工作，各调节旋钮是否转动灵活；管道连接是否良好，紧固件安装是否牢固，是否松动或漏气。

（3）设备能否平稳放置，是否具备调节水平的装置，有无异常声响和振动。

（4）设备是否预留气体采样口，便于气体浓度的检测。

（二）性能检测操作步骤

1. 温度偏差、温度波动度、温度均匀度的检测

（1）温度检测点的设定：温度检测前先设置测试点，测试点布放在培养箱工作室上、中、下3个检测面上，根据培养箱大小按图10.11.2中（1～9）或（1～15）布置。中层为通过工作室几何中心的平行于底面的检测工作面，测试点与工作室内壁的距离不小于各边长的1/10，如遇风道时，此距离可加大，但≤500mm。如果培养箱带有样品架或样品车时，下层测试点可布放在样品架或样品车上方10mm处。

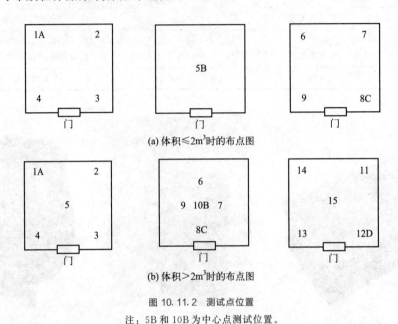

(a) 体积≤2m³时的布点图

(b) 体积>2m³时的布点图

图 10.11.2　测试点位置

注：5B和10B为中心点测试位置。

（2）温度数据采集：按图10.11.2布置并固定测试点，运行培养箱，在控制面板中设定待检测的温度值，待培养箱内的温度达到设定值并稳定30min后，开始记录温湿度巡检仪的温度示值，同时记录培养箱控制面板的温度显示值，每隔2min记录1次，一共记录15组数据。记录下的所有数据按式（10.11.1）、式（10.11.2）、式（10.11.3）计算表10.11.1中培养箱温度相关参数。

（3）温度偏差的计算方法：

$$t = \frac{1}{15}\left(\sum_{i=1}^{15} t_{ai} - \sum_{i=1}^{15} t_{ci} \right) \tag{10.11.1}$$

式中　t——培养箱温度偏差，℃；

　　t_{ci}——培养箱第 i 次温度显示（$i=1\sim15$），℃；

　　t_{ai}——温度巡检仪第 i 次测得的中心测试点的温度值（$i=1\sim15$），℃。

（4）温度波动度的计算：

$$\Delta t_f = \pm \frac{1}{2}(\mathrm{Max}t_o - \mathrm{Min}t_o) \tag{10.11.2}$$

式中 Δt_f——培养箱温度波动度,℃;

    $\mathrm{Max}t_o$——培养箱中心测试点在 15 次测量中的温度最大值,℃;

    $\mathrm{Min}t_o$——培养箱中心测试点在 15 次测量中的温度最小值,℃。

(5)温度均匀度的计算方法:

$$\Delta t_h = \frac{1}{15} \sum_{i=1}^{15} (\mathrm{Max}t_i - \mathrm{Min}t_i) \qquad (10.11.3)$$

式中 Δt_h——培养箱温度均匀度,℃;

    $\mathrm{Max}t_i$——各测试点在第 i 次测量中的温度最大值($i=1\sim15$),℃;

    $\mathrm{Min}t_i$——各测试点在 i 次测量中的温度最小值($i=1\sim15$),℃。

2. 相对湿度偏差、相对湿度波动度、相对湿度均匀度的检测方法

(1)湿度检测点的设定:湿度检测前先设置测试点,具体设置要求与温度检测点的设定要求相同。

湿度测试点根据培养箱容积大小按图 10.11.2 中的 A、B、C 或 A、B、C、D 位置布置。

(2)湿度数据采集:按图 10.11.2 布置并固定测试点,运行培养箱,在控制面板中设定待检测的湿度值。待培养箱内的湿度达到设定值并稳定 30min 后,开始记录温湿度巡检仪的湿度示值,同时记录培养箱控制面板的湿度显示值,每隔 2min 记录一次,一共记录 15 组数据。根据记录的数据,按式(10.11.4)、式(10.11.5)、式(10.11.6)计算表 10.11.1 中培养箱湿度相关参数。

(3)相对湿度偏差的计算方法:

$$\Delta H = \frac{1}{15} \left(\sum_{i=1}^{15} H_{oi} - \sum_{i=1}^{15} H_{ci} \right) \qquad (10.11.4)$$

式中 ΔH——培养箱湿度偏差,%RH;

    H_{ci}——培养箱第 i 次湿度显示值($i=1\sim15$),%RH;

    H_{oi}——湿度巡检仪第 i 次测得的中心测试点的湿度值($i=1\sim15$),%RH。

(4)相对湿度波动度的计算方法:

$$\Delta H_f = \pm \frac{1}{2} (\mathrm{Max}H_o - \mathrm{Min}H_o) \qquad (10.11.5)$$

式中 ΔH_f——培养箱湿度波动度,%RH;

    $\mathrm{Max}H_o$——培养箱中心测试点在 n 次测量中的湿度最大值($n=15$),%RH;

    $\mathrm{Min}H_o$——培养箱中心测试点在 n 次测量中的湿度最小值($n=15$),%RH。

(5)相对湿度均匀度的计算方法:

$$\Delta H_u = \frac{1}{15} \sum_{i=1}^{15} (\mathrm{Max}H_i - \mathrm{Min}H_i) \qquad (10.11.6)$$

式中 ΔH_u——二氧化碳培养箱湿度均匀度,%RH;

    $\mathrm{Max}H_i$——各测试点在 i 次测量中的湿度最大值($i=1\sim15$),%RH;

    $\mathrm{Min}H_i$——各测试点在 i 次测量中的温度最小值($i=1\sim15$),%RH。

3. 二氧化碳浓度误差检测

将二氧化碳分析仪开机预热 5min,用气管一端连接分析仪的进气口,另一端接入培养箱中(图 10.11.3),测量点应定于中层中心点测试位置(图 10.11.2 中 5B 和 10B 位置)。

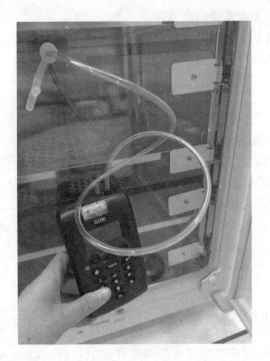

图 10. 11. 3　使用二氧化碳浓度检测仪进行二氧化碳浓度检测

设定培养箱中二氧化碳浓度，运行培养箱，待二氧化碳浓度值达到设定值，显示稳定后，对分析仪和培养箱分别进行数据采集，每间隔 2min 记录 1 次，共记录 3 组数据，取 3 次测量的仪器示值与标准值之差的算术平均值作为示值误差。

按式（10.11.7）计算二氧化碳浓度误差：

$$\Delta c_{CO_2} = \frac{1}{3} \sum_{i=1}^{3} (c_i - c_{si}) \tag{10.11.7}$$

式中　Δc_{CO_2}——二氧化碳浓度误差，%；

　　　c_{si}——标准分析仪第 i 次测量中二氧化碳浓度显示值（$i=1$、2、3），%；

　　　c_i——培养箱第 i 次测量中二氧化碳浓度显示值（$i=1$、2、3），%。

（三）功能检测操作步骤

1. 自检功能检测

二氧化碳培养箱开机后，检查是否自动执行自检功能，并提示自检通过，进入正常工作模式。

2. 提示功能检测

（1）温度报警：当箱温达到恒定状态时，将培养箱温度设置为高于或低于报警温度一定范围后，应触发听觉和视觉报警提示。

（2）CO_2 浓度报警：当培养箱内 CO_2 浓度箱温达到恒定状态时，调节减压阀，培养箱内 CO_2 浓度高于或低于报警浓度一定范围时，应触发听觉和视觉报警提示。

六、二氧化碳培养箱检查结果记录与分析

将检测原始数据记录在《二氧化碳培养箱质量检测记录表》中，记录表的参考格式见表

10.11.3。可建立原始数据的电子表格；需要保存带有检测数据的原始照片或仪器检测数据界面截图。参照相关检定依据，对仪器检测原始数据进行分析，判断是否符合质量鉴定标准。对于检测合格的二氧化碳培养箱张贴合格标签，合格标签上标明检测时间、有效期、检测人等信息，检测合格的二氧化碳培养箱可投入临床使用。对于检测不合格的二氧化碳培养箱需张贴停用标签或维修标签，进行维修处理，待维修后检测合格方可投入临床使用。检测原始记录保存期限不得少于规定使用期限或使用生命周期终止后 5 年。

表 10.11.3 二氧化碳培养箱质量检测原始记录表

_____医院二氧化碳培养箱质量检测原始记录表（参考模板）

记录档案编号：_____　　　　　检测类型：□验收检测；□状态检测；□稳定性检测；□维修检测

生产厂商		使用科室	
生产日期		启用日期	
软件版本		安全级别分类	
检测设备型号		设备编号	
生产厂商		使用部门	
计量校正有效期		校正证书号	

性能检测

1. 温度检测　设定值：

仪器显示值	实测温度值															最大值	最小值
	1	2	3	4	5	6	7	8	9	10	11	12	13	14	15		
……																	
修正值																	

设备显示平均值	中心点平均值	中心点最高值	中心点最低值	最大值列的平均值	最小值列的平均值

项目	测量值	技术条件	结论
温度偏差			
温度均匀度			
温度波动度			

2. 湿度检测设定值：

仪器显示值	实测湿度值				最大值	最小值
	A	B	C	D		
……						
修正值						

设备显示平均值	中心点平均值	中心点最高值	中心点最低值	最大值列的平均值	最小值列的平均值

项目	测量值	技术条件	结论
湿度偏差			
湿度均匀度			
湿度波动度			

3. 二氧化碳浓度

设定值	实测值			实测均值	仪器示值			示值均值	示值误差
	1	2	3		1	2	3		

测量结果的扩展不确定度：

检测结论	□合格　□不合格	性能偏离情况记录	

4. 功能检测

开机自检功能：可自检□	□合格　□不合格
提示功能： 温度报警：可启动□ CO_2 浓度报警：可启动□	□合格　□不合格 □合格　□不合格

检测工程师签名：_____　使用科室签名：_____　检测日期：____年____月____日

本章编写人员：李萌，任蓉蓉，马晓云，屠波，朱杰，潘君，吴国友，万晓晨，陈懿，杨丽君，贾进涛，吕朝刚，刘添月，刘霄，胡必正

参考文献

[1] 张晨磊. 化学发光免疫分析法的研究进展 [J]. 医疗装备，2021，34（14）：2.

[2] 徐双娇. 基于鲁米诺反应的化学发光新方法及其应用研究 [D]. 西南大学，2015.

[3] 张婳. 电化学发光检测血清绒毛膜促性腺激素的效果分析 [J]. 当代医学，2015，21（15）：74-75.

[4] 肖勤，林金明. 化学发光免疫分析方法的应用研究进展 [J]. 分析化学，2015，43（6）：929-938.

[5] 牛国喻，刘鹏，刘文，等. 尿液分析仪的现状及技术进展 [J]. 医疗卫生装备，2015，36（11）：105-107，114.

[6] 尚红，王毓三，申子瑜. 全国临床检验操作规程 [M]. 北京：人民卫生出版社，2015.

[7] 付礼霞，孙铁军，冯念伦. 全自动微生物鉴定和药敏分析仪器的探讨 [J]. 中国医学装备，2005，（10）：51-52.

[8] 冯念伦，孙铁军，刘文兰. 全自动微生物鉴定和药敏分析仪器的解析及应用 [J]. 医疗设备信息，2006，（11）：91-93.

[9] 周庭银，倪语星，胡继红，等. 临床微生物检验标准化操作程序 [M]. 上海：上海科技出版社，2019.

[10] 严静. 医疗设备管理与技术规范 [M]. 杭州：浙江大学出版社，2018.

[11] 王慧娟，冯黎，罗涵. 医用离心机校准方法和测量不确定度评定 [J]. 计量与测试技术，2023，50（2）：106-110.

[12] 程宏，李朴，刘颖，等. 医用离心机校准的理论和实践 [J]. 中国测试，2022，48（11）：133-137.

[13] 夏阳. 二氧化碳培养箱校准方法研究 [J]. 计量与测试技术，2022（5）：049.

[14] 张佳仁，吴成新，李耀悦. 二氧化碳培养箱二氧化碳浓度的在线校准方法 [J]. 化学分析计量，2022，31（12）：4.